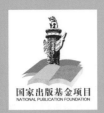

国家出版基金项目
NATIONAL PUBLICATION FOUNDATION

"十三五"国家重点图书出版规划项目

Precision
Medicine

精准医学出版工程

精准预防诊断系列

总主编 詹启敏

重大出生缺陷与精准预防

Major Birth Defects and
Precision Prevention

张 学 朱宝生 等

编著

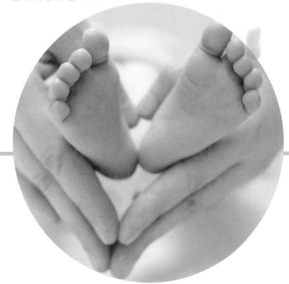

上海交通大学出版社
SHANGHAI JIAO TONG UNIVERSITY PRESS

内容提要

本书为"精准医学出版工程·精准预防诊断系列"图书之一。本书以作者多年的临床工作经验和研究成果为基础,对近年国内外重大出生缺陷防治研究进展及精准诊断、精准治疗的临床适宜技术进行了系统阐述。全书共 20 章,分别对产生出生缺陷的遗传和环境因素,以及防治方法进行了介绍。对各器官系统的重大出生缺陷按照以下 3 个原则选择了一些有代表性的病种,分别阐述其一级预防、二级预防和三级预防干预相关知识和临床应用技术。原则 1:致死性和出生后医疗措施终生依赖的严重遗传病;原则 2:相对常见并有重大生理功能障碍,导致终身严重残疾,生活不能自理的出生缺陷;原则 3:相对常见并导致患者出现某种重要功能障碍,群众对患病胎儿有选择性人工流产要求的疾病。本书力求能够为从事出生缺陷一级、二级、三级预防干预工作的妇幼卫生专业人士,以及对出生缺陷防治工作有浓厚兴趣的各界人士提供重要参考。

图书在版编目(CIP)数据

重大出生缺陷与精准预防/张学等编著. —上海:上海交通大学出版社,2020
精准医学出版工程/詹启敏主编
ISBN 978-7-313-20474-5

Ⅰ.①重… Ⅱ.①张… Ⅲ.①新生儿疾病—先天性畸形—预防(卫生) Ⅳ.①R726.2

中国版本图书馆 CIP 数据核字(2018)第 294896 号

重大出生缺陷与精准预防

ZHONGDA CHUSHENG QUEXIAN YU JINGZHUN YUFANG

编　　著:张　学　朱宝生　等

出版发行:上海交通大学出版社　　　　　地　　址:上海市番禺路 951 号
邮政编码:200030　　　　　　　　　　　电　　话:021-64071208
印　　制:苏州市越洋印刷有限公司　　　经　　销:全国新华书店
开　　本:787 mm×1092 mm　1/16　　　印　　张:28.5
字　　数:569 千字
版　　次:2020 年 1 月第 1 版　　　　　　印　　次:2020 年 1 月第 1 次印刷
书　　号:ISBN 978-7-313-20474-5
定　　价:228.00 元

精准医学出版工程·精准预防诊断系列

编 委 会

总主编

詹启敏（北京大学常务副校长、医学部主任，中国工程院院士）

编 委
（按姓氏拼音排序）

卞修武［中国人民解放军陆军军医大学第一附属医院（西南医院）病理科
　　　主任，全军病理学研究所所长，中国科学院院士］

崔大祥（上海交通大学转化医学研究院副院长，纳米生物医学工程研究所
　　　所长，讲席教授）

段会龙（浙江大学生物医学工程与仪器科学学院教授）

府伟灵［中国人民解放军陆军军医大学第一附属医院（西南医院）检验科
　　　名誉主任，全军检验专科中心主任，教授］

阚　飙（中国疾病预防控制中心传染病预防控制所副所长，研究员）

刘俊涛（北京协和医院妇产科副主任、产科主任，教授、主任医师）

刘烈刚（华中科技大学同济医学院公共卫生学院副院长，教授）

罗荣城（暨南大学附属复大肿瘤医院院长，南方医科大学肿瘤学国家二级
　　　教授、主任医师）

陶芳标（安徽医科大学卫生管理学院院长，出生人口健康教育部重点实验
　　　室、人口健康与优生安徽省重点实验室主任，教授）

汪联辉（南京邮电大学副校长，江苏省生物传感材料与技术重点实验室主
　　　任，教授）

王　慧（上海交通大学医学院公共卫生学院院长，教授）

魏文强（国家癌症中心、中国医学科学院肿瘤医院肿瘤登记办公室主任，
　　　研究员）

邬玲仟（中南大学医学遗传学研究中心、产前诊断中心主任，教授、主任

医师)

邬堂春(华中科技大学同济医学院副院长、公共卫生学院院长,教授)

曾　强(中国人民解放军总医院健康管理研究院主任,教授)

张军一(南方医科大学南方医院精准医学中心副主任,主任医师)

张路霞(北京大学健康医疗大数据国家研究院院长助理,北京大学第一医院肾内科主任医师、教授)

张　学(哈尔滨医科大学校长、党委副书记,教授)

朱宝生(昆明理工大学附属医院/云南省第一人民医院遗传诊断中心主任,国家卫健委西部孕前优生重点实验室常务副主任,教授)

学术秘书

张　华(中国医学科学院、北京协和医学院科技管理处副处长)

《重大出生缺陷与精准预防》
编　委　会

主　编

张　学(哈尔滨医科大学校长、党委副书记,教授)

朱宝生(昆明理工大学附属医院/云南省第一人民医院遗传诊断中心主任,国家卫健委西部孕前优生重点实验室常务副主任,教授)

副主编

唐新华(昆明理工大学附属医院/云南省第一人民医院副主任技师)

李　利(昆明理工大学附属医院/云南省第一人民医院主任医师)

刘俊涛(北京协和医院妇产科副主任、产科主任,教授、主任医师)

赵秀丽(中国医学科学院基础医学研究所/北京协和医学院基础学院教授)

编　委
(按姓氏拼音排序)

贺　静(昆明理工大学附属医院/云南省第一人民医院副主任技师)

洪晶安(昆明理工大学附属医院/云南省第一人民医院副主任营养医师)

蒋立虹(昆明理工大学附属医院/云南省第一人民医院主任医师、教授)

李　力[中国人民解放军陆军军医大学第三附属医院(大坪医院)教授]

李云龙(昆明理工大学附属医院/云南省第一人民医院副教授)

马永红(昆明医科大学第一附属医院,主任医师、教授)

梅　妍(昆明理工大学附属医院/云南省第一人民医院主任医师、教授)

石　宏(昆明理工大学教授)

夏　昆(中南大学湘雅医学院教授)

许争峰(南京医科大学附属南京市妇幼保健院主任医师、教授)

叶汉风(云南省人口和计划生育科学技术研究所主任医师)

袁彦玲(云南省人口和计划生育科学技术研究所主任医师)

曾凡一(上海交通大学医学院上海医学遗传研究所教授)

张　　宁(中国人民解放军北部战区总医院主任医师)
张咸宁(浙江大学医学院教授)
章锦曼(昆明理工大学附属医院/云南省第一人民医院副主任医师)

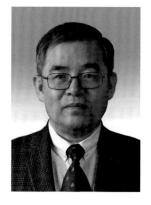

张学,1964年出生。中国医科大学医学博士,现任哈尔滨医科大学校长、党委副书记,教授、博士生导师。历任中国医科大学细胞生物学研究所所长(兼)、中国医科大学基础医学院医学基因组学教研室主任(兼)、中国医学科学院基础医学研究所/北京协和医学院基础学院医学遗传学系主任、中国医学科学院/北京协和医学院院校长助理、中国医学科学院基础医学研究所/北京协和医学院基础学院党委书记、中国医学科学院/北京协和医学院副院校长等职。长期从事单基因病和基因组病的分子遗传学研究,发现多种单基因病的致病基因和基因组病的致病 DNA 重排。主要学术成果包括:① 发现肝癌中 *RB1* 基因突变失活。首次以全面、可信的证据确定 *RB1* 基因在肝癌发生和发展过程中的作用,第一次证明利用蛋白质免疫组织化学染色法检测抑癌基因失活更敏感、可靠;② 发现侯选抑癌基因 *p73* 新的多态和双等位基因表达现象;③ 发现 V 型并指(趾)症和一个新型短-并指(趾)综合征的致病基因。

承担国家高技术研究发展计划(863 计划)、国家重点基础研究发展计划(973 计划)和国家科技攻关计划等多项重大课题,主持国家杰出青年科学基金和国家自然科学基金重点项目、高技术探索项目、面上项目,以及教育部高等学校优秀青年教师教学科研奖励计划项目和美国国立卫生研究院(NIH)R03 项目等科研课题。研究成果曾获辽宁省自然科学学术成果奖一等奖及教育部中国高校科学技术奖(自然科学奖二等奖)。兼任中国遗传学会理事兼人类与医学遗传专业委员会主任委员、中国医师协会医学遗传医师分会副主任委员,曾任中华医学会医学遗传学分会前任主任委员。同时担任《中华医学遗传学杂志》《遗传学报》《遗传》《中华儿科杂志》《医学分子生物学杂志》和《国际遗传学杂志》编委。在 Cancer Research、American Journal of Human Genetics 等期刊发表论文 130 余篇。

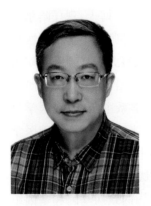

朱宝生，1964年出生。云南大学理学硕士，现任昆明理工大学附属医院/云南省第一人民医院遗传诊断中心主任，国家卫健委西部孕前优生重点实验室常务副主任，教授、博士生导师。长期从事遗传咨询、出生缺陷预防和生殖健康临床服务工作。主要学术成果包括：① 在云南省系统地建立起血清学产前筛查与遗传咨询、细胞遗传学产前诊断和高通量测序技术产前筛查胎儿常见非整倍体疾病的临床服务体系，参与编写《胎儿常见染色体异常与开放性神经管缺陷的产前筛查与诊断技术标准》（中华人民共和国卫生行业标准 WS 322.1—2010）等重要技术文件；② 主持云南省地中海贫血流行病学调查，与国内研究机构合作采用二代测序技术进行地中海贫血携带者筛查，首次证明传统的血液学筛查漏检部分携带者，大幅度降低了防控成本。

承担国家自然科学基金、卫生部科学研究基金重大项目全国多中心研究子课题、国家卫计委"地中海贫血防控试点项目"子课题，以及云南省重大科技专项、重点项目等课题多项。获得云南省科学技术进步奖一等奖1项、二等奖2项，先后被授予云南省有突出贡献的优秀专业技术人才、国务院政府特殊津贴专家、云岭产业技术领军人才、云南省医学领军人才等荣誉。兼任国家卫生健康委员会全国产前诊断技术专家组成员和全国出生缺陷防治人才培训项目专家，中国优生科学协会副会长，中华医学会医学遗传学分会常委，中国医师协会医学遗传医师分会常委，《中华医学遗传学杂志》《中国实用妇科与产科杂志》等期刊编委。在 *Genetics in Medicine* 等国内外期刊发表论文100余篇。参编《实用产前诊断学》《胎儿遗传性疾病：诊断、预防、治疗》《产前诊断》和《妇产科医师行医必读》，主持编写《TORCH感染筛查、诊断与干预原则和工作流程专家共识》和《先天性巨细胞病毒感染筛查与临床干预指南》。

"精准"是医学发展的客观追求和最终目标,也是公众对健康的必然需求。"精准医学"是生物技术、信息技术和多种前沿技术在医学临床实践的交汇融合应用,是医学科技发展的前沿方向,实施精准医学已经成为推动全民健康的国家发展战略。因此,发展精准医学,系统加强精准医学研究布局,对于我国重大疾病防控和促进全民健康,对于我国占据未来医学制高点及相关产业发展主导权,对于推动我国生命健康产业发展具有重要意义。

2015年初,我国开始制定"精准医学"发展战略规划,并安排中央财政经费给予专项支持,这为我国加入全球医学发展浪潮、增强我国在医学前沿领域的研究实力、提升国家竞争力提供了巨大的驱动力。国家科技部在国家"十三五"规划期间启动了"精准医学研究"重点研发专项,以我国常见高发、危害重大的疾病及若干流行率相对较高的罕见病为切入点,将建立多层次精准医学知识库体系和生物医学大数据共享平台,形成重大疾病的风险评估、预测预警、早期筛查、分型分类、个体化治疗、疗效和安全性预测及监控等精准预防诊治方案和临床决策系统,建设中国人群典型疾病精准医学临床方案的示范、应用和推广体系等。目前,精准医学已呈现快速和健康发展态势,极大地推动了我国卫生健康事业的发展。

精准医学几乎覆盖了所有医学门类,是一个复杂和综合的科技创新系统。为了迎接新形势下医学理论、技术和临床等方面的需求和挑战,迫切需要及时总结精准医学前沿研究成果,编著一套以"精准医学"为主题的丛书,从而助力我国精准医学的进程,带动医学科学整体发展,并能加快相关学科紧缺人才的培养和健康大产业的发展。

2015年6月,上海交通大学出版社以此为契机,启动了"精准医学出版工程"系列图书项目。这套丛书紧扣国家健康事业发展战略,配合精准医学快速发展的态势,拟出版一系列精准医学前沿领域的学术专著,这是一项非常适合国家精准医学发展时宜的事业。我本人作为精准医学国家规划制定的参与者,见证了我国精准医学的规划和发展,欣然接受上海交通大学出版社的邀请担任该丛书的总主编,希望为我国的精准医学发展及医学发展出一份力。出版社同时也邀请了吴孟超院士、曾溢滔院士、刘彤华院士、贺福初院士、刘昌孝院士、周宏灏院士、赵国屏院士、王红阳院士、曹雪涛院士、陈志南院士、陈润生院士、陈香美院士、徐建国院士、金力院士、周琪院士、徐国良院士、董家鸿院士、卞修武院士、陆林院士、田志刚院士、乔杰院士、黄荷凤院士等医学领域专家撰写专著、承担审校等工作,邀请的编委和撰写专家均为活跃在精准医学研究最前沿的、在各自领域有突出贡献的科学家、临床专家、生物信息学家,以确保这套"精准医学出版工程"丛书具有高品质和重大的社会价值,为我国的精准医学发展提供参考和智力支持。

编著这套丛书,一是总结整理国内外精准医学的重要成果及宝贵经验;二是更新医学知识体系,为精准医学科研与临床人员培养提供一套系统、全面的参考书,满足人才培养对教材的迫切需求;三是为精准医学实施提供有力的理论和技术支撑;四是将许多专家、教授、学者广博的学识见解和丰富的实践经验总结传承下来,旨在从系统性、完整性和实用性角度出发,把丰富的实践经验和实验室研究进一步理论化、科学化,形成具有我国特色的精准医学理论与实践相结合的知识体系。

"精准医学出版工程"丛书是国内外第一套系统总结精准医学前沿性研究成果的系列专著,内容包括"精准医学基础""精准预防""精准诊断""精准治疗""精准医学药物研发"以及"精准医学的疾病诊疗共识、标准与指南"等多个系列,旨在服务于全生命周期、全人群、健康全过程的国家大健康战略。

预计这套丛书的总规模会达到 60 种以上。随着学科的发展,数量还会有所增加。这套丛书首先包括"精准医学基础系列"的 10 种图书,其中 1 种为总论。从精准医学覆盖的医学全过程链条考虑,这套丛书还将包括和预防医学、临床诊断(如分子诊断、分子影像、分子病理等)及治疗相关(如细胞治疗、生物治疗、靶向治疗、机器人、手术导航、内镜等)的内容,以及一些通过精准医学现代手段对传统治疗优化后的精准治疗。此外,这套丛书还包括药物研发,临床诊断路径、标准、规范、指南等内容。"精准医学出版工程"将紧密结合国家"十三五"重大战略规划,聚焦"精准医学"目标,贯穿"十三五"始终,力求打造一个总体量超过 60 种的学术著作群,从而形成一个医学学术出版的高峰。

本套丛书得到国家出版基金资助,并入选了"十三五"国家重点图书出版规划项目,体现了国家对"精准医学"项目以及"精准医学出版工程"这套丛书的高度重视。这套丛书承担着记载与弘扬科技成就、积累和传播科技知识的使命,凝结了国内外精准医学领域专业人士的智慧和成果,具有较强的系统性、完整性、实用性和前瞻性,既可作为实际工作的指导用书,也可作为相关专业人员的学习参考用书。期望这套丛书能够有益于精准医学领域人才的培养,有益于精准医学的发展,有益于医学的发展。

本套丛书的"精准医学基础系列"10 种图书已经出版。此次集中出版的"精准预防诊断系列"系统总结了我国精准预防与精准诊断研究各领域取得的前沿成果和突破,将为实现疾病预防控制的关口前移,减少疾病和早期发现疾病,实现由"被动医疗"向"主动健康"转变奠定基础。内容涵盖环境、食品营养、传染性疾病、重大出生缺陷、人群队列、出生人口队列与精准预防，纳米技术、生物标志物、临床分子诊断、分子影像、分子病理、孕产前筛查与精准诊断，以及健康医疗大数据的管理与应用等新兴领域和新兴学科，旨在为我国精准医学的发展和实施提供理论和科学依据，为培养和建设我国高水平的具有精准医学专业知识和先进理念的基础和临床人才队伍提供理论支撑。

希望这套丛书能在国家医学发展史上留下浓重的一笔！

北京大学常务副校长

北京大学医学部主任

中国工程院院士

2018 年 12 月 16 日

序

众所周知，我国是一个人口大国，也是出生缺陷的大国。出生缺陷为一类先天性疾病，包括先天结构畸形和先天性功能障碍。预防和治疗出生缺陷是提高人口素质和人民健康水平的重要措施，一直受到政府和医学界的重视。

我国预防出生缺陷起步于 20 世纪 60 年代。吴旻先生从苏联引进细胞培养和细胞遗传学诊断技术，开始为遗传病患者进行外周血染色体核型分析。罗会元先生在张孝骞先生的支持和指导下，于 1963 年在北京协和医院内科建立了医学遗传学教研室，将临床遗传学与细胞遗传学、生化遗传学结合，搭建了现代医学遗传学的工作框架。1978 年，北京协和医院孙念怗教授率先开设产前遗传咨询门诊，建立了羊水细胞培养和染色体核型分析的方法并完成了国内第一例胎儿染色体病的产前诊断，标志产前诊断在我国正式建立。对于无法医治的严重出生缺陷，在准确诊断后适时终止妊娠以预防出生缺陷儿的出生。20 世纪 80 年代，曾溢滔先生带领老一辈医学遗传工作者完成了全球规模最大的百万人群血红蛋白病流行病学调查；杜传书先生的团队等在南方省市开展地中海贫血和葡萄糖-6-磷酸脱氢酶缺乏症调查，发现了血红蛋白病和葡萄糖-6-磷酸脱氢酶缺乏症在我国南高北低的流行病学规律；陈瑞冠教授等人开展了全国多中心新生儿苯丙酮尿症和先天性甲状腺功能减退症的筛查，夏家辉教授等发现并克隆了高音频耳聋患者的 GJB3 基因突变。

2000 年前后，随着国外主要相关技术的发展，针对低龄孕妇的产前血清学筛查工作在国内开始启动。低龄孕妇中胎儿常见染色体异常高风险的孕妇也逐渐成为产前诊断的又一个目标人群。2010 年，随着二代测序技术的出现和成熟，通过检测母体外周血胎儿游离 DNA 筛查胎儿是否患有染色体病在技术上成为可能，并迅速发展为国际新的产前筛查前沿技术。随着筛查技术的进展，产前诊断的模式不断更新。

从 1978 年完成第一例产前诊断到现在，我国的遗传学和产前诊断工作已经走过整整 40 年的历程。回顾这 40 年的发展道路，绝大多数都是崎岖难行，艰苦卓绝，多少人上下求索。政策管理缺位、诊断技术落后、专业人员匮乏、遗传学知识的局限都是横在行业发展前面的一座座大山。但是我们一代代的前辈师长们，凭着大医精诚的信念和永不放弃的精神，披荆斩棘走出了一条中国产前诊断的康庄大道。身处 21 世纪遗传学诊断日新月异大发展的新时代，我们更应该珍惜前辈的心血付出，不辜负来之不易的大好工作局面，继续努力奋斗，推动我国的产前诊断事业不断向前发展。张学教授团队多年来致力于研究单基因和多基因复杂疾病的遗传机制，朱宝生教授团队在唐氏综合征等遗传病和出生缺陷临床防治研究中，都取得了丰硕成果。由张学教授和朱宝生教授主持撰著的"精准医学出版工程"系列图书之《重大出生缺陷与精准预防》必将助力全国遗传医学和产前诊断工作快速发展，给大众带来福音。

北京协和医院

教授、主任医师

2018 年 12 月于北京

前言

　　出生缺陷(birth defects)是指由遗传和(或)不良环境因素等原因引起的,出生时就存在的各种身体结构畸形和功能障碍的总称。据世界卫生组织(World Health Organization,WHO)统计,4%～6%的新生婴儿有轻重不等的出生缺陷,给家庭和社会造成巨大的疾病负担。几乎所有的遗传病都可划归为出生缺陷,但一部分遗传病会因为外显不全和晚发等原因,在婴幼儿期和青少年期无明显异常,直到中老年期才发病。出生缺陷也是导致自然流产、死胎、死产、新生儿死亡和婴幼儿死亡的重要原因。重大出生缺陷特指引起新生儿严重生长发育障碍、智力障碍,甚至死亡的疾病。1963年全球发现12 000多例海豹样畸形儿;1940年澳大利亚发生风疹大流行,1964年美国发生风疹大流行,结果导致第二年流产及出生缺陷明显增多。这些事件引起社会各界对出生缺陷与环境因素关系的极大关注,也促使出生缺陷防控国际监控网络建立。1974年,WHO下属的非营利性组织"国际出生缺陷监测信息交换所"(International Clearinghouse for Birth Defects Monitoring Systems,ICBDMS)在芬兰赫尔辛基成立,WHO成员国和地区可自愿参与出生缺陷监测和监测数据交换,以此来评价世界各国和地区的出生缺陷对儿童健康的危害情况,并进一步研究出生缺陷发生发展的原因和方法。这是国际上首个出生缺陷监测国际组织,后更名为"国际出生缺陷监测和研究信息交换所"(International Clearinghouse for Birth Defects Surveillance and Research,ICBDSR),中国于1997年加入该组织。

　　叶酸营养不足与叶酸代谢缺陷,可导致地方性的神经管畸形高发和多次生育神经管畸形患儿。研究发现,通过在孕中期测定孕妇血清甲胎蛋白浓度,可以检出大部分开放性神经管缺陷胎儿,通过后续的产前诊断和选择性终止妊娠即可预防这些致死性的重大出生缺陷。随着超声影像技术的快速发展,现在使用高分辨率彩色多普勒超声诊断仪在孕11～13周就可以轻而易举地发现和诊断无脑儿,在孕20～24周进行胎儿系统超声检查时也很容易发现和产前诊断开放性脊柱裂。在发现并证明叶酸代谢不足可诱发胎儿神经管畸形之后,通过孕前和孕早期补充叶酸的一级预防,再通过孕中期血清学产前筛查和胎儿超声检查的二级预防,城市中活产婴儿中开放性神经管缺陷发生率已经下降到万分之一左右。

20 世纪 80 年代末发现孕中期测定母血清甲胎蛋白、人绒毛膜促性腺激素等血清标志物浓度可以筛查胎儿罹患唐氏综合征(Down syndrome)的风险。90 年代发现在孕 11~13 周时用 B 超可测量到胎儿颈项半透明带(nuchal translucency,NT)增厚,NT 增厚与唐氏综合征等染色体病有关;之后发展了孕早期唐氏综合征产前筛查的一站式风险评估(one-stop clinical assessment of risk,OSCAR)。近年来,孕妇血浆胎儿游离 DNA 无创产前检测(non-invasive prenatal testing,NIPT)技术快速普及,在孕 12~26 周几乎能够筛查出所有的胎儿染色体数目异常疾病,使染色体病防控进入新时代。

此外,以地中海贫血为代表的单基因遗传病防控技术也得到完善。地中海贫血作为我国南方和东南亚发病率最高的遗传病之一,不仅给当地儿童健康带来严重危害,也给当地社会带来巨大的疾病负荷。通过对接受婚前医学检查的新婚夫妇进行携带者筛查,或者对未接受过地中海贫血筛查的孕早期孕妇进行高通量测序的基因筛查,对高风险孕妇实施胎儿的产前基因诊断,可以最大限度地减少重型地中海贫血患儿的出生。在我国南方 10 省(区、市)开展的地中海贫血防控试点项目取得了良好的预防效果,这证明对病因明确、检测方法可靠的重大出生缺陷采取主动干预措施可以取得良好的预防效果。

我国是人口出生大国,每年活产婴儿数量在 1 600 万~2 000 万人,其中有出生缺陷的新生儿数量巨大。因此,防治重大出生缺陷,预防致死性出生缺陷,就是摆在全国妇幼保健工作者和社会各界、育龄家庭面前的重要问题,也是国家重视、政府支持的重要工作。在人类基因组计划(Human Genome Project,HGP)完成 15 年后的今天,高通量基因测序技术、基因芯片技术、串联质谱技术、多组学分析、人工合成染色体等新技术、新方法层出不穷,已经可以对一部分重大出生缺陷进行精准筛查、精准诊断和精准治疗。本书是《精准医学出版工程·精准预防诊断系列》的一个分册,介绍目前临床上能够有效筛查、诊断、治疗和预防的几种重大出生缺陷疾病,详述疾病的临床表现、危害及其筛查、预防、治疗的方法。近年来,精准医学飞速发展,出生缺陷防治领域也突飞猛进,本书虽有挂一漏万之虞,但求抛砖引玉之效,能够对读者参与和从事出生缺陷防治工作有所启发帮助,是本书全体作者的共同愿望。

本书由哈尔滨医科大学张学教授和云南省第一人民医院朱宝生教授共同主持编著,撰写组由中国医学科学院北京协和医学院、云南省第一人民医院、云南省人口与计划生育科学技术研究所、昆明理工大学等单位的专家组成。第 1 章由张学、叶汉风执笔;第 2 章由袁彦玲、孔彩执笔;第 3 章由银益飞、叶峻杰、孙丽娟执笔,张宁审核;第 4 章由黎冬梅、王涛、孔彩、袁彦玲执笔,李力审核;第 5 章由谭颖、朱宝生执笔,洪晶安审核;第 6 章由贲进执笔,曾凡一审核;第 7 章由章印红、谭颖执笔,韩连书审核;第 8 章由唐新华执笔,朱宝生审核;第9章由贺静、白冰执笔,夏昆审核;第10章由贺静、石宏执笔,许争峰审核;第11章由赵秀丽、李闪、李璐璐、尤祎执笔,张学审核;第12章由张杰、茅彬执笔,张学、赵秀丽审核;第13章由赵飞跃、杨涛执笔,赵秀丽审核;第14章由司锘、吕涛执笔,张咸宁审核;第15章由李云龙执笔,朱宝生审核;第16章由杨婧莹执笔,梅妍审核;第17章由吕涛、李云龙执笔,石宏审核;第18章由樊若溪、陈姝、杨景晖执笔,蒋立虹审核;第19章由章锦曼执笔,马永红审核;第20章由章印红执笔,刘俊涛、朱宝生审核。唐新华、李利、赵秀丽对全书进行复审。

书中如有疏漏、错谬或值得商榷之处,恳请读者批评指正。

编著者
2018 年 10 月

目录

3 感染性疾病

1 出生缺陷防控体系

防治重大出生缺陷是人们追求美好健康生活的基本保障,是每一个家庭都需要的基本医疗服务。对于有出生缺陷生育史的家庭来说更加迫切需要对患儿进行康复治疗和预防第二个孩子再次发生重大出生缺陷。我国的出生缺陷发生率与其他中等收入国家的平均水平接近,但由于人口基数大,且近年来随着我国计划生育政策的变化及辅助生殖技术的发展,出生缺陷的发生风险升高,每年新增的出生缺陷病例总数庞大。出生缺陷已成为影响我国人口素质和群体健康水平的公共卫生问题,严重制约我国婴儿死亡率的进一步下降和人均期望寿命的提高。本章将主要从技术标准、管理规范以及出生缺陷监测等方面介绍出生缺陷防控体系。

1.1 概述

出生缺陷(birth defects)是指胎儿在出生时就已经携带的形态结构、生理功能或遗传上的异常,通常包括先天畸形、染色体病、遗传代谢性疾病。而先天性的功能异常如盲、聋和智力障碍等虽无明显的身体结构异常,也属出生缺陷范畴。部分出生缺陷可以通过干预来减轻或缓解疾病的不良后果,但重大出生缺陷则往往缺乏干预措施,导致严重残疾和死亡。

出生缺陷是降低我国人口素质的重要因素,是引起新生儿和婴儿死亡的主要原因。出生缺陷的患儿往往经受肉体和精神的折磨,同时也给家庭和社会造成巨大的养育压力,出生缺陷已经成为影响经济社会发展的重要问题。2012年中国出生缺陷防治报告指出,我国是出生缺陷高发国家,出生缺陷发生率与世界中等发达国家的平均水平接近,约为5.6%,每年新增出生缺陷数为90万～100万例,占每年出生人口总数的4%～6%,其中出生时临床明显可见的出生缺陷每年约25万例[1]。出生缺陷在全国婴儿死因构成比中的顺位由2000年的第4位上升至2011年的第2位,达到19.1%。随着我国女性平均生育年龄的推迟,辅助生殖技术的普及,高龄、双胎等高危孕产妇大大增加,出生缺陷发生率有上升的风险。近年来,随着全面两孩政策的实施,生育小高峰的出现,也可能导致出生缺陷总人口的增加,迫切需要加强出生缺陷防治工作。

全球每年有790万出生缺陷儿童出生,193个国家出生缺陷发生率3.9%～8.2%。另有数十万因母亲孕期暴露于酒精、风疹、梅毒、碘缺乏等影响胎儿发育的环境因素所致的严重出生缺陷儿。每年出生的缺陷患儿中,有330万在5岁以前死亡,有270万新生儿死亡,320万因未得到适当的治疗致残,存活者因终身智力、生理、听力和视力障碍严重影响个人、家庭和社会[2]。发展中国家出生缺陷发生率更高,疾病负担更重。94%的出生缺陷患儿和95%因出生缺陷导致的死亡均发生在中或低收入国家和地区。每年因出生缺陷导致的死亡占新生儿死亡的10%以上,全球每年约48.4万名5岁以下儿童因出生缺陷死亡(先天性心脏病和代谢性疾病所致的死亡未统计)[3],每年260万例死产中有19.2万例为出生缺陷。遗憾的是中、低收入国家出生缺陷防控一度曾被国际组织、卫生机构和政府忽视,原因之一是2006年美国出生缺陷基金会(March of Dimes,MOD)在发布全球出生缺陷报告前,鲜有中、低收入国家的出生缺陷发生情况数据。发展中国家的政策制定者对出生缺陷危害缺乏认识,医生对出生缺陷的诊断能力低下,出生缺陷监测的卫生统计数据质量不高,甚至缺乏出生缺陷监测和登记系统,以医院为基础而不是以人群为基础的监测导致区域出生缺陷发生数被低估[4-5]。其二是认为出生缺陷防控需要高科技投入,中、低收入国家不具备实力,事实上大部分防控措施更适宜在初级保健和二级医疗机构开展。其三是误认为开展出生缺陷防控会削弱母婴保健资金投入。其实高龄妊娠、感染、疾病、营养不良、吸烟、饮酒等出生缺陷风险因素同为母儿健康不良结局的风险,降低出生缺陷干预措施同样也改善了母亲、新生儿和儿童的健康。

一些有效的出生缺陷防控措施在发展中国家也成功实施并取得明显成效,如古巴通过产前血清学及B超筛查使神经管缺陷发生率下降90%[6];塞浦路斯通过健康教育、社区参与、遗传咨询和产前筛查,使地中海贫血纯合子携带率下降了97%;增补叶酸等多种维生素显著降低了神经管畸形的发生。WHO也相继提出实施社区医学遗传学服务、控制血红蛋白病、依托初级保健服务体系预防和控制先天性疾病,并强调出生缺陷防控是完整的、具有成本效益的拯救妇女儿童生命,降低妇女、新生儿和儿童失能的公共卫生项目;出生缺陷的成功防控应整合风疹疫苗接种、增补叶酸或强化食品、计划生育、社区教育、人群筛查、遗传咨询和婚前产前诊断服务等[7]。

防治出生缺陷是我国当前一项重要的卫生健康任务。出生缺陷防治不仅事关单个家庭的幸福,更事关国家和民族的未来。国家颁布了《中华人民共和国母婴保健法》及其实施办法,分阶段颁发了《中国妇女发展纲要》和《中国儿童发展纲要》。卫生行政部门先后印发了出生缺陷防治相关法规和技术规范,使出生缺陷防治基本实现了有法可依,并于2001年开始实施出生缺陷干预工程,建立以一级干预为主体,二级干预为重点,三级干预为补充的三级防治体系。经过多年努力,我国出生缺陷防治工作取得明显成效,对于有干预措施的致死和严重致残出生缺陷,通过干预后发生率逐年下降;同时,由于医疗机构对出生缺陷的诊断能力逐步提高,部分出生缺陷的孕中期检出率和有效干预率上升,出生缺陷的防控取得一定成效。但是由于我国人口总量大,出生缺陷儿数量多,一些有效的干预措施应用和普及受到限制,出生缺陷防治在地区间发展不平衡,出生缺陷综合防治工作仍面临挑战,防治能力亟待加强。国家卫生健康委员会于2018年发布《全国出生缺陷综合防治方案》,要求进一步加强和完善出生缺陷综合防治体系建设,建立政府主导、部门协作、社会参与的出生缺陷防治工作机制,开展国家重大出生缺陷防控项目,建立出生缺陷监测中心,运用医疗领域内的新技术和新方法,加强产前筛查和产前诊断,提升出生缺陷防控机构的综合服务能力,健全出生缺陷综合防治服务网,尽最大努力保障每个家庭孕育健康宝宝,进一步提高出生人口素质,助力社会和谐发展。

1.2 出生缺陷防控

1.2.1 出生缺陷防控的成功案例

20世纪中叶,随着社会经济、教育、健康保健能力的加强和基础设施条件的提升,发达国家人口健康明显改善,因传染病和营养不良所致的婴儿病死率和5岁以下儿童病死率明显下降,标志着"健康转型"。但与此同时,因出生缺陷导致的死亡率却没有明显变化(见表1-1)。出生缺陷成为"健康转型"国家的重要公共卫生问题,需要通过发展医学遗传学,开展出生缺陷综合防治措施以满足新的人口健康需求。

表1-1 英格兰、威尔士1901年和1971年人口标化死亡率(百万)

	1901年	1971年	下降率(%)
传染性疾病(总体下降90%)			
空气传播传染性疾病			
呼吸道感染	2 747	603	78
肺结核	1 268	13	99
百日咳	312	1	100
麻疹	278	0	100
猩红热和白喉	407	0	100
天花	10	0	100
上呼吸道感染	100	2	98
合计	**5 122**	**619**	**88**
水传播传染性疾病			
霍乱、腹泻、痢疾	1 232	33	97
非呼吸系统结核	544	2	100

（续表）

	1901 年	1971 年	下降率（%）
伤寒、斑疹伤寒	155	0	100
合计	**1 931**	**35**	**98**
其他传染性疾病	1 415	60	96
非传染性疾病（总体下降 45%）			
出生缺陷	126	127	0
围生期疾病	1 249	192	85
心脏病	1 186	1 688	−42
风湿性心脏病	487	88	92
肿瘤	844	1 169	−39
其他非传染性疾病	4 598	1 406	69
合计	**16 958**	**5 384**	**68**
总死亡率下降 **68**%			

（表中数据来自参考文献[8]）

对出生缺陷的现状、类型、发病机制和再发风险的研究，可为进一步完善包括孕前、孕期及围生期保健服务体系提供科学依据，从而加强对严重出生缺陷的防控，降低新生儿和婴儿死亡率。出生缺陷的病因众多，以遗传和环境因素为主，遗传因素如染色体畸变、基因突变，环境因素包括生物因素、物理因素、化学因素、药物因素和营养因素等，同时出生缺陷也是遗传与环境因素二者间交互作用的结果。依据出生缺陷的临床症状和体征来分类，可将常见出生缺陷分为四大类：一是常见结构畸形，如开放性神经管缺陷、脑积水、唇腭裂、先天性心脏病及肢体发育异常等；二是染色体疾病，如数目异常染色体病 21-三体综合征及染色体微小结构异常疾病等；三是单基因疾病，主要是孟德尔遗传病，如杜氏肌营养不良、婴儿型脊肌萎缩症、脆性 X 综合征、苯丙氨酸羟化酶缺乏症及葡萄糖-6-磷酸脱氢酶缺乏症等；四是复杂多基因疾病，如躁狂抑郁型精神病、抑郁症等。

受益于现代医学的发展，预防和减少重大出生缺陷的发生和出生已经成为可能。一级预防的目的是防止出生缺陷的发生，主要是通过包括婚、孕前医学检查、遗传咨询、选择最佳生育年龄、适时增补叶酸、孕期保健等，将预防关口前移。二级预防的目的是减少重大出生缺陷胎儿的出生，主要通过包括孕期产前筛查及时发现，再通过产前诊断和选择性人工流产来避免某些致死性或者出生后治疗干预效果差的重大出生缺陷胎儿出生。常用的技术包括孕早期及孕中期的唐氏筛查血清学筛查、无创产前检测（non-invasive prenatal testing，NIPT）高通量测序（high-throughput sequencing）、荧光原位杂交（fluorescence *in situ* hybridization，FISH）、聚合酶链反应（polymerase chain reaction，PCR）、基因芯片（array CGH）、高通量测序[或称第二代测序（next generation sequencing，NGS）]等技术，介入性产前诊断技术如早孕期绒毛活检（11～13^{+6} 周）、中孕期羊膜腔穿刺（18～22 周）、晚孕期脐静脉穿刺（＞23 周）、胎儿镜，以及影像学检查如超声、磁共振等。三级预防主要针对干预手段有效的严重疾病，通过新生儿疾病筛查，尽早检出、诊断和治疗先天性疾病，减少疾病对患儿生长发育的影响，避免残疾，最终明显改善患儿的生存质量。

出生缺陷防控措施：改进国家层面的出生缺陷登记制度，从而得到准确的发生率、病种；规范遗传病的数据采集和防治使用；促进政府和非政府组织对这些数据的应用并支持和鼓励对出生缺陷防治的资金投入；尊重群众的文化习俗和宗教，根据疾病的流行情况、危害程度和预防干预效果来选择公共卫生项目；制定旨在促进个人、家庭福祉和公众健康的医学遗传学服务及出生缺陷防治目标；培训卫生保健人员出生缺陷防控基本技能，建立遗传咨询；改善产前和围产期服务，促进计划生育、扩大妇女孕前风疹疫苗接种、通过强化食品增补叶酸；开展公众健康教育，避免孕期接触酒精等有毒有害物质，指导接受产前保健；鼓励组成患者/家长组织，关注改善临床服务和预防服务需求，维护他们的尊严、帮助他们不受歧视地得到治疗。改革 40 年来，大多数中等收入国家和少部分低收入国家完成了健康转型，达到美国上世纪 60 年代水平[9]。世界卫生组织和美国出生缺陷基金会认为通过采取类似的行动，70％的出生缺陷是可以被预防、治疗和改善的（表 1-2）。

表 1-2　不同出生缺陷预防措施的效果

分　类	发生率 (‰活产)	Ⅰ、Ⅱ、Ⅲ级 预防措施	产后干 预存活 (‰活产)	降幅 (％)	平均期望 寿命增长 (年)
先天畸形	36.50	外科矫治（Ⅲ）	17.70	48.50	1.24
		产前诊断（Ⅱ）	3.50	9.60	0.25
		叶酸增补（Ⅰ）	11.50	31.50	0.81
		合计	32.70	89.60	2.30
染色体异常	3.80	产前诊断（Ⅱ）	0.50	13.20	0.04
		计划生育	0.75	19.70	0.05
		合计	1.25	32.90	0.09
遗传危险因素*	2.40	常规产前和新生儿 筛查（Ⅲ）	2.40	100	0.17

（续表）

分　　类	发生率 （‰活产）	Ⅰ、Ⅱ、Ⅲ级 预防措施*	产后干 预存活 （‰活产）	降幅 （%）	平均期望 寿命增长 （年）
严重早发的遗传病	11.50	新生儿疾病筛查（Ⅲ）	0.70	6.10	0.05
		产前诊断（Ⅱ）	1.15	10.00	0.08
		遗传咨询（Ⅰ）	1.73	15.00	0.12
		合计	3.60	31.10	0.25
总计	**54.20**		**39.90**	**73.70**	**2.80**

* 仅包括葡萄糖-6-磷酸脱氢酶(glucose-6-phosphate dehydrogenase, G6PD)和新生儿 Rh 溶血(表中数据来自参考文献[9])

　　尽管已知部分出生缺陷的发生原因是由于遗传因素和环境因素所致，但 2/3 的出生缺陷原因不明[10]。对于环境暴露如感染因素、营养因素、有毒有害物质暴露等所致的出生缺陷可控程度较高，干预效果明显；对于诊断明确的 7 000 多种遗传性疾病，除发生率高、危害严重的遗传病如唐氏综合征，地中海贫血等少数可通过人群筛查、产前筛查和产前诊断有效预防患儿的出生外，大多为罕见病，对人群进行所有遗传病的基因筛查还暂时无法实现，因此预防效果有限；对于高达 70% 的涉及遗传、环境、行为、保健服务、社会经济等诸多因素原因不明的出生缺陷尚缺乏特异性的干预技术。因此，出生缺陷防控体系的构建需要引入健康社会决定因素和生命历程理论，重点针对可防可控的出生缺陷。

1.2.2　健康的社会决定因素

　　健康的社会决定因素（social determinants of health）是指可能影响人们健康的出生、生长、生活和工作的环境因素，包括卫生服务保障系统。这些因素受到全球、国家和地方各级金钱、权力和资源分配状况制约，并受政策选择的影响[11]。大量证据证明，个人的健康程度如何在很大程度上受到社会因素的左右，包括教育、就业状况、收入水平、性别和种族。在所有国家，无论是低收入、中等收入还是高收入国家，不同社会群体间的健康状况存有很大差异。一个人的社会经济地位越低，其面临的健康不良风险就越高。卫生不公平是不同群体在健康状况方面的系统化差异。这些不公平情况会同时对个人和社会造成经济损失。健康问题的社会决定因素是造成卫生不公平现象的主要因素[12]，导致本可避免的国家内部以及国与国之间不公平的健康差异（图 1-1）。WHO 提出健康决定性因素概念后得到国际社会的广泛认同，2005 年时任 WHO 总干事的李钟郁博士倡导成立了健康社会决定因素委员会，旨在全球范围内收集、比较和整合有关健康的社会决定性因素的证据，了解这些因素作用健康公平的途径，并为那些致力于解决健康不公平的行动提供建议。健康问题的主要决定因素包括：① 年龄、性别及遗传，这类先天因素个人能力难以控制，在较大程度上影响个体健康和寿命。② 个人生活方式，包括饮食、运动、吸烟、饮酒等，是个人可控制的，培养健康的生活方式可维护和改善健康。③ 社交和社区网络因素，亲友和社会支持环境可促进身心健康，支持应对各类挑战。④ 个人生活社会环境，如食品安全、工作生活环境、卫生保健设施和能力、环境污染等问题，对健康影响较大但个人力量难以控制。⑤ 社会、经济、文化等因素，交织、协同影响健康但个人无法掌控，需要动员全社会力量。健康社会决定因素的观点认为，人类各种疾病的"原因背后的原因"是健康社会决定因素。出生缺陷是表象，影响因素众多，但不同国家、地区、种族间社会决定因素分布不均衡是导致不同国家和地区出生缺陷发生的系统差异[13]。在制定出生缺陷防控策略时，可引入健康社会决定因素的概念框架[14]，针对出生缺陷发生的相关影响因素综合干预。郑晓瑛等也提出在出生缺陷干预技术推广应用前不应忽视技术推广所需的适宜政策、服务和管理环境的研究，避免因忽视技术可行性和使用者可接受性而影响效果[15]。

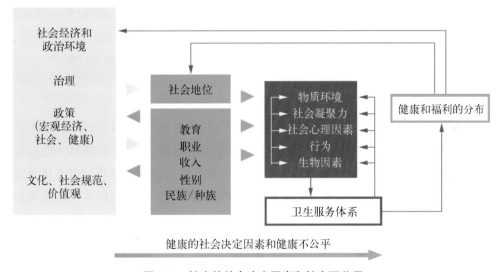

图 1-1　健康的社会决定因素和健康不公平

（图片修改自参考文献[12]）

1.2.3　生命历程理论

生命历程理论(life course approach)的核心概念有生活轨迹、变迁、转折点和延续，该理论将人的毕生发展、人的主观能动性、历史的时空观、生活时机及相互关联的生活作为一个不可分割的生命历程进行研究，同时关注危险或促进因素的累积效应，探讨社会性事件对个体生命轨迹的影响[16]。这一理论为认识孕前、孕期、儿童早期生活时空、代际影响、危险因素的累积等对终身健康的影响提供了新的视角。生命历程理论成为老龄化、妇幼保健、慢病预防等众多公共卫生领域的重要理论,这一理论也为出生缺陷研究提供了新的视角[13]。健康是一个完整、动态贯穿整个生命历程连续体,从出生到老年,良好的健康始于孕前,贫困、营养不良、缺乏受教育机会、地理位置等都会影响健康并跨代传递。关注健康的上游决定因素,筛查和评估母亲孕前健康、环境暴露、遗传易感性、社会行为因素,开展孕前糖尿病、甲状腺疾病的管理,孕前筛查 HIV/AIDS,增补叶酸、风疹及乙肝疫苗接种等,不仅可以预防出生缺陷、早产、低出生体重的发生,也降低了胎源性疾病的发生风险,改善母亲的健康,全方位、多角度提高母儿健康。从生命历程理论审视环境暴露与出生缺陷发病机制和干预,扩展轨迹、变迁、转折点和延续概念内涵,关注暴露于致畸因子的发育敏感期,关注多种不良环境因素的累计效应,关注因社会因素引起的多种危险行为的聚集,关注出生缺陷对终身健康的影响,有助于理解出生缺陷的发生、对健康的长期影响,同时也强调关键时机(转折点)的转变(干预)对出生缺陷危害的减轻和消除。2013 年 Lu 提出用生命历程理论指导妇幼保健,研究上不应停留在发现研究,而要超越到干预研究;实践上需要更早干预,如儿童肥胖的干预从母亲孕期营养开始,从单独的行动转变为跨部门、多系统垂直、横向、全程合作[17]。Kotelchuck 和 Fine 提出"全人、全家、全社区系统"解决贯穿生命周期的重要的社会决定因素,如教育、居住环境、贫困、父亲缺位、歧视等根源;政策上需要改变为补救性投资转变到能力培养投资[18]。

1.2.4　出生缺陷防控原则

因为出生缺陷病种多、病因复杂、临床表现多样、诊断能力和治疗水平有限,所以形式单一的干预措施难以达到降低人口出生缺陷发生的目的。1999 年 WHO 提出在全面、综合战略的基础上,将出生缺陷预防纳入现有的妇幼保健和生殖保健服务体系和相关项目,依托初级卫生保健服务体系开展出生缺陷预防[19]。认识到出生缺陷是导致死产和新生儿死亡的重要原因,为实现千年发展目标 4(MDG4),将 5 岁以下儿童死亡率降低 2/3。在 2012 年第 63 届世界卫生大会上通过了一项出生缺陷防控决议,呼吁所有会员国:提高包括政府官员、卫生专业人员、民间社会和公众对出生缺陷危害的认识;将预防出生缺陷的有效干预措施纳入现有的孕产妇、生殖和儿童卫生服务以及全民社会福利;扩大包括接种风疹疫苗,补充叶酸,孕前(期)控烟限酒、社区遗传学服务等有效预防措施的实施;发展和加强出生缺陷登记和监测系统;提升出生缺陷防治能力;加强重大出生缺陷的病原学、诊断和预防领域的研究,促进国际合作;确保残疾儿童的护理、康复和福祉,并对其家庭给予支持和便利。

1.2.4.1　医疗护理

出生缺陷的医疗护理包括诊断和治疗,治疗应包含有社会心理支持的医学遗传学咨询[20]。WHO 建议为方便患者,大多数治疗应在方便利用服务的初级卫生保健机构完成,只有在不具备诊断条件或需要提供改善预后效果的治疗如儿科手术时进行转诊治疗。常见出生缺陷的有效医疗服务有赖于诊断准确，治疗方案应结合患者自身、家庭、社区等情况而制订。即使不能确诊，也可根据患者的临床表现，制订药物、手术、遗传咨询等相关措施对症处理。实践表明，低收入国家初级卫生保健机构同样可以提供有效的出生缺陷医疗护理服务。如尼日利亚进行的长期、社区为基础的儿童镰状细胞贫血治疗，从1988年持续至1995年，患者死亡率从项目之初的21％降至0.6％，每年的住院患者从350人降为25人。

1.2.4.2　预防

主要的出生缺陷三级预防措施如表1-3所示。

表1-3　出生缺陷三级预防措施

孕　前　保　健	孕　期　保　健	新生儿和儿童保健
计划生育 ● 向妇女讲解生殖选择概念 ● 减少出生缺陷儿童总数 ● 减少高龄产妇比例，以降低常染色体异常尤其是唐氏综合征流行率 ● 允许已有出生缺陷子女的妇女选择不再生育 **孕前筛查和咨询** ● 根据初级卫生保健设施中记录的家族病史，发现有可能生育出生缺陷子女者 ● 筛查常见隐性疾病的携带者（如地中海贫血和镰状细胞病） **优化妇女孕前和孕期饮食** ● 促进使用碘强化盐预防碘缺乏症 ● 促进使用经叶酸强化的主食和使用添加叶酸的多种维生素补充剂，防止神经管缺损以及其他畸形 ● 促进避免酒精、烟草和可卡因 ● 促进适当的总体饮食（如摄入适量的脂肪、热量和铁） **在孕前和孕期预防和治疗致畸性感染** 这类感染包括 ● 梅毒 ● 风疹（67个国家尚无全国风疹免疫规划） **优化妇女孕前健康和治疗** ● 胰岛素依赖型糖尿病患者 ● 接受癫痫病治疗的妇女 ● 使用华法林进行治疗的妇女	**产前筛查** ● Rh因子状态 ● 梅毒 ● 根据家族病史确定有可能生育出生缺陷子女的个人 ● 唐氏综合征：高龄产妇；筛查产妇血清；早期超声扫描 ● 对产妇血清进行神经管缺损筛查 ● 通过超声波扫描胎儿发现重大畸形（妊娠18周以上） ● 常见隐性疾病（如地中海贫血和镰状细胞病）携带者 **产前诊断** ● 超声波 ● 羊膜穿刺术 ● 绒毛膜活检 **治疗胎儿** ● 梅毒 ● 通过宫内输血治疗胎儿贫血	**新生儿检查** ● 由训练有素的医务人员临床检查所有新生儿是否有出生缺陷 **新生儿筛查** ● 先天性甲状腺机能低下 ● 苯内酮尿症 ● 纤维囊肿 ● 根据本国的需要和具体情况筛查其他项目 **医疗** 例证 ● 治疗因缺乏葡萄糖-6-磷酸脱氢酶和因Rh因子不相配而引起的新生儿黄疸 ● 治疗患有镰状细胞病和地中海贫血症等血液病的儿童 ● 治疗一些先天性代谢障碍 ● 治疗患纤维囊肿的儿童 **手术** 例如矫正如下缺陷 ● 简单的先天性心脏缺陷 ● 唇腭裂 ● 畸形足 ● 先天性白内障 **康复和姑息治疗** 酌情应用

（表中数据来自参考文献[21]）

1) 一级预防

一级预防是确保受孕及孕早期正常无损伤,避免出生缺陷的发生。基本生殖健康和妇幼保健服务应涵盖出生缺陷一级预防,在孕前保健或婚前保健时提供。具体措施包括通过增补叶酸或强化食品,改善妇女在整个育龄期间的饮食,确保在饮食中充分摄入维生素和矿物质。根据最新循证医学建议,育龄妇女红细胞叶酸浓度大于400 ng/mL(906 nmol/L)预防神经管缺陷效果最佳[22];健康教育提高公众健康素养,避免高龄妊娠,戒烟控酒,避免接触有害环境物质(如重金属、杀虫剂等);通过咨询、体重管理、饮食以及必要时注射胰岛素控制孕前和妊娠期糖尿病;提高儿童和妇女的疫苗接种覆盖率,尤其是为无疫苗接种史、风疹病毒血清学检查无保护性抗体的妇女在妊娠前至少一个月接种风疹疫苗;检查、治疗或预防感染(梅毒、HIV)。一些国家和地区还提供婚前检查、遗传筛查(异常血红蛋白病)等服务,及时发现家族遗传病风险,筛查携带者并提供遗传咨询。

2) 二级预防

二级预防是减少出生缺陷患儿的出生,在进行产前保健阶段提供。主要是通过遗传筛查和产前诊断早期发现出生缺陷,并提供适宜的遗传咨询服务,以利于家属知情选择、实施后续干预措施。产前筛查和产前诊断措施:孕妇孕早期/中期血清学筛查、母体外周血胎儿游离 DNA 高通量测序检测(NIPT)、胎儿介入性手术取样进行染色体核型等分析、产前系统的 B 超检查/诊断等。超声检查可用于妊娠早期筛查唐氏综合征,也可用于妊娠中期的严重胎儿异常筛查,有助于发现重大的结构性缺陷。其他检测和羊膜穿刺术可在妊娠早期和中期帮助发现神经管缺陷和染色体异常,如唐氏综合征、神经管缺损以及开放性腹壁缺损。产前诊断:诊断对胎儿的影响、原因后果、可提供的治疗方案、预后及再发风险等全面信息,使夫妻双方在充分知情的基础上做出后续干预的选择。

3) 三级预防

三级预防是针对已出生患儿的早期诊断、治疗和康复。干预措施包括新生儿身体检查和遗传代谢病、听力障碍、先天性心脏病等新生儿疾病的筛查。由经培训的初级保健机构医务人员通过对所有新生儿体检,可早期发现出生缺陷(包括构成早期高死亡风险的心血管缺陷)并及时转诊;先天性疾病筛查有助于对疾病的早期发现、治疗和护理。出生缺陷治疗包括药物、手术、康复和姑息治疗。一些常见的单基因遗传病如苯丙酮尿症、葡萄糖-6 磷酸脱氢酶缺乏、先天性甲状腺功能低下、镰状细胞病、地中海贫血、血友病、纤维囊肿等出生缺陷,治疗可有效预防智力损害甚至挽救生命。手术是重要的治疗方法,60%以上的出生缺陷儿童存在单器官、单系统或单肢先天性畸形,通过具有成本效益的手术可矫正很多出生缺陷,挽救生命并改善预后,如简单的先天性心脏缺陷、唇腭裂、畸形足、先天性白内障以及胃肠道和泌尿生殖系统异常等[23]。对后期发现的出生缺陷患者同样也需要进行生理、心理、智力或感官缺陷的治疗。

4）出生缺陷防控原则

将出生缺陷防控融入现有卫生保健服务、尤其是母婴保健服务，防治并重，为出生缺陷患者提供医疗康复护理服务，为育龄夫妇提供包括健康教育、孕前保健、人群筛查、遗传咨询和诊断等预防服务。服务范围逐步从初级卫生保健领域扩大到二、三级医疗机构，涵盖产科、儿科、外科、检验和放射服务，并在有条件的情况下提供临床遗传学服务。

1.2.5　我国出生缺陷防控体系总体构架

中国是人口大国，也是出生缺陷的高发国家。据估计，出生缺陷发生率在 5.6%，每年新增出生缺陷数约 90 万[18]。出生缺陷是早期流产、死胎、围产儿死亡、婴儿死亡和先天残疾的重要原因。随着我国妇幼保健工作水的不断提高，孕产妇死亡率和儿童死亡率明显下降，出生缺陷所致的公共卫生问题愈加凸显。全国妇幼卫生监测系统监测数据表明，出生缺陷所致的婴儿死因构成比从 2000 年的 12.5% 升至 2015 年的 23.5%。出生缺陷成为制约我国婴儿死亡率下降和人均预期寿命提高的重大公共卫生问题。党和政府高度重视出生缺陷预防工作，将预防出生缺陷、提高出生人口素质作为中国经济社会发展的重大战略需求和工作任务，不断完善和制定了出生缺陷防控的相关法律、法规和政策措施，实施了系列向农业人口倾斜的重大公共卫生项目，建立了由政府主导、部门合作、社会参与的出生缺陷防治体系工作格局，将三级预防措施整合到现有的妇幼保健、计划生育和医疗机构中，引入推广适宜技术，从技术规范、人员准入、质量评估标准、人员培训等方面规范技术管理，构建了具有中国特色的出生缺陷防控体系，成效明显，对一、二级预防措施敏感的出生缺陷围生期发生率逐年下降。全国围生期神经管缺陷发生率由 1996 年的第 2 位（13.59/万）下降到 2014 年的第 10 位（2.81/万），总唇裂从14.46/万下降到 8.61/万，肢体短缩发生率由 2000 年的 5.21/万下降到 3.54/万，降幅度分别为 79%、40% 和 32%[24]。

1.2.5.1　政策环境

从 1995 年先后颁布了系列法律法规，与卫生保健相关的有《中华人民共和国母婴保健法》《中华人民共和国母婴保健法实施办法》《中华人民共和国人口和计划生育法》《中华人民共和国人口与计划生育技术服务条例》；与环境保护、食品安全相关的有 1989年通过并不断修订完善的《中华人民共和国环境保护法》《中华人民共和国水污染防治法》《中华人民共和大气污染防治法》和《中华人民共和国食品安全法》，涉及健康公平性的有《中华人民共和国妇女权益保障法》和《中华人民共和国残疾人保障法》等。这些法律法规的制定将出生缺陷防治纳入了法制化管理，从社会、卫生保健、残疾人康复、环境治理、食品安全等多角度、全方位地以立法的方式确保了出生缺陷综合防控有法可依。

不仅从医学范畴,更是从健康社会决定因素诸方面确保为出生缺陷防控提供良好的政策氛围和重要的资源保障。出生缺陷防控还被列入国家相关领域的发展规划中。《中国妇女发展纲要》和《中国儿童发展纲要》把加强出生缺陷防治作为重要的任务目标。《中国儿童发展纲要(2010—2020年)》提出了"严重多发致残的出生缺陷发生率逐步下降,减少出生缺陷所致残疾"的任务目标。《国家中长期科技发展纲要(2010—2020)》在"人口与健康"部分将"安全避孕节育与出生缺陷防治"作为优先主题,明确提出为出生缺陷率低于3%提供有效的科技保障。连续实施的《中国提高出生人口素质、降低出生缺陷和残疾行动计划(2002—2010)》和《国家残疾预防行动计划(2016—2020)》,提出"政府主导、全民参与,立足基层、综合干预,立足实际、科学推进"的基本原则,通过加强婚前、孕前健康检查,做好产前筛查、诊断,加强新生儿及儿童筛查和干预,有效控制出生缺陷和发育障碍致残。

1.2.5.2 技术标准及管理规范

原卫生部印发了《孕产期保健管理办法》《产前诊断技术管理办法》《新生儿疾病筛查管理办法》和《0—6岁儿童残疾筛查》等技术和管理规范;国家人口和计划生育委员会印发了《国家人口和计划生育委员会关于开展出生缺陷一级预防的指导意见》和《国家免费孕前优生健康检查技术服务规范(试行)》,使出生缺陷防治在具体实施中有章可循。

1.2.5.3 国家重大出生缺陷防控项目

为消除经济障碍,提高人群尤其是农村人群出生缺陷三级预防措施的可得性和可及性,启动了系列出生缺陷防控重大公共服务项目,由中央财政专项资金支持,确保贫困地区人群公平获得服务。2001年启动预防艾滋病母婴传播试点工作。2010年整合开展预防艾滋病、梅毒和乙肝母婴传播的综合防治服务。2015年在全国全面开展,为孕产妇免费提供艾滋病、梅毒和乙肝筛查以及感染孕产妇和所生儿童综合干预,以期最大限度地减少因母婴传播造成的儿童感染,改善妇女、儿童的生活质量及健康水平。2009年启动增补叶酸预防神经管缺陷项目,为全国农村计划怀孕妇女免费增补叶酸。项目目标:目标人群增补叶酸知识知晓率达到90%,叶酸服用率达到90%,叶酸服用依从率达到70%;项目从启动到2014年共为5 662万名农村生育妇女增补了叶酸。2010年国家人口和计划生育委员会、财政部联合启动国家免费孕前优生健康检查项目,到2014年为3 495万名计划怀孕夫妇提供了服务,为风险暴露对象落实了咨询指导、治疗和转诊等干预措施。2012年在南方7个省启动地中海贫血防控试点项目,2年后实施范围扩大到高发的10个省(区、市)71个县(市、区)。2013年国家卫生和计划生育委与中国残疾人联合会共同启动贫困地区新生儿疾病筛查项目,在全国21个省(区、市)贫困地区14个国家连片特殊困难地区200个县的农村户籍新生儿开展苯丙酮尿症(phenylketonuria, PKU)、先天性甲状腺功能减退症(congenital hypothyroidism,CH)和听力筛查、确诊,为确诊儿童实施康复救助。

1.2.5.4　出生缺陷监测

出生缺陷监测是指在某一地区(或全国范围内),选择具有一定代表性的医院和人群,对出生缺陷进行长期、持续的动态观察,将监测期的出生缺陷发生率与事先设置的标准(基线率)进行比较、评估,及时获得出生缺陷的突然增加或发生新型出生缺陷的信息,分析其消长的原因,以利于尽快发现和消除致畸因素和降低出生缺陷发生率[25]。通过监测可掌握国家和地区严重、高发出生缺陷的发生率变化趋势,获得准确、可靠并能反映全国水平的出生缺陷资料,动态观察出生缺陷发生的消长情况,及时发现影响出生缺陷的可疑因素,为病因学研究提供线索,为制定出生缺陷的预防措施以及评价其效果提供依据,为政府部门制定妇幼卫生决策提供依据。1986 年,由卫生部组织、华西医科大学牵头在全国 29 个省(区、市)945 所医院对 120 多万例围产儿进行了出生缺陷监测,第一次获得了我国出生缺陷的种类、顺位和分布等基本数据。1989 年,卫生部在华西医科大学建立了"中国出生缺陷监测中心",在全国 31 个省(区、市)范围内,抽取 334 个区县和 15 个省会城市作为监测点,开展以医院为基础的监测方案;1996 年统一调整全国出生缺陷监测、孕产妇死亡监测和 5 岁以下儿童死亡监测点,实施中国妇幼卫生监测方案,即三网合一的监测方案;1998 年成立全国妇幼卫生监测办公室,全面负责三个监测网项目的工作。从而实现了三个监测网从监测点到国家级的全面统一。2000、2006、2012 年分别对监测方案进行了调整和优化。

1.2.5.5　以医院为基础的监测

监测对象为在监测医院内出生的妊娠满 28 周至出生后 7 d 的围产儿(包括活产儿、死胎死产儿),以及在监测医院出生或引产的出生缺陷儿(无论孕周大小)。监测点为全国 31 个省(区、市)范围内,抽取 336 个区县和 15 个省会城市作为监测点,选择县级及县级以上医院、妇幼保健机构作为监测医院,建立了以监测医院、区县、地区和省级妇幼保健机构为中心的逐级上报系统。监测病种为 23 种主要的和高发的先天畸形,确定了相应的定义、临床特征及诊断标准,并登记畸形儿母亲早期的患病、服药、接触农药及其他有害因素,为病因分析提供线索。监测内容:① 监测医院内出生的妊娠满 28 周至出生后 7 d 的围产儿的有关资料;② 主要出生缺陷的时间、地区和人群分布以及临床资料;③ 出生缺陷的可疑危险因素。监测指标:① 主要出生缺陷的发生率;② 主要出生缺陷性别、母龄和城乡发生率。

1.2.5.6　以人群为基础的监测

2006 年卫生部妇幼保健与社区卫生司在现有工作基础上在全国 30 个省(区、市)范围内(西藏除外),选取 64 个区县的全部街道(乡镇)作为出生缺陷人群监测地区。监测对象为居住在监测地区的产妇(包括本地户籍以及非本地户籍在监测地区居住一年以上的产妇)所分娩的胎婴儿。监测期限为妊娠满 28 周(如孕周不清楚,可参考出生体重达 1 000 g 及其以上)至生后 42 d,在此期间首次确诊的主要出生缺陷均需报告。城市监测点由社区卫生服务中心(站)或街道卫生院的妇幼保健人员负责本辖区内所有孕满 28 周分娩的胎婴儿相关信息的收集,农村监测点由村医或村保健员负责收集,建立了村(居)委会、乡镇(社区/街道)、区县、地区到省的逐级上报体系。监测内容:① 主要出生缺陷发生的时间、地区和人群分布及临床资料;② 出生人群的相关资料。统计分析指标:主要出生缺陷的发生率及其特征别发生率。

1.2.5.7　三级预防措施

把健康教育、婚前医学检查、孕前优生健康检查和计划怀孕妇女增补叶酸等一级预防措施纳入现行的妇幼保健和计划生育技术服务中,预防出生缺陷的发生。2010 年实施的国家免费孕前优生健康检查依托人口计划生育服务网络,通过提供健康教育、健康检查、风险评估咨询指导和跟踪随访等 19 项内容发现目标人群,了解优生需求,进行健康教育,提供医学检查和风险评估指导,实现了出生缺陷的全人群预防[26]。2010—2012 年,全国 31 省育龄妇女孕前各类风险暴露率为 54.63%,育龄男性孕前以行为风险暴露最高[27]。系统提高男性产前保健和落实产前检查,开展孕妇血清学唐氏综合征筛查、产前诊断、无创产前筛查等二级预防措施,2015 年全国孕产妇产前检查率和系统管理率分别达到 96.5% 和 91.5%。福建、江西、湖南、广东、广西、海南、重庆、四川、贵州、云南 10 个南方省(市)实施了地中海贫血防控,免费试点地区的新婚和计划怀孕夫妇提供筛查、基因检测和产前诊断。加强对出生缺陷患儿的治疗和康复。2010 年起,国家逐步将 5 种有成熟治疗技术的出生缺陷疾病(先天性心脏病、血友病、唇腭裂、PKU 和尿道下裂)纳入新农合大病保障,实行按病种付费,实际报销比例达到 70% 以上,切实减轻患儿家庭的就医负担,保障患儿及时得到治疗,避免残疾。2011 年全国约 90% 的 PKU 患儿和 98% 的 CH 患儿接受了治疗;一些地区对新生儿听力障碍者实施了医疗救助,及时进行手术和听力矫正;唇裂、腭裂、尿道下裂、马蹄内翻以及部分先天性心脏病患儿及时得到手术治疗,使出生缺陷致残率逐步得到了有效控制。2015 年全国新生儿遗传代谢性疾病(PKU、CH)筛查率为 93.5%,其中东、中、西部地区筛查率分别为 98.3%、90.9% 和 90.8%。新生儿听力障碍筛查率为 2010 年的 39.9%。全国通过新生儿筛查共确诊 PKU 患儿 979 名,发病率为 0.65/万,即 1/15 415;共确诊 CH 患儿 6 500 名,发病率为 4.31/万(1/2 322)。

1.2.5.8　各级防控网络的构成、功能

国家出生缺陷防控网络由组织管理和实施工作两部分多个层级组成。组织管理部分包括决策层和指导层。决策层由国家卫生计生委牵头,中国残联、全国妇联、科技厅、教育部等部门组成,负责制定国家出生缺陷防控战略方案、相关政策和行动计划并按职责分工落实。指导层由国家级科研机构、中国疾控中心、省级妇幼保健机构等组成,负责建立出生缺陷技术指导机构,承担辖区出生缺陷干预工作的业务指导、人员培训、质

量管理,指导出生缺陷和妊娠相关风险因素监测,组织开展科学研究、效果评价等相关工作。实施工作由省、地、县三级妇幼保健计划生育服务机构和医疗机构组成的出生缺陷三级防控网络,负责按职责落实各项个体干预措施。一级预防单位由乡镇(街道)卫生院和县级妇幼保健计划生育服务机构组成,主要功能是健康教育,承担生殖保健、婚前医学检查、孕前优生健康检查、指导增补叶酸、产前保健和出生缺陷儿的护理等技术服务工作;负责人群筛查、识别风险暴露个体,提供风险评估、咨询指导、新生儿筛查和出生缺陷线索。二级预防单位由县/市级妇幼保健计划生育服务机构和医疗机构组成,主要功能是出生缺陷筛查、遗传咨询、新生儿筛查、生殖保健和出生缺陷监测和患者的康复。三级预防单位由省级妇幼保健/计划生育和综合医院组成,主要功能为出生缺陷和遗传病诊断和产前诊断、遗传咨询,接受转诊患者的诊治,人员培训,信息汇总分析和开展出生缺陷科学研究。

1.2.5.9 出生缺陷综合干预模式

我国主要采取政府主导,全民参与;立足基层,综合干预;立足实际,科学推进的出生缺陷干预模式。以社区和家庭为基础,关卡前移、重心下沉,预防为主,防治并重。运用医学、经济、法律、社会等手段,针对高危高发、致愚致残,影响功能障碍、影响人力资源和生活质量的出生缺陷,实施以一级预防为重点的三级预防。在国家残疾预防行动计划(2016—2020)"有效控制出生缺陷和发育障碍致残"中,明确了我国的出生缺陷综合干预模式[28],多部门、多角度、多层面联合开展连续完整的涵盖婚前、孕前、产前和新生儿的出生缺陷综合预防。

(1)加强婚前、孕前检查。积极推进婚前医学检查,加强对严重遗传性疾病、指定传染病、严重精神障碍的检查并提出医学意见。实施孕前优生健康检查,为计划怀孕服务提供健康教育、医学检查、风险、咨询指导等服务,推进补服叶酸预防神经管缺陷。

(2)做好产前筛查、诊断,落实《产前诊断技术管理办法》,开展唐氏综合征、严重体表畸形重大出生缺陷产前筛查和诊断,逐步实现怀孕妇女孕28周前在自愿情况下至少接受1次出生缺陷产前筛查。

(3)加强新生儿及儿童筛查和干预,落实《新生儿疾病筛查管理办法》,普遍开展新生儿疾病筛查,逐步扩大疾病筛查病种和范围。做好儿童保健工作,广泛开展新生儿访视、营养与喂养指导、生长发育监测、健康咨询与指导,建立新生儿及儿童致残性疾病和出生缺陷筛查、诊断、干预一体化工作机制,提高筛查覆盖率及转诊、随访率和干预率。

1.2.5.10 信息采集和汇总

1)国家免费孕前优生健康检查信息系统

2010年国家免费孕前优生健康检查试点工作启动,项目组织与信息化建设同设计、同部署。通过统一建设标准、规范数据上报流程、加强人员培训、强化数据质量控制等措施,强力推进信息系统建设。开发了包括医疗服务和管理决策功能的"国家免费孕前优生健康项目管理信息系统",建立了国家和省级孕前优生数据中心。系统根据国家免费孕前优生健康检查项目试点工作技术服务规范,结合具体业务流程,采用基于J2EE的企业级架构设计,遵循软件工程的相关技术标准和规范,进行信息系统软件的开发和部署,建立以设备层、数据层、应用层和表现层为构架的国家免费孕前优生健康检查项目信息系统[29]。信息采集对象为在全国各妇幼计生服务机构或其他开展免费孕前优生健康检查项目的定点机构接受服务的计划怀孕夫妇。采集内容包括夫妇双方健康检查(问诊、体格检查、实验室检查等)、风险评估、咨询指导和随访(早孕、妊娠结局)等涵盖服务全程各环节。建立了"分别报送,分级管理"的信息管理模式,采集的信息通过检查机构、区县、地区和省级卫生计生机构逐级上报,项目第一、二批220个试点县、区作为国家级监测点,个案信息直接报送国家数据中心,同时报送省级分中心,其余县(市、区)个案信息直接报送省级分中心,并与国家中心实现数据实时交互[30]。截至2013年,国家数据中心已存储2 200多万名计划怀孕夫妇个案信息,每年新增600万对夫妇数据,成为全国样本量最大的以人群为基础的生殖健康基础数据库。为了解育龄人群孕前风险暴露、与出生缺陷等不良妊娠结局的相关风险因素、病因学分析、项目效果评价,以及干预措施的研究开发和政府决策等提供了依据。

2) 出生缺陷监测

在国家卫生健康委员会妇幼司和四川大学华西第二医院的共同领导下,依托村级(街道)、乡级(社区)和县级(市级)三级妇幼卫生保健网络为基础,以信息资源系统收集和共享为主线,以信息化技术为手段,全国妇幼卫生监测办公室/中国出生缺陷监测体系中的出生缺陷医院监测覆盖了334个区县、765所医院、1.4亿人口。其中城市124个区、农村210个县,东、中、西部分别有89个区县、119个区县和126个区县;人群监测为30个省市区64个监测区县。形成了稳定、可靠、经济、实用的全国妇幼卫生监测数据收集报告体系,全面实现了妇幼卫生信息的网络化采集和管理。通过连续动态的监测,获得了非常宝贵的反映我国妇女儿童健康的主要指标;监测数据获得了国务院妇女儿童工作委员会和国家统计局的认可,每年由全国妇幼卫生监测办公室/中国出生缺陷监测中心(http://www.motherchildren.com/depart_qgfyjczxa0_intro/)正式对外公布,为政府决策、临床服务、科学研究提供强有力的支撑。

3) 新生儿疾病筛查信息系统

从2011年开始卫生部妇社司与全国妇幼卫生监测办公室启用了全国新生儿疾病筛查信息直报系统,其后进一步规范信息报送流程,逐步实现数据共享,不断提高新生儿疾病筛查信息化水平和直报工作质量。开展新生儿疾病筛查工作的省(区、市)新生儿疾病筛查中心和省级管理机构,通过直报系统上报本中心基本情况、筛查病种、筛查人数、可疑阳性召回数、确诊病例、治疗随访管理等翔实数据。截至2017年,全国共有243家新生儿疾病筛查中心,PKU和CH遗传代谢筛查率达到97.5%。通过数据收集、汇总、分析,掌握了新生儿疾病筛查工作动态和工作质量,为相关政策的制定提供科学依据。

1.3 小结与展望

本章对国内外出生缺陷的预防工作情况进行综述,重点介绍出生缺陷三级预防措施、防控体系的构架和出生缺陷防控的具体项目,阐述了出生缺陷的监测和综合干预模式。出生缺陷严重影响人口素质的提升,影响我国综合国力和国际竞争力的提升,影响经济社会可持续发展和全面建设小康社会战略目标的实现。我国的出生缺陷工作得到了各级党委政府和社会各界重视,国家层面完善管理服务规范,实施一系列公共卫生项目,地方政府也出台了惠民政策,落实民生举措,推进出生缺陷取得积极成效。由强有力的政府推动下快速提升出生缺陷防治水平的中国经验,将为全世界的出生缺陷防控提供一个成功的范例。

参考文献

[1] 中华人民共和国卫生部. 中国出生缺陷防治报告(2012)[EB/OL]. [2012-09-12]. http://www. gov. cn/gzdt/2012-09/12/content_2223371. htm.

[2] Christianson A, Howson C P, Modell B, et al. March of Dimes: global report on birth defects, the hidden toll of dying and disabled children[M]. White Plains, USA: March of Dimes Birth Defects Foundation, 2006.

[3] Li L, Cousens S, Lawn J E, et al. Global regional and national causes of child mortality-Authors' reply[J]. Lancet, 2016, 380(9853): 1556-1557.

[4] Khoury M J. Genetics and public health in the 21st century: Using genetic information to improve health and prevent disease[J]. Oxford University Press, 2000.

[5] World Health Organization. Community approaches to the control of hereditary diseases: report of a WHO Advisory Group, Geneva, 3-5 October 1985[EB/OL]. https://www. who. int/ genomics/publications/WHOHGNWG85. 10-Cover. pdf.

[6] Rodríguez L, Sánchez R, Hernández J, et al. Results of 12 years' combined maternal serum alpha-fetoprotein screening and ultrasound fetal monitoring for prenatal detection of fetal malformations in Havana City, Cuba[J]. Prenat Diagn, 1997,17(4): 301-304.

[7] Geary L M, Chen T Y, Montgomery T P, et al. Primary health care approaches for prevention and control of congenital and genetic disorders: report of a WHO meeting, Cairo, Egypt, 6-8 December 1999[J]. Cheminform, 2014, 45(42): 5920-5922.

[8] Back K W. The modern rise of population: by Thomas McKeown[M]. London: Edward Arnold, 1976.

[9] Christianson A, Modell B. Medical genetics in developing countries[J]. Annu Rev Genomics Hum Genet, 2004,5: 219-265.

[10] Nelson K, Holmes L B. Malformations due to presumed spontaneous mutations in newborn infants [J]. N Engl J Med, 1989, 320(1): 19-23.

［11］世界卫生组织. 健康问题社会决定因素［EB/OL］.［2009］. https：//www. who. int/social_determinants/zh/.

［12］Solar O，Irwin A. A conceptual framework for action on the social determinants of health：debates，policy and practice［R］. Geneva，Switzerland，World Health Organization［WHO］，2010，2007.

［13］陶芳标. 出生缺陷环境病因及其可控性研究［M］. 合肥：合肥工业大学出版社，2010.

［14］郭岩，谢铮. 用一代人时间弥合差距——健康社会决定因素理论及其国际经验［J］. 北京大学学报（医学版），2009，41（2）：125-128.

［15］郑晓瑛. 出生缺陷研究的再思考［J］. 国际生殖健康/计划生育杂志，2011，30（3）：155-158.

［16］陶芳标. 生命历程理论整合于孕前和孕期保健研究与实践［J］. 中国公共卫生，2013，29（7）：937-939.

［17］Lu M C. Improving maternal and child health across the life course：where do we go from here［J］. Matern Child Health J，2014，18（2）：339-343.

［18］Health USDO. Rethinking MCH：The life course model as an organizing framework concept paper［R］. 2010.

［19］Penchaszadeh V B，Christianson A L，Giugliani R，et al. Services for the prevention and management of genetic disorders and birth defects in developing countries［J］. Community Genetics，1999，2（4）：196.

［20］World Health Organization. Joint WHO-March of Dimes Meeting on the Management of Birth Defects and Haemoglobin Disorders［C］. Geneva：Switzerland，2006.

［21］World Health Organization. Resolution WHA63. 17. Birth defects［R/OL］. In：Sixty-third World Health Assembly. Geneva：17-21 May 2010. Geneva：WHO http://apps. who. int/gb/ebwha/pdf_files/WHA63/A63_R17-en. pdf.

［22］Deregil L M，Fernándezgaxiola A C，Dowswell T，et al. Effects and safety of periconceptional folate supplementation for preventing birth defects［J］. Cochrane Database Syst Rev，2009，10（10）：CD007950.

［23］De-Regil L M，Fernández-Gaxiola A C，Dowswell T，et al. Effects and safety of periconceptional folate supplementation for preventing birth defects［J］. Cochrane Database Syst Rev，2010（10）：CD007950.

［24］全国妇幼卫生检测办公室. 2009 出生缺陷人群监测报告［J］. 全国妇幼卫生监测及年报通讯，2016（4）：2-8.

［25］朱军. 国际出生缺陷监测情报交换所概述［J］. 中国优生与遗传杂志，1997，5（4）：4-5.

［26］张世琨，王巧梅，沈海屏. 中国免费孕前优生健康检查项目的设计、实施及意义［J］. 中华医学杂志，2015，95（3）：162-165.

［27］张宜平，王巧梅，刘民，等. 2010 至 2012 年 31 省 2030083 名男性孕前健康风险的暴露状况［J］. 中华医学杂志，2015，95（3）：172-175.

［28］国务院办公厅. 国务院办公厅关于印发国家残疾预防行动计划（2016-2020 年）的通知——国家残疾预防行动计划（2016-2020 年）［J］. 中华人民共和国国务院公报，2016，（27）：13-18.

［29］彭左旗，王媛媛，马立广，等. 国家免费孕前优生健康检查项目信息系统的设计与应用［J］. 中国计划生育学杂志，2014，22（6）：364-368.

［30］张世琨，王巧梅，沈海屏，等. 孕前优生项目——创建人群优生数据库［J］. 人口与计划生育，2014，（4）：32-33.

2 围孕期风险因素暴露

围孕期是指受孕前、受孕时和受孕后的一段妊娠关键期。大量研究证实生命早期阶段机体组织和器官生长发育最为迅速,是对各种不良反应最敏感的关键时期,此期的不良刺激会对特定器官的组织结构和生理功能,对胎儿的发育以及出生时、儿童期、成年后疾病(胎儿起源的成人疾病)的发生有着重要的作用。人们通过环境、职业、医源性接触等方式接触到的致畸因子,会直接或间接地作用于胚胎。致畸因子可分为物理因素、化学因素、生物因素和母体因素等,胎儿在母体内生长发育过程中暴露于致畸因子可致功能紊乱和畸形[1]。对遗传、不良生活方式、环境暴露、营养不良等因素的围孕期保健工作可以显著降低先天畸形的发生率。

2.1 物理因素

与出生缺陷有关的物理因素主要包括电离辐射、噪声、X射线、高温和视频辐射等。其致畸效力取决于作用时间、剂量、个体基因型。

(1) 时间。致畸因子作用于胚胎的不同发育时间引起的反应程度不同,受累器官和畸形发生的种类也不同。

(2) 剂量。符合剂量-效应关系,即在一定范围内,胚胎毒性随剂量加大而成正比增加,所引起的异常有先天畸形、胚胎死亡、生长发育迟缓和行为功能缺陷等。

(3) 基因型。不同个体对致畸因子的敏感性不同,其易感性受母体、胚胎或发育个体基因的调控。

2.1.1 电离辐射

1945年美国在日本广岛和长崎爆炸原子弹,婴儿1年内死亡率达25%,存活孕妇约28%发生流产,出生婴儿中有25%存在畸形。调查研究发现死产、先天性畸形、新生儿的死亡率及出生时的体重都与高剂量辐射有很大关系。目前已经确认电离辐射是强烈的致畸因子之一。Petrova 等对切尔诺贝利核暴露结局研究发现电离辐射严重地区的新生儿先天畸形发生率明显高于电离辐射轻的地区[2]。在孕前接受低水平的电离辐射也可能对生殖结果有不利影响,导致出生缺陷的发生[3]。

2.1.2　X射线

妊娠期受到 X 射线照射与出生缺陷发生有关,X 射线暴露的剂量、密度、时间很关键,在排卵期易发生卵细胞突变,在早期易造成胚胎致死或引起畸形,对神经系统的畸形尤为突出[4]。因此,在孕期以及备孕期应避免 X 射线照射。X 射线可能使女性卵细胞遭受损害而发生畸变,从而导致准妈妈流产、胎死腹中及胎儿畸形等。除 X 射线外,同位素检查、子宫造影等也属于放射性检查,每种同位素检查时放射线的剂量和排出人体的时间不同,进行同位素检查的女性在备孕时应先咨询医生,请医生给出安全的怀孕时间表。进行子宫造影检查的女性,为了慎重起见在检查后应咨询医生最佳怀孕时间,最好在检查 3 个月后再怀孕。

2.1.3　噪声

早在 20 世纪 70 年代就有噪声对生殖功能影响的研究报道。机场噪声可能与早产、低出生体重及先天缺陷的发生相关。保毓书等观察到不同职业人群在孕期职业接触噪声,妊娠高血压综合征、早产、低出生体重及宫内发育迟缓发病率增高,但并不认为会引起先天畸形发生率的升高[5]。至于噪音是否对胎儿有致畸作用,尤其是形体上的畸变,国内外目前也还没有权威的定论。造成这种情况的原因很可能是因为持续的噪声引起子宫频繁收缩,影响胎儿的血液供应,进而影响胎儿神经系统的发育。研究表明,噪声对胎儿的影响主要表现在对胎儿发育、胎儿反应以及致畸作用等方面的影响。有学者调查发现,机场附近的婴儿出生体重低,发现高噪声可以降低胎儿期生长,能对胎儿的整体发育产生不良影响。还有报告认为,噪声可能影响胎儿的听觉发育,母亲孕期接触噪音强度在 85 dB 以上时,后代的听力损失明显增加。近年来,噪声对儿童智力发育的影响也越来越受到关注,国内有调查发现暴露于高强度噪声的女工,其后代中先天性缺陷的发生比率显著提高[6]。有动物实验已证实,噪声是出生缺陷的诱发因子,但在人体研究中尚未见相关报道。

2.1.4　高温

高温也可能是一种人类致畸因素,不管何种原因引起的母体体温升高,胚胎受到高温环境的影响,都可能引起先天畸形。流行病学报道,孕妇早期存在高热史,子代出生缺陷尤其是神经管缺陷(neural tube defects,NTD)的发生率高于正常人群。Botto 等在亚特兰大选择 905 例病例,3 029 例对照,进行了母亲孕期发烧与子代先天性心脏病关系的病例-对照研究。结果表明,母亲在孕早期发烧与子代先天性心脏病有一定关联($RR=1.8$)[7]。尽管一些临床病例报道和回顾性流行病学调查都表明,母亲妊娠期发热引发子代先天畸形的危险度升高。但是,目前对畸形发生是胚胎内高温环境作用或是引起母体发热的某些病因所致仍存争议。

2.2 化学因素

随着经济与工业的高速发展,化学因素导致的环境污染问题日益严重,这些因素对出生缺陷的影响应该引起重视。如各种微量元素(铁、锌、铜、碘、铝等)、农药(有机磷、有机氯、有机汞等)、激素类药物(己烯雌酚、睾酮、孕酮等)、镇静药[沙利度胺(反应停)、丙戊酸、碳酸锂、苯妥英钠等]、染发剂、中成药(蜈蚣、水蛭、虻虫、麝香、巴豆、牵牛、附子、朱砂、乌头、川椒、雄黄等)均可能导致出生缺陷发生率增高。

2.2.1 微量元素

微量元素对胚胎的发育有着重要作用,缺乏或过多均会影响胚胎及胎儿的正常分化和发育,导致先天性畸形或死亡。铁缺乏可引起胎儿慢性缺氧,导致胎儿宫内发育迟缓并会增加围产儿死亡率。妊娠早期贫血与早产、低出生体重及胎儿死亡有关。锌元素参与体内多种酶的组成,锌对胚胎发育有直接影响,锌缺乏是胎儿畸形发生的原因之一。动物和人体实验均表明,锌缺乏与胎儿宫内发育迟缓有关,妊娠早期缺锌易引起胎儿畸形,特别是中枢神经系统畸形发生率较高。研究发现,先兆流产、先兆子痫的孕妇血清铜水平较正常孕妇明显降低,孕妇低铜血症与胎盘功能不全和死胎关系密切,如在妊娠期缺铜,可引起先天性心血管畸形,还可引起死胎和流产[8]。

2.2.2 农药

杀虫剂对出生缺陷的发生也有一定的影响。Vincent 等在 2002 年对美国明尼苏达州红河谷地区的研究发现,在春天怀孕,出生缺陷的发生率升高,与春天杀虫剂的使用较多有关,除草剂是出生缺陷发生的一个危险因素;杀真菌剂的使用也是影响红河谷地区出生缺陷婴儿性别的重要因素,两种杀虫剂对生殖系统有不同的影响[8]。有机磷农药污染蔬菜、水果和粮食作物的现象相当普遍,当接触被有机磷农药污染浓度过高的瓜、蔬菜和粮食时,可影响母体的受孕能力或胚胎发育,造成自然流产、早产、死胎或死产。有机氯农药主要包括六氯环己烷(又名六六六)和二氯松(又名敌敌畏,dichlorodiphenyltrichloroethane,DDT)等高残毒农药,DDT 的生殖毒性主要是抑制雌激素和雄激素受体结合,蓄积性强的有机氯农药进入机体,毒物在孕妇体内蓄积,并经血液循环进入胎盘导致胎儿中毒,从而引起流产、畸胎、死胎等。研究发现,高暴露于

DDT的孕妇产出出生缺陷儿的危险增加,但在低暴露水平的普通人群却没有发现这种情况[10]。

2.2.3 其他环境污染

近年来随着城市化进程的加速,环境污染问题日益突出。已经研究证实,环境污染对生育的危害报道较多。长期从事某种职业,其工作环境和劳动过程中的各种因素,对劳动者以及子代的健康会产生影响。职业有害因素主要取决于该因素的强度和浓度,以及接触的机会和强度。Orr等[11]首次报道了加利福尼亚长期暴露于垃圾场的其他人种妇女所生婴儿的出生缺陷发生率明显高于白种人,原因可能是垃圾场暴露与环境危险物质有关,它们之间最大的关联在于,其他人种妇女潜在暴露于细胞色素氧化物抑制剂、硝酸盐与亚硝酸盐、无机化合物、有机化合物、小分子有机化合物、杀虫剂的概率较高。由于劳动条件的改善、无铅汽油的推广使用等,近年来对铅生殖发育毒性的研究重点集中在铅的低暴露水平上。铅对生殖系统的影响主要表现在直接毒性作用和环境激素的作用,城市中铅污染对出生缺陷有一定的影响。早期文献报道,铅作业工人不孕、自然流产、死产及婴儿死亡率高,新生儿体重低,婴儿发育迟缓、智力低下。我国出生监测研究指出,在妊娠前3个月接触铅,与中枢神经系统畸形有关。有报道,先天性铅中毒与母亲在围生期铅暴露有关[11]。铅在工业上应用极广,长期与铅接触的女工,在妊娠前后一段时间,应脱离含铅环境,因为妊娠后孕妇的胃肠运动缓慢,铅吸收更完全。环境中的铝可经多种途径进入人体,一般低剂量无毒,高剂量有蓄积作用。动物实验中给大鼠腹腔注射氧化铝40～200 mg/kg,子代即有畸形,主要表现为神经系统的畸形。虽然目前有关铝对人类生殖影响的阈值尚不清楚,但从优生角度出发,孕妇应尽量减少使用含铝药物及铝制炊具。动物实验中表明,汞可引起胎儿畸形,因此妇女妊娠后也要避免接触汞。

2.3 生物因素

生物因素主要是指病毒、细菌、寄生虫等微生物感染,以病毒感染最常见。孕早期感染较孕中、后期更易致胎儿出生异常,也是造成出生缺陷的重要原因之一。危害程度与宫内感染的发生时间、病原微生物的种类以及感染时的母体状况等因素有关,人类巨细胞病毒(cytomegalovirus,CMV)、弓形虫(toxoplasma,T)、风疹病毒(rubella virus,RV)、单纯疱疹病毒(herpes simplex virus,HSV)、梅毒螺旋体最为常见。目前关于病毒与出生缺陷的关系研究较多,病毒侵入胎儿体内造成胎儿感染,引起胚胎和胎儿的炎性改变,抑制细胞的增殖和分化,致使某些器官的细胞数量减少和发育不良,导致畸形。某些微生物的宫内感染很可能与出生缺陷密切相关,其中了解相对比较详细的包括胎儿宫内感染弓形虫、风疹病毒、巨细胞病毒、单纯疱疹病毒或其他原因（梅毒螺旋体、李司忒菌），统称 TORCH 感染。体外试验证明，感染病原体后可使染色体断裂与畸变，使受精卵的染色体结构异常，抑制细胞的有丝分裂，影响组织器官的正常分化与发育，这些分子和细胞水平上的改变可能是胎儿死亡与畸形的原因。

2.3.1 风疹病毒

风疹病毒与多种胎儿异常有关，统称先天性风疹综合征（congenital rubella syndrome，CRS）。如先天性心脏病（脉导管未闭、末梢肺动脉狭窄最为常见）、耳聋、白内障、宫内发育迟缓、全脑炎和婴儿继发感染，出生时常见肝脾肿大、阻塞性黄疸、血小板减少性紫癜，长期后遗症包括听力障碍、智力障碍及行为异常。

2.3.2 巨细胞病毒

据文献报道，约 1/3 的 CMV 感染可通过胎盘影响胎儿，主要与胎儿发育迟缓、小头畸形脑室扩大、伴周边钙化、感音神经性耳聋（发生率在症状性感染高达 $25\% \sim 50\%$，无症状性感染可达 $10\% \sim 15\%$），与神经肌肉异常密切相关，也可能是脉络膜视网膜炎、癫痫发作、失明的原因。

2.3.3 水痘-带状疱疹病毒

往往与无瘢痕性皮肤损害、胎儿发育迟缓、肢体发育不全、脑和眼发育缺陷密切相关，常见大脑皮质和小脑萎缩、癫痫发作和神经性瘫痪，新生儿死于婴儿期。

2.3.4 EB 病毒

既往的研究认为 EB 病毒（Epstein-Barr virus，EBV）的致畸风险极低，偶尔发生白内障、先心病、心肌炎。但最近美国病毒学家对 27 522 例孕妇进行前瞻性研究，结果显示孕期 EBV 感染与出生缺陷之间存在非常显著的关系，尤其是畸形的胎儿早期死亡。法国学者的研究亦得出活动性持续 EBV 感染的孕妇，可能对胎儿是一个危害因素。他们对 719 例孕妇配对调查，有力地证实了 EBV 可为先天性感染，并指出孕前半期对胎儿的影响重于对围产儿的影响。

2.3.5 人细小病毒 B19

1984 年，美国病毒学家首次报道人细小病毒（human parvovirus，HPV）-B19 可通过胎盘感染胎儿。我国学者从 1992 年开始跟踪研究广东省患者人群，发现 HPV-B19 可感染胎儿脑组织和脾组织，与 CMV 共同作用可导致胎儿畸形和水肿，导致不良妊娠结局。

2.3.6 弓形虫

研究表明,25%的弓形虫感染可影响胎儿胎盘单位,往往与胎儿脑积水、全脑炎、颅内钙化、脉络膜视网膜炎、肾小球炎、心肌炎、有核红细胞增多相关。Cario 跟踪 1999—2004 年孕期感染弓形虫的 54 名孕妇,其出生无症状的婴儿在 1 年内有 4 例发生畸形。孕妇感染弓形虫后多呈隐形过程,无任何临床症状,或仅出现轻微不适、疲乏无力等,少数急性感染者可有脑、眼多器官受累的情况。

2.3.7 单纯疱疹病毒

单纯疱疹病毒分为 1 型(HSV-1)和 2 型(HSV-2),通常感染生殖系统和神经系统,两型感染的部位不同,1 型主要引起腰部以上感染,如口腔黏膜、口唇及眼角膜;2 型主要引起腰部以下的感染,如外阴感染、宫颈糜烂、子宫内膜炎、盆腔炎、绒毛膜炎、羊膜炎等。单纯疱疹病毒与流产有密切关系。子宫内膜作为胚胎着床部位,当受单纯疱疹病毒感染后,既可因内膜的生理状态发生变化,影响胚胎的着床或供血,导致流产;也可能是胚胎感染了单纯疱疹病毒,病毒 DNA 整合到胚胎细胞的 DNA 上,产生基因突变、胎儿畸形,引起流产。动物实验发现,HSV-2 多存在于子宫自主神经纤维中,包括围绕在子宫内膜小动脉周围的神经纤维,并认为单纯疱疹病毒的感染可能损害神经传递,引起血流减少,导致流产。

2.3.8 梅毒

先天梅毒婴儿特有的临床表现:肝脾肿大、骨软骨炎或骨膜炎、黄疸、瘀斑或瘢痕性皮肤损害、淋巴结病、积水、浮肿、腹水、鼻炎、肺炎、心肌炎、肾病和假瘫等。

2.4 母亲因素

近年来,出生缺陷监测资料表明,出生缺陷的发生与母亲的健康和生活习惯、孕龄、孕次、职业、经济状况等因素密切相关。

2.4.1 健康状况

母亲有妊娠并发症、慢性病和孕期营养不良都可导致出生缺陷[13]。用胰岛素治疗的患糖尿病的母亲与妊娠期糖尿病母亲都有生育出生缺陷儿的危险,尤其是神经系统、心血管系统、骨骼系统畸形[14]。母亲用抗惊厥药(治疗癫痫)可使神经管缺陷发生的危险度增加[15];用癫痫药的母亲发生神经管缺陷的概率由不用药的 3% 上升到用药时的9%,用 3 种或 3 种以上药物时这种概率上升到 28%[16]。母亲怀孕前 4 个月缺乏叶酸及维生素 B 可发生神经管缺陷,如在怀孕前 4 个月补充叶酸和维生素 B 可减少神经管缺陷发生率。若妇女在孕前或孕早期及时补充叶酸,即可有效预防 70% 神经管缺陷的发生。叶酸缺乏还与唇和(或)腭裂的发病危险性增高呈正相关关系。孕期母亲多食腌制食品、发芽土豆,饮水中硝酸盐含量偏高(含氮量＞10 mg/L),少食肉、蛋、豆类是胎儿神经管缺陷发生的危险因素。

2.4.2　生育年龄

父母年龄过大是出生缺陷发生的危险因素。Dinesh 等研究显示,父母的年龄越大,染色体畸变发生率越高[17]。孕妇年龄≥35 岁时,婴儿畸形发生率明显增高,其发生率是 30 岁以下孕妇的 2 倍。国内相关研究表明,妊娠年龄 25～29 岁的出生缺陷发生率最低,而孕妇年龄＜25 岁或孕妇年龄≥35 岁的出生缺陷发生率较高[18]。一般认为,妊娠年龄≥35 岁是出生缺陷的危险因素,这与卵子老化、染色体畸变机会增多有关。而妊娠年龄＜25 岁的孕产妇出生缺陷发生率高可能与身体未发育完全、子宫及卵巢功能尚未成熟、下丘脑—垂体—卵巢轴尚未健全等有关,加上这一人群大多社会阅历浅、文化水平低、保健意识差等综合因素影响胎儿发育。不同文化程度的产妇,其围产儿出生缺陷的发生率也有差异,高中以下文化的孕妇发生出生缺陷的风险是大专以上文化者的5.54 倍。

2.4.3　孕次

孕产次特别是孕次与出生缺陷的发生有较强关联。孕次＞2 次且孕期营养不良对出生缺陷的发生有一定影响,可以导致出生缺陷发生的危险度上升[19]。有流产史的孕妇与没有流产史的孕妇相比,前者出生缺陷发生的危险性是后者的 3.25 倍。

2.4.4　生活方式

不良生活方式如吸烟、酗酒及孕期体力劳动过重可增加出生缺陷的发生率。国外研究结果表明,母亲长期暴露于吸烟环境,出生婴儿体重可减轻 25～40 g[20]。烟草流行以及对人们的伤害已成为全球重大的公共卫生问题。我国烟草生产、烟草消费以及吸烟人数均居世界之首,烟草消费占全球烟草市场的 31%,有 3.2 亿烟民,占全球吸烟人数的 1/4;目前每年约有 100 万人死于吸烟,预计到 2050 年将增至每年 300 万人。主动和被动吸烟与不良妊娠结局的关系一直倍受国内外关注。吸烟可引起胎死宫内、早产、胎盘早剥和胎儿猝死综合征,妊娠期吸烟是自然流产、胎儿生长受限、异位妊娠和胎盘异常的危险因素。近年来,越来越多的研究发现吸烟还与其他多种出生缺陷密切相关,如唇腭裂、腹壁裂、先天性心脏病和尿道下裂;此外,新生儿出生缺陷的发生与吸烟存在剂量依赖关系,孕妇吸烟导致新生儿发生无脑畸形、腭裂、唇裂、痴呆和体格发育障碍等畸形者是不吸烟孕妇的 2.5 倍。美国匹茨堡大学公共健康研究院研究表明,孕妇被动吸烟对胎儿造成的危害与主动吸烟完全一致,甚至还高于母亲主动吸烟。

2.4.5 营养因素

妊娠期由于胚胎和胎儿发育的需要,在神经内分泌的影响下,孕妇体内会发生一系列生理变化,对营养素的需求也与正常生理状况下有所差异。一方面对某些营养素的需求会增加;另一方面孕妇体内的变化会影响营养素的摄取和吸收,加上受妇女及其家庭膳食结构和经济条件的影响,容易发生孕期营养素摄入不足或结构不均衡。大量研究证实,全面、均衡的营养对胎儿的发育有着重要的影响。

妊娠期孕妇不仅要维持自身的营养需要,而且还要保证受精卵在孕期(40 周)发育成体重约 3 000 g 的胎儿,并需要为子宫、乳房、胎盘的发育以及分娩和泌乳做好营养准备;除了满足孕妇本身基础代谢和生活劳动所需要的能量外,还要提供胎儿生长、胎盘、母体组织增长和体重增加所需要的能量。为了保证胎儿的正常发育,整个妊娠期间均需要供给丰富的蛋白质、碳水化合物、脂肪、无机盐、微量元素以及多种维生素尤其是维生素 B、C 和叶酸等。为了保证孕期营养的需要,孕妇应多吃新鲜蔬菜和瓜果等富含维生素 A、C 以及钙、铁的食物;多食玉米、小米、土豆等富含维生素、微量元素的食物;多吃花生、豆制品、芝麻酱等;多吃鱼、肉、蛋、奶等富含蛋白质的食品,牛奶及鸡蛋中含大量的钙和磷脂,有利于胎儿骨骼生长和神经系统的发育;食用一些海带、紫菜、虾皮、海米等,补充膳食中的碘以促进胎儿大脑发育。孕妇食谱要多样化,以保证营养的平衡。营养不足及营养过度均不利于胎儿的发育,某些营养素过高可以破坏营养平衡导致孕妇及胎儿患某些疾病的机会增加。对孕妇来说,没有绝对不适合的食物,只要合理、均衡,食物的种类越多越好。诸多关于母体营养缺乏导致出生缺陷的研究结果如下。

(1) 母体营养缺乏致胎儿畸形发生率增高。蛋白质和氨基酸缺乏主要引起胚胎重吸收率增高;大量苯丙氨酸引起"小头"和多器官畸形。维生素 A 过量可导致胎儿腭裂,外耳、心脏和脑组织畸形等。缺乏维生素 D 和钙会出现骨骼畸形。维生素 K 缺乏可导致流产率增加。维生素 E 缺乏可损害生殖系统造成不育,叶酸和维生素 B12 缺乏易导致神经管缺陷。缺锌引起胎儿先天性无脑、软骨发育不良性侏儒、心室缺损和主动脉狭窄、多发性骨畸形等;缺铜与先天性神经管缺损有关,多出现小头畸形,局灶性大脑和小脑退行性病变,表现为下肢麻痹和共济失调。此外,碘、硒、铁、维生素 B1、维生素 B2 和维生素 C 的缺乏也可引起胎儿畸形。

(2) 母体营养缺乏影响胎儿脑、智力的发育。人类胎儿脑的发育始于妊娠的 10～18 周,妊娠期孕妇蛋白质、脂类和氨基酸缺乏将会影响胎儿脑的发育。妊娠早期由于早孕反应可致碳水化合物等能量物质的摄入不足,进而导致脑的主要供能物质——葡萄糖缺乏;当葡萄糖供给不足时,脑组织就利用脂肪代谢产物——酮体作为能源,而酮体可直接损伤脑细胞。孕妇缺铁可影响母体对胎盘和胎儿氧的供给,直接影响脑组织的能量代谢;缺锌可影响 RNA、DNA 等聚合酶的活性,导致脑细胞分裂分化障碍。妊娠期缺碘不仅会造成流产、死产、先天畸形,而且会严重影响胎儿脑的发育,造成不同程度的智力损害。B 族维生素是多种代谢的辅酶,在脑组织旺盛的代谢中显得比其他维生素更为重要。

(3) 母体营养缺乏影响新生儿体重和增加新生儿死亡率。有研究表明,孕妇营养缺乏时,可导致胎儿宫内生长受限、新生儿体重降低及早产,从而使新生儿的死亡率增加。

2.4.6　疾病因素

有研究表明,孕妇患慢性疾病较未患病者后代出生缺陷的发生率高 2.8 倍[21]。患糖尿病的孕妇其子代先天畸形(神经管缺陷、先天性心脏缺陷、小头畸形、肾积水、泌尿系统、消化系统缺陷)的发生率较非糖尿病妊娠者高 2～3 倍。患有糖尿病的孕妇,其后代出生缺陷发生率为 6%～9%,而正常对照人群出生缺陷的发生率仅为 2%～3%[22],巨大胎儿的发生率高达 25%～40%;胎儿生长受限发生率为 21%,早产发生率为 10%～25%。不宜妊娠的心脏病患者一旦妊娠或妊娠后心功能恶化者,流产、早产、死胎、胎儿生长受限、胎儿窘迫及新生儿窒息的发生率明显增高。某些治疗心脏病的药物对胎儿也存在潜在的毒性反应,如地高辛可以通过胎盘到达胎儿体内。患病毒性肝炎的孕妇胎儿畸形、流产、早产、死胎、死产发生率和新生儿死亡率均增加。慢性肾炎若病情轻,对胎儿影响不大。若妊娠前已有高血压及氮质血症者,妊娠则会加重病情,甚至发生肾功能衰竭;随着妊娠进展,肾功能进一步恶化,流产、死胎、死产发生率随之增加;慢性肾炎病程长者,由于胎盘绒毛表面被纤维素样物质沉积,滋养层物质交换受阻,胎盘功能减退,会影响胎儿发育,甚至胎死宫内。一般情况下,孕妇缺铁性贫血对胎儿的影响不会太严重,但患重症贫血(血红蛋白<60 g/L)时,可造成胎儿宫内生长受限、胎儿窘迫、早产或死胎。孕早期短时间的低热对胎儿危害不大,长时间发热或高热可刺激子宫收缩或引起宫内感染而流产。细菌毒素、病毒可以干扰器官的正常分化和发育,引起胎儿畸形或死亡。轻症或经治疗可控制的甲状腺功能亢进,一般对妊娠影响不大;重症或治疗不能控制的甲状腺功能亢进病易引起流产、早产、胎儿生长受限、胎儿甲状腺功能减退等先天畸形。阴道炎是妇科常见的疾病,包括滴虫性阴道炎、真菌性阴道炎及细菌性阴道病等。妊娠期患阴道炎时,炎症上行可引起绒毛膜、羊膜炎,也可以引起胎儿宫内感染等。

2.4.7　心理因素

妊娠和分娩是妇女生命中的一个重要生理过程,同时也是一种重大的应激反应[23],在妊娠和分娩过程中,当应激反应导致孕妇心理变化发生异常而不能自行调整时则可出现焦虑、抑郁状态，从而影响胎儿及母亲健康[24]。国内外的研究结果表明，妊娠期抑郁、焦虑程度与生育质量呈负相关。胎儿生长发育所需要的氧气和营养是由母亲血液通过胎盘供给的，母亲的情绪变化会影响内分泌和血液成分。孕早期孕妇情绪的过度不安，容易致胚胎发育不良，导致流产。孕妇经常处于紧张状态，肾上腺皮质激素就会分泌过多，可能阻碍胎儿上颌的发育而形成唇、腭裂等畸形[25]。而过度的焦虑恐惧等，也会使胎儿血管收缩，减少脑的供血量，从而影响脑的发育，甚至造成胎儿大脑发育畸形；在妊娠中、晚期会引起胎儿心率增快或减慢，胎动增加，导致胎儿出生后体重低，心脏有缺陷，身体功能失调；还可造成难产及胎盘早剥、出血，甚至导致胎儿死亡。调查显示，长期抑郁的孕妇，血中营养成分不足，容易产下低体重儿和早产儿。Rondó等[26]也发现，妊娠期间的不良情绪与早产及新生儿低体重有关。

社会经济发展水平是影响人群健康的基本因素。在出生缺陷等不良妊娠结局的发生因素中，医疗保健的服务和利用，医疗保障和人口健康素养与缺陷儿的发生率以及儿童的病残率、死亡率有密切联系。

2.5　小结与展望

不良妊娠结局对于家庭和社会的影响不容小觑，所以要加强对于引发不良妊娠结局的风险因素的主动预防。目前，孕前检查和婚前保健是针对该问题的有效措施之一，一方面，由于孕前优生健康检查作为公共卫生项目的全面推广，提高了待孕夫妇的健康素养，及早发现、纠正不良健康状况，减少了不良妊娠结局的发生；另一方面还带来及早诊治不育症、异位妊娠和降低胎源性成人疾病的发生风险等额外收益。将现有的产前、产后、新生儿保健有机结合，形成主动、连续、综合、温馨等一系列服务，满足公众的需求，以实现防与治的有机结合，真正从源头提高出生人口的健康和素质。

参考文献

［1］付立杰,周云,张红恩,等.畸形学［M］.上海：上海科技教育出版社,1996：18-25.

［2］Petrova A, Gnedko T, Maistrova I, et al. Morbidity in a large cohort study of children born to mothers exposed to radiation from Chernobyl［J］. Stem Cells, 1997, 15(Suppl 2)：141-150.

［3］谭盛葵,仇小强. 神经管畸形的环境致畸因素研究进展［J］. 中国公共卫生, 2006, 22(8)：1020-1022.

［4］保毓书,胡永华,李宏. 孕期职业接触噪声对妊娠经过和结局影响的研究［J］. 工业卫生与职业病, 2001, 27(2)：68-71.

［5］肖全华,李舒才,伍应华,等. 噪声对作用女工妊娠结局及其子代智力行为的影响［J］. 中国工业医学杂志, 2001, (14)2：68-72.

［6］Botto L D, Lynberg M C, Erickson J D. Congenital heart defects, maternal febrile illness, and multivitamin use：A population-based study[J]. Epidemiology，2001，12(5)：485-490.

[7] 李万立，罗海吉. 微量元素铜与人类疾病关系的研究进展[J]. 微量元素与健康研究，2008，25(1)：62-65.

[8] Garry V F，Harkins M E，Erickson L L，et al. Birth defects，season of conception，and sex of children born to pesticide applicators living in the Red River Valley of Minnesota，USA[J]. Environ Health Perspect，2002，110(Suppl 3)：441-449.

[9] Salazar-Garcia F，Gallardo-Diaz E，Ceron-Mireles P，et al. Reproductive effects of occupational DDT exposure among male malaria control workers[J]. Environ Health Perspect，2004，112(5)：542-547.

[10] Orr M，Bove F，Kaye W，et al. Elevated birth defects in racial or ethnic minority children of women living near hazardous waste sites[J]. Int J Hyg Environ Health，2002，205(1-2)：19-27.

[11] 颜世铭. 铅暴露与出生缺陷[J]. 广东微量元素科学，2007，18(11)：22.

[12] 覃丹丹，仇小强，张志勇，等. 广西 2000 年出生缺陷环境致畸因素危险度评价[C]. 2002 年环境与职业医学中美学术研讨会论文集，2002：140-144.

[13] Ramos-Arroyo M A，Rodriguez-Pinilla E，Cordero J F. Maternal diabetes：the risk for specific birth defects[J]. Eur J Epidemiol，1992，8(4)：503-508.

[14] Detrait E R，George T M，Etchevers H C，et al. Human neural tube defects：developmental biology，epidemiology，and genetics[J]. Neurotoxicol Teratol，2005，27(3)：515-524.

[15] Kaneko S，Battino D，Andermann E，et al. Congenital malformations due to antiepileptic drugs [J]. Epilepsy Res，1999，33(2-3)：145-158.

[16] Dinesh R D，Pavithran K，Henry P Y，et al. Correlation of age and birth order of parents with chromosomal anomalies in children[J]. Genetika，2003，39(6)：695-699.

[17] 陈雪芹，周纯先，姬梅田，等. 安徽省蚌埠地区 0～5 岁儿童出生缺陷调查及对策研究[J]. 中国计划生育学杂志，2008，12(185)：736-738.

[18] 郑晓瑛，景枫，李成福，等. 无锡市出生缺陷发生的主要环境危险因素[J]. 中国计划生育学杂志，2007，(5)：273-275.

[19] Lindbohm M L，Sallmen M，Taskinen H. Effects of exposure to environmental tobacco smoke on reproductive health.[J]. Scand J Work Environ Health，2002，28(2)：84-96.

[20] 杨柳，杨文方，王翔，等. 围孕期暴露与后代先天性心脏病发生风险的关系[J]. 中国妇幼健康研究，2012，23(2)：148-150，154.

[21] 杨柳，杨文方，刘黎明. 神经管畸形遗传学的研究进展[J]. 中国妇幼健康研究，2010，(5)：644-646.

[22] 周昔红，李乐之. 孕妇产前焦虑状况及其对分娩结局的影响[J]. 中南大学学报(医学版)，2011，36(8)：803-808.

[23] 陶柳，张娅. 异位妊娠患者心理特点及影响因素分析[J]. 现代医药卫生，2013，29(7)：1004-1005.

[24] Neggers Y，Goldenberg R，Cliver S，et al. The relationship between psychosocial profile，health practices，and pregnancy outcomes[J]. Acta Obstet Gynecol Scand，2006，85(3)：277-285.

[25] Rondo P H，Ferreira R F，Nogueira F，et al. Maternal psychological stress and distress as predictors of low birth weight，prematurity and intrauterine growth retardation[J]. Eur J Clin Nutr，2003，57(2)：266-272.

3

感染性疾病

    每年都有很多新生儿死于病原微生物的感染，主要是由于母婴传播疾病，包括 TORCH 和其他病原体的宫内感染、产时和产后感染。本章主要介绍 TORCH 感染和母婴传播疾病以及防护措施。对于 TORCH 感染目前主要的预防措施首先是孕前和产前筛查孕期感染，对高风险孕妇进行孕期感染的诊断、胎儿宫内感染的产前诊断和治疗干预，其次是新生儿血清学筛查。母婴传播是儿童感染艾滋病、乙肝和梅毒的主要途径，阻断母婴传播是预防控制儿童感染的主要手段和工作环节。临床和围产保健工作者应加强对计划怀孕妇女和孕妇进行优生、优育科普知识宣传教育，积极做好孕前、孕期的感染筛查和诊断，必要时进行产前诊断、产前干预和新生儿治疗。

3.1 TORCH 感染

    TORCH（Toxoplasma gondii，Rubella virus，Cytomegalovirus，Herpes simplex virus-1，2，and others）为一组孕期感染常见的微生物，能通过胎盘或产道引起宫内感染，导致流产、死胎或胎儿生长迟缓、先天畸形、新生儿期感染及婴、幼儿生长发育障碍。TORCH 感染包括弓形虫（T）、风疹病毒（RV）、巨细胞病毒（CMV）、单纯疱疹病毒（HSV）和其他病原体（other pathogens），如带状疱疹病毒、微小病毒 B19 等感染。

3.1.1 临床特征及流行病学

3.1.1.1 弓形虫感染

    弓形虫病是由刚地弓形虫所引起的人畜共患病。弓形虫可广泛寄生在人和动物的有核细胞内。受感染的成人约 90% 为无症状的隐性感染，少数有症状者为非特异自限性症状，如发热、全身不适、淋巴结肿大等。孕妇感染有可能导致新生儿先天性弓形虫感染，出现癫痫、智力发育落后及视力障碍等严重后遗症，也是导致胚胎畸形的重要原因之一。人体对弓形虫普遍易感，全球人群弓形虫的感染率约为 30%，估计全世界有

5～10亿人感染过弓形虫。但是,在不同国家弓形虫抗体阳性率差异很大,文献报道法国人群血清阳性率最高约80%,许多发达国家人群血清阳性率也在25%～50%,我国血清阳性率约为7.9%[1-2]。

3.1.1.2 风疹病毒感染

风疹病毒为RNA病毒,是仅限于人类感染的病毒,由口、鼻及咽分泌物传染,或通过飞沫传播,传染期是在出疹前后8 d左右,病毒血症时间很短暂,一般在出疹前1周。受感染的成人约50%无症状,少数者在经过13～20 d潜伏期后会出现发热、全身不适、淋巴结肿大,关节疼痛以及皮疹等。孕妇感染可垂直传播给胎儿,发生在妊娠前3个月内,宫内感染率为80%,可导致胎儿流产;孕中晚期宫内感染率为25%左右,可出现婴儿智力低下、视听障碍等远期后遗症[3]。随着风疹疫苗的接种,风疹的人群发生率已经明显下降,在美国等发达国家发生率为1.3/10万,我国2007年统计的发生率为5.7/10万[4,5]。

3.1.1.3 巨细胞病毒感染

巨细胞病毒(cytomegalovirus,CMV)为双链线状DNA病毒,属疱疹病毒类,在自然界中广泛存在,在人群中大多引起无症状感染,CMV感染后可潜伏在腮腺、乳腺和泌尿生殖道等部位。当妊娠妇女免疫力下降时,极易导致CMV原发性感染和潜伏感染病毒的激活复发,尤其在妊娠早期,血胎屏障功能尚未完全建立,病毒可侵入胎儿体内,损害胎儿中枢神经系统、心血管系统和肺、肝、肾等器官。确诊为CMV宫内感染的胎儿有10%～15%出生时会表现为生长受限,小头畸形、脑积水、肝脾肿大、皮疹、黄疸、脉络膜视网膜炎、血小板减少和贫血,其中有20%～30%的新生儿会因为播散性血管内凝血,多器官衰竭而死亡。但有85%～90%先天感染婴儿出生时无症状,其中5%～15%会出现远期并发症,如智力发育迟缓、神经性听力障碍等。CMV是宫内感染最常见的原因,在发达国家,新生儿中先天性CMV感染发生率为0.6%～0.7%,而在发展中国家则高达2%[6-7]。

3.1.1.4 单纯疱疹病毒感染

单纯疱疹病毒(HSV)属于α疱疹病毒亚科,具有复杂的结构,呈线形、双链DNA基因组包裹在由蛋白组成的病毒壳体内。HSV分为HSV-1和HSV-2型。HSV-1称口型或上半身型,属非性传播,常由飞沫和唾液传播,病毒可经生殖、呼吸道、口腔等黏膜及破损皮肤侵入人体,主要引起上半身皮肤、口腔黏膜或器官疱疹感染,少数累及生殖道,很少感染胎儿。HSV-2称生殖器型,属性传播,主要引起生殖器(女性阴唇、阴蒂、宫颈等处)、肛门及腰以下的皮肤疱疹及新生儿畸形和流产等。临床上具备上述典型症状患者不到10%,虽然大多数妇女感染后完全无任何症状,但可持续排毒成为该病的主要传染源[8]。发展中国家一般人群中HSV-2感染率为10%～30%,发达国家发病率高于发展中国家,美国每年有生殖器疱疹5万多例。在我国生殖器疱疹报告发病率由 1991 年的 0.052％ 上升到 2001 年的 2.79％[9-10]。先天性 HSV 感染在美国新生儿中的发生率为 31/10 万,在英国为 1.65/10 万[11-12]。确诊为 HSV 宫内感染的胎儿有些只表现为皮肤、眼睛或口腔等部位的皮损;有些则出现中枢神经系统的症状,如脑膜脑炎等。

3.1.1.5　细小病毒 B19 感染

细小病毒 B19 是一种小的单链的 DNA 病毒,是 Cossart 等人于 1975 年首次在献血员中发现并命名,人类感染后多数呈亚临床感染,并具有自限性;主要通过呼吸道、污染的血液产品或通过胎盘途径由母亲传给胎儿。此病毒感染人类红细胞,引起儿童红疹、成人慢性贫血及关节病等。妊娠合并细小病毒 B19V 感染可引起胎儿流产、贫血、水肿等一系列并发症,导致胎儿损伤,甚至死亡。细小病毒 B19V 感染在世界各地普遍发生,无明显地域特征。好发于春天,平均每 4 年流行 1 次。细小病毒 B19V 可感染各年龄人群,尤其是 5～15 岁的学前和学龄儿童。有文献对 5 个国家的细小病毒 B19V 感染情况的调查显示,比利时、英国、芬兰、意大利、波兰妊娠妇女易感者所占比例分别为 26.0％、38.1％、43.5％、39.9％ 和 36.8％,而实际感染率分别为 0.61％、0.69％、1.24％、0.92％ 和 1.58％[2]。

3.1.2　宫内感染的特点

3.1.2.1　原发与继发感染对胎儿的影响

妊娠期 TORCH 感染主要分为:① 原发感染(Primary infection):指初次感染 TORCH 微生物,而在感染前缺乏对上述微生物的任何特异性抗体(6 个月以前的婴儿可有从母体被动获得的 IgG 抗体),大部分健康的人出生后初次感染都是无症状或出现一些非特异性症状,如发热、肌痛、淋巴结肿大等。② 复发感染(recurrent infection),是由于潜伏在人体内的病毒被重新激活而复制增殖;或再次感染外源性不同毒株或更大剂量的同株病毒,并在宿主体内复制或潜伏,即为再发感染。孕妇 CMV 原发感染有 30％～40％ 会发生母婴垂直传播导致胎儿感染,复发感染孕妇由于体内存在 IgG 抗体,只有 0.5％～2％ 的母婴传播率[13],因此在评估胎儿预后时,应正确区分孕妇原发感染与复发感染。

3.1.2.2　感染孕周对胎儿的影响

风疹病毒感染的孕妇孕 11 周前宫内感染率为 90％,孕 24～26 周则降为 30％;孕 36 周又上升为 100％。孕 12 周左右致畸率为 85％,11～18 周致畸率迅速下降,18 周会几乎不会导致胎儿畸形[3]。若母体感染在孕 10 周前,感染的胎儿近 100％ 会出现先天性风疹综合征(心脏畸形、耳聋、先天性白内障),因此,一旦早孕期确诊风疹病毒感染宜知情选择人工流产。巨细胞病毒原发感染的孕妇早孕期宫内感染率为 36.0％,中孕期为 44.9％,晚孕期为 77.6％[14]。弓形虫感染宫内感染率随着孕周增加而增加,胎儿畸形率却随之降低。早、中孕期(6～20周)感染,宫内感染率为10％～25％,胎儿畸形率为11％,可导致孕妇流产、早产或死胎,使胎儿产生脑积水、小头畸形或小眼畸形等。中晚孕期(21～30周)感染,宫内感染率为50％～63％,胎儿畸形率仅4％。晚孕期(≥30周)宫内感染率为60％～90％,但引起胎儿畸形的概率非常小[15]。原发性单纯疱疹病毒感染孕妇,孕早期经胎盘垂直传播导致胎儿感染的风险较小,80～90％为阴道分娩时产道感染;复发性单纯疱疹病毒感染的孕妇合并临床症状时新生儿感染率约3％,如果不合并临床症状新生儿感染率极低[15-16]。微小病毒B19在孕早期感染引起胎儿水肿的风险比孕晚期高,孕妇感染发生在25周前,胎儿水肿的发生率为4.7％,25周后为2.5％[17]。

3.1.3 实验室诊断方法

3.1.3.1 TORCH 血清学筛查

TORCH血清学筛查是判断原发和复发感染的主要方法,当结果为① 免疫球蛋白M(immunoglobulin M,IgM)阳性(＋)、免疫球蛋白G(immunoglobulin G,IgG)阴性(－),提示原发急性感染;② 如IgM(＋)、IgG(＋),提示近期复发感染;③ 如IgM(－)、IgG(－),提示无感染史,对该种病原体也无免疫力;④ 如IgM(－)、IgG(＋)、DNA / RNA(＋),提示有该种病原体感染,且已产生免疫力;⑤ 如IgM(＋)、IgG(＋)、DN A / RN A(－),提示血清IgM抗体呈高效价或效价在病程中升高,为活动性感染[18]。但是IgM(＋)也可能存在假阳性,出现在以下情况时:① 原发感染持续几个月后;② 少数的继发感染,③ 其他病毒感染的干扰(如细小病毒B16);④ 其他免疫系统疾病(如系统性红斑狼疮、风湿性关节炎等)的干扰;⑤ 试剂盒质量以及检测方法的差别,影响检测的灵敏度及特异性。另有少数患者处于感染初期,行TORCH筛查容易出现假阴性。因此,不推荐对所有孕妇进行TORCH抗体血清学筛查,以免增加不必要的干预,推荐对表现有流感样症状的孕妇,或胎儿影像学检查提示宫内感染的孕妇,定量检测TORCH - IgM/IgG抗体滴度[19]。

3.1.3.2 IgG 亲和力检测

IgG亲和力实验结果可以提示感染发生的时间段,当亲和力指数＞60％提示为远期或复发感染,当亲和力指数＜30％提示为近期原发感染(近3个月内)。因此,当育龄妇女出现下述情况① 孕前TORCH血清学筛查阴性,孕期出现特异性IgG抗体;② 孕期IgM抗体阳性并伴有低IgG亲和力指数时,均可以诊断为孕期原发感染。当育龄妇女孕前TORCH血清学筛查IgM(－)、IgG(＋),孕期仍然为IgM(－)、IgG(＋),但IgG抗体值出现明显上升时,加做IgG亲和力实验,如亲和力指数很高时,诊断为孕期复发感染[17]。

3.1.3.3 PCR 方法检测特异性核酸

成人或新生儿可以取血液、尿液、唾液或乳液等标本通过聚合酶链反应(PCR)方法检测病毒特异性核酸,判断是否为活动性病毒感染。诊断胎儿是否宫内感染时,可取绒毛、羊水、脐血等检测病毒特异性的 DNA 或 RNA,该方法具有特异度高、敏感和快速等优点,但实验操作过程污染容易出现假阳性结果,取材时机错误则会导致假阴性结果,因为胎儿通过尿液排毒常在感染后的 6~8 周,如果在此前抽取羊水就会得到阴性结果。Macé 等建议采取下述方法可以使检测特异度接近 100%,敏感度超过 90%:① 在感染起始之后的 6 周取材;② 在 21 孕周以后取材;③ 检测标本应该冷冻保存运输[18]。羊水中检出病毒特异性的 DNA 或 RNA 是诊断胎儿宫内感染的"金标准",且有症状胎儿的羊水病毒载量明显高于无症状胎儿[19-21]。

3.1.4　超声影像学检查

随着超声仪器的精密化和超声技术的规范化,超声检查在评判胎儿宫内发育方面起着越来越重要的作用。病毒感染是导致胎儿死亡或畸形的重要原因,通过超声检查,发现某些形态学异常,可以为胎儿宫内病毒感染的诊断及预后评估提供帮助。但是常见的胎儿超声异常大多为非特异性,包括① 神经系统外异常:胎盘增厚、羊水量异常、胎儿宫内生长受限、胸腔积液、腹水、心脏畸形、肝脾肿大、肠管回声增强等;② 神经系统异常:侧脑室增宽、颅内基底节钙化、脑积水、小头畸形、颅内出血、脑白质发育异常等。超声检查有助于识别胎儿感染,但敏感度只有 15% 左右[22]。产前超声检查发现上述非特异性异常征象时,应警惕胎儿宫内病毒感染可能,尽可能详细扫描,有一些先天性综合征会出现特异性的超声表现,如脑室增宽和颅内、肝脏钙化灶是胎儿巨细胞病毒感染的典型表现;小眼和心脏畸形同时出现,常见于先天性风疹综合征;肢体挛缩和颅内结构异常多见于先天性水痘-带状疱疹病毒感染;先天性白内障及小头畸形常见于先天性弓形虫感染。MRI 检查具有多方位成像、软组织分辨率高、安全等优点,尤其在胎儿神经系统异常诊断方面具有较好的优势,能对脑室扩张的程度及周围脑实质的发育情况做出更准确的判断,晚孕期进行胎儿头颅 MRI 检查敏感度能达到 95%[23]。超声和 MRI 是互补的两项检查,对胎儿预后评估具有重要参考价值。

3.1.5　宫内感染检测的临床路径

3.1.5.1　孕妇 TORCH 感染的诊断

孕妇 TORCH 感染 50% 以上没有症状,极少数出现非特异性表现,如发热、头痛和类感冒症状,因此不能单独根据临床症状来诊断孕妇是否感染,需结合实验室检查,参照专家共识及指南进行诊断[19,23]。原发感染的诊断(满足以下任一条件即可):① 孕前 IgG 抗体阴性,孕期 IgG 抗体转为阳性,发生血清转化。② 孕前免疫状态未知,若孕期 IgM 阳性,IgG 抗体亲和力指数低于阈值下限,则提示可能是近 3 个月内感染。复发感染的诊断(满足以下任一条件即可):① 孕前 IgG 抗体检测阳性,本次检查 IgG 抗体滴度显著升高(定量检测值上升 4 倍以上),可伴有或不伴有 IgM 抗体阳性。② 孕前免疫状态未知,孕期 IgM 阳性,IgG 抗体 AI 高于阈值上限。

3.1.5.2 胎儿宫内感染的诊断

血清学检查确诊为近期原发感染的孕妇,应该行产前诊断进一步判断胎儿是否宫内感染。宫内感染检测的临床路径如图 3-1 所示。大部分学者认为孕 21 周以后(距离孕妇首次发现感染 6 周以上)通过羊膜腔穿刺检查羊水中病毒 DNA 或 RNA,是诊断胎儿宫内感染的"金标准"[24,25]。拷贝数>500 则为阳性,结合超声或核磁共振检查来判断胎儿的预后,当发现胎儿有严重畸形时,建议终止妊娠;如果暂时未发现畸形,应建议每隔 2～4 周复查超声追踪观察直至分娩,当然孕期未发现胎儿畸形也不能确保胎儿完全正常,因为胎儿宫内感染约 15% 存在远期并发症,预后不清,产后需随访,应让孕妇知情选择。

3.1.5.3 新生儿感染的诊断

新生儿血清学筛查 IgM 抗体或 PCR 方法检测特异性核酸是判断新生儿是否感染的两种主要方法。

(1)先天性弓形虫感染:TORCH 血清学筛查提示 IgM(＋),并且持续至生后 1 个月,或者 IgG(＋)持续至 1 岁,外周血 PCR 检查提示弓形虫 DNA 阳性则可确诊。

(2)先天性风疹病毒感染:最为敏感的方法是在新生儿出生后 3 个月内检测 IgM 抗体,阳性可确诊;IgG 抗体阳性且持续至生后 4～6 月,可协助诊断。新生儿尿液或者咽拭子标本检测风疹病毒 RNA 是一个快速而敏感的方法。

(3)先天性 CMV 感染:诊断的"金标准"是在新生儿出生后的 2～3 周内取尿液或者咽拭子标本检测巨细胞病毒 DNA,出生后的 2～3 周内检测 IgM 抗体,可协助诊断。

(4)先天性单纯疱疹病毒感染:诊断的"金标准"是从新生儿血液、脑脊液或咽拭子标本中检测单纯疱疹病毒 DNA。

3.1.6 临床干预

3.1.6.1 优生咨询

(1)建议有条件的妇女在孕前或首次建册时进行 TORCH 筛查,确定其基础免疫状态,有助于区分孕期感染类型,孕前已经确认为急性感染的妇女应该在 6 个月以后再怀孕,孕前风疹病毒 IgG 抗体阴性的妇女,建议注射风疹疫苗 3 个月以后再怀孕。

(2)对有流感样症状的孕妇,胎儿影像学检查提示宫内感染的孕妇,或艾滋病患者等应进行 TORCH 筛查;对于低风险孕妇知情选择是否接受筛查。

(3)怀疑近期感染的孕妇应该在有资质的实验室重新采样进行确认,并转诊至相关专家咨询预,避免不必要的引产。

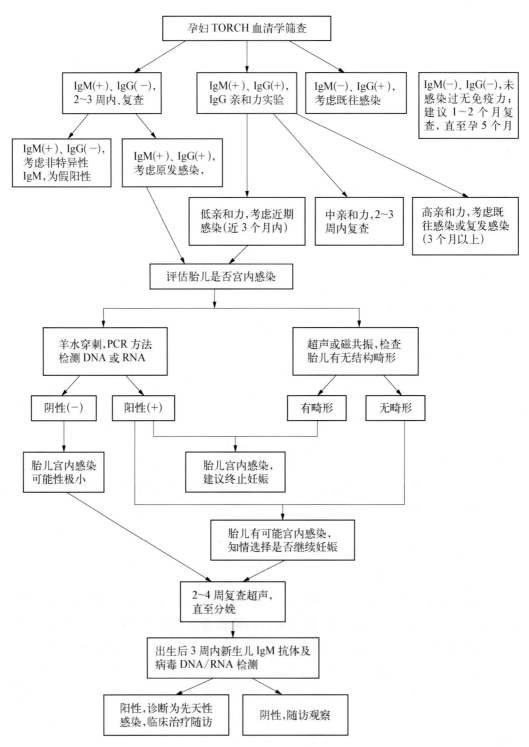

图 3-1　TORCH 宫内感染检测路径

3.1.6.2　临床治疗

（1）弓形虫（TOX）感染：急性感染者，给予乙酰螺旋霉素 3 g/d 治疗 7～10 d，孕前妇女建议避孕半年，孕妇建议 18 周后羊膜腔穿刺产前诊断，若检查到羊水 TOX-DNA 阳性但胎儿无超声异常者，可联合应用磺胺嘧啶、乙胺嘧啶和甲酰四氢叶酸治疗，减轻宫内感染胎儿合并症的严重程度。

（2）风疹病毒（RV）感染：是一种自限性疾病，目前没有有效的治疗手段。关键在于孕前筛查，对没有风疹抗体的妇女及时接种疫苗，减少孕期 RV 原发感染对胎儿的影响。

（3）巨细胞病毒（CMV）感染：因缺少 CMV 免疫球蛋白以及抗病毒药物治疗改善胎儿结局的观察证据，不推荐对 CMV 感染孕妇使用更昔洛韦等抗病毒药物，对合并胎儿超声异常的孕妇可知情选择 CMV 免疫球蛋白，但需综合评估胎儿宫内感染风险及预后。

（4）单纯疱疹病毒（HSV）感染：对有前驱症状或活动性感染的孕妇，在孕 36 周给予口服阿昔洛韦或伐昔洛韦治疗，抑制病毒复制，在羊膜破裂之前选择剖宫产，可减少新生儿感染风险；对既往 HSV 感染但分娩时没有症状的孕妇可行阴道分娩。

（5）微小病毒 B19 感染：目前无特殊治疗方案，但早期诊断有助于减少胎儿并发症。当考虑胎儿贫血时，应尽快脐血穿刺明确诊断，宫内输血是目前唯一能够缓解胎儿贫血程度的有效方法。

3.2　艾滋病、乙型肝炎、梅毒感染

母婴传播是儿童感染艾滋病、乙肝和梅毒的主要途径，影响我国出生人口的素质和儿童健康水平。预防母婴传播、进行母婴阻断是控制儿童感染的主要措施。

3.2.1　妊娠期艾滋病及母婴阻断

3.2.1.1　HIV 流行病学

人类免疫缺陷病毒（human immunodeficiency virus，HIV）是获得性免疫缺陷综合征（acquired immunity deficiency syndrome，AIDS）即艾滋病的病因，包含 HIV-1 和 HIV-2 两种类型。HIV-1 是引起全世界绝大多数 HIV 感染的病毒类型。HIV 是 RNA 病毒，属于逆转录病毒科慢病毒属，能特异性地感染 CD4 淋巴细胞。进入宿主细胞后，病毒 RNA 逆转录合成 DNA，随宿主细胞核酸的复制而复制。病毒不断复制，CD4 细胞被破坏殆尽，患者免疫系统发生进行性衰退，容易导致多种机会感染及恶性疾病。

根据 WHO 2015 年的最新统计，约有 3 670 万人感染 HIV，其中包含 1 780 万妇女

和180万儿童(<15岁)[26]。2015年,约15万名儿童感染HIV(每天约有410例新感染者),约11万儿童因艾滋病死亡。超过90%的儿童感染者是通过母婴垂直传播而获得[29]。由于儿童发病率高,母婴阻断成为公众健康关注的重点。没有任何干预的情况下,HIV阳性妇女通过怀孕、分娩或哺乳传播给婴儿的传播率为15%～45%[27]。抗逆转录病毒治疗和其他有效的母婴阻断措施可将这种风险降低到1%以下[28]。2009年,在高收入国家,HIV感染相关的产妇和儿童死亡人数几乎为0,然而在中低收入国家只有少数的HIV感染孕产妇接受抗病毒治疗,HIV母婴传播率居高不下。

3.2.1.2 HIV母婴传播的时期

HIV从母亲到婴儿的垂直传播可以在妊娠期间、分娩期间和通过母乳喂养发生。新生儿出生后48 h内取得的血样查HIV-RNA为阳性,即可诊断为妊娠期间宫内感染。研究表明,在妊娠期间宫内感染一部分发生在妊娠早期,大部分发生在怀孕的最后几周[29]。胎盘屏障破坏时,母体的HIV直接感染绒毛膜细胞或通过破损缺口直接进入胎儿循环。胎盘炎症、绒毛膜羊膜炎、胎盘破损或早剥均会增加HIV母婴传播概率。研究发现,严重维生素A缺乏的HIV感染妇女的垂直传播风险增加,因为维生素A的一大优点是维持阴道黏膜和胎盘组织的完整性。新生儿出生1周内标本为阴性,之后检测呈阳性,可认为是分娩期间感染。分娩期间感染的主要原因是婴儿在通过产道时与含有HIV病毒的母体宫颈阴道分泌物及血液直接接触。阴道分娩时的一些侵袭性操作,如会阴侧切、产钳或者吸引器助产均会增加HIV母婴传播的概率。双胞胎中的第二胎与第一胎相比,感染HIV的风险显著降低,表明胎儿暴露于产道的时间越长,感染的危险性越大[30]。出生时新生儿口咽抽吸物中HIV RNA的存在也说明婴儿暴露过阴道分泌物,可能通过口腔黏膜感染HIV。对于母乳喂养者,出生后3个月内HIV阴性,3～6个月转为阳性,可认为是分娩后通过母乳喂养感染。受HIV感染的产妇乳汁中含有HIV,婴儿吸食了含有病毒的母乳,在通过口腔或者肠道进一步感染机体。不同的研究数据显示,在非洲有1/3～1/2的HIV婴幼儿是通过母乳喂养感染的[31]。

3.2.1.3 HIV母婴传播的危险因素

HIV母婴传播的危险是受多因素影响的。孕产妇血浆中HIV的病毒载量越高,母婴传播的危险性就越大:血浆HIV的病毒载量小于1 000拷贝/ml时,宫内传播率为0;1 000～10 000拷贝/ml时,传播率为16.6%;10 001～50 000拷贝/ml时,传播率为30.9%;病毒载量大于50 000拷贝/ml时,传播率为40.6%[27]。孕产妇血浆中HIV的病毒载量每增加10倍,平均妊娠减少1.3周,早产儿更容易通过母乳喂养感染HIV[28]。孕产妇CD4细胞计数与传播率成反比,CD4计数低于500细胞/ml的孕产妇母婴传播风险增加了3倍。母体维生素A含量越低,婴儿感染HIV的可能性越大。母亲患有子宫内膜炎或生殖道溃疡时,HIV母婴传播危险性增加。此外,胎盘炎症、绒毛膜羊膜炎、胎盘破损均会增加HIV母婴传播概率。在分娩过程中,胎膜早破、产程延长及阴道分娩时的一些侵袭操作都可能增加母婴传播率。产后母乳喂养,当产妇患有乳腺炎、乳头皲裂时和婴儿患有口腔鹅口疮时,母婴传播概率明显增加。婴儿出生后喂养方式不同,母婴传播风险也不同。一项研究发现人工喂养、纯母乳喂养和混合喂养将婴儿喂养到 6 个月,人工喂养组、纯母乳喂养组和混合喂养组 HIV 母婴传播率分别为 3.7%、16.0%、20.4%[32]。

3.2.1.4　HIV 的实验室诊断

HIV 的实验室诊断手段主要有抗体检测、病毒分离培养、病毒核酸检测、CD4[+] 淋巴细胞计数、抗原检测。HIV 抗体检测试验需经过初筛实验和确诊试验。初筛试验常用酶联免疫吸附试验(enzyme-linked immunosorbent assay,ELISA)、化学发光免疫分析(chemiluminescence immunoassay,CLIA)和胶体金试纸条法。初筛试验阳性提示 HIV 抗体阳性,需用蛋白印迹法(Western blot)验证。小于 18 个月龄感染 HIV 的婴儿,HIV 阳性抗体可能来源于母亲,同时 HIV 分离培养试验结果阳性,或不同时间的两次核酸检测均为阳性(第二次检测需在出生 4 周后进行)可确诊为 HIV 感染。病毒分离培养一般用外周血单核细胞共培养法或微量全血分离法分离,培养过程中检测 p24 抗原。HIV 核酸检测通常以定量为主,常用逆转录 PCR 试验、核酸序列扩增试验、分支 DNA 杂交试验等。CD4[+] 淋巴细胞计数是艾滋病诊断、监视病程、制订治疗方案的实验室标准指标,目前常用流式细胞仪检测。HIV 抗原检测多数是检测 p24 抗原,因检测灵敏度较低,常作为辅助诊断。

3.2.1.5　艾滋病母婴阻断措施

预防艾滋病母婴传播的措施是综合性的,主要包括抗病毒治疗、安全助产和婴儿安全喂养。研究发现,规范的抗病毒药物治疗可以降低母体血液中 HIV 的病毒载量,从而减少 HIV 从宫颈、阴道和乳汁传播。根据卫生部 2015 年《预防艾滋病、梅毒和乙肝母婴传播工作实施方案》预防 HIV 母婴传播建议:孕期或临产发现 HIV 感染、尚未接受抗病毒治疗的孕产妇,应即刻给予抗病毒治疗。治疗方案推荐选择叠氮胸苷(齐多夫定)(azidothymidine,AZT)＋拉米夫定(2′,3′-dideoxy-3′-thiacytidine,3TC)＋洛匹那韦/利托那韦(lopinavir/ritonavir,LPV/r),或替诺夫韦(tenofovir disoproxil fumarate,TDF)＋拉米夫定(3TC)＋依非韦伦(efavirenz,EFV)。一旦发现 HIV 感染孕产妇,无论其是否进行 CD4[+] 淋巴细胞计数和病毒载量检测,也无论其检测结果如何,都要尽快开始抗病毒治疗。在分娩结束后,无论采用何种婴儿喂养方式,均无须停药,尽快将其转介到抗病毒治疗机构,继续后续抗病毒治疗服务。特别强调,对于选择母乳喂养的产妇,如因特殊情况需要停药,应用抗病毒药物至少要持续至母乳喂养结束后 1 周。婴儿应在出生后 6~12 h 内开始服用抗病毒药物。安全助产服务:HIV 感染不作为实施剖宫产的指征。对于孕早、中期已经开始抗病毒治疗、规律服用药物、没有艾滋病临床症状,或孕晚期病毒载量<1 000 拷贝数/ml,或已经临产的孕产妇,不建议施行剖宫产。

在分娩过程中应严密观察并积极处理产程,尽量避免可能增加母婴传播危险的损伤性操作,包括会阴侧切、人工破膜、使用胎头吸引器或产钳、宫内胎儿头皮监测等。新生儿出生后应及时使用流动的温水进行清洗,用洗耳球清理鼻腔及口腔黏膜,缩短新生儿接触母亲血液、羊水及分泌物的时间。在清理过程中操作手法应轻柔,避免损伤新生儿皮肤和黏膜。安全喂养:提倡人工喂养,避免母乳喂养,杜绝混合喂养。

3.2.2 妊娠合并乙型肝炎及 HBV 母婴阻断

3.2.2.1 乙型肝炎流行病学

乙型肝炎(简称"乙肝")是一种包膜 DNA 病毒-乙型肝炎病毒(hepatitis B virus,HBV)感染肝脏引起的肝细胞坏死和炎症。乙肝病毒表面抗原(hepatitis B surface antibody,HBsAg)持续阳性 6 个月或以上,称之为慢性乙型肝炎(chronic hepatitis B,CHB)。CHB 是与肝硬化和肝细胞癌相关的全球公共卫生问题。WHO 发布 2017 世界卫生统计报告,全球估计有 2.57 亿人感染 HBV[33]。2015 年,全球估计有 130 万人死于肝炎,包括急性肝炎、肝炎所致肝癌和肝炎所致肝硬化导致的死亡。撒哈拉沙漠以南的非洲和东亚的 HBV 感染率最高,占成人人口的 5%～10%[34]。我国是乙型肝炎的高流行地区,按 2006 年全国乙肝血清流行病学调查结果估计,HBV 携带者达 9 300 万人,而 CHB 患者达 2 500 万。尽管在过去的三十年来全球实施 HBV 疫苗接种,但在高流行地区,尤其是非洲和亚洲,长期感染人群的数量只有轻微下降[35]。在高流行地区,超过 50% 的人是在围生期获得的感染,并且 80% 的肝细胞癌由此导致[36,37]。感染 HBV 的婴儿中 85%～95% 会转变成慢性感染,而健康的婴儿在长大成人的过程中感染的概率低于 5%[38]。由此可见,阻断母婴传播是最有效的减少 CHB 和肝细胞癌疾病的方法。

3.2.2.2 HBV 母婴传播感染阶段

HBV 的母婴传播可以在怀孕和生产前后的 3 个阶段发生:宫内感染、产时传播和产后传播。

(1) 新生儿出生时,在血清中检测到 HBV 复制标志物存在,且持续阳性 3 个月以上,HBV 疫苗和乙型肝炎免疫球蛋白(hepatitis B immunoglobulin,HBIg)联合免疫无效,可认为是宫内感染。宫内感染是因胎盘屏障受损或通透性改变导致母胎输血,HBV 病毒从母体传给胎儿。先兆流产、早产等会导致胎盘屏障破坏、胎盘裂隙形成,胎盘血管破损。此外,HBsAg 阳性母亲胎盘 HBV DNA 检测发现,HBV 感染从胎盘母面到胎儿血管呈渐下降趋势,表明宫内感染与绒毛毛细血管内皮细胞 HBV 感染相关,并且随孕期增加 HBV 在胎盘组织内的感染加深,证明 HBV 会经胎盘各层细胞转运至胎儿血循环的细胞转运传播。

(2) 产时传播的主要方式是胎儿经过产道时吸入含 HBV 病毒的母血、羊水、阴道分泌物等以及分娩时子宫收缩胎盘绒毛血管破裂,少量母血渗入胎儿血循环而引起感染。

（3）产后传播是婴儿出生后接触母亲唾液、乳汁以及其他生活上和母亲密切接触而感染。HBV 标志物阳性的母亲血液、分泌物和初乳中均有较高的 HBV DNA 检出率，分娩后如果母亲不注意，HBV 经上述介质传播给婴儿。

3.2.2.3　HBV 母婴传播感染影响因素

宫内感染与母亲外周血乙肝病毒 e 抗原（hepatitis B e antigen，HBeAg）阳性与 HBV DNA 水平相关，以上指标越高，宫内感染机会越大。在临床检测中，HBeAg 是病毒复制和感染性有效的重要指标。HBeAg 阳性的母亲 HBV 母婴传播的风险高达 70%～90%，HBeAg 阴性的母亲为 10%～40%[39]。血清 HBV DNA 水平是 HBV 母婴传播最重要的危险因素。一项研究发现，HBV 携带的孕妇分娩的婴儿中发生宫内感染的感染率为 21.09%。经检测发现孕妇血清 HBV DNA<10^3 拷贝/ml 时，无一例发生宫内感染；>10^5 拷贝/ml 时宫内感染率为 50%；当 DNA 含量>10^8 拷贝/ml 时，发生宫内感染的概率为 84.62%[40]。在生产过程中胎头吸引和产钳助产操作都容易损伤胎儿的皮肤黏膜，导致少量的母血及阴道分泌物经皮肤损伤处进入婴儿体内，发生感染。产后新生儿 HBV 感染和母亲的感染性密切相关。HBeAg 阳性的母亲血清和母乳中 DNA 含量较高感染性强。初乳中 HBV DNA 载量较高，而 24 h 后多数母乳中未检测到 HBV，并且母乳喂养的婴儿联合免疫后和人工喂养的婴儿 HBV 感染率无明显差别。

3.2.2.4　乙型肝炎的实验室诊断

乙型肝炎的免疫检测指标主要包括以下 5 个。① HBsAg：HBV 感染早期诊断标志，在血清 ALT 升高之前出现，与其他指标联合检测可诊断急性和慢性乙型肝炎、HBsAg 携带者。② 乙肝病毒表面抗体（HBsAb）：是自愈性 HBV 感染者和 HBsAg 疫苗接种有效的标志。③ HBeAg：是病毒活跃，传染性强的标志，连续 3 个月以上阳性的患者易转变为慢性肝炎、肝硬化。④ 乙肝病毒 e 抗体（HBeAb）：是病毒复制减少、传染性减弱的标志，比 HBsAb 转阳要早，在慢性肝炎、肝硬化患者中阳性率高。⑤ 乙肝病毒核心抗体（HBcAb）：是病毒存在和判断其复制活跃度的指标。免疫检测定性分析常用 ELISA，定量用化学发光法。病毒 DNA 定量是检测病毒是否存在最直接的证据和最敏感的方法，且血清中 HBV DNA 的水平可作为治疗方案与疗效观察的指标。HBV DNA 具有 4 个高度重叠的开放读码框（open reading frame，ORF），分别为 S 基因区、X 基因区、C 基因区和 P 基因区。*HBV* 基因分型根据 HBV 全基因序列异源性≥8% 或 S 基因区异源性≥4% 的原则将 HBV DNA 分为 A～H 8 个型，中国以 B、C 型为主。基因分型与患者的病程、预后以及治疗应答均有密切联系。目前 *HBV* 基因分型应用 PCR 产物直接测序或设计特异性探针或引物应用毛细管电泳、实时荧光定量 PCR 等方法检测。不仅基因分型能为乙肝患者个体化治疗提供依据，而且耐药基因突变检测也能为患者针对性用药提供依据。S 基因区的变异可导致隐匿性乙型肝炎病毒感染，临床上表现为乙肝血清学检查结果为 HBsAg 阴性,而体内 HBV DNA 仍处于复制阶段,需进行 DNA 检测。P 基因区的突变与核苷类药物的耐药有显著的相关性。以拉米夫定治疗为例,病毒 P 基因区的 YMDD 易变异为 YVDD 或 YIDD,拉米夫定失去结合位点而产生耐药性,经拉米夫定治疗 1 年和 2 年的基因突变率分别为 12%～16% 和 42%～60%,在给患者用药前或在治疗期间对 YMDD 变异进行检测,将为抗病毒药物的选择提供依据,避免盲目用药。目前市场上对 HBV P 基因区的测序结果已有商用的软件对拉米夫定、阿德福韦、恩替卡韦和替比夫定等常用药物的耐药基因位点进行准确的基因变异分析。

3.2.2.5 预防 HBV 母婴传播的策略

使用 HBV 疫苗和乙型肝炎免疫球蛋白(HBIg)的免疫预防策略已经成为二十多年来预防母婴传播的标准建议。HBV 疫苗可刺激机体产生主动免疫,HBIg 属被动免疫。被动免疫和主动免疫结合可以将母婴传播的发生率从 90% 降低到 10%[41-42]。根据卫生部 2015 年《预防艾滋病、梅毒和乙肝母婴传播工作实施方案》预防 HBV 母婴传播建议如下。① HBIg 注射:所有 HBsAg 阳性的孕产妇所生的新生儿,均应于出生后 24 h 内(最好是 12 h 内,越早越好)注射 HBIg 100 IU。② 乙肝疫苗接种:所有 HBsAg 阳性孕产妇所生新生儿,均应按照《预防接种规范》中新生儿乙肝疫苗免疫程序,完成 3 剂次乙肝疫苗接种。分娩方式对 HBV 母婴传播风险的影响是有争议的。比较早的研究显示,通过剖宫产分娩的婴儿和阴道分娩的婴儿 HBV 感染率差异显著。我国的一项比较大的研究调查了 1 409 例 HBsAg 阳性母亲出生的婴儿,出生时接受了适当的免疫预防,选择性剖宫产、阴道分娩和紧急情况剖宫产的母婴传播率分别为 1.4%、3.4% 和 4.2%[35]。然而分析发现,这些差异是由血液 HBV DNA 水平差异导致,分娩方式对 HBV 母婴传播没有影响。尽管 HBV 疫苗和 HBIg 联合免疫可以将母婴传播的发生率降低到 10%,但当母亲 HBV DNA 水平>10^6 拷贝/ml(>200 000 IU/ml),有 10%～30% 的婴儿免疫预防失败。根据美国肝病研究学会(American Association for the Study of Liver Diseases,AASLD)、亚太地区肝病研究学会(Asian-Pacific Association for the Study of the Liver,APASL)、欧洲肝病学会(European Association for the Study of the Liver,EASL)最近的指南,建议 HBsAg 阳性的病毒载量比较高的孕妇使用抗病毒治疗,降低产前病毒载量[43-44]。这些指南对高病毒载量截止水平并不一致。AASLD 建议采用较低的 HBV DNA 界限值 200 000 IU/ml,而 EASL 和 APASL 建议为 1 000 000 IU/ml。研究表明使用拉米夫定、替比夫定和替诺福韦作为母婴传播预防剂是安全和有效的[45]。在向病毒载量高的母亲提供抗病毒药物时,可以参考上述指南。母乳喂养被认为是婴儿可能获得 HBV 感染的附加机制。目前没有证据表明母乳喂养会增加 HBV 母婴传播的风险。中国台湾地区的一项对 HBV 携带者所生的 147 名婴儿进行随访的研究,发现 92 名母乳喂养的儿童和 55 名非母乳喂养的儿童 HBV 感染率相似。在英国的一项涉及 126 名受试者的研究也表明,母乳喂养与非母乳喂养的儿童相比不会增加额外的感染风险[46];研究包括检测母亲的 HBeAg 状态,发现母乳喂养母体 HBeAg 状态与传播率无关。这些发现均表明,与出生时接触母体血液和体液的高风险相比,母乳喂养的传播风险可以忽略不计;但是所有进行母乳喂养的母亲都应该照顾乳头,避免乳头开裂和出血。

3.2.3 梅毒的母婴传播及其预防

3.2.3.1 梅毒流行病学

梅毒是一种由梅毒螺旋体引起的全身性的性传播疾病。如果不治疗,病死率高达 60%,且即使生存者也会遭受长期的严重并发症。梅毒螺旋体能够穿过完整的黏膜(口腔、阴道和直肠)或受损的皮肤,暴露于原发性或继发性梅毒的个体中有 30%～60% 会发病[47]。病情表现复杂,几乎可侵犯全身各处器官,造成多器官损伤。在 18 世纪和 19 世纪,梅毒在欧洲非常普遍,但至 20 世纪初普遍使用抗生素后迅速下降。根据 WHO 2013 年的报告,全世界约有 1 200 万梅毒感染者,90% 的梅毒病例在低收入国家和中等收入国家[48]。然而,在英国和其他工业化国家,自 20 世纪 80 年代以来,梅毒感染率一直在增加,特别是在那些静脉注射毒品使用者、HIV 感染者和男男同性恋群体中[49]。自 20 世纪 90 年代以来,特别是在东欧和亚洲,异性恋的男女中梅毒感染率也有所上升。在中国,报告的梅毒母婴传播发病率从 1991 年的每 10 万活产中 0.1 例迅速增加到 2009 年的 64.41 例[50]。在发展中国家,感染梅毒的孕妇多于感染 HIV 的孕妇,2008 年有 190 万例孕妇感染梅毒,2010 年有 150 万例孕妇感染梅毒。在撒哈拉以南非洲地区,梅毒占围生期死亡患者的 20%。

3.2.3.2 孕产妇梅毒对妊娠结局的影响

梅毒主要是通过性接触传播,也可通过胎盘传给下一代,引起新生儿先天性梅毒,危害极大。之前,用先天性梅毒这一术语来描述梅毒对怀孕的影响,2012 年,WHO 的专家建议,尽可能使用梅毒母婴传播一词,以突出该疾病的所有可能的不良后果,包括自发性流产、死胎、早产、先天性梅毒临床表现、婴儿死亡和晚期后遗症。孕妇血液中的感染性微生物(梅毒螺旋体)能够传播给胎儿,特别是处在感染初期的梅毒(早期梅毒)。绝大多数梅毒病程不足 1 年的孕妇会将病毒传播给宫内的胎儿。通常梅毒传播发生在妊娠的第 16～28 周,有些早的在妊娠第 9 周传播。母婴垂直传播的传播率与妊娠期孕妇梅毒所处病期或感染时所处的孕期直接相关。血液中梅毒螺旋体的浓度在感染的第 1 年最高,之后随着机体的免疫功能增加而慢慢减少。如果孕妇是早期梅毒,母婴垂直传播的发生率可高达 80%;如果是晚期梅毒,则母婴传播率会降低[51]。孕妇梅毒的病程不会随妊娠而发生改变。感染梅毒后可能需要 10～45 d 才能通过血清学检测出来,所以最初的阴性结果并不能保证没有受到感染,需要复检[52]。WHO 在《2000 年全球疾病负担》中估测，未经治疗的孕产妇梅毒所致的不良妊娠结局发生率分别为死产或流产占20%，围产死亡占15%，受感染婴儿占20%，早产或低出生体重占20%。

受梅毒感染婴儿有2/3在出生时无症状，有的可能在一生中都没有临床表现。在婴儿中，梅毒的表现被分类为早期先天（出生后2年内发病）和晚期先天（出生2年后发病）。早期先天性梅毒通常在出生后前3个月发生，表现为肝脾肿大（70%）、皮疹（70%）、发烧（40%）、神经梅毒（20%）、肺炎（20%）和全身性淋巴结病变[47]。皮疹可能表现为手掌、脚掌上的水疱、大疱或黄斑铜色皮疹，鼻子、嘴巴和尿布区域出现丘疹及瘀斑。婴儿可能无法生长，并具有特征性的黏脓性或沾血的鼻涕，引起鼻塞。少数婴儿会发展成脑膜炎，伴随脉络膜炎、脑积水或癫痫等并发症，从而导致长期的神经发育后遗症。在生命的第1年，长骨和肋骨的损伤可能导致肢体伪麻痹这一特征性的放射学变化。如果早期先天性感染未得到适当治疗，晚期先天性梅毒通常在出生2年后出现。晚期先天性梅毒的特征是鼻子、鼻中隔、硬腭和骨周围的梅毒瘤溃疡，导致刀状胫骨（胫骨剧烈前弯）和头盖骨的额骨、顶骨肿块。神经梅毒通常无症状，但可能在青春期出现非特异性皮疹和背痛。梅毒对视神经的损伤可导致复发性间质性角膜炎，常导致永久性瘢痕形成和失明。梅毒导致的进行性神经性耳聋可能出现在任何年龄，且不可逆转。

3.2.3.3 梅毒的实验室诊断

梅毒的实验室检查方法一般分为显微镜检查、血清学检查和病毒DNA检测。显微镜检查常用暗视野显微镜法和镀银染色法。此方法取材方便、制作简单、结果快速，阳性可确认梅毒感染，阴性无否定价值。梅毒实验室诊断多用血清学方法，又分为非梅毒螺旋体抗原血清试验和梅毒螺旋体抗原血清试验。非梅毒螺旋体抗原血清试验用于对梅毒的筛查，方法主要有性病研究实验室试验（Venereal Disease Research Laboratory test，VDRL）、快速血浆反应素试验（rapid plasma reagin，RPR）、不加热血清反应素试验（unheated serum reagin，USR）和甲苯胺红不加热血清试验（tolulized red unheated serum test，TRUST）。梅毒螺旋体抗原血清试验用于筛查和证实梅毒感染，排除非梅毒螺旋体抗原血清试验中的假阳性，常用方法为荧光密螺旋体抗体吸收试验（fluorescent treponemal antibody absorption test，TA-ABS test）、梅毒螺旋体血凝试验（*treponema pallidum* hemagglutination assay，TPHA）和梅毒螺旋体颗粒凝集试验（treponema pallidum particle agglutination assay，TPPA）。PCR法检测梅毒DNA有很高的敏感度和特异度。

孕产妇感染梅毒所生儿童符合下列任何一项，可诊断为先天梅毒：① 儿童的皮肤黏膜损害或组织标本暗视野显微（或镀银染色）检测到梅毒螺旋体；② 梅毒螺旋体IgM抗体检测阳性；③ 出生时非梅毒螺旋体抗原血清学试验定量检测结果阳性，滴度≥母亲分娩前滴度的4倍，且梅毒螺旋体抗原血清学试验结果阳性；④ 出生时不能诊断先天梅毒的儿童，在任何一次随访过程中非梅毒螺旋体抗原血清学试验由阴转阳或滴度上升且梅毒螺旋体抗原血清学试验阳性;⑤ 18 月龄前不能诊断先天梅毒的儿童,18 月龄后梅毒螺旋体抗原血清学试验仍阳性。

3.2.3.4 梅毒孕产妇及婴儿的治疗

梅毒螺旋体对青霉素极为敏感,治疗梅毒的药物首选青霉素。青霉素能使梅毒螺旋体自溶酶破坏细胞壁直至死亡。目前没发现有抗青霉素的梅毒螺旋体存在。

国家卫生和计划生育委员会在 2015 年发布的《预防艾滋病、梅毒和乙肝母婴传播工作实施方案》相关梅毒感染孕产妇治疗方案中建议,一旦发现感染,即刻开始治疗,可选择苄星青霉素或者普鲁卡因青霉素 G;若没有青霉素,可用头孢曲松肌内注射或静脉给药;针对青霉素过敏者,可用红霉素治疗(禁用四环素、多西环素);发现时期不同,治疗时期也不同。

孕产妇使用青霉素治疗梅毒应注意以下问题。

(1) 应用足量青霉素治疗,孕期进行 2 个疗程治疗,2 个疗程之间需间隔 2 周以上;第 2 个疗程在孕晚期进行并完成;苄星青霉素在治疗期,若中断治疗超过 1 周,或采用其他方案进行治疗时,每个疗程治疗期间遗漏治疗 1 日或以上,要从再次治疗开始时间起重新计算疗程。

(2) 每月做 1 次非梅毒螺旋体抗原血清学试验定量检测,观察滴度变化,判断有无复发或再感染;如果非梅毒螺旋体抗原血清学试验滴度上升或结果由阴转阳,则判断为再次感染或复发,应当立即再开始 1 个疗程的梅毒治疗。

(3) 感染梅毒的孕产妇分娩前必须进行非梅毒螺旋体抗原血清学试验定量检测,以便与所生新生儿非梅毒螺旋体抗原血清学试验定量检测结果进行比较,作为后续诊治的依据。

(4) 孕期未接受规范性治疗,包括孕期未接受全程、足量的青霉素治疗,或接受非青霉素方案治疗,或在分娩前 1 个月内才进行抗梅毒治疗的孕产妇所生儿童,或孕期接受过规范性治疗,出生时非梅毒螺旋体抗原血清学试验阳性、滴度不高于母亲分娩前滴度的 4 倍的儿童,应选用苄星青霉素 G 治疗。

另外,诊断为先天梅毒的患儿,应进行脑脊液检查。如果脑脊液正常,应选用苄星青霉素 G。如果脑脊液异常,可选择水剂青霉素 G。如果没有条件检查脑脊液,应按脑脊液异常者治疗。

3.3 小结与展望

尽管 TORCH 感染以及 HIV、HBV 和梅毒感染影响着人口素质,与优生优育有着直接的关系;但到目前为止,宫内感染的各种预防还不是很完善,对于多种微生物感染,仅对风疹病毒感染有减毒活疫苗供应。因此,预防 TORCH 感染重点应放在孕妇的个人卫生及防护上。针对母婴传播的疾病,早在 2006 年我国就已经针对 HIV 的母婴传播实施了干预并取得了非常好的效果,并在不远的将来有望成为下一个完全切断 HIV 母婴传播的国家。对于 HBV 和梅毒感染,除了免疫预防以外,阻断母婴传播是消灭乙肝和梅毒的重要举措,为此还需要付出更多的努力。

参考文献

[1] Garciaméric P, Franck J, Dumon H, et al. Management of congenital toxoplasmosis in France: current data[J]. Presse Med, 2010, 39(5): 530-538.

[2] 许隆祺,陈颖丹,孙凤华,等. 全国人体重要寄生虫病现状调查报告[J]. 中国寄生虫学与寄生虫病杂志,2005,23(b10): 332-340.

[3] Miller E, Cradock-Watson J E, Pollock T M. Consequences of confirmed maternal rubella at successive stages of pregnancy[J]. Lancet, 1982, 320(8302): 781-784.

[4] Vurdien J E. Controlling rubella and preventing congenital rubella syndrome — global progress, 2009[J]. Wkly Epidemiol Rec, 2010, 85(42): 413-418.

[5] 朱贞,孙莉,周剑惠,等. 中国 2007—2008 年风疹流行病学和病毒基因特征分析[J]. 中国疫苗和免疫,2009,15(3): 201-204.

[6] Dollard S C, Grosse S D, Ross D S. New estimates of the prevalence of neurological and sensory sequelae and mortality associated with congenital cytomegalovirus infection[J]. Rev Med Virol, 2007, 17(5): 355-363.

[7] Kenneson A, Cannon M J. Review and meta-analysis of the epidemiology of congenital cytomegalovirus (CMV) infection[J]. Rev Med Virol, 2007, 17(4): 253-276.

[8] Benedetti J K, Zeh J, Corey L. Clinical reactivation of genital herpes simplex virus infection decreases in frequency over time[J]. Ann Intern Med, 1999, 131(1): 14-20.

[9] Gutierrez K M, Falkovitz Halpern M S, Maldonado Y, et al. The epidemiology of neonatal herpes simplex virus infections in california from 1985 to 1995[J]. J Infect Dis, 1999, 180(1): 199-202.

[10] 黄澍杰,苏坚,吴志周,等. 2030 例性病门诊患者单纯疱疹病毒Ⅰ型和Ⅱ型感染状况分析[J]. 皮肤性病诊疗学杂志,2005,12(4): 291-293.

[11] Brown Z A, Wald A, Morrow R A, et al. Effect of serologic status and cesarean delivery on transmission rates of herpes simplex virus from mother to infant[J]. JAMA, 2003, 289(2): 203-209.

[12] Tookey P, Peckham C S. Neonatal herpes simplex virus infection in the British Isles[J]. Paediatr Perinat Epidemiol, 1996, 10(4): 432-442.

[13] Raynor B D. Cytomegalovirus infection in pregnancy[J]. Semin Perinatol, 1993, 17(6): 394-402.

[14] Bodéus M, Hubinont C, Goubau P. Increased risk of cytomegalovirus transmission in utero during late gestation[J]. Obstet Gynecol, 1999, 93(5): 658-660.

[15] Singh S. Mother-to-child transmission and diagnosis of Toxoplasma gondii infection during pregnancy[J]. Indian J Med Microbiol, 1900, 21(2): 69-76.

[16] Yinon Y, Yagel S, Tepperberg-Dikawa M, et al. Prenatal diagnosis and outcome of congenital cytomegalovirus infection in twin pregnancies[J]. BJOG, 2006, 113(3): 295-300.

[17] Mace M，Cointe D，Six C，et al. Diagnostic value of reverse transcription-PCR of amniotic fluid for prenatal diagnosis of congenital rubella infection in pregnant women with confirmed primary rubella infection[J]. J Clin Microbiol，2004，42(10)：4818-4820.

[18] 朱宝生.TORCH 宫内感染的实验诊断与处理[J].中华妇幼临床医学杂志(电子版)，2006，2(6)：304-310.

[19] Gouarin S，Gault E，Vabret A，et al. Real-time PCR quantification of human cytomegalovirus DNA in amniotic fluid samples from mothers with primary infection[J]. J Clin Microbiol，2002，40(5)：1767-1772.

[20] Picone O，Costa J M，Leruez-Ville M，et al. Cytomegalovirus（CMV）glycoprotein B genotype and CMV DNA load in the amniotic fluid of infected fetuses[J]. Prenat Diagn，2004，24(12)：1001-1006.

[21] Goegebuer T，Meensel B V，Beuselinck K，et al. Clinical predictive value of Real-Time PCR quantification of human cytomegalovirus DNA in amniotic fluid samples[J]. J Clin Microbiol，2009，47(3)：660-665.

[22] Guerra B，Simonazzi G，Puccetti C，et al. Ultrasound prediction of symptomatic congenital cytomegalovirus infection[J]. Am J Obstet Gynecol，2008，198(4)：380. e1-7.

[23] 章锦曼,阮强,张宁,等.TORCH 感染筛查、诊断与干预原则和工作流程专家共识[J].中国实用妇科与产科杂志,2016,32(6)：535-540.

[25] Revello M G，Gerna G . Diagnosis and management of human cytomegalovirus infection in the mother，fetus，and newborn infant[J]. Clin Microbiol Rev，2002，15(4)：680-715.

[26] Geneva Switzerland Unaids. Global AIDS update[R]. 2016.

[27] De Cock K M，Fowler M G，Mercier E，et al. Prevention of mother-to-child HIV transmission in resource-poor countries：translating research into policy and practice[J]. JAMA，2000，283(9)：1175-1182.

[28] Thorne C，Newell M L. Mother-to-child transmission of HIV infection and its prevention[J]. Curr HIV Res，2003，1(4)：447-462.

[29] Mandelbrot L，Mayaux M J，Bongain A，et al. Obstetric factors and mother-to-child transmission of human immunodeficiency virus type 1：the French perinatal cohorts. SEROGEST French Pediatric HIV Infection Study Group[J]. Am J Obstet Gynecol，1996，175(3 Pt 1)：661-667.

[30] Duliège A M，Amos C I，Felton S，et al. Birth order，delivery route，and concordance in the transmission of human immunodeficiency virus type 1 from mothers to twins[J]. J Pediatr，1995，126(4)：625-632.

[31] 兰枝.艾滋病母婴阻断的研究新进展[J].中国保健营养,2016,26(11)：447-448.

[32] Garcia P M，Kalish L A，Pitt J，et al. Maternal levels of plasma human immunodeficiency virus type 1 RNA and the risk of perinatal transmission. Women and Infants Transmission Study Group[J]. N Engl J Med，1999，341(6)：394-402.

[33] Team P S. Efficacy of three short-course regimens of zidovudine and lamivudine in preventing early and late transmission of HIV-1 from mother to child in Tanzania，South Africa，and Uganda（Petra study）：a randomised，double-blind，placebo-controlled trial[J]. Lancet，2002，359(9313)：1178-1186.

[34] Organization W H. World health statistics 2016. Monitoring health for the SDGs Sustainable Development Goals[J]. Word Health Statistics,2016,41：293-328.

[35] Abara W E，Cha S，Malik T，et al. Hepatitis B surface antigen screening among pregnant women

and care of infants of hepatitis B surface antigen-positive mothers — Guam，2014［J］. MMWR Morb Mortal Wkly Rep，2017，66(19)：506.

［36］Ott J J，Stevens G A，Groeger J，et al. Global epidemiology of hepatitis B virus infection：New estimates of age-specific HBsAg seroprevalence and endemicity［J］. Vaccine，2012，30(12)：2212-2219.

［37］Lavanchy D. Worldwide epidemiology of HBV infection，disease burden，and vaccine prevention ［J］. J Clin Virol，2005，1(Suppl 1)：1-3.

［38］Jonas M M. Hepatitis B and pregnancy：an underestimated issue［J］. Liver Int，2009，29(s1)：133-139.

［39］Chang M H. Natural history of hepatitis B virus infection in children［J］. J Gastroenterol Hepatol，2000，15(Supplement s2)：E16-E19.

［40］Zou H，Chen Y，Duan Z，et al. Virologic factors associated with failure to passive-active immunoprophylaxis in infants born to HBsAg-positive mothers［J］. J Viral Hepat，2012，19(2)：e18-e25.

［41］陈秀华. HBsAg 阳性孕妇血清 HBV-DNA 含量与胎儿宫内感染［J］.吉林医学，2010，31(17)：2576-2577.

［42］Luo Z，Li L，Ruan B. Impact of the implementation of a vaccination strategy on hepatitis B virus infections in China over a 20-year period［J］. Int J Infect Dis，2012，16(2)：82-88.

［43］Pan C Q，Zou H B，Chen Y，et al. Cesarean section reduces perinatal transmission of hepatitis B virus infection from hepatitis B surface antigen-positive women to their infants ［J］. Clin Gastroenterol Hepatol，2013，11(10)：1349-1355.

［44］Papatheodoridis G，Buti M，Cornberg M，et al. EASL Clinical Practice Guidelines：Management of chronic hepatitis B virus infection［J］. J Hepatol，2012，57(1)：167-185.

［45］Sarin S K，Kumar M，Lau G K，et al. Asian-Pacific clinical practice guidelines on the management of hepatitis B：a 2015 update［J］. Hepatol Int，2016，10(1)：1-98.

［46］Greenup A J，Tan P K，Nguyen V，et al. Efficacy and safety of tenofovir disoproxil fumarate in pregnancy to prevent perinatal transmission of hepatitis B virus［J］. J Hepatol，2014，61(3)：502-507.

［47］Shi Z，Yang Y，Wang H，et al. Breastfeeding of newborns by mothers carrying hepatitis B virus：a meta-analysis and systematic review［J］. Arch Pediatr Adolesc Med，2011，165(9)：837-846.

［48］Braccio S，Sharland M，Ladhani S N. Prevention and treatment of mother-to-child transmission of syphilis［J］. Curr Opin Infect Dis，2016，29(3)：268-274.

［49］Organization W H. Report on global sexually transmitted infection surveillance 2013［R］. World Health Organization，2016.

［50］Peterman T A，Su J，Bernstein K T，et al. Syphilis in the United States：on the rise［J］. Expert Rev Anti Infect Ther，2015，13(2)：1-8.

［51］Wu D，Hawkes S，Buse K. Prevention of mother-to-child transmission of syphilis and HIV in China：What drives political prioritization and what can this tell us about promoting dual elimination［J］. Int J Gynaecol Obstet，2015，130：S32-S36.

［52］樊尚荣,中华医学会妇产科学分会感染性疾病协作组.妊娠合并梅毒诊断和处理专家共识［J］.中华妇产科杂志,2012,39(6)：430-431.

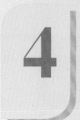

4 药物暴露

围孕期药物暴露即在怀孕前后一段时间内使用过药物或接触过药物。对于育龄期女性来说,妊娠期用药具有一定的特殊性。首先在孕早期如果用药不当,比如避孕药物使用不当,不仅会对孕妇产生伤害,还有可能影响胚胎,导致胎儿出生缺陷。本章主要介绍了育龄期女性常见用药及其不良反应,主要包括避孕药、甲状腺疾病药物以及阿司匹林在妇产科的使用。这些药物使用于人体时,往往有利有弊,所以在使用过程中特别是妊娠期使用时,除了衡量药物的使用损益之外,安全性和风险是需要考虑的首要问题。

4.1 避孕药物的遗传后果分析

1959 年复合口服避孕药首次问世,标志着世界进入了堪称革命性现代避孕技术的新时代,成为了许多国家实施计划生育政策的重要手段和方法。《柳叶刀》(Lancet)杂志在一篇社论中指出:"20 世纪对于人类健康的最大贡献,不是牛痘疫苗、抗生素或移植手术,而是避孕药"[1]。近 30 年来,尽管世界不断推广各种避孕方法,非意愿妊娠人工流产的发生率仍呈增加趋势。人工流产不仅危害妇女的身心健康,而且已经成为主要的公共卫生问题。WHO 估计全球每年因避孕失败而造成 8 000 万次妊娠,其中有 4 500 万次妇女人工流产,我国每年大约有 1 000 万次人工流产。人工流产的原因可归结为尚无一种常规避孕方法绝对有效、避孕失败和对避孕药物的安全性认识不足等。随着近年来避孕药的推广使用,关于避孕药对人体有无致突变、致畸影响以及当服用避孕药失败后意外怀孕是否会对胎儿造成不良影响等问题引起了人们的广泛关注。目前,缺乏比较科学且能重复的实验来证明避孕药物的遗传效应,发表的文献对避孕药物的遗传效应尚有争论,甚至观点迥异。

4.1.1 常见避孕药

常见避孕药的种类、品种、适用人群等如表 4-1 所示。其中遗传效应研究较多的依

表4-1 常见避孕药

分类	品种	适用人群	初次生育前	哺乳期	已生育	更年期	分居	遗传效应研究进展
1. 口服避孕药 —— 1) 短效口服避孕药	① 复方左炔诺孕酮片或复方左炔诺孕酮片(21+7)	要求避孕的健康育龄妇女	√	×	√	○	○	
	② 左炔诺孕酮炔雌醇(三相)片		√	×	√	○	○	
	③ 复方炔诺酮片		√	×	√	○	○	
	④ 复方醋酸甲地孕酮片		√	×	√	○	○	★★★★
	⑤ 复方醋酸环丙孕酮片		√	×	√	○	○	
2) 速效口服避孕药	① 左炔诺孕酮片	分居、探亲	○	○	○	○	√	
	② 醋酸甲地孕酮片		○	○	○	○	√	
3) 辅助口服避孕药	① 炔雌醇片	女性性腺功能不良、闭经、更年期综合征等人群，补充雌激素	○	○	○	○	○	
	② 复方庚酸炔诺酮注射液		○	○	○	○	○	
2. 紧急避孕药	① 复方雌孕激素	未采取常规避孕措施或常规避孕措施失败的性生活后	○	×	√	○	○	
	② 左炔诺孕酮		○	×	√	○	○	★★★
	③ 米非司酮		×	×	√	×	○	
3. 注射用避孕药	① 复方甲地孕酮注射液	要求避孕的健康育龄妇女，尤其适用于不能耐受或不能坚持服用口服避孕药者以及宫内节育器易脱落者	×	×	√	×	○	
	② 复方庚酸炔诺酮注射液		×	×	√	×	○	★
4. 皮下埋植避孕药	左炔诺孕酮硅胶棒	除乳腺癌患者、其他要求长期避孕的健康育龄妇女均可使用，尤其适用于哺乳期妇女	○	○	√	×	○	★
5. 外用避孕药	① 壬苯醇醚栓	除对杀精剂过敏、会阴重度撕裂、阴道壁过度松弛、子宫脱垂二度以上、急性阴道炎、宫颈炎患者、其他育龄妇女均可使用	○	√	√	√	√	
	② 壬苯醇醚凝胶		○	√	√	√	√	
	③ 壬苯醇醚膜		○	√	○	○	○	无

注：本表改编自"中国人口出版社—计划生育药具知识宣传挂图"。√为建议使用；×为不宜使用；○为根据具体情况自行选择；★表示遗传效应研究文献多少的程度

次为口服、紧急、注射和皮下埋植等避孕药。

4.1.2 避孕药的遗传效应

我国目前运用的避孕药几乎全部为女性避孕药,甾体避孕药依然是目前世界上应用最广泛的女性避孕方法。网络上陆续报道的使用避孕药后发生先天畸形等一系列出生缺陷的文章,使避孕药的使用安全从未淡出人们关注的视野,不少育龄女性对避孕药物的遗传风险始终心存芥蒂或惶恐。

女性避孕药主要通过外源性雌孕激素干扰下丘脑—垂体—卵巢轴的正常生理功能,抑制排卵,阻断精子和卵子的结合或阻止受精卵着床实现避孕。而近几年新型的口服避孕药(oral contraceptives,OC)发展趋势包括减少雌激素剂量、研发新型孕激素和发展多项型。2013 年 7 月美国食品药品管理局批准了含炔雌醇(ethinylestradiol,EE)剂量最低的口服避孕药 LOMINASTRIN-FE 上市,含 EE 10 μg、醋酸炔诺酮 1 mg,是超低剂量 OC,理论上可降低长期用药与雌激素有关的不良反应,安全性有所提高。新型孕激素主要包括 17-α 羟基孕酮、17-α 螺甾内酯及 19-去甲基睾酮类衍生物。含有新一代孕激素(即第三代)的 OC 被学者证实其药理作用更接近天然孕激素[2],如屈螺酮、去氧孕烯、孕二烯酮、诺孕酯,其疗效明显,不良反应少,可以改善育龄期女性生命质量。与前两代相比,第三代在半年、一年内有更好的持续利用率;即使是患者未能完全按照医嘱服药,依旧保持了有效性,并且对痤疮和经前综合征有很好的效果[3]。

男性避孕方式仍然局限于输精管结扎与避孕套,药物方面因其效果不稳定或存在不良反应至今未能广泛运用,近年来随着雄性生育的靶基因、靶蛋白陆续被发现,为研制男性避孕药带来了新的希望。根据其作用的不同,靶向通路分为激素类避孕药和非激素类避孕药。激素类避孕药研究较充分,但不良反应较多;非激素类避孕药的靶点有精子生成、精子活力及睾丸非生殖细胞 3 类。激素类避孕药通过给予外源性雄激素或合成雄激素与孕酮,反馈性作用于下丘脑与垂体,从而抑制其促性腺激素释放激素(gonadotropin-releasing hormone,GnRH)、卵泡刺激素(follicle stimulating hormone,FSH)和黄体生成激素(luteotropic hormone,LH)的节律性释放,既可以抑制内源睾酮的生成和精子的形成,又可以保持男性的第二性征和非性腺雄激素作用。非激素类避孕药主要是通过影响精子发生和精子活力,如棉酚可抑制精子释放和精子对能量的利用;在临床医师指导下,无须外科手术便可直接注射到达输精管的由苯乙烯/顺丁烯二酸苷聚合物与二甲基亚砜溶剂组成的可逆性抑精剂,可能是通过降低管内 pH 值、电荷效应、氧化应激等破坏精子细胞膜来影响精子的活力。而免疫避孕疫苗作用于体内特定靶抗原,使机体产生足够的特异性抗体,干扰其在生殖过程中的重要功能从而到达避孕效果。促性腺激素释放激素、卵泡刺激素、黄体生成素和 CatSper1 蛋白等都可能成为靶抗原和靶点。尽管激素类避孕药已经有较好的实验结果,并且非激素类避孕药以及有效避孕药的作用靶点相继被发现,但男性避孕药的商品化过程还是个漫长的进行时[4]。

作为外源性激素,理论上避孕药可以作用于胚胎,引起染色体数目或结构的改变,进而造成胎儿畸形[5],但这也只是理论而已,现实生活中避孕药是否产生诱变和致畸,这个作用可能更多地取决于药物成分、剂量、用药途径和服药时间[5]。

4.1.2.1 口服避孕药的遗传效应

1)口服避孕药物诱变研究

(1)染色体和基因异常。1968 年,William 提出孕酮能引起减数分裂染色体异常,主要表现为染色体黏着变形和异常聚集;随后 1975 年 Littlefield 对 31 例服用 OC 者、15 例孕妇、8 例未服药且受孕妇女及 10 例男性进行培养的淋巴细胞染色体断裂分析,指出正在服药者染色体畸变率高于未服者和既往服药者,有妊娠史的高于初产妇。但是后来国内外的多项关于避孕药与外周血淋巴细胞染色体的分析研究均未能证实甾体避孕药对人类染色体有潜在的诱发突变的危险。后来的核仁形成区选择性银染研究结果表明,口服复方炔诺酮可能降低服者 rRNA 基因的活性,但不会增加染色三体或易位患儿的危险性[5]。有研究报道,在 15～43 岁的 115 名健康妇女中,服用甾体避孕药 52 名,未服用药物 63 名,两组比较,外周血淋巴细胞的姐妹染色体单交换率差异无显著性[6]。Zhang 等对 13 名停用棉酚后怀孕的子一代儿童外周血染色体畸变和姐妹染色单体互换效应进行了分析,染色体数目畸变率和姐妹染色单体互换频率与对照组比较,差别均无统计学意义;但是重复用药可能有累加效应[7]。

我国长效避孕药协作组研究表明,大剂量避孕药物对实验动物胚胎细胞和人体细胞 DNA 初缓损伤有一定作用,但停服后损伤可以修复。我国的相关研究表明,服用长效或短效 OC 长达 10 年的妇女,停药 6 个月以上出生的儿童,均不构成潜在的遗传学危害。Carr 报道,在妊娠前 6 个月内曾服用 OC 的妇女自然流产胎儿的染色体畸变率有增高的倾向;Lauritsen 比较了服用 OC 与从未服用 OC 妇女的流产胎儿的染色体畸变率,结果无显著差异。以上两项研究结果可能与 OC 剂量不同有关,前者用的是大剂量制剂,后者剂量较小,但仍未被广泛的实验所证实。

(2)诱变实验。关于诱变实验的报道很少,朱定良等利用果蝇对复方孕素 1 号长效 OC 的遗传效应测定中显示,不同浓度的孕素 1 号的 X 染色体隐性致死突变的实验结果均接近阴性对照,差别无统计学意义,可认为孕素 1 号没有隐性致死诱变作用;而在第 2 条常染色体上,孕素 1 号不论低浓度还是高浓度处理,隐性致死突变频率都没有有统计学意义的差别,且都低于隐性对照组;在染色体畸变的监测中,在两个高浓度处理的后二代中,均出现白眼、褐色眼、朱色眼、红眼 4 种类型,且数目大体相等,说明孕素 1 号不具有使染色体发生易位的作用,可认为孕素 1 号是一种没有遗传危害的避孕药[8]。Bard 等证实大剂量甾体避孕药可以引起雌性小鼠的显性致死突变率明显增高,但

Paradi 报告口服避孕药的果蝇阴性致死实验结果为阴性。Rao 等实验证实炔雌甲醚和异炔诺酮有辅助诱变作用。

早期实验和研究能证明 OC 诱变效应的多不能被重复论证,可能随着避孕药物的改进,主要表现在雌激素剂量的降低,诱变效应就变得微乎其微,这也符合近几十年的实验结论。

2)口服避孕药物致畸研究

胚胎的致畸敏感期为妊娠的 3~8 周,在此期间胚胎对大多数致畸原都很敏感。国外对 70 余种避孕药、孕激素及代谢产物的动物致畸实验研究发现,约 10 种药物对一种以上实验动物致畸,包括目前使用的醋酸甲羟孕酮、炔诺酮加炔雌醇甲酯和孕酮。在致畸敏感期大剂量(炔诺酮 500 mg 以上)可以造成女性胎儿男性化[5]。但是这个剂量是远高于现在口服、注射或者植埋避孕药所含的剂量。

(1)自发性流产。1973 年 Poland 和 Ash 对 715 例自然流产的标本进行了分析,发现 106 例为停药 6 个月内受孕者,258 例从未服用过避孕药,分析结果显示服药组的自然流产发生率比对照组显著增高,与外源性激素引起胎儿染色体畸变的推测相符。在另一个对 2 620 自然流产标本的 992 个核型的分析中,服用避孕药 18 个月以上妇女的自然流产儿异常核型超过 20%($P=0.01$),可以认为服药组和对照组差异有统计学意义。但是 Lauritsen 和 Klinger 等一些人均提出服药组与对照组自然流产儿的染色体畸变差异并不显著,如果在孕早期大量服用避孕药可能会增加多倍体胚胎的发生率。

(2)新生儿异常。1985 年我国对 572 例服用长效避孕药后出生的小儿与对照组进行了生长指标和出生异常的比较,两组无显著差别。迄今为止,也未能证实性激素避孕药物会引起特定器官或系统的特异性畸形。Macourt 也认为停服 OC 不满 6 个月的妊娠期妇女,后代的先天畸形率增加。但是,我国长效 OC 协作组的调查资料表明,出生后小儿的身高、体重、头围和坐高等发育指标 OC 组与对照组比较无明显差别,小儿畸形率的发生也无明显差异;但是服药期妊娠者比停药后妊娠者的阳性发生率高,且高于停药后 3 个月的妊娠者。Bracken 对 12 个前瞻性项目的研究进行荟萃分析表明,妊娠前期与妊娠期服用 OC 的孕妇比较,子代畸形率无明显升高,OC 与其他避孕方法比较也不增加子代畸形的危险。

① 生殖器畸形。1971 年 Arskog 首次报道 100 例尿道下裂的婴儿中有 9 例母亲在早孕阶段使用过孕激素,并认为甲羟孕酮可以导致尿道下裂;Guenter 分析了 3 602 个男婴样本,33 例患有尿道下裂,其中有 8 例母亲早孕期使用过孕激素。但是 Katz 对孕早期阴道出血应用孕酮的病例研究表明,新生儿假两性畸形、尿道下裂和阴蒂增大的发生率和使用甾体药物无显著相关性。张维维[6]认为孕激素引起男婴尿道下裂的危险不高。目前关于避孕药物是否引起生殖器畸形尚无定论。

② 心脏异常。Bracken 的研究表明,在围受孕期服用 OC 会增加心脏缺陷在后代的

发病率;但是在统计矫正以后,未能证实两者的相关性。Spira 的研究中,对 20 000 例妊娠的孕妇进行随诊,9 566 人因妊娠诊断或者保胎使用过激素,结果胎儿畸形率在两组间无显著差异。许多实验和研究也均未能证实激素与心脏畸形的相关性,近年来已经达成共识,认为孕激素不是胎儿心脏异常的致畸物[5]。

③ 肢体短缺畸形。Jancrich 发现妊娠时误服 OC 或治疗而应用过甾体激素以及停药后在 1 个月内妊娠的婴儿,其先天畸形发病率有增高的趋势,并最早提出孕激素暴露可以造成胎儿肢体短缺畸形。1972—1988 年,国外的 18 项前瞻队列研究表明,临床常用保胎和妊娠试验的孕激素剂量以及在围受孕期服用 OC 均无导致胎儿肢体短缺畸形的危险。大多数回顾性和所有的前瞻性研究也未能证实避孕药物与胎儿肢体短缺畸形的相关性。

④ 神经管缺陷。由于 50% 的无脑儿会自然流产,真正的神经管缺陷发生率很难确定[5]。Kasen 调查了 10 497 个婴儿,其中神经管缺陷 37 例,在服药组和对照组中的比例分别为 0.63% 和 0.25%,有统计学差异。但是 Cuelde 分析了 107 个神经管缺损婴儿,与 214 个正常婴儿比较,表明避孕药不会导致神经管缺陷。

⑤ 其他畸形。米非司酮及其代谢产物能快速通过胎盘屏障进入胎儿血液循环,其是否对胎儿健康有影响,相关研究不多且结论不统一。Pons 等[9]报道 2 例用米非司酮终止妊娠失败后又决定继续妊娠的孕妇,1 例曾于妊娠 5 周时服用米非司酮 400 mg,孕 17 周 B 超检查时显示并腿等多发畸形,此畸形是由于中后轴中胚层的原发缺陷所致,一般诱发时间为妊娠 36 周左右,而另 1 例为正常。但是 Tarantal 报道 1 只长尾猴在妊娠 15～18 天接触米非司酮(2.5 mg/kg,肌注,每天 1 次),其胎儿出现前脑无裂、无鼻畸形。张新玲等[10]对 474 例哺乳期服用米非司酮避孕的妇女和小儿发育智力进行 5 年的随访、测试与观察,发现剂量米非司酮用于哺乳期妇女的紧急避孕,不会对其哺乳期小儿的智力发育情况造成明显影响。Pardthaisong 等对 8 816 例进行病例对照研究,其中 1 229 例注射狄波普维拉,3 038 例应用 OC,4 549 例未避孕,结果表明狄波普维拉组的四肢畸形发病率明显增加,OC 组与非避孕组无显著差异。现有的实验均不能证实食管闭锁、多/并指趾畸形与服用避孕药的相关性。

虽然目前对于口服避孕药的遗传危害还众说纷纭,实验结论也不尽相同,但是近年来更多的证据趋向证实甾体避孕药,特别是短效口服避孕药对子代的遗传危害很小。且随着新型避孕药的不断完善和改良,剂量低更接近于天然孕激素,避孕药的不良作用特别是对后代的遗传作用会越来越低,可以认为在安全剂量下、建议的时间内服用避孕药物,对后代的遗传作用微乎其微。

4.1.2.2 紧急避孕药的遗传效应

尽管急避孕药物能够起到一定的避孕效果,避孕失败的案例在临床也十分常见,紧急避孕失败后是继续妊娠还是考虑流产,是困扰很多女性的问题,那就需要考虑紧急避孕药物是否会对胎儿造成不良影响，因此有必要对紧急避孕药对胚胎的影响做一下探讨。

2010 年 6 月 WHO 发表了《对左炔诺孕酮紧急避孕药（levonorgestrel emergency contraceptive pills，LNG-ECP）的安全性声明》（简称《声明》）。《声明》指出，用包括 LNG-ECP 在内的激素类避孕药不会对今后的生育造成影响。服用 LNG-ECP 几天后，药物即被代谢掉，不会影响妇女在随后性行为中的妊娠结局。如果在怀孕早期误服 LNG-ECP，其对发育中的胎儿并无伤害，对妇女的妊娠结局如流产率、出生时的胎儿体重、畸形发生率或性别比率上并没有差异[7,11]。虽然 WHO 发表了《声明》，目前也尚未发现有小剂量 LNG-ECP 可能引起胎儿致畸、流产或死胎的明确报道。但为了达到避孕效果，很多女性往往服用较大剂量，已经有研究报道较大剂量有可能导致胎儿畸形，或者可致女胎男性化[12]。也有研究表明，妊娠早期服用紧急避孕药可能影响胚胎发育。有关米非司酮遗传效应的研究结果如下。

（1）米非司酮可能通过影响子宫内膜的形态和功能来间接抑制胚胎的生长发育，影响最大的时期是桑葚胚过渡到胚泡阶段[13]。

（2）米司非酮拮抗孕激素，会干扰输卵管和子宫内膜生长因子的正常表达，这些生长因子（包括 α-转移生长因子、表皮生长因子、胰岛素样生长因子和白血病抑制因子等）被证明对早期胚胎生长发育具有重要作用，从而影响胚胎的正常生长发育[13]。

（3）应用米非司酮药物流产后，尤其是在间隔时间不足 2 年时，再次妊娠胚胎停育风险较大[14]。

（4）服用米非司酮药物失败后对胎儿窘迫、新生儿的窒息和体重都有重要影响[15]。

但一些研究也得出了相反的结论：左炔诺孕酮紧急避孕失败后不会明显增加自然流产率，不会增加子代的畸形发生率[16]，也不会对婴幼儿发育、智力和行为能力的发育造成损害[17]。

尽管紧急避孕药的临床疗效肯定，但目前关于紧急避孕药对妊娠结局的影响结局研究十分有限，由于研究的样本量很小，对这方面的研究也并未得出一致的结论。但考虑紧急避孕药对妊娠结局的可能影响，育龄期妇女使用避孕药后若想生育，须在停用避孕药半年以上，待体内药物排泄干净，卵巢排卵完全正常再怀孕，以避免药物对胚胎造成不良影响。紧急避孕失败后也不能盲目保胎，应及时了解胎儿发育情况，在专科医生的指导下做好孕期保健或终止妊娠。

4.1.2.3　注射用避孕药的遗传效应

有研究学者建议，在评价复方甲地孕酮的潜在性遗传危害时，对母体和胚胎这一特殊的联系应给予足够的重视。Kitchin 等[18]认为胚胎很少或无生物转化的能力，代谢物不能通过胎盘使胚胎得到保护。而 Allen 等则认为孕妇服用药物后可能经胎盘进入胚胎的血液循环影响胚胎。妊娠期某些药物对母体无危害，但对胎儿则有毒性作用。由于注射用避孕药的使用相对口服避孕药以及紧急避孕药少,目前对其遗传效应研究也较少,对于其是否会产生子代致畸作用的结论尚不明确,有待今后进一步研究。

4.1.2.4　皮下埋植避孕药的遗传效应

有关左炔诺孕酮硅胶棒的遗传效应研究结果表明[19],左炔诺孕酮硅胶棒(6根型)应用者后代染色体随体联合率未随着埋棒时间的延长而明显增加,细胞分裂指数也没有随埋棒时间的延长而降低,说明左炔诺孕酮硅胶棒(6根型)应用者的后代不会产生上述两项指标的异常变化,从细胞遗传学角度来看是安全的,不会对应用者后代产生潜在的细胞遗传学损伤效应。

4.1.2.5　外用避孕药的遗传效应

由于外用避孕药具有安全、高效及外用特点,不涉及产生子代遗传效应的问题。

综上所述,避孕药与子代健康的问题,经过长期多方面研究,结论尚不完全一致。众多的流行病学研究和动物实验仍未能证明孕前或孕期使用避孕药与新生儿各种先天性畸形存在明确的因果关系。过去有研究显示甾体避孕药存在致畸效应的多项研究结果后来被证明存在种种缺陷,且已有较多的证据提示甾体避孕药(特别是短效口服避孕药)对子代致畸的危险性不大。但总体来说,避孕药物是否有致畸作用,应当取决于药物的成分、剂量、用药时期及途径、个体差异等。因此,在结论尚不明确的情况下,为了谨慎起见,尽量在避孕药停服3～6个月后再怀孕。

4.2　药物暴露

围孕期药物暴露是长期以来母胎医学关注的热点之一,也是临床遗传咨询中最常见的咨询内容之一。围孕期药物可通过干扰母体内分泌、代谢,间接影响胚胎发育。围孕期药物暴露是否对胚胎和胎儿造成不良影响,一方面取决于药物种类,另一方面的关键因素是药物暴露时间和剂量。大量研究表明,孕妇围孕期不安全用药可导致出生缺陷的发生。

4.2.1　药物暴露时间

药物对胚胎发育的影响分为致畸作用、远期潜伏效应、智力发育受损、成年后患慢性疾病的风险几个方面。药物毒性对胚胎、胎儿的影响最严重的是引起胚胎分化和发育异常,导致胎儿畸形和功能障碍。围孕期药物暴露导致的致畸作用主要与用药时胚胎发育阶段、药物性质、胎儿对药物的敏感性以及药物剂量大小和用药时间长短有关。

着床(implantation)又称"植入"或"附植",是指胎生哺乳类动物的早期胚胎和母体子宫壁结合,从而建立母子间结构上的联系以实现物质交换的过程,需要多种生物因子参与胚胎与母体间的双向调控中来。具体过程：受精卵形成后借助输卵管蠕动和输卵管上皮纤毛推动向宫腔方向移动；同时进行有丝分裂，受精后 50 h 为 8 细胞阶段，受精后第 3 天分裂为 16 个细胞的桑椹胚，随后形成早期囊胚，受精后第 4 天，早期囊胚进入宫腔，受精后第 5～6 天早期囊胚的透明带消失，继续分裂发育形成晚期囊胚，受精第 6～7 天晚期囊胚经过定位、黏附、侵入 3 个过程进行着床。首先，透明带消失，晚期囊胚以细胞团端接触子宫内膜，完成定位；其次，晚期囊胚黏附在子宫内膜，囊胚表面滋养细胞分化为外层的合体滋养层和内层的细胞滋养层；最后，滋养层细胞穿透子宫内膜、内 1/3 肌层及血管，囊胚完全"埋入"子宫内膜且被内膜覆盖，完成着床。

着床前期是指卵子受精至受精卵着床于子宫内膜前的一段时间，也就是受精后 2 周内。此期的受精卵尚未与母体直接接触，还在输卵管腔或宫腔分泌液中。故在着床前期对药物其影响不大，药物影响胚胎的必备条件是药物必须进分泌液达到一定浓度才能起作用，若药物对囊胚毒性极强可以造成极早期流产。药物对胎儿的影响表现为"全"或"无"现象，"全"是表示胚胎受损严重而死亡，最终流产；"无"是指无影响或影响很小，可以经其他早期胚胎细胞的完全分裂代偿受损细胞，胚胎继续发育，而不出现异常。

受精后 3～8 周，即停经后的 5～10 周，胎儿各部开始定向发育，主要器官均在此时期内初步形成。母亲在这个阶段内服药，可能对将发育成特定器官的细胞发生损害，而使胎儿发育停滞、畸变，这一时期是"致畸高度敏感期"。在此阶段胚胎、胎儿各器官处于高度分化、迅速发育、不断形成的阶段。器官开始发育至初步形成有具体的时间、顺序，首先是心脏、脑开始分化发育，随后是眼、四肢等。在受精后 15～25 d 神经初步形成，心脏在受精后 20～40 d、肢体在受精后 24～26 d 初步形成，受精后的第 9 周至足月妊娠，胎儿各个器官继续发育，其功能逐步完善，但神经系统、生殖系统及牙齿仍在不断发育。神经系统畸形多发生在妊娠 15～56 d，心脏畸形一般发生在妊娠 20～40 d，眼部畸形一般发生在妊娠 24～39 d，四肢畸形发生在妊娠 24～46 d，外生殖器畸形发生在妊娠 36～55 d。此期孕妇用药，其毒性能干扰胚胎、胎儿组织细胞的正常分化，任何部位的细胞受到药物的影响，均可能造成某一部位的组织或器官发生畸形。药物毒性作用出现越早，发生畸形可能越严重。

妊娠 12 周后，胎儿体内大多数器官已基本形成，这时药物的敏感性减弱，致畸药物已经不大可能对胎儿造成太大的畸形，而只会影响器官的发育和功能的完善，这时主要是毒性反应。但是对于分化完成较晚的器官如生殖器官，仍可造成一定的影响。神经系统的细胞分化和发育持续于整个妊娠期，甚至出生后仍在继续分化，因此药物的影响可延续存在。

另外有些药物的影响出现时间较晚，如女胎受到己烯雌酚的影响，可在出生 10 年后发生阴道腺病及阴道透明细胞癌。

4.2.2 妊娠期母体药物代谢的特点

4.2.2.1 药物的吸收和生物利用度

妊娠早期随着孕激素水平的逐渐增加,消化系统张力降低、动力下降,胃肠蠕动减慢,以及食物通过胃肠的时间延长,使吸收更加完全。可以导致虽然药物的实际摄入剂量减低、吸收延迟。但是与肠黏膜的接触时间增加可能使药物吸收增加,综合影响药物的吸收。同时,胃酸和蛋白酶分泌减少,使弱酸性药物吸收率降低,弱碱性药物吸收率增加。

(1) 药物分布。妊娠早期开始,血容量逐渐增加,使药物分布容积增加,血药浓度下降。血浆蛋白尤其是白蛋白减少,使游离状态的药物增加,一方面药物活性增加,另一方面药物易通过胎盘扩散进入胎儿体内的游离浓度增加,加之胎儿血浆蛋白含量低,故胎儿血中游离的药物浓度为成人的 $1.2 \sim 2.4$ 倍,药物利用度增加。母亲使用药物时间越长,对胎儿的影响也就越大。

(2) 生物转化。高雌激素水平使胆囊排空时间延长,胆汁在肝内淤积,可影响药物生物转化与排泄。

(3) 排泄。肾脏是药物排泄的主要器官,其次为肠道,很少部分药物是通过唾液腺、汗腺排泄。从妊娠早期开始,肾脏血流量、肾小球滤过率逐渐增加,加速了药物经肾脏的排泄,使药物半衰期缩短。

4.2.2.2 胎盘屏障作用

在药代动力学上,胎盘的作用主要是转运功能、受体表达以及生物转化作用。随着认识进展,这些功能也发生相应变化。胎盘对药物的转运受药物本身理化性质影响。

(1) 分子量小、脂溶性高、血浆蛋白结合率低、非极性的药物容易到达胎儿。

(2) 胎盘有多种内源性外源性受体表达:β-肾上腺素、糖皮质激素、表皮生长因子、叶酸、胰岛素、维甲酸类等多种受体。受体的存在增加胎盘转运量。

(3) 胎盘的生物转化作用使某些药物的中间产物或终产物获得致畸活性,如苯妥英钠、利福平、抗祖胺药、己烯雌酚等。

4.2.2.3 胎儿的遗传易感性

并非接受致畸因素的胚胎均会出现畸形,有遗传素质的胚胎对药物的敏感性更高,如有先天性聋哑家族史的胚胎对氨基糖苷类药物的致聋作用较敏感。

4.2.2.4 药物分级

1) 妊娠期孕妇用药的药品安全分类

(1) 美国食品和药品管理局药品安全分类。对妊娠期孕妇用药的药品安全性分类有好几种方法,其中美国食品药品监督管理局(Food and Drug administration,FDA)制定的标准含义明确、科学客观,所以广为各国医生所接受。FDA 将药品的安全性分为

A、B、C、D、X 5 类，有些药物有两个不同的危险度等级，一个是常用剂量的等级，另一个是超常剂量等级。FDA 5 个等级分类标准如下[20,21]。

A 类：在有对照组的早期妊娠妇女中未显示对胎儿有危险（并在中、晚期妊娠中也无危险的证据），可能对胎儿的伤害极小。常见的 A 类的药物有电解质、葡萄糖、甲状腺素类药物、各种维生素（如维生素 B、维生素 C 等）、叶酸、烟酸。需要注意的是在正常剂量的维生素 A 属于 A 类药物，而大剂量的维生素 A（每日剂量 2 万 IU）则可致畸，成为 D 类药物。

B 类：在动物生殖试验中未显示对胎儿有危险或对动物生殖试验显示有不良反应（较不育为轻），但无孕妇的对照组，在早孕妇女的对照组中并不能肯定其不良反应（并在中、晚期妊娠也无危险的证据）。B 类药物不是很多，常用的抗生素均属此类。如青霉素族及绝大多数的头孢菌素类药物，如常用的氨苄西林、头孢拉定、头孢曲松以及林可霉素、克林可霉素、红霉素、呋喃妥因也是 B 类药。甲硝唑是一种治疗滴虫病的药物，也是一种优良的治疗厌氧菌感染疾病的药物。虽然在动物实验中，它对啮齿类动物可以致畸，但长期积累的大量临床资料证实在人类早期妊娠时应用甲硝唑并未增加胎儿的致畸率。所以，在 FDA 妊娠期药物分类中甲硝唑属于 B 类。抗结核药物中，乙胺丁醇是 B 类药。常用的解热镇痛药中吲哚美辛（消炎痛）、双氯芬酸（扶他林）、布洛芬（芬必得）均属 B 类药，但要注意的是，在妊娠 32 周后，服用吲哚美辛有可能使胎儿发生动脉导管狭窄或闭锁，导致肺动脉高压。在心血管系统药物中洋地黄、地高辛及毛花苷 C（西地兰）均属 B 类药。在肾上腺皮质激素类药物中泼尼松也属 B 类药。

C 类：在动物研究中证实对胎儿有不良反应（致畸或使胚胎致死或其他），但在妇女用药中无对照组或在妇女和动物研究中无可以利用的资料。药物仅在权衡对胎儿的利大于弊时给予。抗结核药中的利福平、异烟肼，抗真菌药中的咪康唑、伊曲康唑，抗病毒药中的阿昔洛韦、齐多夫定等都属于 C 类药。部分抗癫痫药和镇静剂如乙琥胺、巴比妥、戊巴比妥等；用于治疗自主神经系统疾病药物中的拟胆碱药、抗胆碱药均属 C 类。拟肾上腺素药中如肾上腺素、麻黄素、多巴胺等，降压药中甲基多巴、哌唑嗪及所有常用的血管扩张药如酚安拉明、安拉唑林、戊四硝脂均属 C 类药。利尿剂中呋塞米（速尿）、甘露醇均为 C 类药。在肾上腺皮质激素类药物中，倍他米松及地塞米松均属 C 类药。大部分抗凝药属于 C 类或 D 类，抗凝药肝素及阿司匹林属于 C 类，华法林在早孕期应用可导致华法林综合征，导致胎儿中枢神经系统畸形、视神经萎缩、鼻部发育不全、智力发育迟缓属 D 类（厂家提供危险度为 X 类）。

D 类：对人类胎儿的危险有肯定的证据，但尽管有害，对孕妇需权衡利弊后方予应用（如孕妇生命垂危或疾病严重而无法应用较安全的药物或所患疾病用其他药物治疗无效时）。抗生素中四环素族是个典型，妊娠期使用四环素或土霉素，可导致牙齿永久黄染，易患龋齿及牙釉质发育不良，而且还会导致骨生长迟缓。氨基糖苷类药物例如链霉素等,在妊娠期使用可能损伤胎儿第八对颅神经而使其听力丧失。除影响代谢的抗肿瘤药属 X 类外,抗肿瘤药物基本都是 D 类。苯二氮䓬类镇静药大部分属于 D 类。

X 类:在动物或人的研究中已证实可使胎儿异常或基于人类的经验知其对胎儿有危险,而且孕妇应用该药物弊大于利,X 类药物致畸率高或对胎儿危害很大,禁用于妊娠期或拟生育的妇女。除黄体酮属 D 类外,所有的性激素及相关的药物都属于 X 类药物。麻疹、风疹、天花疫苗等活的减毒疫苗均属于 X 类药物,可能造成胎儿感染,从胎儿安全性考虑,妊娠之前 3 个月接种疫苗较合适。X 类药物中最为出名的是能导致胎儿"海豹肢"畸形的"反应停"(沙利度胺),是人们在较早时期所认识的 X 类药物;性激素中的己烯雌酚能导致女性胎儿成年后发生阴道腺病或阴道透明细胞癌属 X 类药,这是药物致畸中两个著名的案例。代谢类药氨甲蝶呤、氟尿嘧啶、造影剂碘化钠、皮肤科用药异维 A 酸及异维 A 脂、抗病毒药利巴韦林、降脂药普伐他汀等均属 X 类药。

(2) 中药安全性评估:目前,中药的成分和剂量都是不可知的,也没有针对中药不良反应的人类或动物研究,很难评估中草药对胎儿发育的影响,所以应用中药治疗前应将风险告知孕妇。目前认为在功能主治范围内对妊娠有不利影响或带明显的毒性而禁用的中药有天雄、乌头、蟾青、附子、野葛、水银、巴豆、芫花、大戟、地胆、红砒、白砒、虻虫、水蛭、蜈蚣、雄黄、牵牛子、雌黄、干漆、鳖爪甲、麝香。妊娠期慎用的中药有茅根、木通、瞿麦、通草、薏苡仁、代赭石、芒硝、牙硝、朴硝、桃仁、牡丹皮、三棱、牛膝、干姜、肉桂、生半夏、皂角、生南星、槐花、蝉蜕、益母草。

2) 围孕期用药原则[21-23]

(1) 妇女孕前应做体格检查,争取在身体健康的状态下妊娠。

(2) 必须有明确指征,避免不必要用药。

(3) 必须在医生指导下用药,不要擅自用药。

(4) 孕前如发现某种慢性疾病,用药时要兼顾妊娠期用药时的连续性和安全性,避免应用可能危及胎儿的药物。

(5) 围孕期用药建议参考美国 FDA 的分类标准。

(6) 围孕期用药要非常慎重,对于非急性疾病可以暂不用药。妊娠早期(妊娠 12 周以内)能不用药者尽量不用药。用药时清楚了解孕周,严格掌握剂量,及时停药。

(7) 有明确的用药指征,在多种药物可供选择的情况下,选择同类药物中疗效稳定、可靠,对胎儿影响最小的药物,以增加用药的安全性。

(8) 能用一种药物,避免联合用药,以免增加不良反应。

(9) 能用小剂量药,避免用大剂量药。

(10) 能用疗效肯定的药物,避免用尚难确定对胎儿有无不良影响的新药。

(11) 严格掌握药物剂量和用药持续时间,注意及时停药。

(12) 当孕妇病情确需使用对胎儿有影响的药物时,则应充分权衡利弊后使用. 根据病情随时调整用量,及时停药,必要时进行血药浓度监测。

4.3 妊娠期甲状腺疾病用药

甲状腺疾病是育龄期妇女常见疾病,妊娠期甲状腺疾病也并非罕见。据文献报道,10%～15%的孕妇存在不同程度的甲状腺功能异常[24]。妊娠期甲状腺功能异常可分为妊娠期甲状腺毒症(妊娠合并甲状腺功能亢进症、妊娠期一过性甲状腺功能亢进综合征)、妊娠期甲状腺功能减退症(包括甲状腺功能减退和亚临床甲状腺功能减退、以及低甲状腺素血症)。甲状腺功能异常与不良妊娠结局相关,因此对妊娠期甲状腺功能亢进、甲状腺功能减退均应给予积极治疗和监测。规范化的治疗和密切的监测将会使母亲和胎儿顺利度过这一特殊时期。

4.3.1 妊娠合并甲状腺功能亢进

4.3.1.1 妊娠合并甲状腺功能亢进的诊断

甲状腺毒症(hyperthyroid 或 thyrotoxicosis)是指由于血清游离四碘甲腺原氨酸(free thyroxine,FT4)和(或)游离三碘甲状腺原氨酸(FT3)浓度增高,引起机体兴奋性增高和代谢亢进为主要表现的一组临床综合征。妊娠期甲状腺毒症最常见的原因:毒性弥漫性甲状腺肿(Graves 病,Graves' disease,GD)和妊娠甲状腺功能亢进综合征,其中 Graves 病占 85%,为妊娠甲状腺功能亢进的主要病因包括妊娠前和新发 Graves 病[25]。妊娠甲状腺功能亢进综合征(gestational transient hyperthyroidism,GTH)也称为妊娠期一过性甲状腺功能亢进(transient hyperthyroidism)占 10%。当妊娠合并甲状腺毒症未得到有效控制时,可导致妊娠高血压综合征、流产、早产、死胎、死产(胎儿在分娩时死亡)、先天性发育异常、胎儿生长受限、低体重儿以及甲状腺危象、孕妇充血性心衰相关等。

多数甲状腺功能亢进孕妇孕前有甲状腺功能亢进病史,诊断并不困难。其症状和体征表为心悸、休息时心率>100 次/min,进食多;孕妇体重不能按孕周相应增加等;甲状腺弥漫性肿大、突眼、手震颤为妊娠合并甲状腺功能亢进的三大主征。

实验室检查是诊断甲状腺功能亢进的重要手段。妊娠早期血清 TSH<0.1 mIU/L,提示存在甲状腺毒症的可能。应当进一步测定 FT4、促甲状腺素受体抗体(thyrotropin receptor antibody,TT3)、抗甲状腺过氧化物酶自身抗体(anti-thyroid peroxidase auto antibody,anti-TPOAb)和抗甲状腺球蛋白抗体(anti-thyroglobulin antibody,anti-TGAb)。甲状腺功能改变时促甲状腺素(thyrotropin,TSH)的波动较三碘甲状腺原氨酸(T3)、甲状腺素(又称为四碘甲腺原氨酸,T4)更是迅速而显著,故 TSH 是反映下丘脑、垂体、甲状腺轴的敏感指标,尤其对临床型甲状腺功能亢进和亚临床型甲状腺功能

减退的诊断有重要意义。但需注意：妊娠期禁忌[131]I摄取和放射性核素扫描检查。当患者症状很重，TSH下降而FT4正常时，要考虑T3型甲状腺功能亢进可能。

4.3.1.2　妊娠合并甲状腺功能亢进药物治疗

1）药物选择

抗甲状腺药物(antithyroid drug，ATD)治疗为妊娠期首选的治疗方法。

甲状腺功能亢进的治疗主要在于阻断甲状腺激素的合成。ATD的作用机制：抑制过氧化酶，抑制甲状腺过氧化酶活性，抑制碘化物形成活性碘，影响酪氨酸残基的碘化；抑制单碘酪氨酸碘化为双碘酪氨酸及碘酪氨酸碘化为各种碘甲状腺原氨酸；阻断甲状腺激素的合成。ATD对已合成的甲状腺激素无对抗作用，所以口服ATD需待体内原有激素消耗即用药1～2周才能显效。

目前，常用ATD有2大类：硫脲类和咪唑类。其代表药物分别为丙硫氧嘧啶(propylthiouracil，PTU)和甲巯咪唑(methimazole，MMI)。PTU通过胎盘的量仅为MMI的1/4，且更易与血浆蛋白结合，因此，妊娠期甲状腺功能亢进首选PTU，MMI可作为二线药物。

因为妊娠10周以后胎儿甲状腺可浓集[131]I而引起胎儿甲状腺肿和甲状腺功能减退，所以[131]I不能用于治疗妊娠期甲状腺功能亢进。

2）具体用法[26]

(1) 起始剂量PTU 100 mg，1次/8 h；或者MMI 10 mg，2次/d。当患者的临床症状和甲状腺功能出现改善，ATD的剂量应当减少。

(2) ATD起始剂量取决于症状的严重程度及血清甲状腺激素的水平。总的来说，ATD起始剂量如下：MMI(5～15) mg/d或者PTU(50～300) mg/d，每日分次服用。如果在妊娠中期和妊娠晚期将PTU改为MMI，一定要注意甲状腺功能变化。PTU与MMI的等效剂量比是10∶1到15∶1(即PTU 100 mg= MMI (7.5～10) mg)。

(3) 最小剂量的ATD (PTU 50 mg/d或者MMI 5 mg/d)甲状腺功能正常后持续数周，方可停药。

(4) 对于PTU引起的急性肝衰竭国内尚缺乏调查报告。在PTU和MMI转换时应当注意监测甲状腺功能变化及药物不良反应，特别是血象和肝功能。

(5) 治疗甲状腺功能亢进时，为缓解交感神经兴奋性增高及高代谢症状，临床医生多联合应用β-受体阻断剂，有快速心律失常表现且有应用β-受体阻断剂指征时，推荐使用普萘洛尔。普萘洛尔20～30 mg/d，每隔6～8 h服用，对控制甲状腺功能亢进高代谢症状有帮助。根据临床症状的好转减少用量，大多数病例可于应用后2～6周内停用。应用β-受体阻断剂长期治疗与胎儿生长受限、胎儿心动过缓和新生儿低血糖症相关，使用时应权衡利弊，且避免长期使用[27]。

(6) 妊娠期甲状腺功能亢进的自然病程表现：早期加重，中晚期缓解，产后易复发，应激状态下易诱发甲状腺危象。从自然病程来看,Graves 病甲状腺功能亢进在妊娠早期可能加重,此后逐渐改善。所以,在妊娠中、晚期可以减少 ATD 剂量,在妊娠晚期有20%～30%患者可以停用 ATD;但伴有高水平 TRAb 的孕妇除外,这些病例中 ATD 需持续应用直到分娩。Graves 病症状加重经常发生在分娩后。

(7) 控制妊娠期甲状腺功能亢进,不推荐 ATD 与左旋甲状腺素(levothyroxine,L-T4)联合用药。因为这样会增加 ATD 的治疗剂量,导致胎儿出现甲状腺功能减退。

3) 不良反应

(1) 应用 MMI 和 PTU 对母亲和胎儿都有风险。

(2) PTU 可能出现最常见的不良反应:紫色药疹、瘙痒、胃肠道反应和口味改变,也可导致粒细胞缺乏症。粒细胞减少是最严重的并发症,在治疗过程中应经常检查外周血白细胞计数及分类,当粒细胞减少时,要注意防止感染。FDA 发表声明指出,PTU 可能引起肝脏损害,甚至导致急性肝脏衰竭,肝毒性可发生在 PTU 治疗的任何时间建议仅在妊娠早期使用 PTU,以减少造成肝脏损伤的概率[28]。应用 PTU 时应检测丙氨酸转氨酶(alanine aminotransferase,ALT)、天冬氨酸转氨酶(aspartate aminotransferase,AST)、碱性磷酸酶等肝脏酶学指标。FDA 和美国甲状腺学会(American Thyroid Association,ATA)指南均推荐 PIU 限制在妊娠前 3 个月应用。对于普通人群 PTU 主要用于 MMI 过敏的患者及甲状腺危象的治疗。

(3) 应用 MMl 可能导致胎儿发育畸形,主要是皮肤发育不全和甲巯咪唑相关的胚胎病,包括后鼻孔和食管的闭锁、颜面畸形、胃肠道畸形、脐疝、乳头缺如、发育延迟、听觉丧失等。早在 1972 年,有学者已观察到 MMI 引起的妊娠早期胎儿头皮先天性发育不良(头皮缺损)。母亲在妊娠期接受 MMI 治疗后出生的新生儿,头皮破损的发病率明显较高,所以在孕前和妊娠早期优先选择 PTU,避免使用 MMl[28-30]。

(4) 治疗目标。ATD 可以通过胎盘屏障,有可能导致胎儿甲状腺肿及甲状腺功能减退的,应该避免 ATD 的过度治疗。应当使用最小剂量的 ATD 实现其控制目标,即孕妇血清 FT4 值接近或者轻度高于参考值上限。

4) 监测

(1) 孕妇的血清 FT4 水平是甲状腺功能亢进控制的主要监测指标,因为血清 TSH 在妊娠期间几乎测不到。

(2) 应用 ATD 治疗的妇女,治疗起始阶段每 2～6 周监测 1 次 TSH 和 FT4。达到目标值后每 4～6 周监测 1 次。在治疗初期每 2 周检查甲状腺功能 1 次(维持血清 TT4、FT4 在妊娠期正常范围的上限水平),以后延长至 2～4 周检查 1 次甲状腺功能。达到目标值后每 4～6 周监测 1 次[31]。

(3) 需要注意的是,用药后 TSH 受抑制的状态可以持续数周或数月,所以 TSH 不能作为甲状腺功能亢进治疗时的检测指标[32]。

（4）目前主张治疗维持至妊娠 32 周，避免复发。治疗期间应严密监测甲状腺功能。

（5）若甲状腺功能亢进复发，可以再次使用 ATD 治疗。PTU 用药后如果没有反应，则应加量，必要时可以加到 600 mg/d[33]。

4.3.2 妊娠甲状腺功能亢进综合征

妊娠期甲状腺功能亢进综合征(syndrome of gestational hyperthyroidism, SGH)发生在孕早期，与妊娠反应（如妊娠剧吐）相关。SGH 呈一过性，系早孕期人绒毛促性腺激素(human chorionic gonadotropin, HCG)产生增多，类似 TSH 过度刺激甲状腺使 T4 产生增加有关。临床特点：孕妇通常在孕 8～10 周发病，伴有心悸、焦虑、多汗等高代谢症状，血清 FT4 和 TT4 升高，血清 TSH 降低或不能测及，甲状腺自身抗体阴性，既往无甲状腺自身免疫性疾病的病史。SGH 以对症治疗为主。妊娠剧吐需要控制呕吐，纠正脱水，维持水电解质平衡。不主张给予 ATD 治疗，因为一般在妊娠 14～18 周血清 T4 可以恢复至正常[34]。当 GH 与 Graves 甲状腺功能亢进鉴别困难时，可以短期使用 ATD(如 PTU)。

4.3.3 妊娠合并甲状腺功能减退

胎儿脑发育分为 3 个时期，第 1 个时期是神经元的组织发生、倍增、迁移和器官化，主要发生在妊娠 0～6 个月；第 2 个时期是神经元的成熟，突触形成，少突胶质细胞增殖、迁移和髓鞘形成，以及小脑和海马颗粒细胞增殖、迁移和发育成熟，发生在妊娠 6 个月至出生后 3 个月；第 3 个时期是大脑功能的成熟期，发生在出生后 3 个月至 2 年。胎儿脑发育的全过程都需要甲状腺素。胎儿甲状腺于孕 5 周开始形成，10 周开始有功能，12 周时开始有独立功能，孕 18～20 周胎儿的下丘脑—垂体—甲状腺轴开始形成并分泌 TSH，随着 TSH 水平的增加，T4 水平开始增高。所以，在胎儿甲状腺功能完全建立之前（即妊娠 20 周以前），脑发育所需的 T4 完全或部分依赖于母体。T4 对胎儿脑神经系统的发育有重要作用。在 20 孕周以前，即使母体存在轻微的 T4 缺乏，也可影响胎儿脑发育的第 1 时期和第 2 时期，导致后代不可逆的神经系统发育缺陷。

妊娠期合并临床甲状腺功能减退的发生率为 2.2％～2.3％，国内报道妊娠期临床甲状腺功能减退的患病率是 1.0％[35]。妊娠期临床甲状腺功能减退会损害后代的智力发育。增加早产、流产、低体重儿、死胎和妊娠期高血压等疾病的风险。中国甲状腺疾病诊治指南指出：妊娠期间诊断为甲状腺功能减退，应立即进行 L-T4 治疗。妊娠合并甲状腺功能减退可导致胎儿脑发育障碍，严重者甚至发生呆小症，以及早产、低体重儿和流产等不良妊娠结局。临床甲状腺功能减退最常见原因是自身免疫甲状腺炎，约占 80％。其他原因包括甲状腺手术和 131I 治疗等。

4.3.3.1 妊娠合并甲状腺功能减退的诊断

1) 临床表现

妊娠合并甲状腺功能减退的临床表现为乏力、困倦、畏寒、便秘,进而反应迟钝、表情淡漠、毛发脱落、食欲低下、体重增加及皮肤干燥,较重病例可出现黏液性水肿。在大多数情况下,甲状腺功能减退很难仅根据临床表现做出诊断,明确甲状腺功能减退和亚临床甲状腺功能减退通常需要实验室检测。

妊娠期参考值分为 2 类,一类是本医院或者地区建立的妊娠期参考值;另一类是指南推荐的参考值。妊娠期 TSH 和 FT4 参考值具有孕龄特异性。ATA 推荐的是妊娠 3 期特异的参考值,即妊娠早期(妊娠 1~12 周),妊娠中期(妊娠 13~27 周),妊娠晚期(妊娠 28~40 周)。建立妊娠期 TSH 和 FT4 参考值可以选择 95% 的可信区间,即 2.5^{th} 为下限和 97.5^{th} 为上限。

2) 妊娠期临床甲状腺功能减退诊断标准

以本单位或者本地区建立的妊娠早、中、晚期特异的血清甲状腺功能指标参考值:母体血清 TSH>妊娠期参考值的上限(97.5^{th}),血清 FT4<妊娠期参考值下限(2.5^{th})或 TSH>妊娠期参考值上限,且 FT4<妊娠期参考值下限。

2011 年版 ATA 指南还提出:妊娠早期妇女如 TSH>10 mIU/L,无论有无 FT4 降低,都可以诊断为临床甲状腺功能减退。但是关于 TSH>10 mIU/L 这一标准,学术界尚未取得一致意见。

血清 TSH 是诊断的最敏感指标,妊娠开始 TSH 开始降低,第 8 周达到最低点,然后逐渐回升,至妊娠第 30 周回到非妊娠人群水平。目前尚未有孕期特异性 TSH 参考范围,正常人群的 TSH 参考范围为 0.5~5.0 mIU/L。在妊娠早期 TSH 的参考范围应低于非妊娠人群的 30%~50%,因此有学者推荐 2.5 mIU/L 作为妊娠早期 TSH 正常范围的上限。

目前尚未有孕期特异性 TT4/FT4 参考范围。FT4 波动较大,受检测方法影响,因此不推荐使用。TT4 浓度增加稳定,约为非妊娠期的 1.5 倍,因此国际上推荐应用 TT4 评估甲状腺功能。

低甲状腺素血症(hypothyroxinemia)是指孕妇血清 TSH 水平正常,而 FT4 水平低于参考值范围的第 5 或者 10 百分数,血清 TSH 正常(妊娠期特异参考值的 2.5^{th} ~ 97.5^{th})。

3) 分型

临床上,甲状腺功能减退可分为 3 个类型:

(1) 临床甲状腺功能减退:血 TSH 升高,TT4(TT3)和 FT4(FT3)下降。

(2) 亚临床甲状腺功能减退:血 TSH 升高,TT4(TT3)和 FT4(FT3)正常。

(3) 低 T4 血症:血 TSH 正常,TT4/FT4 下降。

4.3.3.2　妊娠合并临床甲状腺功能减退的治疗

妊娠期甲状腺功能减退常无临床症状，特别是亚临床甲状腺功能减退。加之孕妇在妊娠期复杂的变化可以使甲状腺生理发生改变而致妊娠期甲状腺疾病的诊断具有挑战性。甲状腺功能减退的治疗目的是使甲状腺功能指标正常化，包括血清 TSH 和 FT4。

1）药物选择和用法

妊娠期临床甲状腺功能减退首选 L-T4，为人工合成的四碘甲状腺原氨酸的钠盐，半衰期长，是目前治疗妊娠期甲状腺功能减退首选制剂[36]，不建议使用三碘甲状腺原氨酸(T3)和干甲状腺片治疗。L-T4 的具体用法如下。

（1）妊娠期临床甲状腺功能减退的完全替代剂量可以达到 $2.0\sim2.4~\mu g/(kg\cdot d)$，L-T4 起始剂量 $50\sim100~\mu g/d$，根据患者的耐受程度增加剂量，尽快达标。合并心脏疾病患者需要缓慢增加剂量。

（2）临床甲状腺功能减退合并妊娠后尽快增加 L-T4 的剂量。美国波士顿的一项 RCT 研究提示，对于正在接受 L-T4 治疗的临床甲状腺功能减退患者，一旦确定妊娠，立即增加 L-T4 的剂量。最简单的方法是每周立即额外增加 2 d 的剂量(即较妊娠前增加 29%)[37]。这种方法能够尽快有效地防止妊娠早期发生低甲状腺素血症。临床甲状腺功能减退妇女怀孕后 L-T4 替代剂量需要增加 25%～30%。根据上述血清 TSH 治疗目标及时调整剂量。多数研究结果认为 T4 替代治疗量随孕周的增大而增加，但也有部分报道认为可不调整剂量甚至需减少用药量。

（3）对于临床严重甲状腺功能减退的患者，在开始治疗的数天内给予 2 倍 L-T4 替代剂量，使甲状腺外的 T4 池尽快恢复正常。

（4）妊娠期母体和胎儿对 T4 的需求增加。健康的孕妇通过下丘脑—垂体—甲状腺轴的自身调节，可增加内源性甲状腺素的产生和分泌。母体对甲状腺素需要量的增加发生在妊娠 4～6 周，以后逐渐升高，直至妊娠 20 周达到稳定状态，持续保持至分娩[38]。所以，正在治疗中的甲状腺功能减退妇女，妊娠后 L-T4 的剂量需要增加 30%～50%。由于甲状腺切除和131I 消融术引起的临床甲状腺功能减退可能需要更大剂量的 T4[37]。但是，不同妊娠阶段所需的治疗剂量不同，不同病因所需的治疗剂量也可能不同[39]，应根据妊娠期特殊的 TSH 范围调整 L-T4 剂量。

2）妊娠期临床甲状腺功能减退治疗目标

（1）如果在妊娠前就患有甲状腺功能减退，最好在孕前尽可能使甲状腺功能正常。

（2）应用 T4 替代治疗，使血清 TSH 尽快达到妊娠时特异性正常值范围。国外部分学者指出，TSH 范围应当在 0.3～2.5 mIU/L，达标时间越早越好。有学者建议妊娠期 TSH 2.5 mIU/L 作为补充 L-T4 的目标值。

3）监测

(1) 临床甲状腺功能减退孕妇妊娠 20 周前甲状腺功能的监测频度是每 4 周 1 次。妊娠 26～32 周至少应当检测 1 次血清甲状腺功能指标。

(2)2011 年 ATA 指南首次提出血清 TSH 治疗目标：妊娠 3 期特异的 TSH 参考值，即妊娠早期 0.1～2.5 mIU/L、妊娠中期 0.2～3.0 mIU/L、妊娠晚期 0.3～3.0 mIU/L。一旦确定临床甲状腺功能减退，立即开始治疗，尽早达到上述治疗目标。

(3) 妊娠期间甲状腺功能减退孕妇 T4 的需要量常随孕龄有所增加，通常产后 T4 的需要量会逐渐下降至妊娠前水平。所以，产后 L-T4 剂量应当相应减少，并于产后 6 周复查母体血清 TSH 水平，调整 L-T4 剂量。

4.3.3.3 妊娠合并亚临床甲状腺功能减退药物治疗

妊娠期亚临床甲状腺功能减退(subclinical hypothyroidism, SCH)是指孕妇血清 TSH 水平高于妊娠期特异的参考值上限，而 FT4 水平在妊娠期特异的参考值范围内。妊娠期 SCH 的诊断标准：血清 TSH 水平高于妊娠期特异参考值的上限(97.5^{th})，血清 FT4 在妊娠期特异值范围之内(2.5^{th}～97.5^{th})。妊娠期妇女 SCH 增加不良妊娠结局和后代神经智力发育损害的风险[40-42]。早孕期 SCH 伴 TPOAb 阳性妇女给予 L-T4 干预，会减少不良妊娠结局的发生[43]。所以，妊娠期 SCH 伴 TPOAb 阳性者应当接受 L-T4 治疗。另一项 RCT 表明对于 36 例甲状腺功能正常(定义 TSH<4.2 mIU/L)伴 TPOAb 阳性的孕妇，在妊娠早期给予 L-T4 干预，早产和流产减少。SCH 的治疗原则如下。

(1) SCH 的治疗药物、治疗目标和监测频度与临床甲状腺功能减退相同。

(2) L-T4 的起始剂量可以根据 TSH 升高程度选择：

当 TSH 水平高于妊娠特异参考值上限且≤8.0 mIU/L 时，L-T4 的起始剂量为 50 μg/d；当 TSH 水平为 8.0～10.0 mIU/L 时，L-T4 的起始剂量 75 μg/d；当 TSH>10.0 mIU/L 时，L-T4 的起始剂量 100 μg/d。

(3) 可以根据 TSH 升高程度，给予不同剂量的 L-T4 治疗。

4.3.4 其他

低甲状腺素血症(hypothyroxinemia)是指孕妇血清 TSH 正常(妊娠期特异参考值的 2.5^{th}～97.5^{th})，血清 FT4 水平低于妊娠期特异参考值的第 10 或者 5 百分位数，可以诊断为低甲状腺素血症。2014 年欧洲甲状腺协会(European Thyroid Association, ETA)补充发布了《关于孕妇与儿童亚临床甲状腺功能减退指南》指南认为鉴于妊娠早期的低甲状腺素血症可能对出生后儿童的精神运动系统产生不良影响，对发生在妊娠早期的低甲状腺素血症患者可考虑给予 L-T4 治疗，但在妊娠中期和晚期发现者可不治疗。

甲状腺功能正常而甲状腺自身抗体阳性者，目前不推荐也不反对治疗。

4.4 阿司匹林

阿司匹林(aspirin 或 acetylsalicylic acid)，作为一种历史悠久的解热镇痛药，已有百余年历史。早在公元前 5 世纪古希腊医生希波克拉底已从柳树皮提取的苦味粉末用来镇痛、退烧。1853 年夏尔•弗雷德里克•热拉尔(Cerhardt)用水杨酸与醋酐合成合成了乙酰水杨酸，但没能引起人们的重视；1898 年德国化学家费利克斯•霍夫曼对其进行合成并为他父亲治疗风湿性关节炎，疗效极好。1899 年由德莱塞介绍到临床使用取名为阿司匹林。作为最早人工合成的非选择性环氧酶抑制剂，在临床主要用于治疗发热、头痛、痛风症、关节炎和风湿热等，成为历史上与青霉素、安定齐名的三大经典药物之一。至今阿司匹林仍是临床应用最广泛的解热镇痛药，也是作为比较和评价其他类似药物的标准剂。近年来随着对阿司匹林的不断深入研究其在临床上的应用，特别是在妇产科方面的应用也不断拓展。

4.4.1 阿司匹林的药理作用

4.4.1.1 解热、镇痛作用

在机体发生炎症反应时，巨噬细胞释放的白介素-6、干扰素-α、肿瘤坏死因子(tumor necrosis factor，TNF)-β 等细胞因子可促使下丘脑视前区附近合成前列腺素(prostaglandin，PG)E2，通过环磷酸腺苷使体温调节中枢体温调定点上移，产热增加，体温升高。阿司匹林通过抑制 PGE2 作用于体温调节中枢引起外周血管扩张，皮肤血流增加、出汗、使散热增加而起中枢性解热作用。另外，PG 可提高感觉器官对致痛物质的敏感性，自身也有致痛作用，故阿司匹林可通过抑制机体外周 PG 的释放发挥外周性镇痛作用。

4.4.1.2 抗炎作用

阿司匹林抗炎作用的确切机制尚不清楚，可能由于其作用于炎症组织，通过抑制前列腺素或其他能引起炎性反应的物质(如组胺)的合成而起消炎作用，抑制溶酶体酶的释放及白细胞活力等也可能与其有关。阿司匹林的另一种抗炎机制则是抑制致病因子刺激炎症效应细胞所致的核因子-κB(NF-κB)活化而发挥更广泛的抗炎作用，阿司匹林可部分抑制脂多糖刺激单核细胞等巨噬细胞所致的 NF-κB 活化，阻止 NF-κB 与 *TNF* 基因启动子中的 κB 序列结合，从而在基因转录水平抑制 TNF-α 的基因表达，减少 TNF-α 的产生和释放，阻断细胞因子和炎症介质的失控性释放，对全身炎症反应综合征等炎症发挥一定的治疗作用。

4.4.1.3 抗凝作用

不同药物浓度的阿司匹林对血小板的功能具有不同的影响,由于血小板环氧化酶对阿司匹林的敏感性明显高于血管内皮细胞环氧化酶,低浓度阿司匹林可使 PG 合成酶环氧化酶(cyclooxygenase,COX)乙酰化失活,使血小板环氧化酶处于永久性的抑制状态,使血栓素 A2(Thromboxane A2,TXA2)生成减少,从而影响血小板的聚集与血栓的形成,发挥抗凝作用。小剂量阿司匹林(low-dose asprin,LDA)即剂量在 60～100 mg/d 能有效地抑制血小板 TXA2 的合成而不影响血管壁前列环素(prostacyclin,PGI2)的合成,使 TXA2 和 PGI2 平衡趋向于 PGI2 占优势,抑制血小板聚集,预防微血栓形成,改善局部微循环。此外,环氧化酶是炎症介质花生四烯酸代谢为 TXA2 所需的催化酶,阿司匹林可通过这种抗炎作用抑制炎症介质引起的血管收缩及血小板聚集,改善局部血液供应。高浓度阿司匹林则直接抑制血管壁中 COX,使 PGI2 生成减少,PGI2 是血小板聚集强诱导剂 TXA2 的对抗剂,因而可促进血栓形成。

4.4.1.4 其他作用

研究发现服用阿司匹林能降低肺癌、乳腺癌、肠癌的发病率。阿司匹林可通过抑制 PG 的合成,激活胱天蛋白酶(caspase)-3 和 caspase-9 而抑制肿瘤细胞的增殖,从而发挥抑制肿瘤发生、发展的作用[44]。

4.4.2 阿司匹林的药物代谢动力学

阿司匹林口服后吸收迅速、完全,在胃内即开始吸收,大部分在小肠上部吸收,吸收率与溶解度、胃肠道 pH 值有关。食物可降低阿司匹林的吸收速率,但不影响吸收量。肠溶片剂吸收慢,吸收后分布于各组织,也能渗入关节腔、脑脊液中。在胃肠道、肝及血液内大部分很快水解为水杨酸盐,然后在肝脏代谢。代谢物主要为水杨尿酸(salicyluric acid)及葡糖醛酸结合物,小部分氧化为龙胆酸(gentisic acid)。其大部分以结合的代谢物、小部分以游离的水杨酸从肾脏排泄。服用量较大时,未经代谢的水杨酸排泄量增多,个体间可有很大的差别。尿的 pH 值对排泄速度有影响,在碱性尿中排泄速度加快,而且游离的水杨酸量增多;在酸性尿中则相反。

阿司匹林的蛋白结合率低,但水解后的水杨酸盐蛋白结合率为 65%～90%。血药浓度高时结合率相应降低,该药品一次服药后 1～2 h 达血药峰值。镇痛、解热时血药浓度为 25～50 $\mu g/ml$;抗风湿、消炎时为 150～300 $\mu g/ml$。肾功能不良及妊娠时结合率降低。半衰期为 15～20 h;水杨酸盐的半衰期长短取决于剂量的大小和尿 pH 值,一次服小剂量时为 2～3 h,大剂量时可达 20 h 以上,反复用药时可达 5～18 h。一次口服阿司匹林 0.65 g 后,在乳汁中的水杨酸盐半期为 3.8～12.5 h,故长期大剂量用药时对有母乳喂养的婴儿可能产生不良反应。

4.4.3　阿司匹林在妇产科的应用

4.4.3.1　阿司匹林在产科的应用

1) 妊娠高血压综合征

(1) 发病机制。妊娠高血压综合征(pregnancy induced hypertension syndrome, PIH)是妊娠期特有的多系统疾病,发病机制非常复杂。PIH 的发病原因目前比较公认的是子宫缺血学说:螺旋小动脉在重铸过程发生障碍,螺旋小动脉重铸的数量明显减少,并且重铸的深度大部仅限于蜕膜段,这一病理现象也称之为"胎盘浅着床"使胎盘或滋养细胞缺血、缺氧。从而导致胚胎着床和胎盘发育早期即存在缺血、缺氧。在缺血、缺氧状态下的滋养细胞会释放某些炎性因子导致血管内皮细胞受损,广泛的血管内皮细胞受损会激活内外源性凝血机制,血小板分泌的 TXA2 增加,PGI2 分泌减少,PGI2/TXA2 比值下降,TXA2 的敏感性增高,使血压升高,导致妊娠高血压综合征的一系列病理变化。而妊娠期高血压子痫前期(preclampsia,PE)的基本病理改变是血管内皮细胞受损,它进一步使扩血管物质如一氧化碳(OC)前列腺素 I2 合成减少,而缩血管物质如内皮素(ET)、TXA2 等合成增加,从而促进血管痉挛[45]。此外,血管内皮损伤还可激活血小板及凝血因子,加重子痫前期高凝状态。因此,以阿司匹林为代表的抗血小板药物逐渐被应用于临床以预防高危人群 PE 的发生。阿司匹林的抗凝作用主要表现在可以作用于环氧化酶,使之乙酰化,从而抑制其活性,TXA2 是花生四烯酸在环氧化酶作用下转化而成的,是血小板释放及聚集的诱导剂阿司匹林抑制了环氧化酶活性,干扰花生四烯酸转化为 TXA2,减少了血小板中 TXA2 的生成,抑制了血小板聚集及血栓的形成,从而可达到预防妊娠高血压综合征发生、降低先兆子痫发生率的作用。

2014 年 9 月美国预防服务工作组(United States Preventive Services Task Force, USPSTF)发表指南推荐对先兆子痫高危孕妇应自孕龄为 12 孕周时,开始每日口服小剂量阿司匹林,USPSTF 指南指出,LDA 的适用人群是先兆子痫的高危无症状孕妇。其归纳的先兆子痫危险因素如表 4-2 所示。

(2) 用药时间。研究认为应在妊娠 16 周之前开始用药[46],但美国预防服务工作组最近的一篇综述总结了 15 项研究,结果显示:妊娠 16~28 周之间开始用药(共 7 项研究)与妊娠 12~16 周之间开始用药(共 8 项研究)相比,预防效果差异没有统计学意义[47]。目前尚无研究评价妊娠 12 周之前开始用药的效果。如果已经发生了子痫前期,应用阿司匹林不能改变疾病病程。2015 年我国新版《妊娠期高血压疾病诊治指南》中建议孕 12~16 周开始用药[48];WHO 推荐自孕 12~20 周开始应用 LDA。基于子宫螺旋动脉浸润肌层这一过程多在 12~16 周完成,因此近年来新观点认为宜在 16 周前使用 LDA 预防 PE。美国预防医学工作组的研究也指出:妊娠 12 周后服用小剂量阿司匹林可将 PE 风险降低 24%,早产降低 14%,胎儿宫内生长受限降低 20%,并且认为其受益与阿司匹林剂量关系不大,更加注重妊娠 16 周前开始预防[49]。妊娠 12 周以后服用小剂量阿司匹林,对预防高危孕妇子痫前期及降低孕产妇和围产儿的并发症和病死率有重要意义,在临床工作中应进行应用和推广。近来有研究显示:小剂量阿司匹林在睡觉前口服比晨起服用预防妊娠高血压综合征的效果更好。除高危因素外,服药时间、应用人群以及开始用药孕周等因素也是值得重视的。

表 4-2　先兆子痫的临床危险因素评估表

组　别	危　险　因　素	推荐治疗方案
高危组	① 先兆子痫病史,尤其是伴有不良转归;② 多胎妊娠;③ 慢性高血压疾病;④ 1 型或者 2 型糖尿病;⑤ 肾脏疾病;⑥ 自身免疫性疾病(SLE、抗磷脂综合征)	具备≥1 项高危因素时推荐采用 LDA 治疗
中危组	① 初产妇;② 肥胖(BMI>30 kg/m²);③ 先兆子痫家族史;④ 社会人口学特征(非洲籍美国人、社会经济状况差的地区);⑤ 年龄≥35 岁;⑥ 个人史(低出生体重儿或者小于胎龄儿,有不良妊娠结局史或者妊娠时间间隔超过 10 年);⑦ 自身免疫性疾病(SLE、抗磷脂综合征)	如果合并几项中危因素,可以考虑采用 LDA 治疗
低危组	曾有不算复杂的足月分娩史	不推荐采用 LDA 治疗

注: SLE: 系统性红斑狼疮(systemic lupus erythematosus);BMI: 体重指数(body mass index)

(3) 用药方法: ① 剂量。根据 RCT 的结果,阿司匹林的剂量应为 60～150 mg/d。研究中最常用的剂量为 100 mg,由于美国的阿司匹林片剂为 81 mg,因此,美国预防服务工作组的指南建议此剂量。我国目前的阿司匹林剂型为 40 mg 或 100 mg。由于国内没有相关 RCT 数据,因此适合我国孕妇的剂量尚不明确,建议参照国外研究给予 80 mg/d 或 100 mg/d。② 安全性评价。针对多项随机对照研究的两项荟萃分析表明,对于高危人群预防性使用小剂量阿司匹林可降低子痫前期发生率,特别是早发型重度子痫前期,并且阿司匹林不增加胎盘早剥风险、产后出血和胎儿颅内出血的发生风险,也不增加围产儿病死率。因此,认为小剂量阿司匹林是安全的,不需要特殊的监测。目前认为虽然阿司匹林没有明显的不良反应,但为避免增加生产时和生产后出血的风险(未停药者术中出血量约增加 20%),宜在分娩前 5～10 d 停药[50]。必要时,检测血小板聚集率。

2) 胎儿生长受限

胎儿生长受限(fetal growth restriction,FGR)病因复杂,其中子宫和胎盘血流灌注不足是导致 FGR 的重要危险因素,故目前临床上采用低分子右旋糖酐和丹参促进微循环来改善胎盘功能。研究发现,LDA 可抑制 TXA2 合成,具有提高 PGI2/TXA2 的比值,扩张血管,改善 FGR 患者的胎盘血流灌注的作用;而对脐动脉和胎儿大脑中动脉血流无明显影响。除能促进子宫胎盘循环外,阿司匹林还可通过降低 FGR 患者血浆中羰基浓度减少蛋白受损,并改善绒毛组织及绒毛间质炎(使发病率下降 30%),达到治疗 FGR 的目的。

3)抗磷脂综合征

抗磷脂综合征(antiphospholipid syndrome,APS)是由抗磷脂抗体(antiphospholipid antibodies,APLA)致血管内皮受损,TXA2/PGI2 水平改变,血管收缩、血小板聚集、血栓形成,而引起的一系列临床症状,是导致反复自然流产的常见病因之一。阿司匹林能抑制血小板聚集、降低 PG 合成酶的活性,有抗血栓形成和缓解血管痉挛的作用。近年小剂量阿司匹林已用于治疗 APS,并常与低分子量肝素联合应用以增加其效能,研究发现 LDA 联合肝素治疗 APS 相关 RSA 安全有效[39]。另有研究发现,阿司匹林可通过抗血小板聚集,减少 APS 患者发生动静脉血栓的风险,预防产后血栓形成[51]。

4)不明原因的复发性自然流产

复发性自然流产(recurrent spontaneous abortion,RSA)常见病因为胚胎染色体异常、免疫因素异常、子宫畸形等。但不少患者病因未明,故目前对其治疗仍存在一定难度,近来研究显示 RSA 发病可能与孕妇过高凝血状态有关。过高凝血状态将会使微循环障碍导致流产。对不明原因的妊娠早期 RSA 患者使用 LDA 治疗,可使出生率明显提高,且很少发生并发症,安全有效。

4.4.3.2 阿司匹林在妇科的应用

1)辅助生殖技术

目前,辅助生殖技术(assisted reproductive techniques,ART)已成为治疗不孕症的常用手段,如何提高妊娠成功率是 ART 颇为关注的问题。研究发现,子宫及卵巢血供丰富者妊娠率高,而血供欠佳者妊娠率低。子宫内膜厚度与胚胎着床率及妊娠率密切相关,当子宫内膜厚度为 8 mm 时,妊娠率很低或无妊娠发生。近年来研究表明,阿司匹林可通过降低子宫动脉血流阻力、增加子宫内膜腺体面积、周长、间质面积、腺体间质比值等改善氯米芬诱导排卵者的子宫局部血液供应,促使子宫内膜变厚及发育。Hsieh 等研究发现,小剂量阿司匹林可改善子宫血流灌注,改善子宫内膜容受性,增加胚胎种植率和临床妊娠的作用,有临床应用价值[52]。

2)子宫内膜异位症

子宫内膜异位症(endometriosis,EM)是生育期妇女最常见疾病之一,组织学上虽为良性,却有增生、浸润、转移、复发等恶性行为。目前,有很多学者正致力于阐明其发病机制,从而发现确实有效的防治措施。Efstathiou 等[53]发现消炎痛、萘普生、舒林酸、阿司匹林可抑制鼠模型内膜异位种植,认为阿司匹林等非甾体类消炎药除缓解相关盆腔疼痛外,还可明显抑制 EM 病灶的进展。TNF-α 可以使异位子宫内膜间质细胞中 NF-κB 的表达增高,从而使异位的子宫内膜具有强侵袭性与转移性的能力,而阿司匹林却可降低 TNF-α 引起的 NF-κB 高表达，可能是阿司匹林发挥治疗作用的一条途径。

3）妇科恶性肿瘤

随着阿司匹林新的药理作用不断地发现，近年不少学者对阿司匹林在妇科恶性肿瘤中的作用进行了较广泛的研究。

卵巢癌发病原因尚不明了，尚无有效的预防措施。目前，卵巢癌的主要治疗手段是手术和化疗，但转移、复发及耐药仍是卵巢癌治疗的难题。Schildkraut 等[54]研究发现，连续服用阿司匹林 5 年可降低卵巢癌的风险。研究还发现，阿司匹林可抑制卵巢癌细胞增殖，诱导其凋亡，并可通过阻断 HER-2/neu 受体抑制 OVCAR-3 卵巢癌细胞表达，通过影响转移相关基因的表达抑制卵巢癌的转移，其硝基衍生物 NCX-4016 可通过明显的细胞毒作用抑制顺铂耐药的人卵巢癌细胞系（CR HOCCs）增殖，从而治疗复发性卵巢癌。有关阿司匹林抗卵巢癌的研究，国内张惠欣等研究发现[55]阿司匹林可明显抑制卵巢癌细胞增殖、诱导其凋亡，可能与其下调凋亡相关基因 *bcl-2* 的表达和上调 *bax* 基因的表达有关。

子宫内膜癌是发生于子宫内膜的一组上皮性恶性肿瘤，以来源于子宫内膜腺体的腺癌最常见。其存在雌激素依赖和非雌激素依赖两种发病机制，其中雌激素依赖型患者常伴有肥胖、糖尿病、高血压等。Moysich 等[56]发现阿司匹林可降低肥胖妇女发生子宫内膜癌的风险。体外实验发现阿司匹林可通过上调 COX-2 蛋白的表达，诱导细胞凋亡和改变细胞周期抑制子宫内膜癌细胞的增殖。

宫颈癌是最常见的妇科恶性肿瘤，除手术外，放疗是其主要的治疗方法，放疗效果的好坏直接影响患者的预后。Kim 等研究发现阿司匹林可增强其对放疗的敏感性，从而增加宫颈癌的放疗效果，进一步研究发现阿司匹林联合放疗可通过调控 bcl-2 和细胞凋亡蛋白酶 caspase-3 诱导凋亡，从而抑制宫颈癌细胞增殖。

4.4.3.3 阿司匹林的不良反应及安全性

1）胃肠道症状

胃肠道症状是阿司匹林最常见的不良反应，较常见的症状有恶心、呕吐、上腹部不适或疼痛等。阿司匹林可直接刺激胃黏膜引起上腹不适及恶心呕吐，长期使用易致胃黏膜损伤，引起胃溃疡及胃出血。长期使用应经常监测血象、大便潜血试验及必要的胃镜检查。应用阿司匹林时最好饭后服用或与抗酸药同服，溃疡病患者应慎用或不用。增强胃黏膜屏障功能的药物，如米索前列醇等，对阿司匹林等非甾体抗炎药引起的消化性溃疡有特效。

2）过敏反应

特异性体质者服用阿司匹林后可引起皮疹、血管神经性水肿及哮喘等过敏反应，多见于中年人或鼻炎、鼻息肉患者，系阿司匹林抑制前列腺素的生成所致，也与其影响免疫系统有关。此类患者哮喘大多严重而持久,一般用平喘药多无效,只有使用激素效果较好;还可出现典型的阿司匹林三联症(阿司匹林不耐受、哮喘与鼻息肉)。

3) 中枢神经系统

神经症状一般在服用剂量大时出现,出现所谓水杨酸反应,症状为头痛、眩晕、耳鸣、视听力减退;用药量过大时,可出现精神错乱、惊厥甚至昏迷等,停药后2~3 d症状可完全恢复;大剂量时还可引起中枢性恶心和呕吐。

4) 肝损害

阿司匹林引起肝损伤通常发生于大剂量应用时。这种损害不是急性作用,其特点是发生在治疗后的几个月,通常无症状,有些患者出现右上腹不适和触痛。血清肝细胞酶水平升高,明显的黄疸并不常见。停用阿司匹林后肝损害是可逆的,停药后血清转氨酶多在1个月内恢复正常,全身型类风湿病儿童较其他两型风湿病易出现肝损害。阿司匹林引起肝损害后,临床处理方法是停药,给予氨基酸补液、维生素C及肌苷等药物,口服泼尼松,症状一般在1周后消失。

5) 肾损害

长期使用阿司匹林可发生间质性肾炎、肾乳头坏死、肾功能减退。长期大量服用该品可致氧化磷酸化解耦联,钾从肾小管细胞外逸,导致缺钾、尿中尿酸排出过高,较大损害是下段尿中可出现蛋白、细胞、管型等。有人认为,部分肾盂癌是滥用阿司匹林等止痛药的继发性并发症。

6) 心脏毒性

治疗剂量的阿司匹林对心血管没有重要的直接作用;大剂量可直接作用于血管平滑肌,而导致外周血管扩张;中毒剂量可通过直接和中枢性血管运动麻痹作用而抑制循环功能。

7) 瑞氏综合征

阿司匹林应用于儿童流感或水痘治疗时可能引起瑞氏综合征(Reye syndrome)。瑞氏综合征是一种由脏器脂肪浸润所引起的以脑水肿和肝功能障碍为特征的一组症候群,又称脑病合并内脏脂肪变性综合征。常常发生于某些急性病毒性传染病以后,主要临床表现为:① 在病前2周内常有上呼吸道和消化道病毒感染的前驱症状;② 脑部损害,为本病最为突出的表现,当前驱症状好转时,可突然出现频繁呕吐和剧烈的头痛,开始时兴奋烦燥、精神错乱、嗜睡,随后转为惊厥、昏迷,乃至大脑强直状态,可因呼吸衰竭而死亡;③ 肝脏损害,表现肝脏肿大,伴有肝功能障碍,多无黄疸和出血倾向;④ 多数伴有低血糖,少数出现脱水和代谢性酸中毒等。该病病因尚不明确,但普遍认为与下列因素有关:如病毒(流感病毒和水痘病毒)、水杨酸盐、外源性病毒如(黄曲霉素)、内在代谢缺陷等,各因素可相伴存在或各因素间相互影响而造成。临床上病毒性感冒时不主张使用阿司匹林。

8）交叉过敏反应

对该品过敏时也可能对另一种水杨酸类药过敏，但是对该品过敏者不一定对非乙酰化的水杨酸类药过敏。

9）对妊娠的影响

妊娠期使用阿司匹林的关键在于一定要控制在小剂量，才可有效发挥其生理作用，而不导致异常出血。出血和是否致畸也是妊娠期使用阿司匹林的临床产科关注的问题。在 FDA 分类中，阿司匹林属 C 类药。动物试验在孕前 3 个月应用阿司匹林可致畸胎，如脊椎裂、头颅裂、面部裂、腿部畸形，以及中枢神经系统、内脏和骨骼的发育不全；在人类也有报道应用该药后发生胎儿缺陷者。妊娠早期使用阿司匹林可能使胎儿先天性心脏病风险增加，在妊娠后期 3 个月长期大量应用该品可使妊娠期延长，有增加过期产综合征及产前出血的危险。在妊娠最后 2 周应用，可增加胎儿出血或新生儿出血的危险。在妊娠晚期长期用药也有可能使胎儿动脉导管收缩或早期闭锁，导致新生儿持续性肺动脉高压及心力衰竭。但是应用一般治疗剂量尚未发现上述不良反应。在妊娠中晚期服用 LDA（<150 mg/d）对产妇和胎儿都是安全的，并不增加先天畸形发生率。

综上所述，应用小剂量阿司匹林对妊娠高血压综合征、胎儿发育迟缓、抗磷脂综合征、复发性自然流产、子宫内膜异位征、辅助生殖技术及常见妇科恶性肿瘤等方面均有一定的防治作用。今后，还需深入研究其在这方面的作用机制，同时对其安全性也要做进一步的深入研究。

4.5　小结与展望

女性在怀孕期间由于体内酶的改变，对药物的代谢过程有一定的影响，本章主要介绍了怀孕早期，妊娠期的常见用药以及药物对母亲和胎儿的影响。但一些疾病比如妊娠期的甲状腺功能亢进及甲状腺功能减退，其本身对胎儿和母亲的影响远远超过药物产生的影响，所以育龄期女性除了在孕前进行体检，以尽量减少孕期用药和不良妊娠结局的发生之外，在使用药物的过程中，也应该权衡利弊，谨慎用药，听从医生的指导意见，合理用药，以达到最佳效果。

参考文献

［1］张忠恕. 避孕药与遗传的关系[J]. 中国实用妇科与产科杂志,1990,6(4)：173-175.
［2］王靖雯,蒋凤艳. 口服避孕药对脂代谢影响的研究进展[J]. 山东医药,2015,55(17)：98-100.
［3］胡燕军,朱依敏,黄荷凤. 异常子宫出血药物治疗进展[J]. 国际生殖健康/计划生育杂志,2013,32(5)：344-348.
［4］严俨,赵冉,徐奕玚,等. 男性避孕药研究及其进展[J]. 国际生殖健康/计划生育杂志,2016,35(6)：

519-523.

[5] 邓姗,吴尚纯. 口服避孕药对子代的遗传效应[J]. 实用妇产科杂志,2001,17(6)：319-320.

[6] 张维维. 甾体类避孕药的遗传毒理作用[J]. 浙江大学学报：医学版,1985,(6)：287-290.

[7] Zhang L, Chen J Y. Pregnancy outcome after levonorgestrel-only emergency contraception failure：a prospective cohort study[J]. Hum Reprod, 2009, 24(7)：1605-1611.

[8] 朱定良,何朝珍,顾少华,等. 利用果蝇(*D. melanogaster*)对复方孕素1号长效口服避孕药的遗传效应测定[J]. 复旦学报：自然科学版,1986,25(2)：19-27.

[9] Pons J C, Imbert M C, Elefant E, et al. Development after exposure to mifepristone in early pregnancy[J]. Lancet, 1991, 338(8769)：763.

[10] 张新玲,罗晓贞. 米非司酮用于哺乳期紧急避孕后对小儿智力发育影响的随访与观察[J]. 中国妇幼保健,2002,17(10)：624-625.

[11] De S M, Cavaliere A F, Straface G, et al. Failure of the emergency contraceptive levonorgestrel and the risk of adverse effects in pregnancy and on fetal development：an observational cohort study[J]. Fertil Steril, 2005, 84(2)：296-299.

[12] 刘鹤玲. 从孕早期服用紧急避孕药致胎儿畸形案例再谈避孕药对胎儿的影响及预防对策[J]. 中国保健营养,2012,22(10)：1315-1315.

[13] 刘新,王自能. 米非司酮对早期胚胎生长发育的影响[J]. 中国生育健康杂志,2004,15(1)：58-60.

[14] 欧阳瑞霞,彭莲红,朱萍华,等. 米非司酮药物流产与再次妊娠胚胎停育关系的临床观察[J]. 中国医师进修杂志,2012,35(30)：65-66.

[15] 陈彩珍. 服用紧急避孕药失败后对胎儿影响的临床分析[J]. 吉林医学,2011,32(27)：5728-5729.

[16] 程利南. 紧急避孕药的安全性[J]. 实用妇产科杂志,2014,30(7)：488-490.

[17] Zhang L, Ye W, Yu W, et al. Physical and mental development of children after levonorgestrel emergency contraception exposure：a follow-up prospective cohort study[J]. Biol Reprod, 2014, 91(1)：27.

[18] Kitchin K T, Schmid B P, Sanyal M K. Teratogenicity of cyclophosphamide in a coupled microsomal activating/embryo culture system[J]. Biochem Pharmacol, 1981, 30(1)：59-64.

[19] 孙晓玲,王彦,汪海燕,等. 应用左炔诺孕酮硅胶棒避孕者后代细胞遗传学研究[J]. 中国实用妇科与产科杂志,2004,20(7)：408-409.

[20] 戴钟英. 妊娠期用药FDA五级分类法[J]. 继续医学教育,2005,19(5)：11-13.

[21] 戴钟英. 妊娠与用药专题讨论——妊娠期用药的基本原则[J]. 实用妇产科杂志,2007,23(10)：581-582.

[22] 朱延华. 妊娠期安全用药查询手册[M]. 人民军医出版社,2008.

[23] Briggs G G, Freeman R K, Yaffe S J. 妊娠期和哺乳期用药[M]. 杨慧霞,段涛,译. 7版. 北京：人民卫生出版社,2008.

[24] Chang D L, Pearce E N. Screening for maternal thyroid dysfunction in pregnancy：a review of the clinical evidence and current guidelines[J]. J Thyroid Res, 2013, 2013：851326.

[25] Patilsisodia K, Mestman J H. Graves hyperthyroidism and pregnancy：a clinical update[J]. Endocr Pract, 2010, 16(1)：118.

[26] 中华医学会内分泌学分会. 妊娠和产后甲状腺疾病诊治指南[J]. 中华内分泌代谢杂志,2012,28(5)：354-367.

[27] Rubin P C. Current concepts：beta-blockers in pregnancy[J]. N Engl J Med, 1981, 305(22)：1323-1326.

[28] Bahn R S, Burch H S, Cooper D S, et al. The role of popylthiouracil in the management of

Graves' disease in adults: report of a meeting jointly sponsored by the American Thyroid Association and the Food and Drug Administration[J]. Thyroid, 2009, 19(7): 673-674.

[29] Ruiz J K, Rossi G V, Vallejos H A, et al. Fulminant hepatic failure associated with propylthiouracil[J]. Ann Pharmacother, 2003, 37(2): 224-228.

[30] Russo M W, Galanko J A, Shrestha R, et al. Liver transplantation for acute liver failure from drug induced liver injury in the United States[J]. Liver Transpl, 2004, 10(8): 1018-1023.

[31] Momotani N, Noh J, Oyanagi H, et al. Antithyroid drug therapy for Graves' disease during pregnancy. Optimal regimen for fetal thyroid status[J]. N Engl J Med, 1986, 315(1): 24-28.

[32] Drews K, Seremakmrozikiewicz A. The optimal treatment of thyroid gland function disturbances during pregnancy[J]. Curr Pharm Biotechnol, 2011, 12(5): 774-780.

[33] Cooper D S. Antithyroid drugs[J]. N Engl J Med, 2005, 352(9): 905-917.

[34] Bouillon R, Naesens M, Van Assche F A, et al. Thyroid function in patients with hyperemesis gravidarum[J]. Am J Obstet Gynecol, 1982, 143(8): 922-926.

[35] Shan Z Y, Chen Y Y, Teng W P, et al. A study for maternal thyroid hormone deficiency during the first half of pregnancy in China[J]. Eur J Clin Invest, 2009, 39(1): 37-42.

[36] 于晓会, 王薇薇, 滕卫平, 等. 左旋甲状腺素治疗妊娠期亚临床甲减妇女对后代神经智力发育影响的前瞻性研究[J]. 中华内分泌代谢杂志, 2010, 26(11): 921-925.

[37] Loh J, Wartofsky L J, Burman K. The magnitude of increased levothyroxine requirements in hypothyroid pregnant women depends upon the etiology of the hypothyroidism[J]. Thyroid, 2009, 19(3): 269-275.

[38] Alexander E K, Marqusee E, Lawrence J, et al. Timing and magnitude of increases in levothyroxine requirements during pregnancy in women with hypothyroidism[J]. N Engl J Med, 2005, 351(3): 241-249.

[39] Noble L S, Kutteh W H, Lashey N, et al. Antiphospholipid antibodies associated with recurrent pregnancy loss: prospective, multicenter, controlled pilot study comparing treatment with low-molecular-weight heparin versus unfractionated heparin[J]. Fertil Steril, 2005, 83(3): 684-690.

[40] Benhadi N, Wiersinga W M, Reitsma J B, et al. Higher maternal TSH levels in pregnancy are associated with increased risk for miscarriage, fetal or neonatal death[J]. Eur J Endocrinol, 2009, 160(6): 985-991.

[41] Negro R, Schwartz A, Gismondi R, et al. Increased pregnancy loss rate in thyroid antibody negative women with TSH levels between 2.5 and 5.0 in the first trimester of pregnancy[J]. J Clin Endocrinol Metab, 2010, 95(9): E44-E48.

[42] Clearygoldman J, Malone F D, Lambertmesserlian G, et al. Maternal thyroid hypofunction and pregnancy outcome[J]. Obstet Gynecol, 2008, 112(1): 1390-1391.

[43] Negro R, Schwartz A, Gismondi R, et al. Universal screening versus case finding for detection and treatment of thyroid hormonal dysfunction during pregnancy[J]. J Clin Endocrinol Metab, 2010, 11(4): 186-187.

[44] Kim K M, Song J J, An J Y, et al. Pretreatment of acetylsalicylic acid promotes tumor necrosis factor-related apoptosis-inducing ligand-induced apoptosis by down-regulating BCL-2 gene expression[J]. J Biol Chem, 2005, 280(49): 41047-41056.

[45] 曹泽毅, 乔杰. 妇产科学. [M]. 2版. 北京: 人民卫生出版社, 2014.

[46] 朱毓纯, 杨慧霞. 子痫前期预测和预防的研究进展[J]. 中华围产医学杂志, 2013, 16(1): 39-41.

[47] Henderson J T, Whitlock E P, O'conner E, et al. Low-Dose aspirin for the prevention of

morbidity and mortality from preeclampsia：A systematic evidence review for the U. S. Preventive Services Task Force[J]. Ann Intern Med，2014，160(10)：695-703.

[48] 杨孜,张为远.妊娠期高血压疾病诊治指南(2015)[J].中华妇产科杂志,2015,50(10)：206-213.

[49] 姚硕,吴焕,余艳红.妊娠早中期服用阿司匹林对子痫前期高危人群预防作用的系统性评价[J].南方医科大学学报,2015,(6)：868-873.

[50] 申南,李光辉,张为远.小剂量阿司匹林预防妊娠期高血压疾病研究进展[J].中国实用妇科与产科杂志,2013,29(7)：587-589.

[51] Spitzer K A, Murphy K, Crowther M, et al. Postpartum management of women at increased risk of thrombosis — results of a Canadian pilot survey[J]. J Rheumatol, 2006, 33(11)：2222-2226.

[52] Hsieh Y Y, Tsai H D, Chang C C, et al. Low-dose aspirin for infertile women with thin endometrium receiving intrauterine insemination：a prospective, randomized study[J]. J Assist Reprod Genet, 2000, 17(3)：174-177.

[53] Efstathiou J A, Sampson D A, Levine Z, et al. Nonsteroidal antiinflammatory drugs differentially suppress endometriosis in a murine model[J]. Fertil Steril, 2005, 83(1)：171-181.

[54] Schildkraut J M, Moorman P G, Halabi S, et al. Analgesic drug use and risk of ovarian cancer [J]. Epidemiology, 2006, 17(1)：104-107.

[55] 张惠欣,程建新,李冬秀,等.阿司匹林对卵巢癌 SKOV3 细胞凋亡的影响及其作用机制研究[J].现代妇产科进展,2006,15(7)：508-511.

[56] Moysich K B, Baker J A, Rodabaugh K J, et al. Regular analgesic use and risk of endometrial cancer[J]. Cancer Epidemiol Biomarkers Prev, 2015, 14(12)：2923-2928.

5

围孕期营养

妊娠期孕妇除满足自身需要的营养外,还要保证受精卵在孕期发育为成熟胎儿所需的营养。本章将主要围绕围孕期营养素对妊娠结局的影响,神经管缺陷的发病机制和预防措施,以及补充叶酸对孕妇的重要性进行讨论。为了保证胎儿的正常发育,整个孕期需要摄入足够的蛋白质、碳水化合物(糖类)、脂肪、无机盐、维生素以及微量元素等,营养均衡才利于胎儿的发育。缺乏和摄入过多均可破坏母胎的营养平衡,增加母体患病概率和胎儿出生缺陷发生概率。孕期营养缺乏可影响胎儿脑、智力的发育并导致胎儿畸形发生率增高,继而影响新生儿体重和增加新生儿死亡率[1]。

5.1 围孕期营养素与出生缺陷

妊娠期由于胎儿发育的需要,母体会产生一系列生理变化,对营养素的需求也与正常生理状况下有所差异。随着对营养素需求的增加,同时妊娠导致的机体变化也会影响营养素的摄入和吸收,容易发生营养素摄入不足或结构不均衡的现象。孕期不仅需要维持孕妇自身的营养需要,还要保证受精卵发育为成熟胎儿和子宫、乳房、胎盘的发育以及分娩和泌乳等必须的营养。因此,整个孕期需要摄入适量的蛋白质、碳水化合物(糖类)、脂肪、无机盐、维生素等保证孕期的营养需要,营养不足和过量均不利于胎儿的发育,引起一系列出生缺陷的发生。

工业化进程对环境的影响、气候变化、社会转型、环境危害因素的种类和程度日益加剧,需要关注环境因素在育龄妇女中导致出生缺陷的病因学作用和意义。同时,生活水平提高和营养摄入种类不断改变,孕妇营养状况直接影响妊娠结局[2]。

一般将营养素分类如下:宏量营养素、微量营养素和其他膳食成分。宏量营养素包括蛋白质、脂类、碳水化合物;微量营养素包括矿物质(常量元素和微量元素)、维生素(脂溶性维生素和水溶性维生素);其他膳食成分包括膳食纤维和水等。

5.1.1 宏量营养素

5.1.1.1 蛋白质

蛋白质是生命的物质基础,是组成人体一切细胞、组织的重要成分,占人体重量的16%~20%。机体所有重要的组成部分都需要有蛋白质的参与,是生命与各种形式的生命活动的主要承担者,没有蛋白质就没有生命。研究表明,因经济收入和教育水平的影响,不知晓饮食均衡和孕期营养调整的孕妇群体,其出生缺陷的发生率明显增高。

5.1.1.2 脂肪

脂类是油、脂肪、类脂的总称。脂肪是构成人体组织的重要营养物质,在人体活动中起着重要的、不可替代的作用。人体脂肪的摄入主要靠食物。脂肪摄入过量会产生肥胖,并导致一些慢性病的发生;膳食脂肪总量增加,还会增加某些癌症的发生率。12周的胚胎平均含脂类为0.5%,而40周时则达到9.0%,脂肪占婴儿体重的25%。可见孕期摄入适量的脂类对胎儿发育极其重要,因为婴儿的脑及智力发育、视觉发育、皮肤健康等发育过程中需要更多脂肪。

5.1.1.3 碳水化合物

由于胎儿组织的脂肪酸氧化酶活力较低,无法利用脂肪功能,因此,葡萄糖是胎儿能量的主要来源。母体的葡萄糖通过异化扩散进入胎盘,46%直接供给胎儿,剩余部分在胎盘合成糖原后储存,再通过胎盘的糖酵解酶将糖原转变为葡萄糖再供给胎儿。

孕早期如果孕妇不能摄入足够的碳水化合物,母体将分解脂肪产生能量供机体利用,脂肪分解代谢产生酮体,出现酮症或酮症酸中毒。过高的酮体通过胎盘进入胎儿体内,影响和损伤早期胎儿的大脑和神经系统的发育。故孕早期必须保证碳水化合物的摄入量不低于150 g/d。谷类、薯类和水果富含碳水化合物,应合理摄入。

5.1.2 微量营养素

5.1.2.1 矿物质

矿物质是人体内无机物的总称,又称无机盐,是自然存在的化合物或天然元素。矿物质和维生素一样,都是人体必需的元素。人体内有50多种矿物质,根据体内含量的多少,分为常量元素和微量元素两大类。人体必需的矿物质有钙、磷、钾、钠、硫、氯、镁等需求量大的宏量元素;铁、锌、铜、锰、钴、钼、硒、碘和铬等需要量少的微量元素。矿物质可以与酶结合并活化酶,帮助代谢。如果矿物质不足,酶无法正常工作导致代谢活动停止而影响机体功能;而矿物质摄取过多,容易引起中毒,所以矿物质需要适量摄取,矿物质分为常量矿物质和微量矿物质[3]。

1) 常量矿物质

常量矿物质也称宏量元素,指在人体内的含量大于体重的0.01%,每人每日的需要量在 100 mg 以上的矿物质包括钙、磷、钾、钠、硫、氯、镁等。常量矿物质是人体组成和生命活动的必需元素,几乎遍及身体各个部位,发挥着多种多样的作用。如钙是构成机体骨骼和牙齿的主要成分,胎儿骨骼和牙齿钙化在母体内开始,出生时乳牙已经全部形成。所需的钙从母体的骨骼中转移至胎儿体内,孕妇缺钙会影响胎儿正常发育和骨化。

2)微量矿物质

大量研究表明铁、锌、铜、锰、钴、钼、硒、碘、铬、砷和铅等微量元素与出生缺陷具有相关性。

(1)铁。铁缺乏或储存不足的育龄妇女容易发生铁缺乏或者缺铁性贫血,特别是孕期铁需求量增加,如果孕母缺铁,胎儿肝脏的铁量不足,除影响胎儿血红蛋白合成导致贫血外,也影响含铁酶的合成,影响脑内多巴胺 D2 受体的产生,对胎儿及新生儿智力发育产生不可逆的影响,因此围孕期铁缺乏或贫血影响妊娠结局和母胎健康[4]。

孕前妇女应多进食富含铁的食物以增加体内铁的储备,必要时可适量摄入铁强化食物或口服小剂量铁剂,并摄入可增加铁吸收和利用的富含维生素 C 的食物或补充适量的维生素 C。

(2)锌。锌是人体必需的微量元素,参与人体多种酶、核酸及蛋白质的合成,虽然体内含量非常低,对人体和胚胎的正常发育具有重要的作用,锌参与体内 200 多种酶、核酸和蛋白质的合成,影响细胞分裂、生长和再生。儿童缺锌现象非常普遍,全球 5 岁以下儿童死于锌缺乏相关疾病的数量达 80 万。关于锌与出生缺陷的人群报道较少,多为实验动物研究。墨西哥一个病例对照研究发现锌缺失与神经管缺陷呈正相关。低锌高铜的母亲后代唇腭裂的风险增高,提示锌铜之间可能存在拮抗关系,共同影响妊娠结局[5]。

1986 年,Paulin 发现锌与生物生长发育相关,随后开始了锌的研究并进一步证实了锌的生理功能。锌主要由小肠吸收,之后与血浆蛋白结合,随血液循环分布到全身各个器官。饮食中的肌醇六磷酸、过多的纤维和某些微量元素影响其吸收率,例如,如果锌/铁比率过小,可以降低锌的吸收率,但是蛋白的摄入与锌的吸收正相关。

充足的锌可以促进胎儿生长和发育,对于妊娠早期胎儿器官的形成非常关键。动物研究发现母体中充足的锌摄入可以促进胎儿生长并且阻止先天畸形,锌缺乏时畸胎的发生率约为 47%。锌缺乏和过多都会影响蛋白和核酸的合成,大多数有机体内部器官的绝对重量系数改变并改变细胞大小,当锌含量与体内微量元素的平衡被打乱,会造成了孕妇离子和钼浓度降低。锌缺乏导致热量和维生素的缺乏,导致低出生体重胎儿的风险增加 2 倍。锌缺乏也可以造成胎膜早破、流产、早产、过期婴儿、妊娠相关高血压综合征和产前出血等的发生率增加。

另外,体内锌可以促进内质网的变化,参与肝脏维生素 A 的代谢并维持血浆中维生素 A 的恒定。应该预防孕期妇女锌和维生素 A 缺乏,临床疾病中也经常出现锌和维生素 A 的代谢紊乱。除此之外，锌可以直接影响胸腺细胞的增殖，从而影响胸腺的正常分泌，维持细胞免疫的完整性。因此，锌缺乏可以通过血浆中锌的浓度和 ALP 的活性来评估[6]。

充足的锌添加对于胎儿生长发非常必要。妊娠妇女平均锌的摄入量是 10 mg/d，孕期补充 10.5 mg/d 的锌可以满足人体对锌的摄入需求，推荐锌的摄入达到 20 mg/d。

（3）铜。铜是人体必需的金属元素，易被吸收。铜抑制体内酶的生物活性，催化体内各种化学反应，如铜锌超氧化物歧化酶是一种抗氧化剂。体内游离铜含量低，参与自由基的形成，通过特定的细胞内铜伴侣蛋白在细胞区室间运输。在机体内，铜作为细胞色素氧化酶、赖氨酸氧化酶、多巴胺 β-羟化酶、超氧化物歧化酶、酪氨酸酶、维生素 C 氧化酶、血浆铜蓝蛋白的必需组成元素发挥作用，铜跨越胎盘、肠道和大脑反面高尔基网络膜，以满足成长中的胎儿有机体和发育中大脑的铜需求。

铜缺乏对大脑和心脏发育影响较大，导致心脏、骨骼、血管和神经功能缺损等不良妊娠结局。动物研究发现，铜缺乏导致大鼠胚胎大脑和心脏发育异常、卵黄囊血管异常、前庭神经管上皮细胞 3-硝基酪氨酸升高。门克斯病发病机制、杂色老鼠、铜转运蛋白抗氧化剂 I 缺陷小鼠和铜转运蛋白 I 基因敲除小鼠研究提示，胚胎形成和早期发育过程中摄入足够铜的重要性，尤其是神经系统。非洲爪蟾进行慢性低铜处理后发现，在胚胎时期铜缺乏会导致畸形的发生，适量补充铜后畸形的发生率显著下降。红海鲷鱼，鲷鱼进行铜暴露处理后发现，高铜浓度组胚胎在受精后 70 h 死亡，提示铜渗透到胚胎中诱导胚胎发育过程中的结构和功能紊乱，短期铜暴露诱导红鲷鱼胚胎和幼虫畸形，其中脊柱弯曲是最明显的畸形，可见铜含量过高或过低都不利于胚胎正常发育。

孕期合理补充铜元素可以降低先兆流产、早产胎儿生长受限发生率。关于铜缺乏或过量影响人群妊娠结局的研究较少，铜与人类出生缺陷的关系还有待进一步调查研究[7]。

（4）锰。锰是人体正常代谢所必需的一种微量元素，参与体内重要的生化反应，同时也是一种重要的环境污染物，机体缺锰和过量都会对健康产生严重损害。锰主要是通过呼吸道吸收，也可经过消化道吸收。胚胎发育敏感期，过量锰可能导致胚胎发育不良和先天畸形，但目前的研究不能推断锰与出生缺陷的因果关系。对因职业接触锰的人群研究发现，锰作业女工子代先天畸形发生率远高于非接触组，男性也是如此，结论认为无论男性和女性过量锰接触都会导致不良妊娠结局。澳大利亚富含锰矿的岛上居民的出生缺陷、死产发生率均较高，但这些研究都缺乏足够的锰暴露浓度的数据，所以关于锰过量接触与出生缺陷和不良妊娠结局的关系还尚无定论。

机体缺乏锰可能导致机体骨骼异常、生长受阻、婴儿运动失调。缺锰还可导致动物卵巢功能障碍、睾丸变性、乳汁分泌不足、习惯性流产等。人群研究发现神经管缺陷的发生与机体锰水平相关，神经管缺陷孕妇的血清锰显著低于正常孕妇；人群血清中锰的水平与神经管缺陷的分布具有相关性[8]。

（5）钼。钼作为人体必需的微量元素在人体的生长和发育中起着至关重要的作用，钼参与许多生化反应，并以无机盐的形式与其他营养元素相互作用，缺钼可导致儿童和青少年生长发育不良、神经异常、智力发育迟缓，影响骨骼生长，龋齿的发生率也明显增加；过量时，干扰铜、钙、磷的代谢，出现骨骼代谢紊乱，佝偻病和软骨病的发生率增加，并可引起贫血和白血病。

（6）硒。硒是谷胱甘肽过氧化物酶(glutathione peroxidase,GSH-Px)的成分，在消除自由基、保护细胞膜、核酸和蛋白质的正常结构和功能方面起着重要作用，是人类胚胎发育早期的必需微量元素。动物实验表明，硒能诱发体外培养的胚胎发育异常，并呈剂量反应关系，培养系统加入硒后，胚胎生长发育和形态分化的指标值升高，畸胎率和死胎率下降。国内外学者发现，因健康不良死亡的早产儿血清硒低，存活婴儿血硒较高。稽留流产、畸形史、胎儿宫内发育迟缓的孕妇，血清硒明显低于对照组。

（7）碘。碘是人体必需的微量元素之一，调节机体新陈代谢的甲状腺素的合成必须利用碘。碘缺乏可引起甲状腺素合成减少导致甲状腺功能减退，影响母胎的新陈代谢，特别是蛋白质的代谢。研究显示，围孕期和孕期碘摄入量低于 25 μg/d 时，新生儿可出现克汀病，典型症状为智力低下、耳聋、性发育滞后、运动技能障碍、语言能力下降等生长发育障碍。

碘缺乏的高危人群分布在偏僻农村、山区和远离沿海的内陆地区，尤以孕妇、乳母、婴幼儿和儿童为主要人群。食物中碘的来源主要是海产食品，如海带、紫菜、鱼、虾等。为预防碘缺乏引起的出生缺陷，《中国居民膳食营养素参考摄入量》推荐围孕期摄入量为 150 μg/d，孕早期为 200 μg/d。我国早在 20 世纪 60 年代开始推广食盐强化碘，有效防治我国地方性碘缺乏病，减少克汀病的发生。

（8）铬。元素铬(Cr)存在于自然界，主要包括三价和六价形式。六价 Cr 是有毒工业重金属元素，可进入胎盘导致生殖毒性和胚胎毒性的发生。Marouani 等研究表明高剂量六价 Cr 染毒动物其死胎数目增加，胎仔短尾和异常顶骨、骶骨和尾骨的发生率增加。流行病学研究发现土壤中元素 Cr 含量水平越低，出生缺陷的发生率越高。三价铬是葡萄糖耐量因子中心活性成分，是糖、脂代谢中所必需的微量元素，孕妇缺乏可降低胎儿糖耐量，引起胎儿宫内发育迟缓，增加出生缺陷风险。三价铬作为人体必需微量元素之一，孕妇适当补充可以预防出生缺陷的发生。

（9）砷。砷多以化合物形式存在，农药制造、电子产品制造过程中应用广泛。人类砷暴露主要来源是饮用水和食物污染，如大米、谷物和鱼等。砷通过胎盘脉管系统转移到发育中的胚胎，对胚胎发育进行干扰。研究表明，砷暴露可导致多种出生缺陷，如神经管缺陷、心血管畸形和唇腭裂等。

Navarro 通过动物实验发现砷损害胚胎早期发育和增加胚胎细胞凋亡的机制是卵

母细胞减数分裂异常,起因是砷导致主轴断裂和/或染色体错位或断裂。

提出具体的矿物质元素的防治措施、改善金属过量或缺乏的现状,必须进一步调查相关先天性畸形患病率与重金属暴露的关系,获得人群调查资料。

(10) 铅。神经管缺陷、先天性心脏病、低出生体重、造成、自然流产和行为神经发育异常等不良妊娠结局都与铅相关。关于神经管缺陷的胎儿及其母亲血铅浓度显著高于对照组的研究还存在争议,人群流行病学调查结果显示,各地区新生儿先天性心血管疾病、唇腭裂和骨骼肌畸变率与铅污染程度相关,胎盘的血铅浓度对胎儿宫内生长发育相关。铅还影响胎儿神经系统的发育,导致新生儿智力发育迟缓和低下等。虽然铅在出生缺陷的发生中起重要作用,但是确切的发生机制还不十分清楚[9]。

5.1.2.2 维生素

维生素最早是波兰科学家丰克(Casimir Funk)发现的,也称为维他命(Vitamin),意指"维持生命的营养素"。维生素是维持人体健康的一类低分子有机化合物,大部分维生素不能在人体内自行合成,需要通过食物获得。维生素分为脂溶性和水溶性维生素两种,维生素 A、D、E、K 属于脂溶性维生素,B 族维生素(B1、B2、B3、B5、B6、B7、B9、B12、B13、PP 等)和维生素 C 属于水溶性维生素。

孕期母体缺乏维生素对母胎健康均不利,容易导致母体代谢紊乱,继而影响腹中胎儿,诱发胎儿发育不良或引起母婴各种妊娠并发症;如果摄入过多,导致维生素在体内蓄积,不利于胎儿正常生长甚至发生中毒。因此,孕前咨询、孕期宣教培训和母体保健合理指导孕期的维生素摄入、改善母体内环境对胎儿胎盘的物质代谢、胎儿生长发育和避免器官功能损害等意义重大。

(1) 维生素 A(Vitamin A):又称视黄醇(其醛衍生物为视黄醛),包括维生素 A1(视黄醇)和 A2(3-脱氢视黄醇)两种,属于脂溶性维生素,是人体必需营养素之一,在机体生长发育以及维持机体正常生理功能方面发挥重要作用。研究发现在胚胎发育时期,母体维生素 A 的缺乏会严重影响胚胎的正常生长发育,导致胎儿发育不良及一系列先天性缺陷如小眼和无眼畸形、心脏畸形、中枢神经系统发育畸形、骨骼发育迟缓及畸形等。

(2) 维生素 B 族:为机体物质和能量代谢关键物。母体维生素 B1 缺乏可引起婴儿先天性脚气病,出现水肿、体温降低、嗜睡及吸吮无力等。叶酸对细胞分裂、生长和蛋白质合成有重要作用,是引起神经管缺陷最敏感的 B 族维生素。此外,维生素 B2、B6、B12均与出生缺陷相关。

(3) 维生素 C:可促进胎儿正常发育,尤其是胎儿牙齿、骨骼和智能发育。维生素 C 缺乏可引起坏血病,毛细血管脆弱,皮下出血、牙齿肿胀、流血、溃烂等症状,导致胎儿大脑发育不良。孕妇需要每日摄入维生素 C 100 mg,应多食新鲜蔬菜和水果,补充维生素 C 对孕妇、胎儿的健康有益。

（4）维生素 D：孕期光照不足或者缺乏维生素 D，影响孕妇体内钙和鳞的代谢失调，导致钙的吸收利用异常，继而引发宫内胚胎和胎儿的骨骼发育障碍、骨骼畸形、佝偻病、智能发育异常，诱发儿童孤独症等。孕期维生素 D 过剩或中毒，同样会引起严重不良反应。

（5）维生素 E：孕期维生素 E 缺乏容易诱发自然流产、胚胎停育和胎死宫内；诱发胎儿神经系统发育不良和小脑共济失调、心包积液、胸腔积液、肾盂分离，以及腹部皮肤水肿、缺乏弹性和色素异常条纹。近来研究表明，维生素 E 缺乏与胎儿先天性心脏病，如心瓣膜病、血管弹性损害以及动脉导管不闭合等出生缺陷的发生率增加相关[10]。

（6）维生素 K：能促使肝脏合成凝血酶原。孕期缺乏维生素 K 会引起宫内胎儿器官出血倾向的危险，如颅内出血，严重者胎死宫内；胎盘早剥危及母婴生命的风险；而孕期摄入过量维生素 K 则可引起新生儿黄疸。

5.1.3　其他膳食成分

5.1.3.1　膳食纤维

根据中国营养学会 2000 年颁布的《中国居民膳食营养素参考摄入量》，每日膳食纤维适宜摄入量为 30.2 g；美国 FDA 每日膳食纤维摄入量推荐值为 25～30 g。实际上我国每人平均每日摄入的膳食纤维仅为 13.3 g；大多数一线城市居民的膳食纤维日摄入量不足 10 g，摄入量严重不足。我国居民膳食纤维摄入量严重不足，是富贵病高发的重要因素[11]。

膳食纤维是指不能被人体消化道酵素分解的多糖类及木植素，在消化系统中具有非常重要的作用，需要适量摄入膳食纤维，如果食用过量，可能导致发生低血糖反应；降低蛋白质的消化吸收率；影响钙、铁、锌等元素的吸收；膳食纤维在延缓糖分和脂类吸收的同时，也在一定程度上阻碍了部分常量和微量元素的吸收，特别是钙、铁、锌等元素。因此，在补充膳食纤维的时候，还应该注意千万不要矫枉过正，应该做到食物多样，以谷类为主，粗细搭配。

5.1.3.2　水

对于人来说，水是仅次于氧气的重要物质。在成人体内，60% 的质量是水。儿童体内水的比重更大，可达近 80%。如果一个人不吃饭，仅依靠自己体内贮存的营养物质或消耗自体组织，可以活上 1 个月。但是如果不喝水，连 1 周也很难度过。体内失水 10% 就威胁健康，如失水 20% 就有生命危险，足可见水对生命的重要意义。

水是体内一切生理过程中生物化学变化必不可少的介质，参与代谢、载体运输、调节抑制功能、润滑滋润、稀释和排毒等生理功能如果人体长期缺水，代谢功能就会异常，会使代谢减缓从而堆积过多的能量和脂肪，使人肥胖。

5.2 神经管缺陷

5.2.1 神经管缺陷概述

神经管缺陷(nueral tube defect,NTD)是一种严重的中枢神经系统先天性畸形疾病,包括无脑畸形和脊柱裂在内的神经系统的发育畸形。NTD 发生在胚胎发育时期,特别是在神经管闭合期,即受孕后的 15～28 d,孕妇受到不良因子的影响,导致腹中胎儿神经管无法正常闭合。NTD 的发生率为 0.05%～1.2%,同型半胱氨酸是 NTD 发生的独立风险因子。

无脑畸形是指没有完整的头颅。无脑畸形儿的头部没有发育完全,皮肤、头盖骨甚至大脑都未发育好,大部分在分娩之前就在子宫里死亡,以"死胎"或"死产"告终,即使侥幸活产,也会在出生后不久死亡,无法长期存活。脊柱裂是指由于神经管的尾端没有正常闭合引发脊柱骨发育不全,使脊索、脊神经、脑脊膜和脑脊液突出或者暴露于体表。脊柱裂可以是肉眼识别也可能是隐性的,隐性脊柱裂随着年龄增长,伴随不同症状的出现如腿部无力或瘫痪、腿部变形、大小便失禁、病变水平以下的皮肤没有痛觉、脑积水和学习障碍等,需要通过 X 线片诊断。脑膨出常发生在枕部,也可见于鼻根部、额部及顶部等,可见脑部膨出的囊性肿物,大小不等,可扪及矢状缝增宽,患儿啼哭时肿物可增大或可扪及血管搏动。

5.2.2 神经管缺陷的流行病学

NTD 的发病率具有地域、时间、种族和性别的异质性。在过去的 50 年中,NTD 的发生率具有显著变化。全球总发生率大约是每万人中有 1/1 000,北爱尔兰、埃及、印度和中国的发病率很高,可达活产儿的 8/1 000,2003 年中国的发生率高达 13.9/1 000。美国 20 世纪 70 年代患病率为 104～3.1/1 000,80 年代降低为 1.0～1.6/1 000,美国疾病和预防控制中心(Center for Disease Control and Prevention,CDC)对 1985—1994 年 NTD 发生率统计显示发病率进一步降低为 0.4～1.0/1 000。1974 年英格兰和威尔士的 NTD 发生率约为 3.4/1 000,1994 年降低为 0.8/1 000,1997 年降低为 0.14/1 000。NTD 发生率的地域和时间变化趋势可能与不同国家和地区的膳食中叶酸(folacin/folic acid,FA)含量和叶酸补充相关,近期的降低大多与叶酸的增补政策相关,也与血清学产前筛查和超声检查诊断等二级预防相关[12]。

在我国,1986—1996 年的 10 年间,NTD 发生率从 32.5/10 000 下降到 13.6/10 000,2006 年仅为 8.2/10 000。每天大约有 33 个脊柱裂儿出生。NTD 的发生具有北方地区高于南方地区,农村高于城市,内陆地区低于沿海地区的特征。山西、陕西、内蒙古、甘肃、青海、新疆等北方省份的发生率都远远高于南方省份。95% 的 NTD 患儿的母亲无家族史,而具有一次神经管缺陷儿生育史的孕妇再次妊娠为 NTD 患儿的风险增加 3%～5%,有二次 NTD 患儿生育史的孕妇再次妊娠为 NTD 患儿的风险可达 10%,总 之,具有 NTD 生育史的孕妇再次妊娠为 NTD 患儿的风险比普通人群高 10～20 倍。

5.2.3 神经管缺陷的病因

大多数 NTD 是多因素遗传所致,属于异种起源,因此它的精确诊断对于遗传咨询 非常重要。NTD 还可见于许多不同的综合征以及染色体异常,提示可能存在一些特定 的基因位点与 NTD 的发生相关。孕妇体内的叶酸缺乏是 NTD 的重要原因之一,其他 原因包括围孕期风疹病毒感染、发热、接触放射线、接触有毒有害物质、服用对胎儿有影 响的药物、酗酒吸烟、严重营养不良、患有糖尿病等其他不良环境因素以及孕妇年龄过 大或过小(≤20 岁或者≥35 岁)等。

5.2.3.1 膳食和环境因素

现有研究显示,膳食中叶酸缺乏、孕妇饮酒、喝茶、饮用水含有铜、钙、镁、锌、硝酸盐 类、亚硝酸盐和镁盐、维生素 A 缺乏和维生素 B12 缺乏都可导致 NTD 的发生率增高; 口服避孕药、氨基蝶呤、卡马西平、枸橼酸氯米芬、依非韦伦、镇静剂、华法林、丙戊酸等 药物也可导致 NTD 发生率增高;孕妇年龄低于 20 岁或者高于 35 岁、孕妇健康状态、肥 胖、早孕期手术、高热、糖尿病、体重减轻、产次、父亲年龄、孪生和既往自然流产和死胎 史等因素也对 NTD 的发生产生影响;其他环境因素包括工业/农业暴露、有机溶剂暴 露、杀虫剂暴露、马铃薯疫情、季节和其他疫情发生、生育力低下、孕妇所处社会阶层、文 化水平和贫困等。

5.2.3.2 遗传因素

大约 10% 的 NTD 病例伴有染色体异常,最常见的染色体异常为 18-三体、13-三体、 21-三体、三倍体和特纳(Turner)综合征。支持 NTD 发生可能存在遗传因素的证据: NTD 发生率存在性别和种族差异;近亲结婚后代发生率增加;同胞中发生率增加。

目前,文献报道的关于 NTD 发生的遗传因素包括染色体异常、双亲有 HLA-DR 位 点、近亲婚配、单卵双胎、家族发病、既往 NTD 和生殖细胞肿瘤婴儿生育史、单核苷酸多 态性、线粒体解耦联基因、FOXN1 基因突变、PAX-3 基因突变、叶酸或维生素 B12 代 谢通路基因异常等。

5.2.3.3 生物因素

微生物感染是造成先天性缺陷和新生儿发病、死亡的重要原因。妊娠早期病毒 和原虫感染(TORCH 感染)的致畸率较高,主要有风疹、巨细胞、单纯疱疹、弓形虫 等。另外,细菌如淋病奈瑟菌和其他病原体如沙眼衣原体、解脲支原体、梅毒螺旋体 等均可以通过血液经胎盘垂直传播、生殖道上行扩散或者分娩时产道感染影响孕期 的结局。

5.2.3.4 物理因素

物理因素包括电离辐射、高温、噪声、震动等。机械性压迫和损伤可引起脊柱裂、无脑儿、并指、短趾等先天畸形。围孕期接触小剂量、多次累积放射线等均可致胚胎死亡或出现各种类型的发育缺陷。

5.2.3.5 化学因素

有害气体、药物、农药、重金属、食品添加剂和氯乙烯、氯丁乙烯、丙烯腈等高分子化合物均可以导致出生缺陷的发生。

5.2.4 神经管缺陷的预防

中国妇幼保健中心和美国疾病控制中心合作在中国实施妊娠前后单纯增补叶酸对神经管缺陷预防研究表明：妊娠前后每天服用 0.4 mg 单纯叶酸增补剂对神经管缺陷有显著的预防作用。匈牙利 Czeizel 研究表明，含叶酸 0.8 mg 的复合维生素制剂可以使神经管缺陷发生率下降 93%[13]。

5.2.4.1 神经管缺陷的病因预防

根据 NTD 的病因，主要采取孕前及孕期干预措施，如婚前检测、优生优育咨询及健康宣教、孕期健康，达到早预防、早发现，达到降低 NTD 出生风险的目的。

1）补充叶酸

增补叶酸预防 NTD 的干预手段得到广泛的认可并逐渐得到了推广应用。美国疾病控制与预防中心（CDC）、FDA、美国国立卫生研究院（National Institutes of Health, NIH）和美国公共卫生服务署（United States Public Health Service, US PHS）等权威机构联合推出围孕期叶酸补充时机和剂量以降低 NTD 的发生，建议孕前 3 个月每天补充 0.4 mg 叶酸。此公认的增补方案可以降低 50%～70% 的 NTD 发生。对于高危人群，如有 NTD 患儿生育史或家族史的妇女、患有胰岛素依赖型糖尿病的妇女、癫痫病并服用丙戊酸或卡马西平等药物治疗的妇女以及叶酸代谢障碍的妇女，需要适当增加剂量。

当然，NTD 发生的原因很多，遗传因素和环境因素或两者联合作用，叶酸缺乏是最明确、最主要的原因。每天服用叶酸有助于降低神经管缺陷的风险，但无法预防所有的 NTD 的病例。

2）健康宣教

由于育龄人群缺乏对增补叶酸重要性的认识，社会经济、文化素质、饮食习惯、非计划怀孕、个人信仰和维生素使用的负面作用等因素的影响，成为叶酸增补的障碍，需要各国政府、各级部门加大孕期增补叶酸的宣传力度，提高孕妇对 NTD 的认识水平。

3）产前筛查

（1）血清学筛查。由于神经管未闭合胎儿脑组织或脊髓外露，导致母血和羊水中甲胎蛋白（α-fetoprotein，AFP）值明显增加，所以 AFP 是 NTD 血清学检测的生物标记物。如果孕妇血清 AFP 水平较高，通过对孕期母体血清检测，一般在孕中期（15～20^{+6} 周）血清中 AFP>2.5MOM 时，结合孕早期（9～13^{+6} 周）胎儿 B 超测量颈后透明带（nuchal translucency，NT），则胎儿为 NTD 的风险增加，需要进一步行超声检测或者羊膜腔穿刺术进行诊断。按照《WS322.1-2010 标准》的要求，在筛查假阳性率 FPR<5% 时，血清学产前筛查对 NTD 检出率要≥85%。当然，AFP 水平升高还见于多胎妊娠、其他胎儿异常如腹裂、脐膨出、先天性肾病、Turner 综合征、水囊性淋巴瘤或畸胎瘤等[14]。

（2）超声检查。超声检查在临床诊断各种类型的 NTD 是最常用的方法，一般诊断孕周为 16～20 周，无脑畸形可提前到 13 周。超声检查对 NTD 的诊断敏感度为 85%～90%，其中，无脑畸形的敏感度最高，其次为脊柱裂和脑膨出，依次为 95.1%、75.5% 和 53.8%。脊膜脊髓膨出和脑膜脑膨出诊断敏感度较高，脊柱裂病例中胸段、腰段的脊柱裂较颈段、骶段的超声诊断敏感度高，脑膨出病例中枕部较顶部和额部的更容易被发现。总之，畸形越严重，产前超声检出的比例越高。

5.2.4.2 神经管缺陷的叶酸增补现状

NTD 是美国最常见的主要性异常，导致残疾或者死亡，围孕期每天补充叶酸可以预防 NTD，很多孕妇并未按照推荐日摄入剂量补充叶酸而是单纯从饮食摄入。

2016 年，USPSTF 推荐育龄妇女增补叶酸，USPSTF 对育龄妇女增补叶酸的利与弊进行重新评估，明确了增补叶酸的优势。现有证据充分表明，摄入推荐剂量叶酸对母婴的危害并不大于更小剂量的摄入。为此，USPSTF 证实 2009 年该机构推荐的叶酸增补方案，计划妊娠妇女每日添加叶酸 0.4～0.8 mg（400～800 µg）。

在欧洲，不同国家 NTD 的发生率存在差异，因此不同国家的叶酸增补方案也不相同。在 20 个具有叶酸增补国家指南的国家，一半的国家推荐计划妊娠妇女增补叶酸，有 3 个国家推荐所有育龄妇女增补叶酸，4 个国家建议至少在孕前 4 周开始增补叶酸。但是，没有国家按照近期文献报道的那样，在孕前 12 周增补叶酸，因此孕前增补叶酸的持续时间需要慎重考虑。由此可见，不同欧洲国家的孕期增补叶酸的指南之间的差异表明欧洲国家需要制定叶酸增补的标准化方案[15]。

神经管保留发生在早孕期，整个孕期给予高剂量的叶酸的生理学结局尚未知晓。叶酸可以造成 CpG 二核苷酸的胞嘧啶残基的表观遗传学改变，从而影响基因表达。孕期在胎儿发育期间关键基因表达的调控异常可能造成终生的负效应或者导致神经发育缺陷，如孤独症。研究表明，高剂量叶酸可以造成超过 1 000 个基因 4 倍的表达增强或降低。蛋白质印迹法证实 FMR1、GPR37L 和 TSSK3 蛋白的表达水平改变。

5.3 叶酸代谢和干预

叶酸属于 B 族维生素又名蝶酰谷氨酸(pteroylglutamic acid,PGA)。叶酸是自然界广泛存在的维生素,也是人体必需的营养元素之一,人体不能合成和转化,需要从食物中获得。新鲜蔬菜、动物肝脏、肾脏和酵母中含量较多,肉类、乳类中含量较少。叶酸在胚胎发育、人体生长、新陈代谢等过程中发挥着重要作用。

叶酸又称抗贫血维生素,是含蝶酰谷氨酸结构的一类化合物的统称,因存在于植物绿叶中而得名。其分子由蝶啶、对氨基苯甲酸及谷氨酸组成。天然存在的叶酸分子中谷氨酸残基数目不等,大多含 2~7 个谷氨酸残基。纯净的叶酸为淡黄色晶体,微溶于水,不溶于有机溶剂;其钠盐溶于水。在中性或碱性环境中较稳定,在酸性环境中对热不稳定,pH 值<4 时即被破坏;对光敏感。

叶酸还原反应是由肠壁、肝、骨髓等组织中的叶酸还原酶所催化,四氢叶酸是转一碳基团酶系的辅酶,是甲基、亚甲基、甲酰基等的载体,其携带甲酰基等一碳单位的位置在四氢叶酸 N5 和 N10 上,在 DNA 合成、甲基化、生长发育和基因表达等方面具有重要作用。叶酸可以提供甲基供体使同型半胱氨酸转化为蛋氨酸,降低高同型半胱氨酸血症,从而降低 NTD 的发生率。

叶酸是人体许多一碳反应所必需的一类微量营养素,含多种还原形式,是一组与 DNA 合成、甲基团转移相关的重要中间介质,其对于嘌呤和嘧啶的从头合成、大多数生化反应的甲基供体 S-腺苷甲硫氨酸(S-adenosylmethionine,SAM)合成发挥必不可少的作用。叶酸属 B 族维生素,叶酸及其代谢中间产物在机体生理生化反应中具有重要作用,一旦机体发生叶酸缺陷或者叶酸代谢酶缺陷,就会导致细胞周期不正常,DNA、蛋白质甲基化反应异常、DNA 碱基无法正常合成等多种生化反应异常。

5.3.1 叶酸代谢通路与同型半胱氨酸代谢循环

叶酸间接或者直接在细胞功能、分裂和分化中起作用。由于叶酸缺陷而导致的 DNA 合成或者 S-腺苷甲硫氨酸(SAM)合成缺陷会影响正常的细胞周期并导致细胞的死亡。由于真核细胞本身不能够合成叶酸,体外获得充足的叶酸在机体发育的过程中变得尤为重要。在动物组织内,叶酸在多个相互关联的代谢通路中起作用,包括胸腺嘧啶和嘌呤的生物合成、蛋氨酸(甲硫氨酸)的合成、丝氨酸和氨基己酸的相互转换、组氨酸和甲酸盐代谢。

5.3.1.1 叶酸代谢通路

由叶酸经一系列生化反应生成 5-甲基四氢叶酸,机体要经过 4 个基本的生化步骤将外源性叶酸转化成为可为人体直接使用的 5-甲基四氢叶酸盐:① 在肠道吸收以及在向周边组织转运的过程中,叶酸被二氢叶酸还原酶还原成为二氢叶酸;② 二氢叶酸继续被二氢叶酸还原酶还原成为四氢叶酸;③ 四氢叶酸随后被转化为 5,10-亚甲基四氢叶酸;④ 5,10-亚甲基四氢叶酸最后在亚甲基四氢叶酸还原酶(MTHFR)的催化作用下形成 5-甲基四氢叶酸盐(L-甲基叶酸盐)。

5.3.1.2 同型半胱氨酸代谢通路

5-甲基四氢叶酸进入同型半胱氨酸代谢通路也称甲基传递通路;① 5-甲基四氢叶酸在甲硫氨酸合成酶及其辅酶维生素 B12 的催化下提供一个甲基给同型半胱氨酸使之转化成为甲硫氨酸,而自身转换为四氢叶酸,甲硫氨酸则在 ATP 供能的情况下转化为 S-腺苷甲硫氨酸(SAM);② S-腺苷甲硫氨酸(SAM)是体内生化反应的甲基储备物质,可以提供甲基用于蛋白质的甲基化和 DNA 的甲基化;③ S-腺苷甲硫氨酸(SAM)脱甲基化之后,自身转化为 S-腺苷同型半胱氨酸(SAH),随后发生水解生成同型半胱氨酸。同型半胱氨酸在体内有两种代谢途径:一是通过再次甲基化作用转化为甲硫氨酸;另一是进入转硫基通路在胱硫醚-β-合成酶及其辅酶维生素 B6 的催化下与丝氨酸结合通过两步反应形成半胱氨酸和 α-酮丁酸[16]。

5.3.2 叶酸缺乏及代谢异常与神经管缺陷

科学研究证实并且机制研究清楚的与甲基类维生素(叶酸及维生素 B12)代谢密切相关的基因是 5,10-亚甲基四氢叶酸还原酶(5,10-methylenetetrahydrofolatereductase,MTHFR)、甲硫氨酸合成酶还原酶(5-methyltetrahydrofolate-homocysteinemethyltransferase reductase,MTRR),*MTHFR* 和 *MTRR* 等基因变异引起的相应的酶活性降低可阻抑同型半胱氨酸转化为甲硫氨酸,导致低叶酸血症和高同型半胱氨酸血症,从而增加新生儿出生缺陷风险或自发性流产等风险。

5.3.2.1 叶酸代谢通路基因与叶酸代谢

MTRR 位于 5p15.3-p15.2。*MTRR* 基因全长 32 021 kb,mRNA 全长 3 274 bp,共有 15 个外显子,编码具有 726 个氨基酸的蛋白质。甲硫氨酸是蛋白质合成和一碳代谢的必需氨基酸,它的合成是由甲硫氨酸合酶(MTR 编码)催化的,而甲硫氨酸合酶因为辅助因子维生素 B12 被氧化而最终失活。MTRR 编码的甲硫氨酸合成酶还原酶能够通过还原型甲基化作用重新生成具有功能活性的甲硫氨酸合酶。甲硫氨酸合成酶还原酶是具有电子转移作用的铁氧化还原蛋白-NADP(＋)还原酶(ferredoxin-NADP(＋) reductase,FNR)家族成员。MTRR 突变是造成叶酸/甲基维生素缺乏症的主要病因。主要突变型有 122M(A66G)、S175L,其他一些片段插入、缺失和点突变,其中 A66G 是最主要和研究最多的突变。*MTRR* 基因 66 位点发生突变,将会导致酶活性发生变化,造成体内叶酸缺乏或同型半胱氨酸水平升高,进而诱发多宗疾病,如唐氏综合征、神经管疾病、心血管疾病等,因此 *MTRR* 突变被认为是这些疾病的高风险因素。*MTRR* 突

变是造成叶酸/甲基维生素缺乏症的主要病因，也是同型半胱氨酸、叶酸代谢异常的主要原因之一。而同型半胱氨酸、叶酸代谢与许多疾病（唐氏综合征——先天愚型、神经管疾病、心血管疾病等）相关，因此 *MTRR* 突变被认为是这些疾病的高风险因素。rs1801394 是位于 5p15.3-p15.2 之间的 *MTRR* 基因第 2 个外显子处的一个 A/G 多态性，引起 *MTRR* 基因编码的蛋白第 22 个氨基酸由 Ile 变为 Met(Ile22Met)。在 dbSNP 数据库中，世界人群中该多态性的频率分布分别为，A 占 57.4%，G 占 42.6%。在中国人群中该多态性的频率分布分别为：A 占 76%，G 占 24%。rs1801394 位点是 MTRR 上的主要突变，引起甲基维生素缺乏症，并经常用来研究与脊柱裂、唐氏综合征、神经管缺陷、白血病等疾病的关系。

MTHFR 位于一号染色体 lp36.3 位置。*MTHFE* 全长 19.3 kb，mRNA 全长 7 105 bp，共有外显子 12 个，编码共有 657 个氨基酸编码子的蛋白，可催化 5,10-亚甲基四氢叶酸转换成 5-甲基四氢叶酸盐，使之能为同型半胱氨酸提供甲基甲硫氨酸，是人体叶酸代谢中的一个十分重要的酶。rs1801131 是位于第一号染色体 *MTHFR* 基因第 8 个外显子上第 1298(1337) 核苷酸的一个 A/C 多态性，引起 *MTHFR* 基因编码的蛋白质第 429 个氨基酸由 Glu 变为 Ala。在世界人群中的该多态性的频率分布分别为 A 占 77%，C 占 23%；中国人群中的分布分别为 A 占 81%，C 为 19%。研究发现，rs1801131 位点的多态性是影响该酶的活性的一个重要因素。携带 *MTHFR* 1298C 等基因的酶活性为野生型的为 68% 左右，因而阻碍了叶酸代谢，引起一系列疾病发病风险增加。rs1801133 是位于第一号染色体 *MTHFR* 基因第 5 个外显子上的 716(677) 位 mRNA 上的一个 C/T 多态性，引起 *MTHFR* 基因编码的蛋白质第 222 个氨基酸由 Ala(A) 变为 Val(V)。在世界人群中的该多态性的频率分布分别为 A 占 78%，T 占 22%；中国人群中的分布分别为 A 占 67%，C 占 34%。研究发现，*MTHFR* 677 位点的多态性是影响该酶活性的一个重要因素，导致酶活性和热稳定性下降。若以个体携带 677CC 基因型时其 MTHFR 活性为 100%，携带 CT 基因型的活性则为 CC 的 71%，基因型为 TT 型的只有 34%。*MTHFR* 基因 677 位点发生突变，将会导致酶活性和热稳定性下降。若以个体携带 677CC 基因型时其 MTHFR 活性为 100%，携带 CT 基因型的活性则为 CC 的 71%，基因型为 TT 型的只有 34%。

科学研究证明，5,10-亚甲基四氢叶酸还原酶(MTHFR)和甲硫氨酸合成酶还原酶(MTRR)基因变异引起的相应的酶活性降低可阻抑同型半胱氨酸转化为甲硫氨酸，导致低叶酸血症和高同型半胱氨酸血症，从而增加新生儿出生缺陷风险或自发性流产等风险。因此，通过基因检测技术手段，对人体 *MTHFR* 基因及 *MTRR* 基因检测，可以及早发现不同个体对叶酸的吸收和利用水平，从而筛查出容易引起叶酸缺乏的高危人群，实现个性化增补叶酸（因人而异地确切给出叶酸补充计划和补充量），从而增强叶酸补充依从性，同时加强产前检查，以降低新生儿出生缺陷风险。

5.3.2.2　叶酸利用能力遗传检测项目涉及的基因及位点

对 *MTHFR* 和 *MTRR* 基因及其相关位点的检测,可以直接发现被检测者叶酸代谢方面的遗传缺陷(见表 5-1),从而根据风险高低建议更准确地补充剂量(见表 5-2 和表 5-3),如由中国疾病预防控制中心妇幼保健中心组织的孕期叶酸利用能力检测所提供的增补参考量。

表 5-1　叶酸利用能力遗传检测项目涉及的基因及位点

基　因	位　点	基　因　型	基因型在中国人群中分别所占比例/%
MTHFR	C677T	CC(正常);CT(正常);TT(风险)	22;50;28
MTHFR	A1298C	AA(正常);AC(正常);CC(风险)	66;31;4
MTRR	A66G	AA(正常);AG(风险);GG(风险)	58;36;6

表 5-2　叶酸利用能力风险分级

零级	一级	二级	三级	四级	五级	六级	七级
未发现风险	低度风险		中度风险			高度风险	

风险分级:依据各基因(位点)功能、纯和、杂合及其出现频率

表 5-3　根据风险分级指导叶酸补充剂量

检测结果	孕前 3 个月/($\mu g \cdot d^{-1}$)	孕早期(0～12 周)/($\mu g \cdot d^{-1}$)	孕中/后期(13～40 周)
未发现风险	400	400	注意食物补充,可不需要额外增补
低度风险	400	400	400
中度风险	400	800	400
高度风险	800	800	400

导致机体缺乏叶酸有两个方面的原因:一是叶酸摄入量不足,二是由于遗传(基因)缺陷导致机体对叶酸的利用能力低下(叶酸代谢通路障碍)。科学研究发现,叶酸利用能力受遗传结构(基因)影响,如果与叶酸代谢相关的酶活性偏低(即相关基因功能异常),这一人群如按常量(400 μg/d)补充叶酸,机体叶酸水平也会不足。遗传体质的差异导致了机体对叶酸利用能力的差异,因此,叶酸增补应因人而异,增补过多或过少都不利于胎儿健康和孕妇健康。随着生命科学技术的发展,叶酸利用能力基因检测与风险

评估于 2008 年即已被中国疾病预防控制中心列为临床应用指南。

推荐摄入量(recommended nutrient intake, RNI):是可以满足某一特定性别、年龄及生理状况群体中绝大多数(97%~98%)的个体需要的摄入水平。长期摄入 RNI 可以满足身体对该营养素的需求,保证健康和维持组织中有适当的储备。主要用途是作为个体每日摄入该营养素的目标值;可耐受最高摄入量(tolerable upper intake levels, UL):是平均每日摄入营养素的最高限量,对普通人群一般不会产生不利于健康的作用。当摄入量超过 UL 而进一步增加时,损害健康的危险性随之增大。UL 并不是一个建议的摄入水平。可耐受指这一剂量在生物学上大体是可以耐受的,但并不表示可能是有益的,健康个体摄入量超过 RNI 或 UL 是没有益处的[17]。

5.3.3　叶酸干预对出生缺陷的精准预防

孕期叶酸缺乏可导致神经管缺陷、先天性心脏病、唐氏综合征等出生缺陷风险的增加,许多国家通过制定相关政策免费发放叶酸制剂、媒体宣传、医学宣教等多个途径,提倡孕妇补充叶酸,预防出生缺陷。但是,人群调查发现约有 50% 以上的孕妇是在无意中怀孕的,增补叶酸的时间往往滞后至少 2~3 个月(怀孕前 3 个月即应开始增补叶酸),错过了补充叶酸的关键时期,不利于预防胎儿 NTD 等出生缺陷。因此,应该提倡叶酸增补从新婚开始(在发达国家,新婚期即开始了叶酸的增补)。

通过最先进的科学手段检测每对新婚夫妇对叶酸的利用能力,不仅可以实现个性化增补叶酸,而且还可以增强新婚夫妇增补叶酸的意识和依从性,从而更有效地降低新生儿出生缺陷风险。

男性增补叶酸对优生有着同等重要的意义。科学研究进一步表明,男性叶酸摄入不足,机体叶酸水平偏低,主要会导致两方面的不良后果:一是精子密度低、活性下降、精子功能减弱;二是精液中携带的染色体数量异常(过多或过少,即精子中出现"非整倍体"),引起唐氏综合征或流产。

虽然叶酸在正常生理过程中发挥重要的功能,但叶酸具有双向性,过多摄入叶酸可能导致一些不良后果,如某些肿瘤发生风险的增加,叶酸与维生素 B12、锌代谢、肥胖和胰岛素抵抗、免疫功能以及出生缺陷都有关系,叶酸的增补剂量并非越多越好。大量研究发现,过量补充叶酸会导致以下不良后果:① 导致体内锌缺乏。锌是多种酶的活化剂,因此,孕母过量补充会导致胎儿生长缓慢,出生体重过低。男性过量补充反而会导致男性精子活性降低;② 掩盖维生素 B12 缺乏;③ 增加结肠腺瘤病变风险。

血清和红细胞中的叶酸水平可以定量检测,血清叶酸反映的是近期吸收、利用或储存的短期浓度,受近期饮食叶酸摄入量影响较大,无法准确反映体内真实的叶酸水平;红细胞中的叶酸浓度相对稳定,反映肝脏中叶酸储存量和机体 3 个月中叶酸的平均含量。检测方法包括微生物学法、放射免疫法、化学发光法,目前化学发光法是最先进的方法,可同时检测血清叶酸、红细胞叶酸和维生素 B12。

5.4　小结与展望

本章主要介绍了围孕期营养素对妊娠结局的影响,重点阐述了神经管缺陷的致病机制以及补充叶酸的重要性,女性的全面营养有助于孕妇和胎儿的健康以及产后婴儿的生长发育,在孕期营养补充的过程中除了合理的安排膳食之外,也要医生的专业指导并针对围孕期妇女开展科普教育,积极进行营养干预,保证儿童健康。同时针对 NTD应结合不同基因型个体制定事宜补充剂量,科学地确立 NTD 预防干预措施是利国利民的大工程[18]。

参考文献

[1] 王晨. 国际妇产科联盟关于青少年、孕前及孕期女性的营养建议(二)[J]. 中华围产医学杂志,2017,1(20):69-74.

[2] 张霆. 关注营养相关性出生缺陷疾病[J]. 中华儿科杂志,2011,49(10):730-733.

[3] Lim C E, Yii M F, Cheng N C, et al. The role of micronutrients in pregnancy[J]. Aust Fam Physician, 2009,38(12):980-984.

[4] Bhutta Z A, Imdad A, Ramakrishnan U, et al. Is it time to replace iron folate supplements in pregnancy with multiple micronutrients[J]. Paediatr Perinat Epidemiol, 2012, 26(Suppl 1):27-35.

[5] Polanska K, Hanke W, Krol A, et al. Micronutrients during pregnancy and child psychomotor development:Opposite effects of Zinc and Selenium[J]. Environ Res, 2017, 158:583-589.

[6] Shamim A A, Kabir A, Merrill R D, et al. Plasma zinc, vitamin B(12) and alpha-tocopherol are positively and plasma gamma-tocopherol is negatively associated with Hb concentration in early pregnancy in north-west Bangladesh[J]. Public Health Nutr, 2013, 16(8):1354-1361.

[7] Tuttle S, Aggett P J, Campbell D, et al. Zinc and copper nutrition in human pregnancy:a longitudinal study in normal primigravidae and in primigravidae at risk of delivering a growth retarded baby[J]. Am J Clin Nutr, 1985, 41(5):1032-1041.

[8] Miyake Y, Tanaka K, Okubo H, et al. Manganese intake is inversely associated with depressive symptoms during pregnancy in Japan:Baseline data from the Kyushu Okinawa Maternal and Child Health Study[J]. J Affect Disord, 2017, 211:124-129.

[9] Lee Y A, Hwang J Y, Kim H, et al. Relationship between maternal sodium intake and blood lead concentration during pregnancy[J]. Br J Nutr, 2013, 109(5):853-858.

[10] Kafilzadeh F, Kheirmanesh H, Karami Shabankareh H, et al. Comparing the effect of oral supplementation of vitamin E, injective vitamin E and selenium or both during late pregnancy on production and reproductive performance and immune function of dairy cows and calves[J]. ScientificWorld Journal, 2014, 2014:165841.

[11] 顾营. 每日营养素多少才合适⑩——中国居民膳食营养素参考摄入量[J]. 健康指南,2002,5:37.

[12] Van Allen M I，Boyle E，Thiessen P，et al. The impact of prenatal diagnosis on neural tube defect (NTD) pregnancy versus birth incidence in British Columbia[J]. J Appl Genet，2006，47(2)：151-158.

[13] Joo J G，Beke A，Papp C，et al. Neural tube defects in the sample of genetic counselling[J]. Prenat Diagn，2007，27(10)：912-921.

[14] 江苏省出生缺陷干预项目组. 26 803 例中期妊娠妇女血清筛查胎儿染色体异常的结果分析[J]. 中华医学杂志,2007,87(35)：2476-2480.

[15] Chitayat D，Matsui D，Amitai Y，et al. Folic acid supplementation for pregnant women and those planning pregnancy：2015 update[J]. J Clin Pharmacol，2016，56(2)：170-175.

[16] Barnabe A，Alessio A C，Bittar L F，et al. Folate，vitamin B12 and Homocysteine status in the post-folic acid fortification era in different subgroups of the Brazilian population attended to at a public health care center[J]. Nutr J，2015，14：19.

[17] Lian H，Ma D，Zhou S F，et al. Knowledge and use of folic acid for birth defect prevention among women of childbearing age in Shanghai，China：a prospective cross-sectional study[J]. Med Sci Monit，2011，17(12)：PH87-PH92.

[18] Piyathilake C，Eom S Y，Hyun T，et al. Determinants of neural tube defect (NTD)-protective circulating concentrations of folate in women of child-bearing age in the US post-folic acid fortification era[J]. Nutr Res Pract，2013，7(4)：315-325.

6

出生缺陷的遗传因素

疾病的发生往往是基因和环境的共同作用决定的。其中遗传因素所扮演的角色可大可小，主要由 3 种形式的异常：染色体异常、单基因异常和多基因异常。单基因缺陷是指致病突变发生在个别基因上，分为两种情况，一对等位基因各自携带致病突变；或者一对等位基因中，一条正常，而另一条携带致病突变。单基因病的发生模式符合孟德尔遗传规律，即常染色体隐性、常染色体显性、X-染色体连锁。此外，细胞质中的线粒体细胞器有独立于核染色体的环状 DNA，其突变导致的疾病又呈现线粒体遗传的规律。多基因遗传病是由多个不同的基因缺陷相互作用，联合起来才能发生的疾病。多基因遗传病的特点是不遵从单基因遗传病的遗传模式，但在近亲成员中发病风险明显高于普通人群。本章将展开讨论出生缺陷中的单基因病、多基因病和线粒体病，染色体病在第 8 章专题讨论。

人类的体细胞有 46 条核染色体，可排成 22 对同源染色体和一对性染色体，女性为 X/X 和男性为 X/Y。此外，不同细胞的细胞质中游离着不同数量的线粒体，线粒体 DNA 长度约 16 kb，可编码 37 个基因。人类基因组估计由 50 000 个基因组成，其中编码蛋白的基因有 20 000～25 000 个，而表达功能性非编码 RNA 的基因又有 20 000～25 000 个[1]。基因组就如同指纹一样，是个人特征的遗传信息谱，随机的两个个体之间约有 0.5% 的差异[2]；即使同卵双胞胎之间，甚至同一个体的不同细胞之间，基因组的 DNA 序列也有可能不完全一致，因为在受精卵开始分裂和胚胎发育启动后，某些细胞的基因组会发生变异。

为了帮助在阅读以后的章节中准确地理解遗传疾病的发生机制，先介绍描述遗传变异的基本概念。

（1）野生型（wildtype，WT）/标准型（normal type）：是指某个等位基因的 DNA 序列在人群中的比例多于一半。

（2）变异体（variant）：是指由于碱基突变或 DNA 重组导致 DNA 序列与野生型不同。

（3）多态性（polymorphism）：是指在人群中某种较为常见却不同于野生型的 DNA

序列,其发生率高于1％。

(4)私人等位基因(private alleles):是指在人群中出现频率低于1％,有些只发生于单一家族的DNA序列。

(5)基因型(genotype)和单倍型(haplotype):基因型是指位于两条同源染色体上的等位基因的组成类型;而单倍体型指同一条染色体上相邻基因座的等位基因的组成类型。

(6)纯合子(homozygote)和复合型杂合子(compound heterozygote)或双重杂合子:纯合子是指来自两条同源染色体上的等位基因完全相同;而复合型杂合子是指来自两条同源染色体上的等位基因携带着不同的突变。

(7)杂合子(heterozygote):是指来自两条同源染色体上的等位基因,一条是野生型,而另一个携带着突变。

(8)半合子(hemizygote):男性仅有一条X染色体,这时X染色体上的基因没有对应的等位基因,既不能形成纯合子也无法组成杂合子,因而称为半合子。

(9)多效性(pleiotropy):单基因异常(杂合或纯合)产生的表型涉及多个器官系统,并呈现多样性的表型,在生命成长不同阶段出现不同的症状和综合征。

(10)外显率(penetrance):突变的等位基因造成的表型在人群中的表达概率。

(11)表现度(expressivity):指携带同种致病基因型的个体,疾病症状表现的不同严重程度。

(12)家系图(pedigree):遗传疾病在家族中的传递模式,据此初步推断是单基因遗传病还是多基因遗传的复杂疾病。

(13)一级亲属(first degree):有50％的概率基因相同的亲属,如父母、子女、同胞兄弟姐妹。

(14)二级亲属(second degree):有25％的概率基因相同的亲属,如祖父母、孙子女、父母的同胞兄弟姐妹、同胞兄弟姐妹的孩子。

(15)三级亲属(third degree):有12.5％的概率基因相同的亲属,如曾祖辈、曾孙辈、父母的兄弟姐妹的子女。

(16)显性(dominant):携带杂合子和纯合子的基因型的个体都出现性状或疾病表型。

(17)不完全显性(半显性)(incomplete dominant):大多数呈显性遗传的疾病,一对等位基因都携带突变的表型往往比杂合子的表型要严重,称为不完全显性。

(18)完全显性(pure dominant):纯合子的表型与杂合子的表型一致。

(19)共显性(codominant):复合型杂合子所携带的突变都表现了各自的表型,称为共显性。

(20)隐性(recessive):当一对等位基因都携带致病突变或者突变基因处于半合子状态时,个体才会出现性状或疾病表型。

6.1　单基因遗传病

鉴别单基因遗传病,需根据该病在患者的家族的传递模式推断是否遵循孟德尔遗传定律,应分析清楚两个要素:① 该病的致病基因座是位于常染色体、性染色体,还是线粒体的基因组上。常染色体遗传的特征:携带杂合突变的男性和女性均有50%的概率通过配子细胞把突变传递给男性和女性的后代,不受胎儿性别影响。性染色体遗传的特征:女性有两条 X 染色体,随机传递给儿子或女儿,当母亲的 X 染色体携带杂合突变,儿子和女儿均有 50%的概率获得该突变;而男性有一条 X 染色体和一条 Y 染色体,即男性的性染色体是半合子状态,X 染色体传递给女儿,Y 染色体传递给儿子,因此,父亲的 X 染色体上的突变不会对儿子有影响,Y 染色体的突变不会对女儿有影响。② 表型是显性还是隐性。

6.1.1　常染色体显性遗传

在已知的孟德尔遗传病中,大多数以常染色体显性的模式遗传,个体所携带的正常的等位基因(a)不能补偿致病等位基因(A)的缺陷,比如,该基因编码的蛋白由于单倍剂量不足(haploinsufficiency)或显性负性突变效应(dominant negative perturbation/effect)干扰正常蛋白分子无法行使正常功能。杂合子个体与正常配偶的子女有50%的概率成为携带者,并成为患者。因此,在样本数足够大的情形下统计,受累子女与正常子女的比例为1:1。在临床实践中,显性杂合子携带者之间通婚产下显性纯合子的病例很少见,因为在这样的家庭,子女有 25%的可能性为正常后代(aa),50%为杂合子携带患者(Aa),25%为纯合子(AA),有些纯合子难以存活。大多数常染色体显性遗传病呈不完全显性遗传,即纯合子的疾病症状往往比杂合子严重,如软骨发育不良(achondroplasia)[3]。而完全显性的遗传病比较少见,即纯合子与杂合子疾病表现程度完全一致,如动态突变的亨廷顿病(Huntington disease,HD)[4]。

经典的家族性常染色体显性遗传病可通过家系图体现出来,先证者的上一代,甚至上几代祖辈都能找到受累成员,然而常染色体遗传有时会发生如下几种复杂性。

(1) 有些疾病的致病基因位于常染色体,为显性遗传,并且仅在单一性别中高发或表现。当仅导致男性个体发病时,这类疾病会被误判为 X 染色体连锁,最终只有通过基因定位来确定实为常染色体遗传。例如,家族性男性性早熟(familial male-limited precocious puberty,FMPP),当突变导致所编码黄体生成素受体(luteinizing hormone receptor/human choriogonadotropin receptor;LH/hCGR)发生不依赖于黄体生成素的组成型激活,女性携带者不会发病,男性携带者却会发生性早熟[5]。

(2) 携带致病突变的个体有不完全的疾病外显率,某些携带者不会有疾病症状,然而，当其基因突变传递给子女，后代却显现严重缺陷，这时，该家族的家系图会有跨代的现象，如手足裂畸形（split-hand/foot malformation）[6]。

（3）同一个家族中，携带致病突变的个体表现出不同表现度的疾病症状，即多效性。有时差异较大，有些个体发病晚、波及的器官或组织类型单一，症状轻，不影响个体生存或生育；而另一些个体却表现为严重的缺陷，胚胎期或幼年期就开始出现症状，成长期多个系统、多种器官或组织的功能受到影响，生活无法自理。例如：RET 同一种突变（p.620C＞R）在同家族不同个体间，既可能引起危及幼儿生命的巨结肠症（hirschsprung disease），也可能正常发育到成年才表现的甲状腺髓样癌（medullary thyroid carcinoma, MTC）[7-8]。RET 基因编码一种跨膜酪氨酸激酶受体蛋白，620C＞R 突变一方面增强了激酶的活性，导致甲状腺髓样癌；另一方面，该受体活性的增强诱导负反馈调节转录水平，使得该产物在细胞膜上的量减少，某种程度上降低了该受体的功能，在个体胚胎发育中导致自主交感神经节不能正常迁移到结肠[9]。NF1 突变在同家族的不同携带者有不同表现的神经纤维瘤（neurofibromatosis）[10]。

（4）有些先证者，当追踪其血缘亲属，并未发现其他受累成员，通常这类先证者属于新发突变的个体，当其配子细胞所携带的突变遗传给其子女时，在随后的子代中以常染色体显性的模式遗传。

6.1.2　常染色体隐性遗传

常染色体隐性遗传病仅在当一对等位基因都携带缺陷型变异时（aa）才会出现症状。这类变异往往导致基因产物的功能丧失（loss of function）。在绝大多数的情形下，这对变异的等位基因，一个拷贝遗传自父亲，另一个拷贝遗传自母亲，因此，双亲均携带该基因的变异。当父母亲的基因型为杂合子时，各有 50％的概率将携带变异的等位基因传递给子女，子女有 25％的概率（50％×50％）同时获得父亲和母亲的携带变异的等位基因，从而表现出遗传病的症状成为患者，还有 25％的概率（50％×50％）同时获得父亲和母亲的正常的基因型（AA），以及 50％的概率成为杂合子（Aa）。如果父母亲其中的一方为患者，即纯合子或复合性杂合子，另一方为杂合子，那么子女有 50％的概率为患者（即纯合子或复合性杂合子）和 50％的概率为杂合子。

在十分罕见的情形下，常染色体隐性遗传病也会发生于双亲中仅有一方为缺陷型变异携带者的患者。当受精卵或胚胎细胞的有丝分裂出错发生不分离，常染色体的片段丢失，刚好导致患者的该等位基因均来自携带变异基因的那方单亲，形成单亲二倍体（uniparental disomy）。分成两种情况：① 绝大多数的单亲为杂合子，当患者的一对等位基因来自单亲的携带变异的那条姊妹染色体的复制，即为单亲同二体（uniparental isodisomy）造成的纯合子；② 有时单亲为纯合子或复合型杂合子，患者的一对等位基因取自于单亲的两个等位基因，即单亲异二体（uniparental heterodisomy）造成的纯合子或复合型杂合子。当由单亲二倍体造成的常染色体隐性遗传，该家系图表现为隐性遗传病以显性遗传模式传递。

6.1.3 X-连锁遗传

由于女性有两条 X 染色体，而男性仅有一条 X 染色体，X-连锁的基因突变导致的表型在不同性别中有不同的传递方式。当男性 X 染色体携带突变时，如果不是新发突变，这条染色体应是从他的母亲传递下来，这位男性仅可能把该突变遗传给女儿，而不会遗传给儿子，所以他的儿子表型正常，不会有疾病症状。当女性为杂合子携带者时，如果不是新发突变，这条染色体既可能来自于她的父亲，也可能来自于母亲，这位女性有相同的概率将突变既遗传给儿子也遗传给女儿，类似于常染色体遗传。

6.1.3.1 X 染色体失活对 X-连锁的基因表达的影响

1948 年加拿大科学家 Murray L. Barr 与研究生 Ewart G. Bertram 在观察女性的体细胞的分裂间期时发现一个浓缩的异染质体，命名为巴氏小体(Barr body)，后来被证实为失活的 X 染色体。X 染色体失活(X-inactivation/lyonization)是一种有利于女性的策略，因为如果女性的两条 X 染色体上的双等位基因都表达，基因产物剂量将会是男性的两倍，某些基因表达产物过高将会影响女性的正常发育和功能。为了能够在两性之间维持平衡，人类和其他哺乳动物的机体细胞通过随机地使其中的一条染色体失活，来控制这些基因的表达为半合子剂量。因此，女性的身体在 X 连锁基因的表达方面为嵌合体的模式，有些细胞表达父源的 X 染色体基因，而另一些细胞则表达母源的 X 染色体基因。失活的 X 染色体上并非所有的基因都沉默不表达，用男性体细胞对照做比较发现，大约有 15% X-连锁的双等位基因在女性个体中能转录表达，这些基因往往与除性器官以外的其他性征差异有关[11]。

X 染色体的失活发生在女性胚胎发育的早期。起初，卵子刚受精时，父源和母源的 X 染色体都处于活跃状态，在受精后第 1 周，胚胎细胞开始随机选择其中一条 X 染色体失活，由该细胞增殖分裂产生的新细胞将继承选择同源的 X 染色体失活，在细胞间期，这条染色体则以巴氏小体的形态存在。X 染色体上有一个指挥和调控失活的中心域，含有转录长 ncRNA(Xist)的基因，只有失活的那条染色体上的该等位基因才会表达，而激活的 X 染色体上的该等位基因却保持沉默[12]。

6.1.3.2 X-连锁的染色体显性遗传

如果突变造成的表型呈显性遗传，当女性的一条 X 染色体携带者突变，将根据哪一条 X 染色体失活的状态，不同患者表现出不同程度的疾病症状。如果表达该基因的大多数机体细胞是携带突变的那段 X 染色体失活，由于正常的 X 染色体发挥功能，该女性携带者表现的症状会比那些主要是正常 X 染色体失活的患者的症状要轻微，甚至几乎没有症状。而当男性的 X 染色体携带突变时，不存在 X 失活造成的个体间的表型差异，机体一定会发病。

6.1.3.3 X-连锁的染色体隐性遗传

如果突变造成的表型呈隐性遗传，当女性的 X 染色体携带杂合突变时，如果没有受 X 染色体失活的影响，理论上携带者的表型应为正常。然而，在表达该基因的大多数细胞中，如果是携带正常基因型的那段 X 染色体失活，携带突变基因的那段染色体表达，那么这位女性携带者会表现出疾病症状。而当男性的 X 染色体携带该突变时，机体毫无疑问地会表现症状。

6.1.3.4 X-染色体与 Y-染色体上的假常染色体区的遗传

X 和 Y 虽然是不同的性染色体，却有部位同源区，在精子细胞形成过程中，会发生重组。位于同源区的基因不论在女性细胞还是在男性细胞中均为双等位基因表达，即染色体失活不影响这些基因的转录表达，因而，该基因突变导致的表型遗传与常染色体遗传模式一致。因而，这类同源区被称为假常染色体区（pseudoautosomal regions）[12]。

6.1.4 等位基因不平衡表达对单基因病遗传模式的影响

以上关于经典的常染色体和性染色体显隐性遗传模式的讨论是基于同源染色体上的双等位基因的转录表达水平基本一致的假设。然而，在机体细胞中，虽然片段并无缺失，有些双等位基因却有不平衡的转录表达，即仅一个等位基因表达的情况，而另一个等位基因发生了沉默。哪一个等位基因表达，哪一个沉默，既有随机选择，也有依据来自父源还是母源来设定。

6.1.4.1 随机选择的等位基因不平衡表达

X 染色体失活属于随机选择沉默的一种，此外的例子还有嗅觉受体（olfactory receptor）基因。为了应对环境的复杂性，高等动物的嗅觉受体基因演化为包含成百上千个复等位基因成员的家族，成簇地分布在不同的染色体上。然而，在每个嗅感觉神经元（olfactory sensory neuron，OSN）中，仅有其中一个成员的单等位基因开启表达，其他等位基因保持沉默，由此保障每个嗅觉细胞仅表达针对单一化学分子的独特的嗅觉受体[13]。嗅觉受体基因的表达是通过组蛋白甲基化来调控，嗅觉感受神经细胞由嗅上皮干细胞（olfactory epithelium stem cell）分化而成。嗅觉上皮干细胞的所有的嗅觉受体基因位点的组蛋白被 H3K9me2 标记，神经细胞分化开始时，嗅觉受体基因由 H3K9me3 和 H3K20me3 进一步修饰，表达被抑制。当某一个等位基因被选中表达，该位点的组蛋白修饰更替为 H3K4me3，该等位基因被解锁，能够转录表达[14,15]。因此，不平衡等位基因突变的携带者不一定出现表型，只有当被选择转录表达的等位基因携带缺陷型变异时，细胞的功能才会出现异常，个体有可能表现疾病症状。当突变发生在沉默的等位基因，并不会对携带者的健康造成影响。然而，携带者会把突变传递给后代，后代的表型依赖于是否突变的等位基因被沉默还是被选中表达。

6.1.4.2 基因组印记

相当数量的不平衡表达等位基因,并非随机地选择哪一个表达和哪一个被抑制,而是仅限于亲代一方,某些基因保持只有来自父源的等位基因表达,某些基因保持只有来自母源的表达,胚系细胞通过表观修饰对不表达的亲代一方的基因组片段打上印记,传递给后代后,其后代的机体细胞的转录表达体系能准确识别,特异地选择未被印记的另一方等位基因表达。已发现 150 个这类由印记来控制单亲方表达的基因[16-17]。基因组印记(genomic imprinting)可始于配子形成期,女性个体的胚系细胞能把父源的基因组片段转换成母系印记;男性个体的胚系细胞能把母源的基因组片段转换成父系印记。有些印记只维持于特定的组织细胞,而有些遍布全身,从受精卵开始一直贯穿至成年。

对于这类不平衡表达的等位基因,缺陷突变的携带者是否患病取决于该等位基因来自父亲还是母亲,因此,遗传模式与经典的单基因遗传有差别。如果该变异来自的亲代一方,该片段发生了印记,那么携带者不会有疾病表型,但仍然会有 50% 的概率将突变遗传给子代;如果子代的性别与亲代不一致,子代携带者会将胚系细胞中的突变等位基因重新设定去除印记,该子代将会患病;如果子代携带者的性别与亲代相同,胚系细胞的该突变的等位基因保持印记,继承该突变的子代将不会患病。研究得比较清楚的基因组印记遗传病有:父源表达母源印记的普拉德-威利综合征(Prader-Willi syndrome,PWS)、拉塞尔-西尔弗综合征(Silver-Russell syndrome,SRS)和遗传性副神经节瘤(paraganglioma,PGL);母源表达父源印记的天使综合征(Angelman syndrome)、贝克威思-威德曼综合征(Beckwith-Wiedemann syndrome,BWS)和假性甲状旁腺功能减退症(pseudo-hypoparathyroidism,PHP)等[16]。

6.1.4.3 动态突变

有些基因的变异,代与代之间发生动态改变。这类变异往往由 3 个或 4 个核苷酸碱基[比如$(CCG)_n$、$(CAG)_n$、$(CCTG)_n$ 或$(GGGGCC)_n$]的短串联的重复序列构成,重复次数逐代递增,产生了累加性的突变。重复序列的扩增发生于配子的形成阶段,有可能位于基因的编码区外显子、非编码区外显子,或者内含子,干扰了基因的转录、mRNA的加工、蛋白分子的编码[18]。动态突变(dynamic mutation)的发生机制还不完全清楚,类似于微卫星 DNA 多态性的形成,但扩增速度远快于后者。已知有 20 种动态突变引起的遗传疾病,多数影响神经系统的功能。典型的疾病代表有脆性 X 综合征(fragile X syndrome,FXS)、脆性 X 染色体相关震颤/共济失调综合征(fragile X tremor/ataxia syndrome,FXTAS)、弗里德赖希共济失调(Friedreich ataxia,FA)、强直性肌营养不良(myotonic dystrophy 1/2,DM1/DM2)、亨廷顿病和肌萎缩侧索硬化(amyotrophic lateral sclerosis,ALS)、额颞叶痴呆(frontotemporal dementia,FTD)。

FXS 和 FXTAS 有共同的致病基因(fragile X mental retardation 1,FMR1),均是

由于$(CCG)_n$在$5'$非编码区的过度扩增造成,然而两种病的分子致病机制不同。重复次数$n>200$将引起FMR1的启动子区的胞嘧啶(C)过度甲基化,基因沉默而无法转录导致FXS,典型症状是中度到重度的智力低下。当n在$60\sim200$时,会引起FMR1的mRNA的水平$2\sim5$倍的过表达,编码的蛋白分子数量增高,在神经元形成核内包涵体,导致FXTAS,20%的女性携带者有卵巢早衰,个别女性和高比例的男性会发展为迟发型(50岁以后)的小脑共济失调和意向性震颤[19]。

HD是一种常染色体完全显性遗传的渐进性神经退化疾病。*HD*基因编码一种含多聚谷氨酰胺的蛋白分子,$(CAG)_n$出现在编码区的第一个外显子,$(CAG)_{10\sim26}$正常,$(CAG)_{27\sim35}$预突变,$(CAG)_{n>36}$疾病性状产生,编码致病性的产物亨廷顿蛋白(huntington),使得神经元中蛋白分子发生错误折叠,细胞质和细胞核中出现聚合体、形成核包涵体,最终神经元死亡。此外,Huntington与线粒体分裂蛋白GTPase-DRP1结合,也会导致线粒体功能异常[4]。

DM1和DM2是常染色体显性遗传病,表现为肌无力肌萎缩、心脏传导缺陷、睾丸萎缩、胰岛素抵抗、白内障。DM1是由于$(CTG)_{n\geqslant50}$扩增发生在*DMPK*基因的$3'$非编码区($3'$UTR),DM2是由于在锌指蛋白9(ZFP9)的内含子区发生$(CCTG)_{n\geqslant75}$的扩增。$(CTG)_{n\geqslant50}$和$(CCTG)_{n\geqslant75}$都会导致参与转录剪切的RNA结合蛋白与$(CTG)n$的结合,消耗了RNA结合蛋白的剂量,使之不能参与其他功能蛋白的pre-mRNA的剪切和正常翻译。因此,DM又称为剪切病[20-21]。

弗里德赖希共济失调是一种常染色体隐性遗传病,神经系统受到渐进性的损伤脊索神经组织退化导致共济失调。由于在编码线粒体蛋白Frataxin的基因*FXN*的内含子发生了$(GAA)_{n\geqslant200}$的扩增,干扰了转录产物合成中的延伸,导致Frataxin缺失[22]。

*c9org72*基因的内含子发生$(G4C2)_n$的扩增,导致非正常的不依赖于ATG起始翻译的二肽重复链产生,干扰了无膜细胞器的组装,这种蛋白毒性是导致ALS/FTD发生的一个最常见的病因[23,24]。

6.1.4.4 嵌合体的产生

多细胞的生命体并非理想化的每个细胞拥有完全一样的一套DNA序列,事实上每个人都是不同程度的嵌合体。由单细胞的受精卵复制分裂以指数增长成多细胞,多细胞不断分化增殖为功能特异的细胞然后凋亡,再由干细胞分化后替换补偿。在这一系列过程中的各个阶段,DNA复制均有可能发生变异,当变异不能被修复时,细胞与细胞之间由于DNA序列的差异组合成为嵌合体。

6.1.4.5 单基因遗传病的致病基因鉴定方法

(1) 连锁作图(linkage mapping):适用能收集到较完整家族谱系样本的一种传统方法。由于亲属之间的DNA序列相较于普通人群有更高的保守性,通过比较分析家族遗传病的患者与非患病亲属的连锁DNA分子标志物之间的互换重组与非互换重组的概率来初步推测致病变异在染色体的定位,比如 Chr10q21-22,但往往鉴别达到的分辨率不足以精确到特定的某个基因,需要对相应的基因座涵盖的 DNA 进行测序来进一步明确致病突变。连锁作图的方法不适用于家系过小或患者为新发突变的情况。

(2)基因 panel:具有某种特征的遗传病往往可以由不同的基因变异引起,当致病基因和分子机制较为清楚时,把对已知的致病基因的分子诊断整合起来制成基因panel,便于高效高通量地进行分析。如果变异发生在未知基因上,会造成漏诊或无法找到病因。

(3)全外显子分析与全基因组测序:随着高效的二代测序与三代测序的推广和测序成本的降低,直接对个人的全外显子或者全基因组测序已能应用于临床。通过比较患者与其血缘亲属的 DNA 序列来找到候选的致病突变。对于用以上 3 种方法找到的新型候选致病突变或新致病基因,还需通过分子细胞实验并结合动物模型的研究证据来最终确定或排除。

6.2 多基因遗传病

多对基因共同决定的性状的遗传方式称为多基因遗传,这些基因协同作用,通过累加效应,再受一定的环境因素作用,即遗传因素和环境因素相互作用,最终形成特异的表型。由许多对基因控制的疾病称为多基因遗传病或复杂疾病。多基因遗传病往往是常见病,在人群中发病率高于 0.1%,如糖尿病、高血压、精神类疾病等。当多发性疾病在家族中有聚集性,即家族的发病率远高于普通人群时,有两种可能的致病因素:其一,由于相似的生活习惯、环境以及营养因素所导致;其二,血缘亲属之间个体遗传信息有比普通人群更高的近似度,因而有更高的概率共同携带有功能缺陷性的基因。本节首先回顾多基因遗传病的传统概念、研究方法和理论[25-26],然后从近年飞速发展的表观遗传学的角度来解释多基因遗传病的机制。

6.2.1 质量性状和数量性状

质量性状(qualitative trait)的特征是非连续的、分立的,反应在个体的疾病上,指二元的患病或没有患病,对从健康走向患病的过渡状态没有描述。数量性状(quantitative trait)是连续的,通过对连续变化的数量指标的测试,如血细胞计数、血压、肝功酶测定值、身高体重等,来描述个体的状态和与其他个体之间的差别。通过统计学研究,数量性状在普通人群中的分布是一条连续的接近于正态分布的曲线。不同的指标有不同的正态分布特征曲线,基于数量性状的指标来诊断个体健康还是患病,需要在正态分布曲线下界定正常值范围(如 95%),当个体的指标偏离正常值区间以外(如 5%),将被视为患病状态。

6.2.2 家族性和血缘相关性

虽然多基因病的总体遗传模式不遵从孟德尔定律,然而每一对效应等位基因却严格遵守分离和自由组合定律,因此,多基因遗传病有家族聚集性的特点,亲缘关系越近的亲属间有更高的概率拥有相同的等位基因,共患性越高。从理论上讲,同卵双生子拥有100%相同的等位基因,亲缘系数(r)为1;个体与父母或子女之间、与同父同母兄弟姐妹之间、异卵双生子之间属于一级亲属,共享50%相同的等位基因,亲缘系数为0.5;个体与祖父母或孙辈之间、与父母的同胞兄弟姐妹之间属于二级亲属,共享25%相同的等位基因,亲缘系数为0.25;个体与曾祖辈或曾孙辈之间、与表或堂兄弟姐妹之间是三级亲属,共享12.5%相同的等位基因,亲缘系数为0.125。亲缘系数(r)被用于计算多基因疾病的遗传率。

6.2.3 遗传因素和环境因素的相互作用

在多基因遗传病中,若干作用微小但有累加作用的易感基因是个体得病的遗传因素,由遗传素质决定单个个体的多基因遗传病的风险称为易感性(susceptibility)。然而,家族成员间共同表现的质量性状和数量性状并不仅是由基因型决定的,因为在基因型完全一致的同卵双生子中,某些疾病的共患率并不是100%,甚至少于50%,显示非遗传因素对疾病的发生也起着不可忽视的作用。这些因素除了体细胞的基因变异、表观遗传调控对基因转录表达的影响,还包括环境因素。环境因素对个体的影响可以始于胚胎期的羊膜腔环境和胎盘的血液循环,到出生后的营养、情感社交、病原接触、气候、辐射、光照、水质、空气成分、个人生活方式等。环境因素对个体的影响复杂而不可控,即使为同卵双生的两个个体也有可能在其母亲子宫内就面临着不同的胚胎生长环境,环境差异的某些因素造成一个患病,另一个正常。个体由遗传素质和环境条件共同作用所决定的多基因遗传病的风险则称为易患性(liability)。易患性的变异在人群中呈正态分布,大部分个体的易患性接近平均值,当个体的易患性高达一定的限度后得病,这个易患性限度称为阈值(threshold)。

6.2.4 遗传率的测定

遗传率/度(heritability)的含义是多基因累加效应在复杂性疾病发生中的作用大小,即遗传因素的贡献度,通常用百分比表示。遗传率是针对群体的一种统计量指标,不适用于个体,对个体没有意义;遗传率针对特定环境中的特定人群,不适用于其他人群和其他环境,例如,根据生活在3 500 m海拔的藏族人群中计算出的心血管疾病的遗传率不适用于生活在平原的汉族人群;如果人群的遗传变异改变,或者环境改变,遗传率自然也会改变;遗传率的估算仅适合于那些既没有遗传异质性,也没有主效基因的疾病。遗传率可用于计算患多基因遗传病的先证者亲属的再发风险评估。

6.2.4.1　Falconer 方法

Falconer 方法：先证者血缘家族的发病率/普通人群发病率的比较。假设先证者（proband）亲属的患病率与遗传率呈正相关，根据先证者亲属（relative）患病率（q_r）与普通（general）人群患病率（q_g），查 Falconer 正态分布表找对应的标准差（X 和 a 值），对照亲缘系数（r），计算遗传率（h^2 或 H）。或者，当缺乏普通人群患病率的数据时，可选择与先证者亲属组匹配的对照组，调查对照组亲属的患病率（q_c），根据先证者亲属的患病率（q_r）与对照组亲属的患病率（q_c），查 Falconer 正态分布表找对应的标准差（X 和 a 值），对照亲缘系数（r），计算遗传率。对照组亲属的正常率 $p_c=1-q_c$。b：亲属易患性对先证者易患性的回归系数；X 和 a：标准差；$b=(X_g-X_r)/a_g$ 或者 $b=p_c(X_c-X_r)/a_c$；$h^2=b/r$。

6.2.4.2　Holzinger 方法

Holzinger 方法：同卵双胞/异卵双胞同病率的比较。假设同卵双生（monozygotic twin）的患病一致率[也称同病率，concordance（$C_{MZ}\%$)]与同性别异卵双生（dizygotic twin）的患病一致率（$C_{DZ}\%$）相差越大，该疾病的遗传率（h^2）越高。$h^2=(C_{MZ}-C_{DZ})/(100-C_{DZ})$。

6.2.4.3　Falconer 方法和 Holzinger 方法的局限性

Falconer 方法和 Holzinger 方法均有采样偏差的问题。Falconer 公式因为关注家族性遗传特征更倾向于把有同患家属的先证者的家庭统计在案，忽视记录仅有一位患者的家庭；而 Holzinger 方法通常会更容易征集有同患性的双生子，忽视记录仅有一位患病的双生子作为统计样本，因为同病双生子更愿意加入研究样本。这些问题会偏向性地增高家族患病率或增高双生子同患率，影响遗传率的准确计算。不同的外在环境对患病率的影响也会造成遗传率计算的偏差。印记等位基因因性别来源的特异性表达或者失活以及女性的 X 染色体随机失活导致的患病或正常也会干扰家族患病率以及同病率，影响遗传率的计算。Holzinger 计算法基于同卵双生子的等位基因型完全一致，然而同卵双生子由于其中一位的体细胞突变而致病，该方法会对患病不一致的同卵双生子的计算带来偏差。

6.2.5　再发风险评估

6.2.5.1　根据遗传率和群体发病率来估算先证者一级亲属的患病率

当多基因病的群体发病率为 0.1‰～1‰，遗传率 h^2 为 70%～80%时，可用 Edward 公式估计发病风险，即 $q_r=\sqrt{q_g}$。q_r 为患者一级亲属发病率，q_g 为群体发病率；当群体发病率过高或过低，则 Edward 公式要进行校正，可通过"群体中患病率—遗传率—患者一级亲属患病率关系图"查阅推导。多基因遗传病有家族聚集倾向，患者亲属发病率高于群体发病率,但亲属发病率随着与先证者的亲缘关系的疏远而剧减,向群体发病率靠拢。

6.2.5.2 根据先证者亲属中患病人数估算先证者某亲属的再发风险

一个家庭中患病人数越多时,意味着再发风险越高,可查阅 Smith 表格,依据群体患病率和该疾病在该群体的遗传率两种参数,对应双亲和同胞的患病人数,可推测出某个体的再发风险。

6.2.5.3 先证者疾病严重程度与先证者亲属的再发风险正相关

先证者畸形或疾病越严重,必定携带更多的易感基因,提示父母亲携带的易感基因越多,易患性增高,后代再发风险越高。

6.2.5.4 性别与发病风险——Carter 效应

当某种多基因遗传病的群体发病率存在性别差异时,说明不同性别的阈值是不同的。群体发病率低的性别患病阈值高,一旦患病,提示携带有较强或较多的易感基因,其子女的发病风险也高,尤其子代是群体发病率高的性别;与此相反,群体发病率高的性别阈值低,该性别患者的子女发病风险也就低,这种现象被称之为 Carter 效应。

6.2.6 表观遗传是基因组与环境因素之间的中间环节

表观遗传是指某些不是由于 DNA 序列的变化而是由于染色质的改变影响了基因的转录表达而导致的性状。DNA 和 RNA 的修饰和去修饰、组蛋白 N 端的氨基酸修饰和去修饰以及非编码 RNA 的干扰调控都会导致染色质结构的改变。最常见的 DNA 的修饰是胞嘧啶的甲基化(5mC),通常与基因沉默有关,去胞嘧啶甲基化修饰的催化反应会产生 5hmC、5fC、5caC 的中间反应物修饰碱基。RNA 有 100 多种修饰,研究得比较多的是控制 RNA 稳定性的 m(6)A。组蛋白修饰呈多样性,改变核小体的相互作用和空间构象,最常见的有赖氨酸的乙酰化(H3K9ac、H4K16ac)以及不同位点的赖氨酸和精氨酸不同程度的甲基化(H3K4me、H3K36me、H3K79me、H3K9me、H3K27me、H4K20me);此外还存在泛素化(H2AK13ub、H2AK15ub、H2BK120ub)、瓜氨酸化(citrullination)、ADP 核糖基化(ADP-ribosylation)、类泛素化修饰(sumoylation)、O-葡萄糖胺乙酰化(O-GlcNAcylation)等其他修饰。转录非编码 RNA 的基因种类繁多,数量远超于编码蛋白分子的基因:长链非编码 RNA(lncRNA)、环状 RNA(circRNA)、增强子 RNAs(eRNA)、微小 RNA(miRNA)、转录起始(tiRNA)、小干扰 RNA(siRNA)、piwi 蛋白结合小 RNA(piRNA)、核仁小 RNA(snoRNA)。非编码 RNA 通过与转录因子、染色质构象蛋白、染色体 DNA(如 Cis-element)或者其他类型 RNA 的相互作用,来调控基因的转录表达。个体的染色质上的某些修饰特征既可以是从亲代继承,也可以是后天获得,然后通过配子细胞稳定地传递给后代。

染色质的后天获得性修饰与个体的生存环境密切相关,环境对个体性状的影响是通过表观遗传的动态改变影响基因功能来实现的。研究发现,同卵双生子的早期成长阶段表观遗传特征相似,然而随着年龄增长,DNA 甲基化和组蛋白的乙酰化在染色质上的组成和分布却显著不同,营养、早期个人经历、生活环境是导致双生子表观修饰差异的原因。

(1) 营养成分叶酸与维生素 B12 对 DNA 甲基化和组蛋白甲基化的影响。S-腺苷甲硫氨酸(SAM)是 DNA 甲基转移酶(DNA methyl transferase,DNMT)与赖氨酸甲基化转移酶[histone (lysine) methyltransferases,KMTs]甲基化反应的底物,甲硫氨酸(Met)是合成 SAM 的前体。甲硫氨酸的合成酶在辅酶维生素 B12 的作用下催化同型半胱氨酸(Hcy)从甲基-四氢叶酸(Methyl-FH4)获取一碳单位合成甲硫氨酸(Met)。膳食中叶酸或 B12 的缺乏均可以造成体内 Met 和 SAM 的合成不足,使得新形成的细胞中染色质的 DNA 和组蛋白赖氨酸的甲基化修饰不充分,改变某些基因的转录表达。母亲孕早期叶酸或 B12 短缺,会引起胎儿脊柱裂和神经管发育不良。幼年和成年期个体缺乏叶酸或 B12 造成的低甲基化修饰,则引起神经发育异常导致的心理性疾病;当 DNA 合成减慢,会引起巨幼红细胞性贫血;甲硫氨酸合成受阻,前一步反应底物的堆积,则会发生高同型半胱氨酸血症引起的尿毒症[27,28]。

(2) 维生素 C 与 DNA 的去甲基化。人类受精卵在着床前,来自父本和母本的基因组分别需要进行 DNA 甲基化重编程。从原先配子细胞带来的 DNA 的甲基化修饰 5mC,在去甲基化酶 Tets 催化下逐步氧化为 5hmC、5fC、5caC。维生素 C 能诱导 Tets 的构象变化增强 5mC 向 5hmC 等转化的催化反应[29];当缺乏维生素 C 时,DNA 去甲基化受阻,影响胚胎干细胞 DNA 甲基化的重塑[30]。

(3) 爱抚对幼儿基因组的表观修饰。母亲对婴幼儿的拥抱和亲吻能改变大脑海马体区糖皮质激素受体(glucocorticoid receptor,GR)基因启动子区的表观修饰:降低 DNA 甲基化水平,增强该染色质区的组蛋白乙酰化,使得 GR 基因转录水平增高,对婴幼儿成年后的应激能力有积极的意义,减少心理疾病的发生[28,31]。

大量证据说明,表观遗传是基因组与环境因素之间的中间环节。

6.2.7 相关基因的鉴定方法

通过比较同一组特定人群中患某种疾病的人和健康人所携带的基因型来寻找致病的等位基因,称为相关分析(association analysis)。相关分析有两种取样方法:第一种是根据特定人群中已知的患者和非患者选病例组和对照组(case-control study),分析罕见病往往采用该取样法,该方法也适用于常见病分析;第二种是在特定人群中,在未知疾病发生的情形下随机选样,然后患者与非患者的基因型分别进行统计,称为横断面研究(cross-sectional study)或队列研究(cohort study),用于常见病分析。随着测序手段的多样便利和成本降低,全基因组测序越来越普及,全基因组相关分析(genome-wide association study，GWAS)已广泛用于研究多基因疾病。相关分析的列表方法如表 6-1 所示。

表 6-1　相关性分析方法

	患者数(patient)	对照数(control)	总　计
某基因标记携带者(carrier)	C_p	C_c	C_p+C_c
非携带者(non-carrier)	N_p	N_c	N_p+N_c
总计	C_p+N_p	C_c+N_c	

病例-对照选样法，用比值比(也称为优势比，odds ratio，OR)来衡量基因与疾病的相关强度，计算公式：$OR=(C_p/C_c)/(N_p/N_c)=(C_p*N_c)/(N_p*C_c)$，等于 1 说明两者无相关性；偏离 1 越远，说明相关性越强。

横断面选样法，用相对危险度(relative risk，RR)来表示基因与疾病的相关性，计算公式：$RR=[C_p/(C_p+C_c)]/[N_p/(N_p+N_c)]$，等于 1 说明无相关性；偏离 1 越远，说明该相关性越强。

需要注意的是，评估基因与疾病的相关性不要被统计学上的显著性分析所采用的置信区间所误导，认为 99%($P=0.01$)下基因型与疾病易感性的相关性比 95%($P=0.05$)下的相关性更强，显著性仅代表从该人群中取样获得该 OR 值或 RR 值的可能性有多大，与基因与疾病的相关性无关[32]。

6.2.8　研究瓶颈和挑战

6.2.8.1　遗传异质性疾病

遗传异质性疾病以患者的感受和临床表现症状来归类。被诊断为某种常见病的患者往往有个人独特的症状和不同的疾病严重性，且病因不完全相同。当用该分类法来归类多基因遗传病来进行遗传因素的研究时，找到的遗传风险相关的基因座在患者人群中没有观察到一致性和可重复性，难以归纳出该疾病病因的分子路径，影响了相关性的有效分析和致病机制的研究。

6.2.8.2　泛基因组遗传模式

对复杂疾病遗传因素的探讨随着全基因组测序的深入、样本量的迅速增加、数据量的急剧膨胀，研究者有 3 个发现，其一，不同特征的疾病有部分共同的相关性基因和变异，即基因变异具有多效型；其二，某些疾病或特征的易感基因座数目庞大，从几百到上千个，散布于不同染色体，甚至整个基因组。其三，从相关系数值看，很少有机会能找到高相关值的基因座，普遍显示出微效相关性。依据相关强度较高的变异基因找到的核心基因和归纳出的分子通路只能解释小部分病例的遗传因素,而大量在核心通路外围的微效性的相关变异往往位于基因调控区(增强子、启动子和转录活跃的常染质区),影响分子调控网络,这样的遗传方式称为泛基因组遗传模式(omnigenic model)。造成疾病表现的细胞转录组对应的基因往往在GWAS中显示出相关性[33]。

6.2.8.3 建立体内和体外的模型研究

相较于多基因遗传病,孟德尔遗传病的致病变异和机制的鉴定直观简洁,直接将单基因突变引入细胞系或实验动物,根据生化、生理、行为特征的变化验证致病基因解析发病机制,设计治疗策略。复杂疾病作为常见病,了解其分子病理机制对预防和针对性的个体治疗以及药物开发有重要意义。通过GWAS寻找易感基因,在细胞系中以及动物模型上模拟分析基因与基因之间的相互作用,从理论上讲是阐明该疾病分子机制的重要手段。有研究者提出,先行GWAS分析大量人群,把不同基因发生变异的所有可能引入功能分析体系,高通量地比较和测定变异对功能的影响(multiplex assays of variant effect,MAVEs)[34]。然而,变异基因型繁杂多样,在不同细胞中功能也有差异,如何鉴定不同变异具有强或弱致病性还是非致病性,如何估算不同基因变异的组合效果,人体或研究模型是否发生遗传补偿(genetic compensation)从而影响外显度[35],这些因素对研究多基因疾病都构成了很大的挑战。

6.3 小结与展望

本章介绍的是核基因的变异对疾病发生和遗传的影响,重点阐述了单基因变异和多基因变异致病的遗传规律、机制、再发风险和诊断方法。除了经典的常染色体显性和隐性,以及X-染色体连锁的单基因遗传病外,本章也对临床上出现的各种小概率发生的复杂案例及其机制进行了讨论。对多基因遗传病,本章着重介绍了其在人群中的遗传特征、基因与环境的相互作用机制,评估再发风险的计算方法,提及了环境如何通过对基因的表观修饰与遗传因素共同影响疾病的发生;除了介绍现有的研究方法外,还进一步讨论了哪些客观因素阻碍了多基因遗传病的研究。随着基因编辑技术的成熟,未来对人体的变异基因或表观错误修饰的基因可进行精准修正。此外,对基因功能、不同基因产物之间的网络互作和致病机制的科学研究,是打开并解除遗传病魔咒的钥匙。在精准预防和治疗上获得的每一个突破,均展现了基础研究的重要性。

参考文献

[1] Consortium E P. An integrated encyclopedia of DNA elements in the human genome[J]. Nature,

2012，489(7414)：57-74.

［2］1000 Genomes Project Consortium，Abecasis G R，Auton A，et al. An integrated map of genetic variation from 1,092 human genomes[J]. Nature，2012，491(7422)：56-65.

［3］Pauli R M，Legare J M. Achondroplasia[EB/OL]. https：//www. ncbi. nlm. nih. gov/books/NBK1152/.

［4］Warby S C，Graham R K，Hayden M R. Huntington Disease[EB/OL]. https：//www. ncbi. nlm. nih. gov/books/NBK1305/.

［5］Laue L，Chan W Y，Hsueh A J，et al. Genetic heterogeneity of constitutively activating mutations of the human luteinizing hormone receptor in familial male-limited precocious puberty[J]. Proc Natl Acad Sci U S A，1995，92(6)：1906-1910.

［6］Patel A，Sharma D，Yadav J，et al. Split hand/foot malformation syndrome（SHFM）：rare congenital orthopaedic disorder[J]. BMJ Case Rep，2014，2014. pii：bcr2014204731.

［7］Marquard J，Eng C. Multiple endocrine neoplasia type 2[EB/OL]. https：//www. ncbi. nlm. nih. gov/books/NBK1257/.

［8］Moore S W，Zaahl M. The Hirschsprung's-multiple endocrine neoplasia connection[J]. Clinics (Sao Paulo)，2012，67(Suppl 1)：63-67.

［9］Chappuis-Flament S，Pasini A，De Vita G，et al. Dual effect on the RET receptor of MEN 2 mutations affecting specific extracytoplasmic cysteines[J]. Oncogene，1998，17(22)：2851-2861.

［10］Friedman J M. Neurofibromatosis 1[EB/OL]. http：//www. ncbi. nlm. nih. gov/books/NBK1109/.

［11］Carrel L，Willard H F. X-inactivation profile reveals extensive variability in X-linked gene expression in females[J]. Nature，2005，434(7031)：400-404.

［12］Brockdorff N，Turner B M. Dosage Compensation in Mammals[M]// Epigenetics. 2nd ed. Cold Spring Harbor Laboratory Press：John Inglis，2015：641.

［13］Shykind B M. Regulation of odorant receptors：one allele at a time[J]. Hum Mol Genet，2005，14 (1)：R33-R39.

［14］Lomvardas S，Maniatis T. Histone and DNA modifications as regulators of neuronal development and function[M]// Epigenetics. 2nd ed. Cold Spring Harbor Laboratory Press：John Inglis，2015：807.

［15］Magklara A，Yen A，Colquitt B M，et al. An epigenetic signature for monoallelic olfactory receptor expression[J]. Cell，2011，145(4)：555-570.

［16］Barlow D P，Bartolomei M S. Genomic Imprinting in Mammals[M]// Epigenetics. 2nd ed. Cold Spring Harbor Laboratory Press：John Inglis，2015：667.

［17］Wan L B，Bartolomei M S. Regulation of imprinting in clusters：noncoding RNAs versus insulators[J]. Adv Genet，2008，61：207-223.

［18］Nussbaum R L. The Molecular，Biochemical and Cellular Basis of Genetic Disease[M]// Thompson & Thompson Genetics in Medicine. 8th ed. New York：Elsevier Inc，2016：215.

［19］Saul R A，Tarleton J C. FMR1-related disorders[EB/OL]. [2012]. GeneReviews. https：//www. ncbi. nlm. nih. gov/books/NBK1384/.

［20］Bird T D. Myotonic dystrophy type 1[EB/OL]. https：//www. ncbi. nlm. nih. gov/books/NBK1165/.

［21］Dalton J C，Ranum L P，Day J W. Myotonic dystrophy type 2[EB/OL]. https：//www. ncbi. nlm. nih. gov/books/NBK1466/2013.

［22］Bidichandani S I，Delatycki M B. Friedreich ataxia［EB/OL］. https：//www. ncbi. nlm. nih. gov/books/NBK1281/.

［23］Freibaum B D，Taylor J P. The role of dipeptide repeats in C9ORF72-related ALS-FTD［J］. Front Mol Neurosci，2017，10：35.

［24］Lee KBVH，Zhang P，Kim H J，et al. C9orf72 dipeptide repeats impair the assembly，dynamics，and function of membrane-less organelles［J］. Cell，2016，167(3)：774-788，e17.

［25］Nussbaum R L. Complex Inheritance of Common Multifactorial Disorders［M］// Thompson & Thompson Genetics in Medicine. 8th ed. New York：Elsevier Inc. ，2016：133.

［26］谭湘陵. 多基因疾病的遗传［M］//左伋. 医学遗传学. 6 版. 北京：人民卫生出版社，2013.

［27］Berger S L，Sassone-Corsi P. Metabolic signaling to chromatin［J］. Cold Spring Harb Perspect Biol，2016，8(11). pii：a019463.

［28］Zoghbi H Y，Beaudet A L. Epigenetics and Human Disease［M］// Epigenetics. 2nd ed. Cold Spring Harbor Laboratory Press：John Inglis，2015：831.

［29］Yin R，Mao S Q，Zhao B，et al. Ascorbic acid enhances Tet-mediated 5-methylcytosine oxidation and promotes DNA demethylation in mammals［J］. J Am Chem Soc，2013，135(28)：10396-10403.

［30］Blaschke K，Ebata K T，Karimi M M，et al. Vitamin C induces Tet-dependent DNA demethylation and a blastocyst-like state in ES cells［J］. Nature，2013，500(7461)：222-226.

［31］Weaver I C，Cervoni N，Champagne F A，et al. Epigenetic programming by maternal behavior ［J］. Nat Neurosci，2004，7(8)：847-854.

［32］Nussbaum R L. Identifying the genetic basis for human disease［M］//Thompson & Thompson Genetics in Medicine. 8th ed. New York：Elsevier Inc，2016：153-171.

［33］Boyle E A，Li Y I，Pritchard J K. An expanded view of complex traits：from polygenic to mnigenic ［J］. Cell，2017，169(7)：1177-1186.

［34］Starita L M，Ahituv N，Dunham M J，et al. Variant interpretation：functional assays to the rescue ［J］. Am J Hum Genet，2017，101(3)：315-325.

［35］El-Brolosy M A，Stainier D Y R. Genetic compensation：A phenomenon in search of mechanisms ［J］. PLoS Genet，2017，13(7)：e1006780.

7

遗传代谢性疾病

　　遗传代谢性疾病(inherited metabolic diseases,IMD)是指由于基因突变引起酶缺陷、细胞膜功能异常或受体缺陷,从而导致机体生化代谢紊乱,造成中间或旁路代谢产物蓄积,或终末代谢产物缺乏,引起一系列临床症状的一组疾病[1-2]。遗传代谢性疾病按其所涉及的代谢底物异常可直接分为氨基酸病(如苯丙酮尿症)、有机酸血症(如甲基丙二酸血症、异戊酸血症)、脂肪酸氧化缺陷(如中链酰基辅酶A脱氢酶缺乏症)、过氧化酶体病(如Zellweger综合征)、糖代谢病(如半乳糖血症)、核酸代谢异常症(如腺嘌呤脱氨酶缺乏症)、溶酶体病(如黏多糖贮积症)和金属代谢障碍(如Wilson病)等。根据异常代谢物的分子大小,可将遗传代谢性疾病分为小分子病(如氨基酸病、有机酸代谢异常)和细胞器病(如脂类代谢病、黏多糖贮积症)。前者起病急骤,病程可间歇反复,缺乏体检和病理学检查特征,特效治疗效果显著;而后者多逐渐发病,呈进行性加重,常有相对特异的体检或病理学改变,对一般治疗反应差。

　　常见的遗传代谢性疾病有500～600种,总数可能达数千余种。遗传代谢性疾病虽单一病种的患病率较低,但如将所有遗传代谢性疾病的种类相加,总体发病率则较高,有报道新生儿遗传代谢性疾病的患病率在0.5%以上[3]。遗传代谢性疾病患儿若得不到及时诊治,常可致残,甚至危及生命,给社会和家庭带来沉重负担,已逐渐成为影响人类健康的重大问题。本章将介绍新生儿疾病筛查在遗传代谢性疾病预防体系中的作用以及对遗传代谢性疾病的预防措施,并讨论先天性甲状腺功能减退症、苯丙酮尿症、先天性肾上腺皮质增生症和G6PD缺乏症等多个单病种的诊断治疗。

　　多数IMD临床上缺乏特异性症状和体征,易与窒息、感染、中毒等获得性疾病混淆。IMD的诊断需结合病史、家族史、临床表现、生化和分子生物学检测、组织学和影像学检查等综合分析。随着生化分析技术的发展,酶学检测、气相色谱、高效液相色谱、气相色谱-质谱联用和串联质谱等方法广泛用于各种体液内的酶类和氨基酸、有机酸、脂类、糖和酰基肉碱等代谢成分的分析,分子生物学技术逐步应用于IMD基因型与突变位点的检测和基因型与表型的相关研究,使得人们对遗传代谢性疾病的认识不断加深、诊断率明显上升。早期诊断是进行及时处理,挽救生命、避免或减少严重并发症及神经系统伤残的关键,也是进一步开展系谱分析、遗传咨询或产前诊断的基础[4]。在新生儿期进行疾病筛查,对遗传代谢性疾病高危家庭开展产前诊断,推动了遗传病的早期诊断和预防,已经在疾病预防中发挥了重要作用。目前这类疾病中的一小部分可治、可防,饮食治疗和药物治疗的发展将不断改善部分患者的预后[2]。

7.1　新生儿遗传代谢性疾病筛查

7.1.1　疾病分类

7.1.1.1　概述

遗传代谢性疾病是因维持机体正常代谢所必需的某种酶、运载蛋白、膜或受体等的编码基因发生突变而产生相应的病理和临床症状的一类疾病。其临床表现复杂多样,体内任何器官和系统均可受累,常导致早期夭折或终身残疾。因早期症状多无特异性、累及的部位和病情轻重差异大而极易造成误诊。常规生化检测为诊断提供重要线索,影像学和组织学对可疑病例初步分类,生化、细胞和分子遗传学检查可确诊。目前大多遗传代谢性疾病缺乏根治的方法,产前诊断及新生儿筛查对促进优生优育具有重要意义。

7.1.1.2　分类

遗传代谢性疾病可根据先天性缺陷所累及的生化物质进行分类(见表 7-1),约 80% 以上属常染色体隐性遗传,其余为 X 连锁遗传、常染色体显性或者线粒体遗传等[2]。

表 7-1　遗传代谢性疾病的分类及主要疾病

分　类	疾　病　举　例
氨基酸代谢异常	苯丙酮尿症、四氢生物蝶呤缺乏症、枫糖尿病、同型半胱氨酸血症、高甲硫氨酸血症、白化病、尿黑酸症、酪氨酸血症、高鸟氨酸血症、瓜氨酸血症、精氨酸酶缺乏症等
碳水化合物代谢异常	半乳糖血症、葡萄糖-6-磷酸脱氢酶缺乏症、果糖不耐受症、糖原贮积症、磷酸烯醇丙酮酸羧化酶缺陷等
脂肪酸氧化障碍	原发性肉碱转运障碍、肉碱酰基肉碱转位酶缺乏症、肉碱棕榈酰转移酶Ⅰ缺乏症、肉碱棕榈酰转移酶Ⅱ缺乏症、短链酰基辅酶 A 脱氢酶缺乏症、中链酰基辅酶 A 脱氢酶缺乏症、极长链酰基辅酶 A 脱氢酶缺乏症、多种酰基辅酶 A 脱氢酶缺乏症等
尿素循环障碍	鸟氨酸氨甲酰转移酶缺乏症、氨甲酰磷酸合成酶 1 缺乏症、瓜氨酸血症、精氨酸琥珀酸尿症、精氨酸血症、高鸟氨酸血症等

（续表）

分　类	疾　病　举　例
有机酸代谢异常	甲基丙二酸血症、丙酸血症、异戊酸血症、生物素酶缺乏症、全羧化酶合成酶缺乏症、戊二酸血症Ⅰ型、丙二酸血症等
核酸代谢异常	着色性干皮病、次黄嘌呤鸟嘌呤核酸转移缺陷症
金属元素代谢异常	肝豆状核变性（Wilson病）、Menkes病
内分泌代谢异常	21-羟化酶缺乏症、11-羟化酶缺乏症、17-羟化酶缺乏症、$DAX-1$基因缺陷症、雄激素不敏感综合征等
骨代谢病	低磷性佝偻病、软骨发育不全、成骨发育不全、脊柱骨骺发育不全等
其他	胆汁酸代谢障碍、卟啉病、α-抗胰蛋白酶缺乏症、囊性纤维变性、葡萄糖醛酸转移酶缺乏症等

　　另一种分类是根据代谢异常影响的细胞器部位进行分类，根据疾病所累及的细胞器进行命名，例如溶酶体贮积病、线粒体病、过氧化物酶体病等，临床多有一定特征性表现，如骨骼畸形、器官肿大、生长落后、全身肌肉萎缩等。常见影响细胞器的遗传代谢性疾病如表 7-2 所示。

表 7-2　影响细胞器的遗传代谢性疾病分类及主要疾病

分　类	疾　病　举　例
溶酶体病	戈谢病、黏多糖贮积病、GM₁神经节苷脂贮积病、尼曼-匹克病、异染性脑白质营养不良、球形脑白质营养不良、Tay-Sachs病、黏脂病、寡糖贮积病等
线粒体病	Leigh综合征、卡恩斯-塞尔综合征、MELAS综合征、Leber综合征等
过氧化物酶体病	X-连锁肾上腺脑白质营养不良、Refsum病、Zellweger综合征等

（表中数据来自参考文献[5]）

7.1.2　临床表现

　　遗传代谢性疾病的临床表现多种多样，随年龄、性别不同而有差异，全身各器官均可受累，且常在早期侵犯神经系统，预后甚差。部分遗传代谢性疾病因发病年龄、临床严重程度以及遗传方式的不同而存在几种不同的亚型。

　　遗传代谢性疾病的临床症状出现时间与疾病的代谢类型有关，主要取决于毒性代谢物质的性质、代谢物积聚的浓度、酶缺乏的严重程度等。其发病和严重程度还受某些饮食、感染等环境因素的影响，饥饿、感染以及某些药物可使病情加剧。

遗传代谢性疾病的发病年龄可在新生儿期、婴幼儿期、儿童期、青少年期,甚至成人期。新生儿期即发病者病情通常较严重,临床表现多为非特异性,易被误诊为缺氧缺血性脑病、颅内出血或败血症等。神经系统症状是新生儿期最先出现的常见症状,可表现为吸吮和喂养困难、呼吸异常或暂停、呃逆、心率慢、体温不升,甚至昏迷;阵发性肌张力增高,或躯体和四肢肌张力改变;新生儿惊厥等。消化系统症状包括拒食、呕吐、腹泻;持续黄疸伴生长迟缓;肝大伴低血糖和惊厥;黄疸、出血、转氨酶水平增高、腹水等肝功能衰竭症状。循环系统症状常见有心力衰竭、心脏畸形、心律失常等。对于不能用一般疾病解释的临床表现,应高度疑诊为遗传代谢性疾病。

新生儿期起病的代谢紊乱表现:① 低血糖:出生史无异常的足月新生儿在进食后不久发生低血糖,且补给葡萄糖后效果不明显,或伴有明显的酮症或其他代谢紊乱,或经常发作;② 高氨血症:除新生儿败血症、肝炎等所致的肝功能衰竭外,新生儿期的高氨血症常常由遗传代谢性疾病所致,且起病多急骤;③ 乳酸酸中毒:在除外重症感染和组织缺氧的情况下,血中乳酸含量增高(3~6 mmol/L)常提示有机酸代谢障碍或高氨血症的可能;但当含量>10 mmol/L 时,则大多由缺氧所致;④ 酮症及代谢性酸中毒:新生儿期常表现为持续的、难以解释的代谢性酸中毒,伴阴离子间隙增高。首先需排除感染、缺氧、重度脱水、饥饿或中毒等常见继发原因。不伴有阴离子间隙增高、高乳酸血症和低血糖的代谢性酸中毒应首先考虑肾小管酸中毒。

约 1/3 遗传代谢性疾病患儿有无症状期,甚或迟至青春期或成人期才发病。感染发热、饥饿、摄食大量蛋白质食物、疫苗接种、手术应激等可能为发病诱因,患儿在两次发作间期可完全正常。突然出现的昏迷是遗传代谢性疾病的常见症状,代谢性酸中毒、高氨血症、低血糖导致的昏迷常无其他神经系统体征,易与糖尿病酮症酸中毒相混淆;有的昏迷患儿可伴有惊厥、神经病理体征或颅内高压;有的可伴有肝大、肝功能受损;部分病例有共济失调发作,常伴有酮、酸中毒和血糖异常以及或轻或重的高氨血症。

部分病例表现为慢性渐进性病变,如消化系统症状包括食欲不佳、喂养困难、慢性呕吐和腹泻。以神经系统症状为主的,表现为进行性精神运动发育迟缓、惊厥、感觉障碍及其他中枢和外周神经功能异常较常见。病情进展缓慢者有生长发育迟缓、喂养困难、肌张力低下、共济失调和与外界交流困难等非特异性症状。肌力和肌张力低下也较常见,在新生儿期即出现严重全身肌张力低下和进行性肌病极有可能为遗传性疾病所致[3]。

7.1.3　实验室检查

遗传代谢性疾病的实验室检查主要包括血常规、尿常规、生化分析和筛查,氨基酸定性或定量分析,有机酸、酰基肉碱、酰基甘氨酸分析,长链脂肪酸分析,嘌呤、嘧啶分析，碳水化合物、糖醇分析，寡糖、黏多糖分析，酶学分析和 DNA 分析等。

某些代谢产物从尿液中大量排出时可使尿液呈现特殊的颜色或气味而提示一些特定疾病。如高铁血红蛋白或血红蛋白尿为红棕色；卟啉、吡唑酮、酚酞尿为红色；苯丙酮尿症患者有典型鼠尿臭味；枫糖尿症尿有焦糖味；异戊酸血症患者尿有特殊汗脚味；Ⅰ型酪氨酸血症尿有酸败黄油味。尿液中的半乳糖、果糖、葡萄糖、木糖、4-羟基苯丙酮酸、草酸等还原物质均可用简单试验检出，有助于选择进一步的测试项目。其他常有的尿液筛查实验包括三氯化铁试验、2,4-二硝基苯肼试验（DNPH）、硝普盐试验和甲苯胺蓝试验等。常规的血液生化检测结果常提示可能的疾病，如巨细胞性贫血提示维生素 B12 和叶酸代谢障碍；空泡样淋巴细胞提示溶酶体累积病；甘油三酯增高提示糖原累积病、脂蛋白病；铁、转铁蛋白和铜增高提示过氧化物酶体病；铜蓝蛋白降低提示肝豆状核变性、Menkes 病等。

7.1.3.1 氨基酸分析

生理体液氨基酸水平测定是诊断遗传代谢性疾病的重要方法，氨基酸分析也是诊断遗传代谢性疾病的重要手段，目前国内医院大都采用串联质谱仪进行定量分析。体液中氨基酸水平受很多因素影响，包括年龄、营养状况、生理变化、疾病及治疗情况等。应根据患者临床表现、病史及初步实验室检查结果，考虑进行氨基酸分析。

进行血、尿氨基酸分析的指征包括家族史、临床表现和实验室检查[3]。

1）家族史

家族中有确诊或高度怀疑为遗传代谢性疾病患者；有婴儿期死亡同胞。

2）临床表现

（1）新生儿期：喂养困难、呕吐、肌张力低下、惊厥或昏迷、呼吸困难、特殊面容或异常气味等。

（2）婴儿/儿童期：饮食不耐受、生长发育迟缓、共济失调、运动障碍、小头畸形、反复静脉血栓形成、肝病、肾脏疾患（家族性尿路结石、肾小管功能障碍）、眼部病变（晶状体脱位、视力障碍、白内障）、骨骼改变、毛发/皮肤异常等。

（3）青少年/成人期：智力低下、共济失调、神经精神症状、色素性视网膜炎、反复皮肤溃疡等。

3）实验室检查

（1）不明原因的代谢异常，如代谢性酸中毒、阴离子间隙增加、高氨血症、低血糖、酮尿、尿液中有还原物质、血液中尿酸含量降低、尿中有大量结晶等。

（2）其他特殊检查：骨密度异常、视网膜电图反应降低、神经影像学异常等。

对氨基酸分析结果应根据患者的年龄、饮食、营养、生理和病理情况进行综合判断。如新生儿在生后 1 周可排出大量牛磺酸；小于 6 个月的婴儿排出较多脯氨酸、羟脯氨酸和甘氨酸；人工喂养婴儿尿中可出现同型瓜氨酸。进食后必需氨基酸水平升高,空腹伴酮症时支链氨基酸增高。在疾病情况下可能出现全氨基酸尿症,一种或多种血/尿氨基酸异常。某种氨基酸浓度异常可能提示几种不同的代谢性疾病。另外,由于地区、饮食习惯、实验室检测条件不同,进行氨基酸分析的实验室最好建立自己的参考值。

7.1.3.2 有机酸分析

人体内的有机酸种类繁多,除来源于氨基酸、碳水化合物、脂肪酸和类固醇等代谢过程外,还可通过饮食、药物等途径进入体内,也可由细菌代谢产生。利用气相色谱或气相色谱-质谱联合技术对体液中各种有机酸进行定量和定性分析,可以为体内各种代谢途径的情况提供重要实验室参考资料,这是遗传代谢性疾病高危筛查和诊断的重要手段。

尿液、血浆、脑脊液等均可供有机酸分析用,其中尿液最为常用[4]。有机酸分析的适应证如下[3]:① 遗传代谢性疾病高危筛查;② 不明原因的代谢异常:代谢性酸中毒、高乳酸血症、阴离子间隙增加、低血糖、高氨血症、新生儿酮尿、血细胞减少等;③ 全身性毒性症状:气促、拒食、反复呕吐、生长障碍;④ 疑诊为有机酸或氨基酸病;⑤ 疑诊为脂肪酸氧化障碍或能量代谢障碍;⑥ 不明原因的肝大;⑦ 不能解释的神经系统或神经肌肉疾病;⑧ 癫痫样脑病;⑨ 神经影像学或神经生理学检查异常;⑩ 多系统反复发作/进行性损害。

尿有机酸分析的标本应在疾病的急性发作期且未经治疗前采集。在临床症状缓解、分解代谢率降低之后,代谢物的产生显著减少,部分病例可能会出现漏诊,这种情况在脂肪酸氧化缺陷时尤为明显[5]。因此,遗传代谢性疾病的诊断往往不能依赖单次有机酸分析结果,常需结合病史、临床表现、常规生化检查等综合考虑,必要时应重复检查或进行其他相关检查。此外,分析结果时应注意饮食(如己二酸、酒石酸)、药物(丙戊酸)、中毒(乙二醇)、细菌(3-乳酸、D-乳酸)、污染(棕榈酸、甘油)、早产(乳酸、己二酸)和窒息(乳酸、丙酮酸)等多种因素。

应用串联质谱(tandem mass spectrometry,MS/MS)技术测定滤纸血样本中的氨基酸和酰基肉碱谱,可在2～3 min内对包括氨基酸病、有机酸血症和脂肪酸氧化缺陷的30余种遗传代谢性疾病进行筛查,实现了一项实验检测多种疾病,其敏感、特异和高通量的特点使之成为新生儿群体筛查的革命性技术[6]。串联质谱技术尚可用于复合脂类、胆汁酸、固醇等的检测和相关疾病诊断。

7.1.3.3 酰基肉碱检测

酰基肉碱是脂肪酸、有机酸代谢的中间代谢产物,许多脂肪酸和有机酸代谢异常常常伴有肉碱和酰基肉碱的改变,检测两者的水平可进行脂肪酸和有机酸代谢障碍的筛查和诊断。

酰基肉碱的检测方法包括高效液相技术、MS/MS 技术和气相色谱-质谱联用(gas

chromatography mass spectrometry,GC/MS)技术等,其中以 MS/MS 技术最为稳定和敏感,可迅速检测干血滤纸片中酰基肉碱含量,在症状出现前诊断线粒体脂肪酸氧化缺陷,适用于筛查诊断。应用 GC/MS 检测尿中另一代谢产物酰基甘氨酸亦可用于脂肪酸氧化缺陷的筛查诊断。

7.1.3.4　酶活性检测

酶活性检查通过测定基因表达后翻译合成的酶蛋白活性,进行特异性的遗传代谢性疾病的确诊。酶活性检测材料包括患者的血清、红细胞、白细胞、皮肤成纤维细胞、肝脏组织等,采用微量的荧光底物或者人工合成的底物,用荧光分光光度计或者普通分光光度计进行检测。溶酶体贮积病是主要采用酶活性测定进行诊断的疾病之一,此外,也是诸如黏多糖贮积病分型的重要依据。目前,酶活性检测还广泛用于四氢生物蝶啶还原酶缺乏症、铜氧化酶缺乏症、生物素酶缺乏症等疾病的诊断。

7.1.3.5　DNA 检测

遗传代谢性疾病的本质是基因突变导致蛋白功能缺陷。随着分子生物学检测技术的提高,DNA 检测已经广泛应用于临床,日益成为遗传代谢性疾病的诊断以及携带者筛查的重要手段和组成成分。基因诊断克服了酶学诊断的不足,但 DNA 检测暂时还不能完全取代酶学检测,因为某种遗传代谢性疾病的致病基因可能存在诸多变异,DNA 检测不可能涵盖所有可能的基因变异。

分子诊断的标本一般来源于外周血白细胞和其他组织的 DNA,包括羊水细胞和绒毛膜绒毛细胞(产前诊断)、口腔黏膜细胞(咽拭子)、成纤维细胞(皮肤活检)。DNA 扩增技术,如聚合酶链反应(PCR),能够从少量细胞中扩增 DNA,然后进行 DNA 分析找出致病位点。相对于根据代谢物测定浓度进行诊断,遗传基因不受生理状态和环境的影响,逐渐成为遗传代谢性疾病诊断的"金标准"。

近年来,第二代测序技术(NGS)广泛应用于遗传代谢性疾病的分子诊断。该技术可以在一次实验中检测全部的基因组,快速完成对一个个体的全基因组测序,发现个体 DNA 序列的多态性、缺失、重复和点突变,这是对传统测序技术的一次革命性改变,其具有高通量、高灵敏度和低运行成本优势,使其具备了广阔的临床应用前景。此外,相对于全基因组测序,全外显子组测序(whole exome sequencing,WES),或者对一组临床表现相同而致病基因不同或一组特定疾病基因的外显子测序(target sequencing,panel sequencing)是一种有效、相对低价的测序策略,可为复杂的临床表现与基因型的确定提供诊断依据,该技术可以广泛应用于单基因遗传病的分子诊断[2]。需要注意的是,尽管上述两种技术具有不可比拟的优势,但 NGS 和 WES 技术在临床的应用时间较短,技术还在不断发展完善中,特别是面对海量的检测数据,如何对其进行准确解读依然是精准医学时代背景下需要解决的问题。但是,绝对有理由相信,分子诊断技术的发展和完善必将使遗传代谢性疾病的诊断带入一个崭新的时代。

7.1.3.6 影像学检查

影像学检查(骨骼 X 线片或头颅 CT、MRI、MRS 等)、骨髓涂片、组织病理学(肝、肌肉、皮肤、神经组织活检)、脑电图、心电图、肌电图等特殊检查常可为遗传代谢性疾病的诊断提供有价值的信息,对细胞器病的诊断尤为重要。例如,通过对骨骼(长骨、脊柱等部位)的 X 线片检查可以协助诊断黏多糖贮积病和其他骨代谢疾病;头颅 CT、MRI 或 MRS 的特征性变化有助于肾上腺脑白质营养不良、异染性脑白质营养不良、某些线粒体遗传病的诊断。脑额叶或颞叶萎缩、胼胝体发育不良、广泛性大脑萎缩等也是遗传代谢性疾病常见的神经影像学改变。

7.1.3.7 细胞形态学检查

肝脏、骨髓以及肌肉等组织活检可对部分遗传代谢性疾病的诊断提供有价值的信息。例如戈谢(Gaucher)病患儿的骨髓、肝、脾穿刺液中可能检测到 Gaucher 细胞,尼曼匹克(Niemann-Pick)病患儿的骨髓涂片中可以找到典型的泡沫细胞等。

临床医生对遗传代谢性疾病要有充分的认识和警惕,这是遗传代谢性疾病得以及时正确诊断和处理的关键。对怀疑患有此类疾病可能的患者,应迅速进行相应的常规检查,争取在疾病极期或代谢危象期及时留存标本,转送至有条件的实验室确定诊断。对猝死、不明原因死亡或部分高度怀疑遗传代谢性疾病的死亡病例,应争取在死亡前或尸检时留取体液或组织标本送检,常可为确定最后诊断提供重要依据,并可为遗传咨询及产前诊断等提供有价值的信息,避免或减少医疗纠纷的发生。各种检查结果易受疾病发展和治疗情况等因素影响,检测结果必须结合临床和常规实验室资料综合分析判断。对临床高度怀疑遗传代谢性缺陷的病例,如一次检查为阴性结果或可疑,应考虑在疾病极期或代谢危象期重复检查。

7.1.4 我国新生儿遗传代谢性疾病筛查进展

7.1.4.1 新生儿遗传代谢性疾病筛查的概念和意义

新生儿遗传代谢性疾病筛查(以下简称新生儿筛查),是指在新生儿群体中,用快速、简便、敏感的检验方法,对一些危害儿童生命、导致儿童体格及智能发育障碍的遗传代谢病(IMD)进行筛检,做出早期诊断,在患儿临床症状出现之前,给予及时治疗,避免患儿机体各器官受到不可逆损害的一项系统保健服务,是控制出生缺陷,提高出生人口素质的重要措施。

随着科技发展以及人们对 IMD 认识的加深,IMD 疾病谱不断扩大,目前已发现至少 1 000 种 IMD。尽管单一病种发病率低,但累积发病率超过 1/800[7],在活产新生儿中 IMD 总体发病率可达 1/500,已知新生儿期起病的 IMD 有 100 多种,且病情多较严重[8]。我国自 20 世纪 80 年代开始进行新生儿筛查,并迅速在全国范围内推行,已取得令人瞩目的成就,新生儿筛查率和治疗率不断提高,例如苯丙酮尿症(PKU)、先天性甲状腺功能减退症(CH)、先天性肾上腺皮质增生症(CAH)和葡萄糖-6-磷酸脱氢酶(G6PD)缺乏症等。由于我国地域辽阔,经济和科学技术发展不均衡,与发达国家或地区相比,我国新生儿筛查覆盖率和筛查病种,尤其在随访治疗和疾病管理等方面,仍存在较大差距。

7.1.4.2　新生儿筛查的简要历史回顾

1961年美国医生 Guthrie 用细菌抑制法半定量测定血中苯丙氨酸含量,并建立干血滤纸片血样采集技术,为开展大规模人群筛查奠定了基础,使 PKU 成为第一种新生儿筛查疾病,由此拉开了新生儿筛查的序幕。在此基础上,新生儿筛查项目不断增加,并在全球范围内得到推广和普及。世界各国根据自身的经济、文化、科技、疾病的流行和发病情况,在开展的筛查疾病种类上有所不同。PKU 和 CH 发病率较高,治疗效果好,具有良好的费效比,多数国家都首先从这两种疾病开始筛查,随后逐步增加项目。新生儿筛查技术最初是一次实验检测一种疾病,故而筛查效率相对较低。随着质谱技术的出现,可以同时对多种氨基酸、有机酸及酰基肉碱进行快速、灵敏、高通量的检测,扩大了新生儿筛查的病种和效率,促使新生儿筛查飞跃发展。串联质谱技术的应用使新生儿筛查实现了一次实验检测多种疾病的模式转变。目前很多发达国家或地区,如欧美、澳大利亚、日本、韩国、新加坡等已将 MS/MS 技术普遍用于新生儿筛查。

我国的新生儿筛查于20世纪80年代初在上海和武汉起步。上海市儿科医学研究所陈瑞冠教授团队以项目形式,对14所妇产科医院出生的31 862名新生儿进行了CH、PKU 和半乳糖血症(GAL)3种遗传代谢病的筛查,发现 PKU 发病率为1:15 930,CH 发病率为1:6 309,未筛查出半乳糖血症。1992—1993年,WHO 和我国卫生部合作,在7个城市开展对 CH 和 PKU 的筛查。1995年新生儿筛查被正式纳入《中华人民共和国母婴保健法》,随后卫生部先后制定了《新生儿筛查技术规范和管理条例》,使新生儿筛查工作在政策上得到保障和支持,并开始迅速发展。我国卫生部临床检验中心自1998年开始对新生儿筛查项目实行质量控制,并每年主办各类质量评估和检测的学术活动。2009年,原卫生部组织专家制定了《全国新生儿疾病筛查工作规划》,就新生儿疾病筛查工作的指导思想、基本原则、工作重点和目标以及保障体系的建设及新生儿疾病筛查的管理与考核评估做了明确规定。强调知情同意原则,尊重个人意愿的原则,提出到2012年以省为单位初步建立新生儿疾病筛查服务网络,东、中、西部地区筛查率分别达到90%、50%和40%。到2015年,我国基本建成以省为单位的覆盖全地区、布局合理的新生儿疾病筛查网络,东、中、西部地区筛查率分别达到95%、80%和60%[9]。2002年全国仅有46家新生儿筛查中心,截至2013年发展至200多家,总体筛查覆盖率超过80%。

随着串联质谱技术的问世,无论是发达国家还是发展中国家,扩大新生儿筛查范围已成为一种趋势[10]。上海地区自2003年起率先开始应用串联质谱技术开展新生儿筛查。2005 年以来,武汉、浙江、广州、广西等地相继开展串联质谱技术,上海已累计筛查了 50 余万例、浙江 80 余万例,已筛查出数百例遗传代谢性疾病患儿[11]。近年来,部分市县级妇幼保健机构通过同第三方检测机构合作的模式也在陆续开展该项服务,这也为推动我国新生儿疾病筛查服务的发展起了重要作用。

7.1.4.3　新生儿筛查的发展展望

新生儿筛查作为出生缺陷三级预防的重要措施之一,近年来逐渐得到各级政府的重视,不少经济发达省市已由政府提供某几种常见病种的免费筛查服务,个别西部经济欠发达省份的新生儿筛查工作也取得了显著成效。例如处于西南地区的云南省,尽管经济发展水平欠发达,但该省的新生儿筛查费用在 2012 年 5 月起由政府公共卫生服务经费中列支,免费对父母一方为云南省户籍的新生儿提供 CH、PKU 和先天性听力障碍的筛查服务,该省的筛查覆盖率从 2012 年的 18% 增加至 2016 年的 88%。

2016 年 10 月中共中央审议通过的《"健康中国 2030"规划纲要》指出,推进健康中国建设,要坚持预防为主,减少疾病发生;要强化早诊断、早治疗、早康复;突出解决好妇女儿童、低收入人群等重点人群的健康问题,为实现"两个一百年"奋斗目标、实现中华民族伟大复兴的中国梦打下坚实的健康基础。因此,在新生儿群体中通过疾病筛查及时发现、诊断和治疗阳性患儿,是降低患儿病死率和致残率的重要手段,这无疑为新生儿筛查服务提出了更高的要求。扩大新生儿筛查疾病种类已被证实能够减少因病致残所造成的医疗投入,而早期诊断早期治疗能够减少患者及其家庭的心理负担,更难以用金钱来衡量。但从卫生经济学角度而言,大范围增加新生儿筛查病种可能会导致资源浪费。为降低出生缺陷的发生,同时最大限度地节省资源,宜在扩大新生儿筛查覆盖范围的基础上,结合我国实际情况进行新生儿筛查病种的遴选[12]。将部分危害严重,发病率相对较高,治疗预后较好的 IMD 纳入新生儿筛查的范畴,逐步形成全国统一的必须筛查或地区可选筛查的疾病种类。此外,新生儿筛查技术水平的提高和综合管理能力的加强也是需要重视的问题,新生儿筛查不仅是一种检测,而且是一项系统的公共医疗服务。如何将新生儿筛查与 IMD 患者的管理有机地进行整合,建立一个包括教育、筛查、召回、确诊、治疗、随访、遗传咨询一体的综合性体系是新生儿筛查工作发展的目标[13]。

随着新生儿筛查的发展,串联质谱技术已经得到广泛应用,许多崭新的技术也层出不穷,如近来发展的大气压力质谱技术可以减少标本处理时间;纸喷雾质谱可用来定量分析,几乎消除了所有通常所需的样品制备步骤,可以实现标本随到随测;还有新研发的将数字化微流控技术与纳米级电喷射离子化串联质谱相结合的技术,使在芯片上提取、衍生、分析代谢物成为可能。精准医学时代的到来使我们看到了基因检测技术的巨大潜力,可以想象,全基因组测序在将来可能会成为一种常规新生儿筛查手段,药物基因组学也将使个体化药物治疗成为可能。有理由憧憬并相信,未来新生儿筛查技术的发展必将为出生缺陷三级预防手段提供更多的工具,进而造福亿万家庭,为新生儿的健康提供强有力的保障。

7.2 苯丙酮尿症

7.2.1 概述

高苯丙氨酸血症(hyperphenylalaninemia,HPA)是由于苯丙氨酸羟化酶(phenylalanine hydroxylase,PAH)缺乏或其辅酶四氢生物蝶呤(tetrahydrobiopterin,BH4)缺乏,导致血苯丙氨酸(phenylalanine,Phe)增高的一组最常见的氨基酸代谢病。随着疾病诊断、鉴别诊断、治疗、新生儿筛查与预防技术的发展,HPA 已成为可治疗、可预防的疾病,成为遗传代谢病防治史的典范[14]。血 Phe 浓度>120 μmol/L(>2 mg/dl)及血 Phe 与酪氨酸(tyrosine,Tyr)比值(Phe/Tyr)>2.0 统称为 HPA[15-17]。

7.2.2 流行病学

各个国家与地区 HPA 的发病率及疾病谱有所不同。我国 1985—2011 年 3 500 万新生儿筛查资料显示,患病率为 1:10 397[18-19]。国际资料报道,高加索人 HPA 病因中 PAH 缺乏症占 98%,BH4 缺乏症约 2%。2000—2007 年我国新生儿筛查资料显示,HPA 中 12.9%为 BH4 缺乏症,以 PTPS 缺乏最常见,并存在显著的地域差异,南部地区 BH4 缺乏症发病率较高,台湾发病率最高[19]。

7.2.3 病因与分类

正常状况下,天然食物中的蛋白质分解产生的 Phe 在肝脏 PAH 的作用下转化成酪氨酸,PAH 缺乏可导致 HPA,旁路代谢增强,大量苯丙酮酸、苯乙酸和苯乳酸从尿中排出。BH4 是 PAH、酪氨酸及色氨酸羟化酶的辅酶,任何一种 BH4 合成或还原酶缺乏可导致 HPA,神经递质多巴胺、5-羟色胺的合成障碍;另外,增高的血 Phe 通过血脑屏障,导致脑内 Phe 增高、引起脑髓鞘发育不良或脱髓鞘等脑白质异常而导致神经系统损害。

7.2.3.1 HPA 的病因

HPA 的病因分为 PAH 缺乏症和 BH4 缺乏症二大类,均为常染色体隐性遗传病[20]。

(1) PAH 缺乏症:患儿因 PAH 缺乏导致不同程度的 HPA。通常根据治疗前最高的血 Phe 浓度或天然蛋白摄入足够情况下血 Phe 浓度分类。经典型 PKU:血 Phe≥1 200 μmol/L;轻度 PKU:血 Phe 360~1 200 μmol/L;轻度 HPA:血 Phe 120~360 μmol/L。国外也有根据 2~5 岁时对饮食 Phe 耐受性进行分类,经典型 PKU、轻度 PKU 及轻度 HPA 患儿对 Phe 耐受量分别为<20 mg/(kg·d)、20~50 mg/(kg·d)及>50 mg/(kg·d),但在临床实际应用较为复杂,需要饮食标准化后评估。此外,还可根据血 Phe 浓度对 BH4 的治疗反应分为 BH4 反应性及 BH4 无反应性 PAH 缺乏症（见图 7-1）。

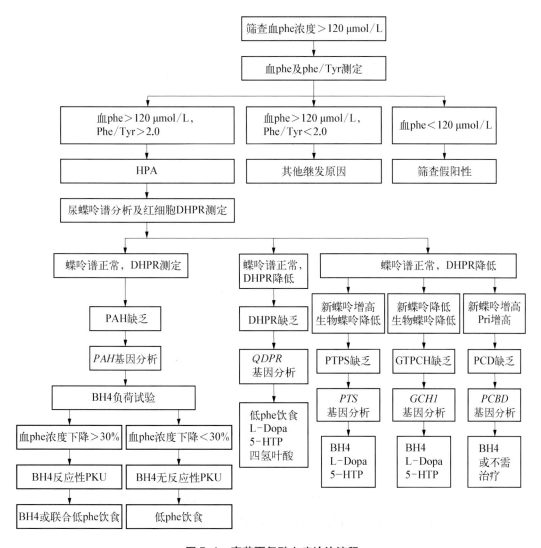

图 7-1 高苯丙氨酸血症诊治流程

Phe：苯丙氨酸；Tyr：酪氨酸；HPA：高苯丙氨酸血症；DHPR：二氢蝶啶还原酶；PAH：苯丙氨酸羟化酶；Pri：7-生物蝶呤；PTPS：6-丙酮酰四氢蝶呤合成酶；GTPCH：鸟苷三磷酸环化水解酶；PCD：蝶呤-4α-甲醇氨脱水酶；BH4：四氢生物蝶呤；L-Dopa：左旋多巴；5-HTP：5-羟色氨酸

（2）BH4 缺乏症：由于 BH4 代谢途径中 5 种酶中的 1 种缺乏导致的 HPA 及神经递质合成障碍。其中 6-丙酮酰四氢蝶呤合成酶（6-pyruvoyl tetrahydropterinsynthase，PTPS）缺乏最多见，其次为二氢蝶啶还原酶（dihydropteridine reductase，DHPR）缺乏，鸟苷三磷酸环化水解酶（GTP cyclohydrolase，GTPCH）、墨蝶呤还原酶（sepiapterin reductase, SR)和蝶呤-4α-甲醇氨脱水酶(pterin-4α-carbinolamine dehydratase, PCD)缺乏较少见(见图7-1)。我国256例BH4缺乏症患者中96%为PTPS缺乏，DHPR缺乏者仅占2.4%[21]。

根据脑脊液神经递质代谢产物或临床神经系统症状，BH4缺乏症分为严重型与轻型。严重型患儿脑脊液神经递质代谢产物降低，临床出现神经系统症状；轻型者脑脊液神经递质代谢产物正常，无神经系统症状[22-23]。

7.2.3.2 HPA诊断与鉴别诊断

1) 病史

询问出生孕周、出生体重、头发及皮肤颜色改变、智能发育、神经系统、精神心理行为等表现。

2) 临床表现

新生儿期多无临床症状，出生3~4个月后逐渐表现典型PKU的临床特点，如头发由黑变黄，皮肤颜色浅淡，尿液、汗液鼠臭味，随着年龄增长，智能发育落后明显、小头畸形、癫痫发作(多表现为痉挛发作)；也可出现行为、性格、神经认知等异常，如多动、自残、攻击、孤独症、自卑、忧郁等。由于症状缺乏特异性，临床诊断困难，易被误诊为脑性瘫痪、癫痫等神经系统疾病，需要依靠生化分析进行病因诊断。BH4缺乏症患儿除表现PKU症状外，主要表现为躯干肌张力低下、四肢肌张力增高或低下，如吞咽困难、口水增多、松软、角弓反张等。

3) 诊断

(1) 新生儿筛查：采集出生72 h(哺乳6~8次以上)的新生儿足跟血，制成专用干血滤纸片，采用荧光法或串联质谱法(MS/MS)测定血Phe浓度进行HPA筛查。早产儿因肝功能不成熟可导致暂时性HPA，发热、感染、肠道外营养或输血等也可导致血Phe浓度增高，蛋白摄入不足可导致假阴性，有上述情况时判断需谨慎，必要时进行复查。筛查原标本血Phe浓度>120 μmol/L，或同时伴有Phe/Tyr>2.0为阳性，需召回复查，复查仍阳性则需进行下述鉴别诊断。

(2) HPA诊断：对新生儿筛查或临床高危筛查血Phe增高者，建议采用定量法(荧光法或串联质谱法)测定其血Phe、Tyr浓度，计算Phe/Tyr比值，排除其他原因所致的继发性血Phe增高，如酪氨酸血症、希特林蛋白缺乏症等(血Phe>120 μmol/L，Phe/Tyr<2.0)。血Phe浓度>120 μmol/L及Phe/Tyr>2.0确诊为HPA。

4) 病因鉴别诊断

所有确诊为HPA的患儿在治疗前必须进行以下试验以鉴别病因。对血Phe浓度>360 μmol/L者，可在完成鉴别诊断试验后酌情给予低Phe饮食治疗，再根据鉴别诊断结果调整治疗方案(见图7-1)。

(1) 尿蝶呤谱分析：是目前国内诊断BH4合成酶(PTPS、GTPCH)缺乏症的重要方法。收集新鲜尿液后,立即加入晶体抗坏血酸(每毫升尿液加 10～20 mg 抗坏血酸),避光下混匀后置－20 ℃保存,或将经抗坏血酸处理后的尿液渗透干滤纸片(5 cm×5 cm),避光自然干燥后密封保存,快递至实验室。采用高效液相色谱分析法,测定新蝶呤(neopterin,N)、生物蝶呤(biopterin,B),计算生物蝶呤比例 B%『B/(B＋N)×100%]。各种酶缺乏患儿呈现不同的尿蝶呤谱如表 7-3 所示。

表 7-3 不同病因导致的 HPA 生化特点

检测项目	血 phe	尿新蝶呤(N)	尿生物蝶呤(B)	N/B 比值	B%	血 DHPR 活性
PAH 缺乏症	↑	正常～↑	正常～↑	正常	正常	正常
PTPS 缺乏症	↑	↑	↓	↑	↓	正常
DHPR 缺乏症	↑	正常	正常～↑	正常～↓	正常～↑	↓
GTPCH 缺乏症	↑	↓	↓	正常	正常	正常
PCD 缺乏症[a]	↑	↑	正常～↓	↑	↓	正常

注:↑为增高;↓为减少;[a] 为尿中出现 7-生物蝶呤

(2) 红细胞 DHPR 活性测定:是 DHPR 缺乏症的确诊方法。需采用双光束分光光度计测定干滤纸血片中红细胞 DHPR 活性。DHPR 缺乏症患儿 DHPR 活性显著降低如表 7-3、图 7-1 所示。

(3) BH4 负荷试验:为 BH4 缺乏症的辅助诊断方法及 BH4 反应性 PKU/HPA 的判断方法,需在留取尿蝶呤标本后进行(见图 7-1)。对于轻度 HPA 或已用特殊饮食治疗后血 Phe 浓度已降低者,可先做尿蝶呤分析及 DHPR 活性测定,对诊断不确定者再进行 BH4 负荷试验。试验前及试验过程中正常饮食。具体方法及判断如下:① 24 h 的 BH4 负荷试验:临床实践提示,BH4 负荷试验是 BH4 缺乏症较可行的辅助诊断方法。当新生儿基础血 Phe＞400 μmol/L,可在喂奶前 30 min 口服 BH4 片(20 mg/kg)(BH4 片溶于水中口服),服 BH4 前,服后 2、4、6、8、24 h 分别采血测定 Phe 浓度,服后4～8 h 可留尿重复尿蝶呤谱分析。对 Phe 轻度增高者,建议正常蛋白质饮食 3 d,血Phe 增高后再做 BH4 负荷试验,不推荐做 Phe＋BH4 联合负荷试验。对基础血 Phe 浓度正常者不做 Phe＋BH4 联合负荷试验,易导致假阳性。PTPS 缺乏症患儿血 Phe 浓度在服 BH4 后 2～6 h 下降至正常,DHPR 缺乏症血 Phe 下降缓慢。② 2 d 或更长时间的BH4 负荷试验:对于尿蝶呤及 DHPR 活性正常患儿,此试验有助于鉴别 BH4 反应性PKU/HPA。Blau 等[16]建议 2d 的 BH4 负荷试验:口服 BH4(20 mg/kg)后 8、16、24 h测定血 Phe,连续 2 d,口服 BH4 后 8～24 h 血 Phe 均下降30%以上,则判断为 BH4 反应性 PKU/HPA;无反应者可延长 1～2 周试验仍无反应,判断为 BH4 无反应性

PKU/HPA。

（4）基因诊断：是 HPA 病因的确诊方法，建议常规进行，尤其对经上述鉴别诊断试验仍不能明确诊断者更需及早进行基因诊断。① *PAH* 基因：*PAH* 基因定位于染色体 12q22-24.1，全长约 90 kb，含 13 个外显子，编码 451 个氨基酸[21]。至今国际上已报道近 800 种 *PAH* 基因突变类型，具有高度遗传异质性，存在显著的地区和人种差异[25-26]。我国各地患儿 *PAH* 基因突变的分布不同[25-27]。② BH4 相关基因：至今已报道多种 BH4 缺乏症相关基因突变，编码 PTPS 酶的基因 *PTS* 位于 11q22.3-q23.3，包含 6 个外显子，东亚地区已发现 43 种 *PTS* 基因突变类型。

（5）其他辅助检查：头颅影像学检查有助于评价患儿脑损伤的程度。MRI 对脑白质病变程度评估优于 CT。未经治疗或疗效不良的患儿可有脑萎缩及脑白质的异常，髓鞘发育不良和（或）脱髓鞘病变，脑白质空泡变性及血管性水肿。磁共振波谱（1H-MRS）分析是用于检测 PKU 患儿脑内 Phe 浓度高低的无损伤性技术，但技术难度较高，普及应用有一定难度[28]。未经早期治疗的患者常伴有脑电图异常，对合并癫痫患者应进行脑电图检查。

7.2.4　高苯丙氨酸血症的治疗

PKU 及 BH4 缺乏症均为可治疗的遗传代谢病，需要多学科的综合管理，包括遗传代谢病专科医师、营养师、心理及神经科专家、社会工作者及政府资助等。

7.2.4.1　PAH 缺乏症

1）治疗指征

正常蛋白质摄入下血 Phe 浓度＞360 μmol/L 的 PKU 患者均应在完成鉴别诊断试验后立即治疗，越早治疗越好，提倡终身治疗；轻度 HPA 可暂不治疗，但需定期检测血 Phe 浓度，如血 Phe 浓度持续 2 次＞360 μmol/L 应给予治疗。

2）饮食治疗

低苯丙氨酸饮食治疗仍是目前 PAH 缺乏症的主要治疗方法。PKU 患者 PAH 酶活性不同，导致对 Phe 耐受量的个体差异，需个体化治疗。根据相应年龄段儿童每日蛋白质需要量、血 Phe 浓度、Phe 的耐受量、饮食嗜好等调整治疗方法。

（1）新生儿及婴儿期：喂养以乳类饮食为主，对治疗依从性较好。经典型 PKU 患儿可暂停母乳或普通婴儿奶粉，给予无 Phe 特殊奶粉，治疗 3～7 d 后血 Phe 浓度下降接近正常后，逐步添加少量天然乳品，首选母乳（Phe 含量是牛乳的 1/3），或普通婴儿奶粉或低 Phe 辅食。轻度 PKU 根据血 Phe 浓度按 3：1 或 2：1 配制无 Phe 特殊奶粉与普通奶粉，根据血 Phe 浓度调节饮食配伍。

（2）幼儿及儿童期：由于天然饮食的诱惑，治疗依从性下降，特殊奶粉需求量减少，饮食治疗面临挑战。为满足蛋白质需要及血 Phe 浓度控制，可选用无 Phe 蛋白粉和

（或）奶粉，减少天然蛋白质。根据个体 Phe 耐受量，参考"中国食物成分表"，可选择不同 Phe 含量的天然食物。日常饮食中应避免 Phe 含量较高食物（如肉、乳酪、鱼、蛋、面粉、坚果、豆制品）；可适当食用 Phe 含量中等的食物（包括大米、牛奶、早餐麦、土豆、奶油）或 Phe 含量较低的淀粉类食物、水果、蔬菜等。

（3）青少年及成年期：约 75% 青少年及成年 PKU 患者治疗依从性较差，中断治疗或血 Phe 控制不理想者，仍会导致一系列精神、行为等异常，需要坚持治疗。

（4）女性 PKU 患者：如果不控制饮食就怀孕，其后代虽然不是患者，但孕期血 Phe 浓度若增高可对胎儿造成影响，出生后表现为智力低下、小头畸形、先天性心脏病、低出生体重等，即母源性 PKU 综合征。因此，对 PKU 女性患者需进行产前遗传咨询，在孕前 6 个月至整个孕期需要饮食治疗，控制血 Phe 在 $120 \sim 360\ \mu mol/L$[2,29-31]。

（5）BH4 治疗：对 BH4 反应型 PKU 患儿，尤其是饮食治疗依从性差者，可口服 BH4 $5 \sim 20\ mg/(kg \cdot d)$，分 2 次，或联合低 Phe 饮食，可提高患儿对 Phe 的耐受量，适当增加天然蛋白质摄入，改善生活质量及营养状况。目前我国批准的 BH4 药物的适应证为 BH4 缺乏症，对 BH4 反应型 PKU 的治疗经验有限[2,19]。

（6）宣传及心理指导：对于新诊断的 PKU 患儿家长需进行 PKU 基础知识的宣教（包括遗传方式、诊治及随访原则等），提高治疗依从性，以达到良好的疗效。入学后需要告知学校老师，配合饮食及教育指导，做好患儿的心理辅导工作。

（7）其他探索性治疗：由于 PKU 长期饮食治疗依从性下降，无 Phe 食物口味欠佳，特殊饮食易导致营养缺乏等问题，饮食治疗常面临挑战，其他治疗方法的研发有大分子中性氨基酸（LNAA）、奶酪乳清提取的无 Phe 的天然蛋白质糖巨肽（GMP）。苯丙氨酸脱氨酶口服制剂、酶替代疗法、基因治疗等还处于试验阶段[19]。

7.2.4.2 BH4 缺乏症

经新生儿筛查诊断的患儿多无临床症状，难以判断严重型与轻型。诊断明确后可按不同病因给予 BH，或无 Phe 特殊饮食及神经递质前体治疗，提倡终身治疗。

（1）BH4 或特殊饮食治疗：目的是降低血 Phe 浓度。PTPS 缺乏症、GTPCH 缺乏症及 PCD 缺乏症患者在正常饮食下，补充 BH4[$1 \sim 5\ mg/(kg \cdot d)$]，分 2 次口服，使血 Phe 控制到正常水平。DHPR 缺乏症及 BH4 治疗困难的患儿采用低 Phe 特殊奶粉或饮食治疗（同 PKU 治疗），使血 Phe 浓度控制到接近正常水平（$120 \sim 240\ \mu mol/L$）。

（2）神经递质前体等治疗：绝大多数 PTPS 缺乏症及 DHPR 缺乏症都需要神经递质前体多巴（左旋多巴）及 5-羟色氨酸联合治疗。轻型 PTPS 缺乏症可不服用神经递质前体。左旋多巴、5-羟色氨酸宜从 $1\ mg/(kg \cdot d)$ 开始，每周递增 $1\ mg/(kg \cdot d)$；有条件时可根据脑脊液神经递质代谢产物水平或临床表现调节药物治疗剂量。血清泌乳素可作为多巴剂量调节的参考指标，多巴剂量不足也可导致泌乳素浓度增高。此外，DHPR 缺乏症患儿易合并继发性脑叶酸缺乏症，需补充四氢叶酸（亚叶酸钙）$5 \sim 20\ mg/d$。

7.2.5 高苯丙氨酸血症的随访及监测

(1) 血 Phe 浓度：建议在喂奶 2～3 h(婴儿期)或空腹(婴儿期后)后采血测定 Phe 浓度。PKU 患儿特殊奶粉治疗开始后每 3 天测定血 Phe 浓度，根据血 Phe 浓度水平及时调整饮食，添加天然食物；代谢控制稳定后，Phe 测定时间可适当调整：小于 1 岁每周 1 次，1～12 岁每 2 周到每月 1 次，12 岁以上每 1～3 个月测定 1 次。如有感染等应急情况下血 Phe 浓度升高，或血 Phe 波动，或每次添加、更换食谱后 3 d，需密切监测血 Phe 浓度。各年龄段血 Phe 浓度控制的理想范围：1 岁以下 120～240 μmol/L，1～12 岁 120～360 μmol/L，12 岁以上患儿控制在 120～600 μmol/L 为宜[1]。

(2) 预防 Phe 缺乏症：Phe 是一种必需氨基酸，治疗过度或未定期检测血 Phe 浓度，易导致 Phe 缺乏症，表现严重皮肤损害、嗜睡、厌食、营养不良、腹泻、贫血、低蛋白血症等，甚至死亡。因此，需严格监测血 Phe 浓度，Phe 浓度过低时应及时添加天然食物。

(3) 营养、体格发育、智能发育评估：治疗后每 3～6 个月测量身高、体重及营养评价等，预防发育迟缓及营养不良。1、2、3、6 岁时进行智能发育评估，学龄儿童参照学习成绩等。

(4) 药物不良反应：有些患者服用左旋多巴及 5-羟色氨酸后出现胃肠道反应或药物不耐受，如多巴不良反应包括运动障碍、不自主或抽动症样动作、兴奋失眠等，尤其是儿童患者初始治疗时易发生，减少多巴剂量或总量分多次服用可改善上述症状；5-羟色氨酸不良反应主要为腹泻，减量或暂停药后可改善；BH4 无明显不良反应，少数有头痛、咽痛、腹泻。

7.2.6 高苯丙氨酸血症的预防

PAH 缺乏症及 BH4 缺乏症均为常染色体隐性遗传病，患者父母为致病基因携带者(杂合子)，每生育一胎有 1/4 可能为患者(纯合子)。

(1) 遗传咨询避免近亲结婚：家族成员基因突变检测也可检出杂合子携带者，进行遗传咨询。

(2) 新生儿筛查：通过对群体新生儿血 Phe 检测进行 HPA 筛检，使患儿得以早期诊断、早期治疗，避免或减少智能落后的发生。

(3) 产前诊断：在先证者及其父母致病基因突变明确的前提下，签署知情同意书，通过对胎盘绒毛(孕 10～13 周)或羊水细胞(孕 16～22 周)进行疾病相关基因突变分析，到具有产前诊断资质的机构进行胎儿诊断以及后续的遗传咨询。此外，需要注意的是，由于遗传多态性连锁分析不是直接检测基因突变，因此在应用中必须注意临床诊断的准确性，不能将非 PAH 基因突变的患者当成 PAH 缺乏症来进行连锁分析诊断。在产前诊断中还必须严格防止样品污染，尤其是母源性有核细胞污染[2]。

7.3 先天性甲状腺功能减退症

7.3.1 概述

先天性甲状腺功能减退症(CH)是由于各种因素使血循环中甲状腺激素减少的一种较常见的内分泌疾病。由于早期症状不典型,常造成诊断和治疗延误,是引起儿童智力发育及体格发育落后的常见小儿内分泌疾病之一[32]。

7.3.2 流行病学

CH 国际总体发病率为 1∶4 000～1∶3 000。美国发病率为 1∶4 000～1∶3 600,高加索人种是非洲人种的 5 倍,非裔美国人发病率为 1∶20 000。亚洲包括印度、孟加拉国、巴基斯坦、土耳其等发病率较高,平均为 1∶3 386～1∶2 736,澳大利亚 1∶3 500,而日本较低,仅 1∶7 000。欧洲国家中西班牙发病率较高,英国威尔士及北爱尔兰发病率为 1∶3 937。我国 20 世纪 80 年代开始进行 CH 新生儿筛查项目,随着 CH 筛查方法的不断改进,灵敏度增加,CH 检出率提高,发病率已有所上升,由 1991 年的 1∶4 076到 2006 年的 1∶1 607,平均发病率为 1∶2 033。累计发病率西部高于中、东部地区,可能与西部多为山区、高原,碘缺乏有关,也可能与筛查覆盖率较小和筛查切值不同有关[33]。

7.3.3 病因与分类

CH 的分类按病变部位可分为原发性甲状腺功能减退、继发性甲状腺功能减退和外周性甲状腺功能减退。原发性甲状腺功能减退即甲状腺本身的疾病所致。其特点为血促甲状腺素(TSH)升高和游离甲状腺素(FT4)降低,甲状腺先天性发育异常是最常见病因;继发性甲状腺功能减退病变部位在下丘脑和垂体,又称中枢性甲状腺功能减退,特点为 FT4 降低,TSH 正常或者下降,较为少见。另外,还存在一种外周性甲状腺功能减退,因甲状腺激素受体功能缺陷所致,较罕见。

先天性甲状腺功能减退按疾病转归又分为持续性甲状腺功能减退及暂时性甲状腺功能减退,持续性甲状腺功能减退指由于甲状腺激素持续缺乏,患儿需终生替代治疗;暂时性甲状腺功能减退是指由于母亲或新生儿等各种原因,致使出生时甲状腺素分泌暂时性缺乏,甲状腺功能可恢复正常的患儿。先天性甲状腺功能减退的病因和分类如表 7-4 所示。

在新生儿筛查和临床中会发现部分患儿血 TSH 增高而 FT4 水平在正常范围,称为高 TSH 血症。高 TSH 血症的临床转归可能为 TSH 恢复正常、高 TSH 血症持续以及 TSH 进一步升高,FT4 水平下降,发展到甲状腺功能减退状态。

表 7-4　先天性甲状腺功能减退症的病因和分类

原发性甲状腺功能减退
(1) 甲状腺发育异常(例如甲状腺缺如、甲状腺异位、甲状腺发育不良、单叶甲状腺等),绝大部分为散发,部分发现与基因突变有关,例如 *TTF-1*、*TTF-2* 和 *PAX8* 等基因异常
(2) 甲状腺激素合成障碍(碘钠泵、甲状腺过氧化物酶、甲状腺球蛋白、碘化酪氨酸脱碘酶、过氧化氢合成酶等基因突变)

继发性甲状腺功能减退(中枢性甲状腺功能减退)
(1) TSH 缺乏(β亚单位突变)
(2) 垂体前叶发育相关的转录因子缺陷(PROPl、PIT-1、LHX4、HESXl 等)
(3) TRH 分泌缺陷(垂体柄中断综合征、下丘脑病变)
(4) TRH 抵抗(TRH 受体突变)

外周性甲状腺功能减退
(1) 甲状腺激素抵抗(甲状腺受体 β 突变或信号传递通路缺陷)
(2) 甲状腺激素转运缺陷(MCT8 突变)

暂时性甲状腺功能减退
(1) 母亲抗甲状腺药物治疗
(2) 母源性 TSH 受体阻断抗体(TRB-Ab)
(3) 母亲或新生儿的缺碘或碘过量等

(表中数据来自参考文献[32])

7.3.3.1　CH 的诊断与鉴别诊断

1) 病史

病史询问母亲孕期甲状腺疾病史,了解地方性碘缺乏流行病史,极少部分患儿有家族史。有的患儿母亲怀孕时常感到胎动少,新生儿常为过期产、巨大儿。

2) 临床表现

(1) 新生儿期多数为先天性甲状腺功能减退,患儿出生时无特异性临床症状或症状轻微。仔细询问病史及体格检查常可发现可疑线索,例如母亲怀孕时常感到胎动少、过期产、巨大儿,生后可出现黄疸较重或者黄疸消退延迟、嗜睡、少哭、哭声低下、纳呆、吸吮力差、皮肤花纹(外周血液循环差)、面部臃肿、前后囟较大、便秘、腹胀、脐疝、心率缓慢、心音低钝等。如果为中枢性甲状腺功能减退常合并其他垂体促激素缺乏,可表现为低血糖、小阴茎、隐睾以及面中线发育异常,如唇裂、腭裂、视神经发育不良等。

(2) 婴幼儿及儿童期临床主要表现为智力落后及体格发育落后。患儿常有严重的身材矮小,可有特殊面容(眼距宽、塌鼻梁、唇厚舌大、面色苍黄)、皮肤粗糙、黏液性水肿、反应迟钝、脐疝、腹胀、便秘以及心功能及消化功能低下、贫血等表现。

3) 诊断

(1) 新生儿筛查:先天性甲状腺功能减退发病率高,在新生儿期多无特异性临床症状,如在临床发病后开始治疗,将影响患儿的智力和体格发育,因此,对新生儿进行群体筛查是早期发现,早期诊断的必要手段。卫生部规定新生儿先天性甲状腺功能减退筛

查方法为足月新生儿出生 72 h 后,7 d 之内,并充分哺乳,足跟采血,滴于专用滤纸片上测定＋血滤纸片 TSH 值。该方法只能检出原发性甲状腺功能减退和高 TSH 血症,无法检出中枢性甲状腺功能减退、TSH 延迟升高的患儿等。国际上有些国家采用 T4＋TSH 同时筛查的方法,但是筛查成本高[33-34]。由于技术及个体差异,约 5% 的先天性甲状腺功能减退患儿无法通过新生儿筛查系统检出。因此,对甲状腺功能减退筛查阴性病例,如有可疑症状,临床医生仍然应该采血再次检查甲状腺功能。危重新生儿或接受过输血治疗的新生儿可能出现筛查假阴性结果,必要时应再次采血复查。

低或极低出生体重儿由于下丘脑—垂体—甲状腺轴反馈建立延迟,特别是出生体重<1 500 g 的早产儿,其生后先天性甲状腺功能减退的发病率约为 1:300[35]。与足月儿相比,早产儿甲状腺功能障碍主要表现为先天性甲状腺功能减退、一过性甲状腺素血症、低三碘甲状腺原氨酸综合征、TSH 浓度异常及甲状腺功能亢进症,且部分早产儿行新生儿筛查时 TSH 并未见异常,表现为 TSH 延迟性升高[36-37]。因此,为防止筛查假阴性,可在早产儿生后 2~4 周或体重超过 2 500 g 时重新采血复查测定 TSH 和 FT4[37-40]。

(2) 血清 FT4、TSH 测定:FT4 浓度不受甲状腺结合球蛋白(TBG)水平影响。若血 TSH 增高、FT4 降低者,诊断为先天性甲状腺功能减退症;若血 TSH 增高、FT4 正常,可诊断为高 TSH 血症;若 TSH 正常或降低,FT4 降低,诊断为继发性或者中枢性甲状腺功能减退。

(3) 甲状腺 B 超:可评估甲状腺发育情况。优点是方法简便,对新生儿无放射性潜在安全隐患;缺点是对异位甲状腺判断不如放射性核素显像敏感,甲状腺肿大常提示甲状腺激素合成障碍或缺碘。

(4) 甲状腺放射性核素摄取和显像:可判断甲状腺的位置、大小、发育情况及摄取功能。碘 123(^{123}I)或锝 99m(^{99m}T$_c$)由于放射性低常用于新生儿甲状腺核素显像,需注意不要因为做此检查而推迟开始治疗时间。甲状腺核素摄取缺乏结合 B 超可以明确甲状腺是否缺如。甲状腺核素摄取缺乏也可见于 *TSHβ* 基因缺陷或受体缺陷、碘转运障碍或存在母源性 TRB-Ab,结合甲状腺 B 超和血清甲状腺球蛋白、TRB-Ab 检测,可对先天性甲状腺功能减退的病因进行进一步分析判断。若核素扫描提示甲状腺增大需除外甲状腺激素合成障碍,结合进一步的过氯酸盐排泄试验明确甲状腺碘的氧化和有机化缺陷。

(5) 甲状腺球蛋白(Tg)测定。Tg 可反映甲状腺组织存在和活性,甲状腺发育不良患儿 Tg 水平明显低于正常对照。甲状腺摄碘缺乏而 Tg 升高者提示甲状腺存在,需考虑 TSH 受体突变、碘转运障碍或存在母源性 TRB-Ab,而非甲状腺发育不良。

(6) 抗甲状腺抗体测定。自身免疫性甲状腺疾病的母亲产生的 TSH 受体阻滞抗体可通过胎盘影响胎儿甲状腺发育和功能。5% 孕龄女性患有自身免疫性甲状腺疾病,可伴有甲状腺球蛋白抗体或过氧化物酶抗体,但 TRB-Ab 阳性者少见。TRB-Ab 可引起暂时性甲状腺功能减退。

(7)基因学检查。仅在有家族史或其他检查提示为某种缺陷的甲状腺功能减退时进行,报道甲状腺发育不良者因 *TTF-1*、*TTF-2* 和 *PAX8* 等基因突变所致者仅占2%,多数患儿病因不明。

(8)其他检查。延迟诊断和治疗的患儿需检查血常规、肝功生化、心肌酶谱、血脂;继发性甲低应做下丘脑—垂体部位核磁共振(MRI)及其他垂体激素检查。

4)鉴别诊断

根据典型的临床症状和甲状腺功能测定,诊断并不难。但在新生儿期临床表现无特异性,不易确诊,应对新生儿进行群体筛查。年长儿应与下列疾病鉴别:

(1)先天性巨结肠患儿出生后即开始便秘、腹胀,并常有脐疝,但其面容、精神反应及哭声等均正常,钡灌肠可见结肠痉挛段与扩张段,甲状腺功能测定可鉴别。

(2)唐氏综合征患儿智能及动作发育落后,但其有特殊面容:眼距宽、外眦上斜、鼻梁低、舌伸出口外,皮肤及毛发正常,无黏液性水肿,且常伴有其他先天畸形,采用染色体核型分析可鉴别。

(3)佝偻病患儿有动作发育迟缓、生长落后等表现。但智能正常,皮肤正常,有佝偻病的特征,采用血生化指标、X 线片及甲状腺功能检测可鉴别。

(4)骨骼发育障碍性疾病如软骨发育不良、黏多糖病等都有生长迟缓症状,骨骼 X线片和尿中代谢物检查可鉴别。

7.3.4 治疗

无论是原发性或者继发性先天性甲状腺功能减退,一旦确定诊断应该立即治疗。

对于新生儿筛查初次结果显示干血滤纸片 TSH 值超过 40 mU/L,同时 B 超显示甲状腺缺如或发育不良者,或伴有先天性甲状腺功能减退临床症状与体征者,可不必等静脉血检查结果立即开始左旋甲状腺素钠(L-T4)治疗。不满足上述条件的筛查阳性新生儿应等待静脉血检查结果后再决定是否给予治疗。

治疗首选 L-T4,新生儿期先天性甲状腺功能减退初始治疗剂量 $10\sim15~\mu g/(kg \cdot d)$,每日 1 次口服,尽早使 FT4、TSH 恢复正常,FT4 最好在治疗 2 周内,TSH 在治疗后4 周内达到正常。对于伴有严重先天性心脏病患儿,初始治疗剂量应减少。治疗后 2 周抽血复查,根据血 FT4、TSH 浓度调整治疗剂量。在随后的随访中,甲状腺激素维持剂量需个体化。血 FT4 应维持在平均值至正常上限范围之内,TSH 应维持在正常范围内。L-T4 治疗剂量应随静脉血 FT4、TSH 值调整,婴儿期一般在 $5\sim10~\mu g/(kg \cdot d)$,$1\sim5$ 岁 $5\sim6~\mu g/(kg \cdot d)$,$5\sim12$ 岁 $4\sim5~\mu g/(kg \cdot d)$。药物过量患儿可有颅缝早闭和甲状腺功能亢进临床表现,如烦躁、多汗等,需及时减量,4 周后再次复查。

对于小婴儿,L-T4 片剂应压碎后在勺内加入少许水或奶服用,不宜置于奶瓶内喂药,避免与豆奶、铁剂、钙剂、考来烯胺、纤维素和硫糖铝等可能减少甲状腺素吸收的食物或药物同时服用。对于 TSH>10 mIU/L,而 FT4 正常的高 TSH 血症,复查后 TSH 仍然增高者应予以治疗,L-T4 起始治疗剂量可酌情减量,4 周后根据 TSH 水平调整。对于 TSH 始终维持在 6~10 mIU/L 的婴儿的处理方案目前仍存在争议,在出生前儿个月内 TSH 水平可有生理性升高。对这种情况的婴儿,需密切随访甲状腺功能。

对于 FT4 和 TSH 测定结果正常,而总 T4 降低者,一般不需治疗,多见于 TBG 缺乏、早产儿或者新生儿有感染时。对于幼儿及年长儿下丘脑—垂体性甲状腺功能减退,L-T4 治疗需从小剂量开始。如伴有肾上腺糖皮质功能不足者,需同时给予生理需要量可的松治疗,防止突发性肾上腺皮质功能衰竭。如发现有其他内分泌激素缺乏,应给予相应替代治疗。

7.3.5 随访及监测

需定期复查患儿血 FT4、TSH 浓度,以调整 L-T4 治疗剂量。治疗后 2 周首次进行复查。如有异常,调整 L-T4 剂量后 1 个月复查。1 岁内每 2~3 个月复查 1 次,1 岁以上 3~4 个月复查 1 次,3 岁以上 6 个月复查 1 次,剂量改变后应在 1 个月后复查,并同时进行体格发育评估,在 1、3、6 岁时进行智力发育评估。

部分高 TSH 血症患儿在随访过程中可发现血 FT4 增高,需逐步减少服用的 L-T4 剂量,直至停药观察。

先天性甲状腺功能减退伴甲状腺发育异常者需要终身治疗,其他患儿可在正规治疗 2~3 年后尝试停药 1 个月,复查甲状腺功能、甲状腺 B 超或者甲状腺放射性核素显像。治疗剂量较大的患儿如要停药检查,可先减半量,1 个月后复查。如 TSH 增高或伴有 FT4 降低者,应给予甲状腺素终身治疗。如甲状腺功能正常者为暂时性甲状腺功能减低症,继续停药并定期随访 1 年以上,注意部分患儿 TSH 会重新升高。

7.3.6 预防

(1)我国已将先天性甲状腺功能减退列入新生儿筛查的疾病之一,很多经济发达省市已经将 CH 筛查纳入免费筛查项目之一,经济欠发达省份比如云南省也于 2012 年 5 月在全省开展免费 CH 和 PKU 筛查服务,社会效益显著[39,41]。这也再一次证明,由各级政府主导的新生儿筛查服务是提高筛查覆盖率和及时发现、确诊和治疗阳性患儿的保障[41-42]。

(2)孕妇的甲状腺功能监测对患有甲状腺疾病的孕妇进行甲状腺功能监测,将甲状腺功能调整到正常范围,防止孕妇甲状腺功能减退对胎儿的影响。

(3)防治碘缺乏和碘过量对地方性碘缺乏地区应适量补充碘盐,防止碘缺乏。同时，对非缺乏地区，防止碘过量对甲状腺功能的影响。

（4）对伴有生长发育迟缓等症状的患儿及时进行甲状腺功能检测，防止甲状腺功能减退对儿童生长发育的不良影响。

7.4 先天性肾上腺皮质增生症

7.4.1 概述

先天性肾上腺皮质增生症（congenital adrenal hyperplasia，CAH）是一组由于肾上腺类固醇皮质激素在合成代谢过程中某种酶活性缺乏（如 21-羟化酶、11β-羟化酶、3β-羟类固醇脱氢酶等）导致皮质醇合成障碍的常染色体隐性遗传性疾病，临床主要表现为肾上腺皮质功能减退，部分患儿伴有电解质紊乱及性腺发育异常[43]。

7.4.2 流行病学

CAH 于 1865 年由解剖学家 De Crecchio 首次发现。至 20 世纪 80 年代 P450 酶系的大多数甾体合成酶的基因被克隆。CAH 根据酶缺乏分为 6 型，其中最常见的是 21-羟化酶缺乏（21-hydroxylase deficiency，21-OHD），占 90%～95%，其次为 11-羟化酶缺乏症，占 3%～5%，其他类型较少见[44]。国际上报道的 CAH 总体发病率大概为 1∶20 000～1∶10 000[45-46]，杂合子发生率可高达 1∶60。国内为 1∶16 466～1∶12 200，在以上国际报道范围内[47]。

7.4.3 病因与分类

21-OHD 的发病机制是由于编码 21-羟化酶的 CYP21A2 基因突变，21-羟化酶酶活性降低或完全缺乏，导致 17-羟孕酮（17-OHP）转化为 11-去氧皮质醇及孕酮转化为去氧皮质酮障碍（两者分别为皮质醇和醛固酮的前体），皮质醇和醛固酮合成减少，负反馈致促肾上腺皮质激素（adrenocorticotropic hormone，ACTH）分泌增加而刺激肾上腺皮质细胞增生，17-OHP 和孕酮增加。过多的 17-OHP 通过旁路代谢，转化为雄激素，而引起高雄激素血症，包括雄烯二酮、睾酮和脱氢表雄酮（dehydroepiandrosterone，DHEA）升高。部分患者醛固酮合成不足，导致低血钠及高血钾[43]（见图 7-2）。

至今发现 CYP21A2 基因的突变类型有百余种，80%基因型-表型有相关性。酶活性低于 1%时严重失盐，新生儿或生后较早期发生危象。酶活性保留有 20%～50%时皮质醇合成几乎不受损；当酶活性残留 1%～2%时，醛固酮还可在正常范围，失盐倾向低（应激时发生）。有 1%～2%的 21-OHD 患者是 CYP21A2 基因自发突变。分型有助于指导临床诊治。按上述基因型-临床表型的关系，醛固酮、皮质醇缺乏的程度和高雄激素的严重程度，21-OHD 分为两大类型：

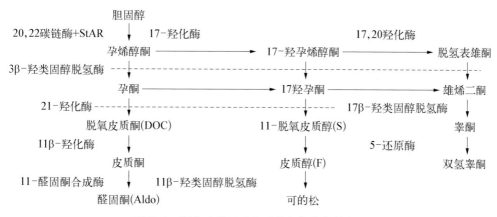

图 7-2　肾上腺类固醇皮质激素合成代谢途径

（1）典型 21-OHD：按醛固酮缺乏程度又分为失盐型（salt wasting，SW），约占 75％和单纯男性化型（simple virilizing，SV），约占 25％。

（2）非典型 21-OHD（NCAH）：*CYP21A2* 基因突变方式复杂多样，各基因型间生化和临床表现可有所重叠，尤其失盐型的临床表现。例如单纯男性化型在高温或其他极端情况下可发生失盐；又缘于 17-OHP 和孕酮对盐皮质激素受体具结合力而代偿了醛固酮低下，使失盐型的失盐表现不显著。典型 21-OHD 基因突变者有时也可呈 NCAH 表现[47]。

7.4.4　诊断与鉴别诊断

7.4.4.1　临床表现

（1）失盐型：21-羟化酶完全缺乏型（严重型），占 75％。患儿出生 1～4 周出现呕吐、腹泻、体重不增、脱水、皮肤色素沉着、难以纠正的低血钠、高血钾、代谢性酸中毒、甚至休克，病死率为 4％～11.3％；该型患儿雄激素增高及男性化程度严重。

（2）单纯男性化型：21-羟化酶活性为正常人的 1％～11％，约占 25％。该型患儿体内有失盐倾向，代偿性醛固酮增高使临床无失盐症状，仅表现为雄激素增高。男婴出生时外生殖器大多正常，少数阴茎增大，睾丸大小正常；女婴出生时多伴有外生殖器不同程度男性化（阴蒂肥大，阴唇融合）；随着年龄增大，生长加速、骨龄超前，最终矮小。

（3）非经典型：21-羟化酶活性达 20％～50％，中国少见；患儿在儿童后期或青春期出现雄激素增多的体征[48]。

7.4.4.2　辅助检查

辅助检测有助于诊断及疗效判断，包括生化、激素、基因、染色体检测，以及肾上腺 CT 扫描和骨龄检测。

(1) 生化检测。① 电解质检测失盐型患者血钠水平降低,血钾水平增高,血钠严重降低可出现抽搐,血钾增高显著时可导致心律失常。② 血气分析失盐型患者病情严重时可出现血 pH 值降低,二氧化碳结合力及剩余碱降低。

(2) 激素检测。① 17-OHP 检测:21-OHD 可导致血 17-OHP 浓度增高(参考值<30 nmol/L),血 17-OHP 水平是 21-OHD 诊断和治疗药物调整的重要监测指标,但由于 17-OHP 易受多种因素(如体质、应激、感染、情绪、疾病、服药时间、检测方法等)影响而波动,即使基因型相同,其浓度差异也很大,故不能单纯用 17-OHP 浓度进行分型。② 血 ACTH 及皮质醇检测:21-OHD 患者 ACTH 代偿性增高,皮质醇水平降低程度因不同类型别而异,轻者皮质醇可正常;另外,ACTH 升高程度与皮质醇降低程度不完全一致。③ 雄激素检测:21-OHD 患者肾上腺合成雄激素水平升高,包括脱氢表雄酮、雄烯二酮、双氢睾酮及睾酮,其中较敏感的是雄烯二酮及睾酮;但出生 5 个月内男婴存在生理性的睾酮增高,故不能作为 21-OHD 诊断依据。④ 其他激素检测:21-OHD 导致的其他激素代谢异常包括肾素及醛固酮。21-OHD 患儿血肾素活性升高,醛固酮水平降低,但由于部分患儿血肾素活性及醛固酮水平正常,故其对 21-OHD 诊断的特异性低,不宜作为 21-OHD 的诊断及治疗观察指标。

由于体内激素水平受多种因素影响,波动较大,要求采血时间不迟于上午 8 时,空腹采血,激素治疗随访,患者要在用药前采血。

(3) 基因检测:是确诊的可靠手段,有助于对非经典型 21-OHD 的诊断以及与其他先天性肾上腺功能不全相关疾病的鉴别。由于 *CYP21A2* 基因与不具活性的假基因 CYP21A1P 相邻,检测时需要鉴别,不能混淆。*CYP21A2* 基因突变存在点突变及大片段的缺失或重复,故对于常规测序法检测不到突变的患者,需要利用多重连接探针扩增(multiplex ligation-dependent probe amplification,MLPA)的方法进行检测是否存在大片段的缺失或重复,在中国 *CYP21A2* 的基因点突变约占 74.6%,大片段的基因缺失和重复约占 25.4%[49]。

(4) 染色体检测:对于外生殖器发育异常、两性难辨患儿需要做染色体检查,以明确遗传性别。

(5) 影像学检查:对出生时外生殖器发育异常者,需要通过 B 超初步确定有无子宫及性腺。未治疗的患儿 B 超和 CT 等可显示双侧肾上腺增大。骨龄检测用于判断患儿骨龄是否超前,有助于诊断、疗效判断及终身高预测。

7.4.4.3 鉴别诊断

21-OHD 的鉴别诊断包括与 21-OHD 以外的 CAH 鉴别和非 CAH 的皮质醇合成减低和(或)伴高雄激素的疾病鉴别[47]。

1) 21-OHD 以外的 CAH

这些类型的 CAH 都有皮质醇合成缺陷,但理盐激素和雄激素异常不一。

(1) 17-OHP升高的CAH。① 11-羟化酶缺陷(*CYP11 B1*基因)：也有高雄激素血症，但无失盐，反而是水钠潴留、低血钾和高血压。肾素-血管紧张素低下；② P450氧化还原酶缺陷(POR)：肾上腺危象多见。患儿母亲孕期有高雄激素表现。男孩出生时外阴呈女性表型；女性患儿出生时外阴男性化，但生后不加重。生后雄激素和所有性激素均低下是本病特征；③ 17-羟基脱氢酶和17,20裂解酶缺陷(均由*CYPl7*基因编码)两种酶缺陷分别有17-OHP和孕酮升高，但不失盐，并可有低血钾、高血压和雄激素合成低下。

(2) 17-OHP正常的CAH：有失盐并雄激素合成缺陷的CAH。① 3β-羟基脱氢酶缺陷(*HSD3B2*基因)患者雄烯二酮和睾酮低下，但DHEA增高是其特征。DHEA是弱的雄激素，使女性患者出生时外阴有不同程度男性化，但男性患者外生殖器男性化不全；② 类固醇生成急性调节蛋白缺乏症(*StAR*基因)所有肾上腺皮质激素合成缺陷。男孩外阴完全女性化，女孩出生时外阴正常。

2) 先天性遗传性肾上腺发育不良(AHC)

男孩相对较常见的有① 核受体转录因子(*NROBl*)-1基因突变，呈X-性连锁遗传，除皮质醇、醛固酮减低外，伴低促性腺激素性性腺功能低下和原发生精缺陷，肾上腺细小甚至不显影，也可以是基因连锁缺失综合征一部分(AHC、高甘油血症和肌营养不良)；② 甾体生成因子-1(steroidogenic factor-1，*NR5A1*)基因突变，除皮质醇和醛固酮减低外伴性激素合成低下，男性出生时外阴呈女性表现。

3) 肾上腺皮质肿瘤儿童肾上腺皮质肿瘤(尤其是婴儿)

常以高雄激素血症的临床表现起病(伴或不伴皮质醇分泌增多)；甚至有17-OHP显著升高，但ACTH明显低下是鉴别要点；影像学证实占位病变。

7.4.5 治疗

21-OHD治疗目的在于纠正肾上腺皮质功能减退危象，维持机体正常生理代谢；抑制肾上腺雄激素过度分泌，防止骨龄加速，维持患儿正常生长及青春发育。主要是皮质激素替代，需要终身治疗[45]。

(1) 糖皮质激素是治疗21-OHD的首选药物，常用醋酸氢化可的松，效果佳，不良反应少，初始剂量新生儿期25～100 mg/(m²·d)，婴儿期10～20 mg/(m²·d)，儿童期及成人期10～15 mg/(m²·d)，每日药物总量分3次口服。稳定期剂量依据病情变化调整，需要个体化治疗。患者进入青春期药量常需要增加。另外，应激情况时(发热、感染、手术及外伤等)需要增加糖皮质激素剂量，可增加日常用量的2～4倍。

(2) 盐皮质激素失盐：失盐型患者除使用糖皮质激素外，还需要加用盐皮质激素如9-氟氢可的松，常用剂量为0.05～0.2 mg/d，分2次口服，病情严重者可用至0.4 mg/d。在婴幼儿还需补充氯化钠0.1～0.2 g/(kg·d)，分3～8次口服。

（3）危象发作处理：21-OHD 患者出现严重低血钠、酸中毒危象时，需要积极处理，包括大剂量静滴氢化可的松[50～100 mg/(m² · d)]，同时补充高浓度钠盐，尽快纠正电解质及酸碱紊乱。低血钠及酸中毒纠正后减少氢化可的松静滴剂量，然后过渡到口服醋酸氢化可的松。

7.4.6　随访

21-OHD 患儿需要定期随访，一般病情稳定后，每 3 个月随访 1 次，观察患儿的身高增长速度，检测激素水平，调整药物剂量。

（1）电解质及血激素水平监测：血电解质及激素水平变化是调整使用激素药物剂量依据，包括钾、钠、氯、17-OHP、ACTH、皮质醇及睾酮，要求晨 8 时前空腹，服药前抽血。要求血钾、钠、氯维持在正常范围，17-OHP 及 ACTH 水平在正常高限或稍高，睾酮正常。

（2）身高及青春发育监测：CAH 若病情控制不佳或治疗较晚，骨龄常加速，导致患儿最终身高较矮，激素治疗不当也会影响最终身高。观察指标为身高增长速度，若身高增长过快，需要测骨龄。对于接近青春发育期的患儿，要关注第二性征的变化，对男性须关注睾丸大小，女性须关注乳房大小，鉴别是否为中枢性性早熟，若判断为中枢性性早熟，及时使用促性腺激素释放激素类似物治疗。

（3）女性外生殖器矫形治疗：对阴蒂明显肥大的女性患儿，代谢紊乱控制后，应尽早行阴蒂矫形手术，手术前要将激素水平尤其是睾酮水平控制在正常范围。

7.4.7　预防

7.4.7.1　新生儿筛查

由于 21-OHD 患儿如未能早期处理，易发生致命的肾上腺危象（尤其是男性患儿）。早期干预除减少风险外，还能最大限度地避免高雄激素血症所致的儿童期性生长损害以及对远期生殖功能和代谢的影响。

7.4.7.2　遗传咨询和产前诊断

（1）遗传咨询由于 21-OHD 的发生率较高，遗传咨询目的在于避免有遗传风险的夫妇再分娩 21-OHD 患儿。接受遗传咨询的对象主要包括已经生过一个 21-OHD 的夫妇；对确诊是 21-OHD 的患者实行青春期到成年期的转化管理；对 21-OHD 患者生育的指导。21-OHD 患者年龄达 18 周岁后，妇科或泌尿科医师应进一步对其后生殖轴和生育问题进行指导和咨询。

（2）产前诊断已经生育过一个 21-OHD 患儿的夫妇，再有生育计划时建议做产前诊断。在先证者及其父母致病基因突变明确的前提下，签署知情同意书，通过对胎盘绒毛（孕 10～13 周）或羊水细胞（孕 16～22 周）进行疾病相关基因突变分析，到具有产前诊断资质的机构进行胎儿诊断以及后续的遗传咨询[2]。

7.5 葡萄糖-6-磷酸脱氢酶缺乏症

7.5.1 概述

葡萄糖-6-磷酸脱氢酶缺乏症(G6PD 缺乏症)俗称蚕豆病,是红细胞内 G6PD 酶活性降低引起氧化还原代谢异常的遗传性缺陷,可致个体溶血性贫血,是一种最常见的遗传性溶血性红细胞酶缺陷病。该病分布广泛,全球约有 4 亿多人受累,多为黑种人、地中海地区人群和东方民族[50]。我国也是该病的高发区之一,呈南高北低的分布特点,主要分布在长江以南各省,以海南、广东、广西、云南、贵州、四川、台湾和香港等省和地区为高,部分省份人群的基因携带率高达 16%[51]。

G6PD 缺乏症的发病原因主要是 *G6PD* 基因突变,导致 G6PD 酶活性降低,红细胞受氧化损伤而遭到破坏,引起溶血性贫血。G6PD 缺乏症临床表现高度异质性,根据酶活性缺乏程度可将 G6PD 缺乏症分为 5 个等级,Ⅰ~Ⅴ型,其溶血的严重程度与剩余酶的功能呈负相关,临床症状也随之逐步减轻[52-54]。G6PD 缺乏症的临床表现多样,从无症状携带者到新生儿黄疸、药物诱导性溶血、蚕豆病、感染或其他因素诱发性溶血、慢性非球形红细胞溶血性贫血,严重者可致新生儿期重症核黄疸,造成死亡或永久性神经系统损伤,成为严重影响新生儿健康的遗传性疾病之一。新生儿 G6PD 缺乏症急性溶血的发生可能出现在没有明显诱发因素的情况下[55],特别是在一些缺乏鉴别诊断能力的医疗单位,新生儿急性核黄疸有可能会被误诊为感染性休克而贻误治疗时机致新生儿死亡[56]。

7.5.2 流行病学

目前,常规进行新生儿 G6PD 缺乏症的筛查的地区或国家有中国香港、中国台湾、中国澳门、新加坡、菲律宾、希腊及塞浦路斯,部分筛查的地区或国家有中国大陆、澳大利亚、德国、美国、印度、意大利、黎巴嫩、墨西哥、泰国、土耳其及越南。据有关综述文献报道,新生儿 G6PD 缺乏症在中国香港的筛查覆盖率达 99%,其中男性发病率为 4.5%,女性为 0.3%;中国台湾自 1987 年开始新生儿 G6PD 缺乏症筛查,至 1996 年其筛查覆盖率达 99%,男性发病率为 3.1%,女性为 0.9%;新加坡的新生儿 G6PD 缺乏症筛查覆盖率达 99.95%,男性发病率为 3.15%,女性为 0.11%;希腊的新生儿 G6PD 缺乏症筛查覆盖率自 1985 年开始便已超过 90%,男性发病率为 4.50%,女性为 1.85%;意大利新生儿 G6PD 缺乏症发病率为 7.50%;美国的黑人男性新生儿 G6PD 缺乏症发病率约为 10%;中国广州对 1 250 195 例新生儿进行筛查结果显示,男性新生儿 G6PD 缺乏症发病率为 6.0%,女性为 3.6%。由于文化意识、地理条件、资源分配及经济发展程度不同等原因,相当一部分国家和地区如尼泊尔、柬埔寨、老挝等,目前尚未开展新生儿 G6PD 缺乏症筛查工作[57]。

G6PD 缺乏症具有非常明显的遗传异质性,表现出明显的地区和民族差异,这可能是因为疟疾的选择发生在民族分化之后。以云南省为例,姚莉琴等对西双版纳州、德宏州和怒江州等 15 个少数民族聚居地区的 G6PD 缺乏症流行病学现状调查分析后,发现 G6PD 缺乏症检出率德宏州为 6.6%,版纳州为 2.3%,怒江州为 0.9%,临沧市沧源县为 0.2%,玉溪市新平县为 8.8%,普洱市为 0.9%,丽江市玉龙县为 2.0%,大理州为 0.3%,红河州元阳县为 0.9%,保山市为 0.7%。G6PD 缺乏症以德宏州瑞丽市的德昂族最高为 12.9%,其次为玉溪市新平县的傣族为 9.5%。G6PD 缺乏症的分布呈"南高北低"的趋势,其缺乏率虽然与民族有关,更重要的与地域有关[58]。

7.5.3　发病机制

G6PD 酶是催化细胞能量代谢过程磷酸己糖旁路途径的限速酶,此旁路途径是红细胞中还原型辅酶Ⅱ(NADPH)的唯一来源。通常 G6PD 催化 6-磷酸葡萄糖脱氢,生成 6-磷酸葡萄糖酸和 NADPH,在谷胱甘肽还原酶的催化作用下,NADPH 使氧化型谷胱甘肽(GSSG)转化为 GSH,GSH 具有抗氧化损伤的作用,参与清除细胞内的过氧化氢(H_2O_2),保护血红蛋白及细胞膜巯基蛋白免受氧化作用,从而维持红细胞的稳定。G6PD 缺乏导致 NADPH 减少,具有抗氧化损伤作用的 GSH 减少。

在一般情况下,G6PD 患者体内产生的 NADPH 足够满足日常生活所需,但是当某些因素使体内活性氧产生增加时,如感染、异常分娩、缺氧、母亲服用氧化性的药物或食物(如蚕豆)、为祛胎毒而给新生儿喂服黄连等,就会出现明显的酶不足,使红细胞膜蛋白和酶蛋白中的巯基发生氧化性损伤,红细胞膜脆性增加。

NADPH 减少后,使高铁血红蛋白(MHb)不能转化为氧合血红蛋白,MHb 增加导致不可溶性变性珠蛋白小体(Heinz body)增加,Heinz body 沉着于红细胞膜表面,使红细胞膜变硬,上述作用造成红细胞的柔韧性降低,不易通过脾窦或肝窦而被破坏,引起溶血。

另外发现,胆红素结合能力降低与 G6PD 缺乏引起的新生儿高胆红素血症有关,研究发现 G6PD 缺乏与 Gilbert 综合征合并存在时,黄疸严重而贫血不明显。

7.5.4　分子遗传

G6PD 基因定位于 Xq28,1991 年美籍华人 Ellson 发表了此基因的全序列,最后确定了 *G6PD* 基因全长 20 114 bp,由 13 个外显子和 12 个内含子组成,编码 515 个氨基酸,是一个典型的看家基因。目前,世界范围内已报道 200 多种 *G6PD* 基因突变类型,中国人群中报道发现有 26 种,几乎所有的突变都位于 *G6PD* 基因的编码区,且绝大多

数为单个碱基置换的错义突变,占到 86% 以上[59]。*G6PD* 的基因突变型有很大的异质性,各个国家、地区、民族之间差异很大,如中国人中 G6PD 缺乏症最常见的突变型为 1376(G→T)、1388(G→A)、95(A→G),而 1376(G→T)、1388(G→A)为中华民族特有的突变型,占中国人 G6PD 突变型的 70%~80%[2]。这揭示不同地区、不同民族基因型的特点,对了解人类进化、源流、迁移等有着重要的意义。

该病变基因由母亲遗传给儿子,因此男性发病多,男女发病比例 2∶1。女性如为纯合子引起酶缺乏而发病,杂合子则根据体内的 G6PD 缺乏红细胞和正常红细胞这两组红细胞的比例,临床症状可相差很大,该比例决定杂合子女性的表型是否正常。基因突变影响 G6PD 的编码。

7.5.5 临床表现

大部分 G6PD 缺乏者无临床表现或为轻度黄疸,类似于生理性黄疸,属于轻型病例,不需要干预。但少部分严重者出生前可表现为流产、死胎、非免疫性胎儿水肿,出生时可发生严重溶血而无黄疸表现,主要是宫内胎儿产生的胆红素可通过胎盘由母亲代为排出。

新生儿期发病者主要表现为高胆红素血症,通常表现为在生理性黄疸基础上进行性加重,多数生后 2~4 d 出现黄疸,一般生后 5~6 d 达高峰,半数患儿可出现肝脾肿大,贫血为轻度或中度。少数严重者生后 24 h 内出现黄疸,且病情进展迅速,于生后 1 周内发生胆红素脑病,甚至死亡,存活者可能留下听力障碍、运动发育落后、智力发育落后、脑瘫等。

溶血发生后,由于新生儿红细胞数目增多,新生儿红细胞 G6PD 活性较衰老红细胞高,因此新生儿红细胞 G6PD 活性可以正常或接近正常水平,从而使溶血自行终止。大部分黄疸生后 5~9 d 开始消退,发生溶血反应的平均持续时间为 6 d。

7.5.6 实验室检查

7.5.6.1 新生儿筛查

新生儿筛查是早期预防 G6PD 缺乏症,避免严重黄疸、溶血等并发症的有效方法,在国际上得到广泛的认可。WHO 建议,男性患病率在 3%~5% 的地区应常规开展 G6PD 缺乏症的新生儿筛查。具体方法是:出生后 3 d 采集新生儿足跟血,对 G6PD 酶活性进行测定,对可疑阳性患儿进行确诊,早期预防。

直接检测酶活性的方法[如高铁血红蛋白还原试验(MHb-RT)、荧光斑点试验(FST)、硝基四氮唑蓝定量法(NBT)、定量比值法]均属于表型分析法,能够确定酶活性程度,本病患者酶活性程度低于正常人。荧光斑点试验是国际血液学标准化委员会推荐用于筛查 G6PD 缺乏的方法,该方法简单、可靠、灵敏。目前,国内广泛开展的 G6PD 缺乏症新生儿筛查通常采用荧光法[60]。

7.5.6.2　常规检测

血常规提示轻度或中度贫血,极少数患者为重度贫血,网织红细胞(Ret)多数正常或轻度升高。外周血涂片红细胞形态见偏心红细胞、咬合红细胞、靶形或破碎红细胞。煌焦油蓝染色可见变性珠蛋白小体(Heinz 小体)。

7.5.6.3　基因型检测方法

目前 *G6PD* 基因检测方法主要包括等位基因特异性寡核苷酸探针杂交法、等位基因特异性扩增、错配碱基聚合酶链反应/限制性内切酶图谱分析、变性高效液相色谱分析、单链构象多态性分析、变性梯度凝胶电泳、基因芯片技术等。这些方法有各自的优点,但是也存在一些局限性,主要用于人群筛查、家族检测和产前诊断、女性杂合子诊断以及溶血原因未明的患儿诊断。

7.5.7　诊断及鉴别诊断

7.5.7.1　诊断

有 G6PD 缺乏症家族史或 G6PD 缺乏症高发区(含祖籍)的新生儿,过早出现黄疸或胆红素过高均要高度怀疑本病。诊断主要根据 G6PD 活性的检测,如果有下列任何一项均可诊断为 G6PD 缺乏症：① 筛检试验 1 项活性显著缺乏;② 筛检试验 2 项活性中间值;③ 筛检试验 1 项活性中间值伴有 G6PD 缺乏症家族史;④ 筛检试验 1 项活性中间值伴有 Heinz 小体(+);(5) G6PD 酶活性＜正常值 40%。

需注意溶血发生后,由于新生红细胞数目增多,新生红细胞 G6PD 活性较衰老红细胞高,因此新生儿红细胞 G6PD 活性可以正常或接近正常水平,高度怀疑 G6PD 缺乏症时 3 个月后复查。

7.5.7.2　鉴别诊断

本病在新生儿期主要与 ABO/Rh 溶血症鉴别,此外,需要与自身免疫性溶血性贫血、阵发性睡眠性血红蛋白尿等溶血性疾病鉴别。

7.5.8　治疗及预防

7.5.8.1　治疗

G6PD 缺乏症为遗传性疾病,目前尚无根治方法。

(1) 去除诱因避免在分娩过程中发生窒息、缺氧及感染等,有感染者使用抗生素时,避免使用头孢曲松、新青霉素Ⅱ等影响胆红素结合的药物。避免使用可能引起溶血的氧化剂药物、食物或有樟脑丸气味的衣物。

(2) 光疗达到光疗标准时积极光疗,注意光疗可能加重 G6PD 患儿溶血,主要是因为光疗时可使谷胱甘肽还原酶活性下降,光疗时应补充维生素 B2(光疗 24 h 后核黄素减少,使谷胱甘肽还原酶活性下降)。

（3）碱化血液，补充足够液体，防止血红蛋白在肾小管内沉积引起肾功能不全，及时纠正电解质紊乱。

（4）输注白蛋白或血浆，增加游离胆红素与白蛋白结合。

（5）换血和输血治疗少数严重病例，病情进展迅速，特别是出现胆红素脑病警告期表现时，需及时换血，换出胆红素及 G6PD 活性低下的红细胞，换进 G6PD 活性正常的红细胞。对中、重度贫血，特别是有贫血临床症状时，适当输注红细胞悬液。

（6）药物治疗：维生素 E 是生物体内重要的抗氧化剂，可以防止生物膜发生氧化反应，能稳定生物膜的脂肪成分，从而可以减少溶血；苯巴比妥为肝酶诱导剂，可以促使肝细胞葡萄糖醛酰转移酶生成，增加肝细胞摄取未结合胆红素能力，加速间接胆红素代谢和排泄。G6PD 缺乏引起的新生儿高胆红素血症与胆红素结合能力降低有关，使用苯巴比妥有助胆红素代谢和排泄；金属卟啉竞争性抑制亚铁血红素氧化酶，从而减少亚铁血红素降解及未结合胆红素的生成。金属卟啉包括锡、锌、锰、铬，临床上应用的主要是锡卟啉，没有口服剂型，目前尚缺乏临床多中心研究证据。

（7）造血干细胞移植（HSCT）有望成为治愈该病的重要方法。

7.5.8.2 预防

在 G6PD 高发区进行 G6PD 缺乏症常规筛查，有些地区已将 G6PD 缺乏症列入新生儿出生后常规筛查项目。对 G6PD 缺乏症者进行健康教育，避免吃蚕豆及其制品，禁止使用含萘的樟脑丸放入衣柜驱虫，避免使用氧化剂药物。

（1）G6PD 缺乏症患者需在安全剂量内使用的药物：对乙酰氨基酚、非那西汀、阿司匹林、氨基比林、安他唑啉、安替比林、维生素 C、苯海索、氯霉素、白乐君、氯喹、秋水仙素、苯海拉明、异烟肼、左旋多巴、甲基萘醌、亚硫酸氢钠、对氨基苯甲酸、氨基水杨酸、保泰松、苯妥英钠、丙磺舒、盐酸普鲁卡因、胺乙胺嘧啶、奎宁、链霉素、磺胺西汀、磺胺嘧啶、磺胺脒、磺胺甲基嘧啶、磺胺甲恶唑、磺胺甲氧嗪、磺胺醋酰异恶唑、噻洛芬酸、甲氧苄啶、吡苄明、硝酸异山梨酯、水溶性维生素 K。

（2）G6PD 缺乏症患者慎用药物乙酰苯胺、二氨二苯砜、呋喃西林、呋喃唑酮、格列本脲、指甲花醌、亚硝酸异丁酯、亚甲蓝、萘（樟脑丸）、尼立达唑、呋喃妥因、苯妥英钠、非那吡啶苯肼、伯氨喹、磺胺醋酰磺胺、磺胺嘧啶、噻唑砜、三硝基甲苯、尿酸氧化酶、氯霉素、催产素

（3）避免服用或外用接触以下中药或中成药薄荷、樟脑、萘酚、川莲、牛黄粉、珍珠粉、蜡梅花、熊胆、开口茶、七厘散、婴儿素、牛黄解毒丸等。

7.5.9 遗传咨询

本病虽属遗传性疾病，但属于可预防性疾病，有一定的诱因才发病，一般不必要对胎儿进行产前诊断。

7.6 质谱及色谱-质谱技术筛查新生儿遗传代谢性疾病

7.6.1 质谱

质谱(mass spectrum,MS)是表示分子离子和碎片离子依其质荷比(m/z)大小依次排列的质量谱。利用高能离子源将样品电离为各种不同质荷比的分子、离子和离子碎片,带有样品信息的离子碎片被加速进入质量分析器,不同离子在质量分析器中被分离并按照质荷比的大小在空间和时间上产生分离抵达检测器,得到不同质荷比排列的离子质量谱,通过测定离子峰的强度,以此获得确定化合物的相对分子质量和分子式,对样品的结构进行解析的检测方法。质量是物质的固有特征之一,不同物质有不同的质量谱,利用这一性质可以进行定性分析(包括分子质量和相关结构信息);与其他分析方法相比,质谱检测可以直接得到样品的分子质量和相关结构信息;谱峰强度也与它代表的化合物含量有关,可以用于定量分析。

7.6.1.1 常用术语

质荷比:离子质量(以相对原子质量为单位计)与它所带电荷(以电子电量为单位计)的比值,写作 m/z 或 m/Z,通常 z=1。

峰:质谱图中的离子信号通常称为离子峰或简称峰。

丰度:检测器检测到的离子信号强度。

基峰:在质谱图中,指定质荷比范围内强度最大的离子峰称作基峰。

相对丰度或风的强度:相对于最强峰的强度。

总离子流图:在选定的质量范围内,所有离子的强度对时间所作的图。也称TIC 图。

选择离子流图:指定某一质量(或质荷比)的离子的强度对时间所作的图。

准分子离子:是指与某一质量(质荷比)的离子的强度对时间所做的图。

碎片离子:经过一级或多级裂解生成的产物离子,碎片峰的数目及其丰度则与分子结构有关,数目多表示该分子较容易断裂,蜂毒膏的碎片峰表示该离子较稳定,也表示分子比较容易断裂生成该离子。

多电荷离子:是指带有 2 个或更多电荷的离子。有机质谱中,单电荷离子是绝大多数,只有那些不容易碎裂的基团或分子结构如共轭体系结构才会形成多电荷离子。

同位素离子:含有同位素的化合物形成的离子成为同位素离子。在质谱分析中,通常把由重同位素形成的离子峰叫同位素峰。

7.6.1.2 色谱-质谱联用技术

质谱法具有灵敏度高、定性能力强等优点,色谱法具有分离效率高、定量分析简便的特点,色谱和质谱联用技术集成了色谱分离和质谱检测两方面的优势,在临床检验中具有更广泛的应用,主要技术包括液相色谱-质谱(LC-MS)、气相色谱-质谱(GC-MS)、串联质谱(MS/MS)和毛细管电泳质谱联用。

气相色谱-质谱联用(GC-MS)发展的比较成熟,气相色谱仪是质谱法的理想的"进样器",质谱仪是气相色谱法的理想的"检测器"。样品经过气相色谱柱分离,不同组分经分子分离器(接口)使样品与载气分离后样品分子进入电离室,部分电子轰击后产生相应的正离子被引入离子检测器,得到总离子流强度,总离子流随时间变化的曲线就是相应的色谱流出曲线。GC-MS要求样品必须具有一定的蒸气压,80%的样品需要经过预处理或者衍生化,使其成为容易气化的样品才能进行分析,一定程度限制了GC-MS的发展和使用。但具有灵敏度高、分辨率强、重现性好以及高通量的优点,在代谢组学和医药生物各领域中,GC-MS成为最为常见的分析技术手段之一。GC-MS在临床用于检测一些特征性标志的代谢物以诊断疾病,如尿中胆固醇和有机酸代谢物的变化。

液相色谱-质谱联用(LC/MS)由于液相色谱不受化合物沸点和热稳定性的限制,LC/MS的联用技术可以很好地解决这一类有机化合物和生物样品的分离和分析问题。因此在医学界,LC/MS应用是最为广泛的分离和鉴定分析方法之一,可以分离极性的、离子化的、不易挥发和热不稳定的化合物,应用前景很广。

7.6.1.3 串联质谱

串联质谱(MS/MS)是20世纪80年代初发明的,与GC-MS和LC/MS相比,其优点一是灵敏度高,可对混合物中的痕量化合物进行分析;二是信噪比提高,避免了色谱质谱联用仪的噪声,以及使图谱本底较高无法扣除的缺点。MS/MS是将两台质谱仪以一个碰撞室串联的方式连接,第一台质谱仪作为分离器,第二台质谱仪作为分析仪来对混合物直接进行分析。第一级质谱扫描后得到复杂的一级质谱图,选择特定的母离子进入碰撞室进行二次裂解,产生的子离子碎片进行检测,得到二级质谱图,避免了噪声干扰。与单级质谱仪相比,串联质谱仪能明显改善信号的信噪比,并可以大大减少所需的样品量,检测水平达到pg级。MS/MS是更为灵敏、高特异性的快速分析技术,不仅能够分析小分子,也可测试有些蛋白质等生物大分子。

串联质谱仪由真空系统、分析系统和数据系统组成,其中分析系统包括进样装置、离子源、质量分析器、碰撞室和离子检测器。MS/MS的离子产生和运行系统必须处于高真空状态,真空度低可造成离子源灯丝损坏、本底增高、电离室加速板发生火花放电等一系列问题,从而导致图谱复杂化,分子泵可以得到较高的真空度。进样系统是将处在常压下的样品送进离子源,保持仪器的高真空状态。目前常用的进样装置有3种:间接进样、直接探针进样和色谱进样等。离子源被称为质谱仪的心脏,作用是电离被分析样品分子,按照离子光学系统汇聚成一定几何形状和一定能量的离子束进入质量分析器。常用的离子源有电子轰击离子源、化学电离源、电喷电离源和基体辅助激光解吸电离等。质量分析器对样品离子按照m/z的大小分离和排序,分离离子的原理与治疗分析器的种类相关。常见的分析器有磁场质量分析器、四级杆质量分析器、离子阱质量分析器和飞行时间质量分析器、傅立叶变换离子回旋共振质量分析器。碰撞室是一个四极质量分析器。碰撞过程依据碰撞室中的离子激发物质的不同，分为碰撞诱导裂解和表面诱导裂解，前者的激发物质为惰性气体，后者为固体物质。样品离子在激发物质分子的有效能量攻击下，发生碰撞裂解产生离子。检测和记录系统由离子收集器、放大器和记录器构成。

MS/MS 通常有 4 种扫描方式：① 子离子扫描，检测从某个母离子分裂而来的所有碎片离子；② 母离子扫描，检测可产生某个碎片离子的所有母离子；③ 中性丢失扫描；④ 多反应离子检测。在 IMD 筛查中常使用后 3 种扫描方式。在进行母离子扫描时，采用多反应检测模式可以检测到特定的碎片，选择特定分析物，因此具有更好的灵敏度。

MS/MS 检测在遗传代谢病筛查中的科学性、临床价值和社会意义有目共睹。但该技术目前还处于发展阶段，为保证检验结果的一致性，质量控制方面还需要提高。MS/MS 对工作条件的要求也较为苛刻，对实验环境、标准操作规程、优选实验方法、仪器的校正和保养、试剂的选择和标定、标本的处理、计算方法和实验记录等要求较高；另外，对工作人员专业化水平的要求也很高。随着各国相关领域专家的共同努力，将会有更多的疾病通过 MS/MS 分析诊断和筛查，该技术也会更加趋于成熟和完善。

1990 年，Millington 等首次将 MS/MS 应用于新生儿筛查，大大提高了检测效率，经过 20 多年的发展，已经广泛应用于遗传代谢疾病筛查机构。相对于传统的新生儿筛查系统一次只能检测一种疾病而言，串联质谱（MS/MS）技术能够实现在 2～3 min 内对血样标本进行几十种代谢产物的分析，实现一次检测可以得到多种氨基酸、有机酸、脂肪酸和溶酶体贮积症等代谢性疾病，不仅增加了检测疾病的种类，而且还显著提高了检测的灵敏度和特异度，降低了假阳性率。当前，许多国家采用该技术进行新生儿疾病筛查，为新生儿疾病筛查开辟了新的领域目前国内超过 20 个省份采用液相色谱 MS/MS 检测滤纸干血片中氨基酸及相关代谢物来提示人体代谢平衡状态，通过检测多种氨基酸和酰基肉碱诊断氨基酸代谢障碍和脂肪酸氧化缺陷等方面的遗传性疾病，这对于遗传代谢相关疾病的诊断和治疗具有重大意义。

7.6.2 串联质谱筛查新生儿遗传代谢性疾病

基于串联质谱在特异性和灵敏性等方面的技术优势，临床应用得到广泛开展。20世纪 90 年代，国际上将 MS/MS 技术应用于新生儿疾病筛查，利用新生儿滤纸干血斑分析氨基酸、有机酸、脂肪酸和溶酶体贮积症等几十种遗传代谢病的筛查。随着技术的发展和对遗传代谢病的认识的深入，液相色谱 MS/MS 在新生儿遗传代谢病筛查的应用范围和领域不断扩大。

7.6.2.1 氨基酸与有机酸代谢异常的筛查和检测

根据美国国家遗传科学院颁布的新生儿筛查指南[2],共有54种需要筛查的IMD疾病,38种可以采用MS/MS方法进行分析,其中18种属于首要筛查项目,20种属于次级筛查项目,具体IMD疾病项目列于表一。涉及的疾病种类包括氨基酸代谢紊乱、有机酸症和脂肪酸氧化缺陷(酰基肉毒碱缺乏)和尿素循环缺陷等。我国使用MS/MS进行新生儿遗传代谢病筛查的实验室数量增长迅速,但由于起步较晚,暂时还未出台规范的检测范围谱。

17种氨基酸代谢紊乱筛查的氨基酸包括瓜氨酸甲硫氨酸、苯丙氨酸、酪氨酸、鸟氨酸、胱氨酸、精氨酸、天冬氨酸、谷氨酸、甘氨酸、亮氨酸和缬氨酸。有机酸是氨基酸、脂肪、糖中间代谢过程中所产生的羧酸,有机酸血(尿)症是由于某种酶的缺陷导致相关羧酸及其代谢产物的蓄积而引发的遗传代谢性疾病。脂肪酸在线粒体内的β氧化是人体能量的主要来源。长链脂肪酸首先在细胞质中活化成长链脂酰CoA,然后以卡尼汀作为载体(形成酰基卡尼汀)进入线粒体,进入线粒体后,随即释放出游离卡尼汀和长链脂酰CoA,后者在线粒体的各种酶作用下,经脱氢、加水、再脱氢和硫解4个步骤逐步分解为中链和短链脂酰CoA,依次进入β氧化的下一个循环。因此,以上各步骤中任何一种酶的缺乏都会导致脂肪酸氧化缺陷,而体内游离卡尼汀和各对应酰基卡尼汀的浓度变化可以反映脂肪酸代谢的状况。常规筛查14种有机酸代谢紊乱的酰基卡尼汀包括游离肉碱(C0)、乙酰肉碱(C2)、丙酰肉碱(C3)、丙二酰肉碱(C3DC)、异戊酰肉碱(C5)、辛酰肉碱(C8)、月桂酰肉碱(C12)、棕榈酰肉碱(C16)、十八碳酰肉碱(C18)。虽然ACMG仅列出38种可以采用MS/MS进行筛查的代谢性疾病,但从分析的角度,目前至少有超过80种小分子遗传代谢疾病可以归入这种技术的筛查体系。

通过对体液中各种氨基酸、有机酸、游离卡尼汀和各对应酰基卡尼汀、溶酶体酶活性和特殊贮积产物进行定性、定量分析,可为体内各种代谢途径提供极有价值的分析资料。MS/MS技术是上述目标测定物最为适用的检测方法,多采用干血滤纸片(新生儿筛查)、尿和血等生理体液的测定,一般在2~3 min内即可完成各项组分的分析和测定。为了提高离子化效率和产生特定碎片离子,有时需要对样品进行衍生化。最常用的衍生化方法是以正丁醇在酸性条件下与氨基酸的羧基发生反应,形成丁基酯衍生物。在串联质谱碰撞诱导解离作用下,氨基酸可以产生不同u(原子质量单位)的中性碎片丢失。根据这些质谱信息,可以采用中性丢失扫描或/和多反应离子监测,建立半定量或定量的MS/MS分析方法对氨基酸类代谢疾病进行筛查。另外高效液相色谱、氨基酸分析仪、气相色谱-质谱和液相色谱-质谱仪也可以对上述目标物进行检测。MS/MS测定卡尼汀时可采用与分析氨基酸一样的衍生化方法。但因其结构与氨基酸不同,各种卡尼汀经碰撞诱导解离后产生的是85u特征碎片离子。因此,可以采用母离子扫描或/和多反应离子监测,建立半定量或定量的MS/MS分析方法进行筛查。目前,MS/MS

方法已经成为脂肪酸氧化缺陷筛查中最可靠的分析方法,应用于长链酰基辅酶 A 脱氢酶缺乏、中链酰基辅酶 A 脱氢酶缺乏、短链酰基辅酶 A 脱氢酶缺乏、极长链酰基辅酶 A 脱氢酶缺乏、肉碱棕榈油酰合成酶缺乏等多种疾病的筛查。

结果分析时要根据患儿的年龄、饮食、营养、生理和病理等各种特征对检测结果进行综合判断。例如在氨基酸检测结果分析时要注意牛磺酸在 1 周内的新生儿中含量较高;脯氨酸、羟脯氨酸和甘氨酸在半岁内的婴儿中含量较高;奶粉喂养婴儿中可出现同型胱氨酸。进食和空腹体内必需氨基酸和支链氨基酸水平不同;其他病理情况下尿或者血液中的氨基酸水平出现异常;一个氨基酸浓度异常与多种代谢性疾病相关等。有机酸含量异常或者出现异常有机酸是此类疾病的主要表现。通过多次检测结果的综合分析来判断有机酸代谢障碍,并与病史、临床表现、常规生化检测等综合考虑,必要时进行多次有机酸分析或者其他特殊检测。由于部分有机酸代谢途径比较类似,具有相同的代谢标志物,因此给筛查诊断带来了挑战。例如丙酸尿症(propionic aciduria,PA)和甲基丙二酸尿症(methylmalonic aciduria,NMA)是两种常见的有机酸类疾病,这两种疾病有共同的检测靶点 C3-酰基卡尼汀和游离 C2-、C16-酰基卡尼汀,虽然 PA 的 C3-酰基卡尼汀浓度高于 NMA,但个体差异使得临床上难于根据 C3-酰基卡尼汀浓度区分两种疾病,Chace 等总结出在 C3-酰基卡尼汀浓度基础上,结合 C3/C2 比值可以更有效进行两种疾病的区分筛查。

常见病种包括苯丙酮尿症、枫糖尿病、同型胱氨酸血症、酪氨酸血症、组氨酸血症、瓜氨酸血症、丙酸血症、戊二酸血症中链酰基辅酶 A 脱氢酶缺乏症等等,其他不常见遗传代谢病还局限于少数病例的筛查分析,临床常规应用之前还需要进行该人群大量的回顾性分析才能列入常规的新生儿筛查。

尽管 MS/MS 在筛查上述小分子病时具有较多优势,但并不能完全否定和取代传统的筛查方法。由于其仪器价格昂贵,对技术人员要求较高,谱图复杂,解析难度很大,致使临床医生对结果的解读困难等局限性,MS/MS 短时期内广泛开展还受到限制,所以当前广泛采用的方法是化学发光法和荧光免疫分析法等。

7.6.2.2 溶酶体病的筛查

溶酶体贮积症(lysosomal storage disease,LSD):溶酶体是体内酸性最强的细胞器,其内部含有 60 多种酸性水解酶,在酸性条件下可降解黏多糖、鞘脂、糖蛋白、糖原等各种生物大分子为可被机体重新利用或者排出体外的小分子。先天性溶酶体病是由于染色体上编码溶酶体酶的基因发生突变,而使溶酶体酶出现缺陷,导致特定生物大分子不能正常降解而在溶酶体中贮积,从而使得溶酶体发生肿胀,细胞变得臃肿失常,细胞功能受到严重影响,最终导致一系列疾病,统称为 LSD。除法布里病(Fabry)、黏多糖贮积症(mucopolysaccharidosis,MPS)Ⅱ 和 Danon 病属于 X 染色体连锁遗传外,大部分 LSD 属于常染色体隐性单基因遗传病。当前已有 50 多种 LSD 被发现,常见的如庞贝病、泰-勒二氏病、戈谢病和台-萨氏综合征(Tay-Sachs diesease)等。虽然每一种 LSD 均少见,但作为一组疾病而言,其患病率在新生儿中可达 1/6 000～1/7 000,中国每年出生人口按照 1 700 万计算,新生儿溶酶体贮积症患者可达 2 600 人,给社会和家庭造成极大的负担。迄今,国外已有将 MS/MS 技术应用于溶酶体贮积症的筛查、诊断以及治疗监测的报道,我国尚无 LSD 确切患病率的流行病学资料。

LSD 可在任何时期发病,大部分发生在婴幼儿和青少年时期。按照贮积的底物及致病基因的特点,可将 LSD 分为以下 6 类:① 黏多糖贮积症;② 寡糖贮积病;③ 鞘脂贮积症;④ 神经元质褐质沉积病;⑤ 溶酶体膜蛋白转运障碍;⑥ 其他溶酶体病。最常见的是黏多糖贮积症和鞘脂贮积症。

MPS 发病主要是不能完全降解的黏多糖在溶酶体中贮积并大量从尿中排出。该病是 LSD 中非常重要的一类,可分为Ⅰ、Ⅱ、Ⅲ、Ⅳ、Ⅵ、Ⅶ、Ⅸ七型,其中Ⅲ又分为ⅢA、ⅢB、ⅢC、ⅢD 4 个亚型,Ⅳ又分为ⅣA 和ⅣB 两个亚型,除 MPSⅡ为 X 连锁隐性遗传外,余皆属常染色体隐性遗传。该类疾病进程较慢,即使同种酶缺陷,临床表现变异也较大;不同酶缺陷其临床表型相似,具有遗传病异质性的特征。

鞘质贮积症包括糖鞘质和神经鞘磷脂,鞘质是细胞膜的主要成分,全身存在,对神经组织特别重要,具有保护、信号识别和传导作用。鞘质病包括戈谢病、尼曼匹克病 A/B 型、易染性脑白质营养不良、球形脑白质营养不良、GM2 神经节苷脂贮积病(包括台-萨氏综合征、Sandhoff 病)、GM1 神经苷脂贮积病、法布里病等。最常见的症状和体征包括:① 进行性智力、运动倒退或进行性倒退;② 发育延迟,共济失调、惊厥无力等神经系统症状;③ 面容粗陋、骨骼异常、肝脾肿大等贮积性疾病的体征;④ 不能解释的肢体疼痛及骨痛等,症状呈现进行性发展。

LSD 涉及遗传、神经、肌肉、血样、骨骼、眼睛等器官或系统,属于多学科交叉协作的复杂疾病,其鉴别诊断非常关键。诊断和处理疾病并发症的同时需要考虑与其他专科的专家进行协作。

鉴于大部分 LSD 属于常染色体隐性遗传,由于种类较多,缺乏特异性临床症状,因此精确的 LSD 诊断必须依靠临床症状结合实验室检测。酶学检测和基因诊断是确诊此病的重要检测手段,另外,贮积产物和生物标志物的检测也有助于疾病的诊断。

溶酶体贮积症的治疗以提高早期干预能力为基础,主要治疗方法如下。

(1) 酶替代治疗:少量增加胞内酶活性(正常酶活的为 1％～5％)就能校正底物累积。戈谢病是第一个通过酶替代疗法得到成功治疗的 LSD。酶替代疗法需要大量的酶主要是通过基因工程方法获得。

(2) 骨髓移植:20 世纪 80 年代起开始采用骨髓移植治疗 LSD,特异性的缺陷酶和病情的程度决定骨髓移植的效果。

(3) 底物减少疗法:通过抑制生物合成途径减少溶酶体中的底物量进行治疗。

（4）分子伴侣。

（5）基因治疗。通过体内或体外的基因提供长期表达治疗蛋白实现治疗 LSD 的目的，包括体外和体内基因治疗。体外基因治疗策略是将携带野生型酶基因的载体转染细胞，然后再将其移植到患者体内，表达酶发挥作用，造血干细胞是首选的靶细胞。体内治疗策略是直接注射基因转移载体到组织。

（6）对症治疗：目前，LSD 在诊断、治疗和预防方面取得了显著的进步[38]，商品化的酶制剂用于酶替代治疗效果与疾病进展程度密切相关，若能在疾病早期，未出现不可逆病理改变前进行酶替代治疗效果更好，而疾病进展晚期则往往出现不可逆转的病理改变影响疗效。目前，某些 LSD 如戈谢病、庞贝病（Pompe）、法布里病（Fabry）、MPS Ⅰ、MPS Ⅱ 和 MPS Ⅵ 的酶替代治疗药物疗效显著，戈谢病也可以通过底物减少疗法治疗。随着对 LSD 病理生理及分子缺陷的认识越来越深入，对其诊断、病例管理和治疗选择方面也取得了重要的进展。因此首先，在 LSD 的早期，不可逆损伤出现之前做出正确诊断和酶替代治疗至关重要；其次，随着全面二胎政策的落实，通过对先症者的筛查和诊断，明确疾病信息可为该家庭的遗传咨询、再次生育和产前筛查及诊断提供重要线索和关键帮助；再次，对这类疾病的探索不仅能带来更好的治疗，而且也能揭示更多关于这种细胞器的奥秘[38]。

关注罕见病是社会文明的象征，是医学科学水平提高的标志之一。早期发现、诊断和治疗能改变这类疾病的自然病史、延缓病情进展，提高患者生存质量，对筛查阳性的高危家庭的再次生育提供遗传咨询和产前诊断，防止患儿出生，是降低患病率的唯一途径。由此有效地减轻由 LSD 疾患给家庭和社会带来的负担，提高出生人口质量。

由于疾病罕见，加之没有特异性的症状体征，临床经常出现延误诊断，从而贻误最佳治疗时机。据文献报道，罕见病 Fabry 的人群发病率为 1~4/50 000，而 1.2% 肾脏透析患者为 Fabry 病[39]。为此，LSD 的预防——新生儿筛查技术的建立尤为重要。串联质谱技术基于其高灵敏度和准确性，目前广泛应用于新生儿遗传代谢病的筛查。美国 FDA 日前首次批准了用于筛查 4 种可治 LSD 的筛查系统，包括黏多糖累积症、庞贝氏病、戈谢病和法布里病，美国多个州已经对所有新生儿进行 LSD 筛查；2013 日本开展了新生儿法布里病的筛查；中国台湾也有学者开展了法布里病、庞贝病和 MPS Ⅰ 的筛查；由此可见，国际上已经把 LSD 作为新生儿筛查新的疾病进行研究[40]，在我省乃至国内都未见相关的流行病学报道。

铂金埃尔默公司已经研发了 6 种溶酶体贮积症的液相色谱-串联质谱检测试剂盒，可以对戈谢病、尼曼匹克病、庞贝病、克拉伯病、法布里病和 MPS Ⅰ 直接对新生儿滤纸干血斑进行检测。

7.6.3　串联质谱实验室质量控制与管理

串联质谱（MS/MS）筛查是一个包括多个环节的过程，从新生儿标本的采集、标记和输送到实验室,然后由实验室处理和分析标本,向临床医生报告试验结果,最后由临床医生解释试验结果和提供治疗。任何一个步骤的质量达不到要求,都会导致临床诊断和治疗的延误或者错误,因此必须重视检测过程中的每一步骤,使试验结果具有医学实用性。

MS/MS实验室为了提供可靠无误的实验数据、保证检测结果及时准确地传送,需要建立全面系统的实验室质量控制系统。一般分为两个主要部分:室内质量控制和室间质量控制。在室内质控中,患者标本和质控物在同一实验室同时进行测定,在测定结束后可以立即判断同一组或一批患者的测定结果是否发出报告。目前临床检验室的室内质量控制方法得到很大发展,可以选择如Westgard多规则质量控制方法、累积和质量控制方法、平均数和极差质控图、趋势分析,以及利用患者数据的质控方法。室间质评则是由主办单位采用定值的质控品,评价各参加实验室的测定结果的质量。实验室间进行质量评价的目的,是相互校正各参与实验室测定结果的准确性,要求其保持在临床所能接受的误差范围内,使参加质评的实验室之间建立实验结果的可比性,提高检验质量。

国家卫生健康委员会临床检验中心是由基层卫生与妇幼保健司指定负责的全国新生儿疾病筛查实验室室间质评工作的机构,也包括新生儿遗传代谢病串联质谱筛查,每年3次,每次5个质评标本,在规定的时间内进行测定,在回报中填写实际测定的数据,还需要对检测数据做出临床判断,填写检测时所采用的方法、仪器、试剂和使用滤纸的型号等信息。

7.7 小结与展望

本章除了重点讨论新生儿遗传代谢疾病筛查的发展和实验室检测方法之外,也围绕常见的几种新生儿遗传代谢疾病及其治疗方法进行了介绍。在可以预见的未来,产前诊断和预防干预依然是IMD临床诊疗的重点。近年来,NGS广泛应用于遗传代谢性疾病的分子诊断,母血胎儿游离DNA非侵入性单基因病产前诊断也取得了巨大进步,包括临床遗传、产科和儿科在内的多学科协作的临床诊疗体系逐步构建,基因型和表型间关系的研究逐渐深入,技术的革新为精准医学时代的到来打开了大门。绝对有理由相信,分子诊断技术的发展和完善必将把遗传代谢性疾病的诊断、预防和治疗带入一个崭新的时代。

参考文献

[1] 顾学范.临床遗传代谢病[M].北京:人民卫生出版社,2015.
[2] 王卫平.儿科学[M].8版.北京:人民卫生出版社,2013.

［3］罗小平,张李霞.遗传代谢性疾病的临床诊治进展[J].中华新生儿科杂志,2006,21(4)：249-251.

［4］Fu X W,Iga M,Kimura M,et al. Simplified screening for organic acidemia using GC/MS and dried urine filter paper：a study on neonatal mass screening[J]. Early Hum Dev,2000,58(1)：41-55.

［5］Saudubray J M,Narcy C,Lyonnet L,et al. Clinical Approach to Inherited Metabolic Disorders in Neonates[J]. Neonatology,1990,58(1)：44.

［6］Jones P M,Bennett M J. The changing face of newborn screening：diagnosis of inborn errors of metabolism by tandem mass spectrometry[J]. Clin Chim Acta,2002,324(1)：121-128.

［7］Pampols T. Inherited metabolic rare disease[M]. Netherlands：Springer,2010,686：397-431.

［8］Leonard J V,Morris A A. Inborn errors of metabolism around time of birth[J]. Lancet,2000,356(9229)：583-587.

［9］Cao Y,Yuan P,Wang Y P,et al. The profile of newborn screening coverage in China[J]. J Med Screen,2009,16(4)：163-166.

［10］Mak C M,Lee H C,Chan A Y,et al. Inborn errors of metabolism and expanded newborn screening：review and update[J]. Crit Rev Clin Lab Sci,2013,50(6)：142-162.

［11］赵正言.新生儿遗传代谢病筛查进展[J].中国实用儿科杂志,2014,29(8)：586-589.

［12］罗小平,梁雁.我国儿童遗传代谢病诊疗现状与思考[J].中国实用儿科杂志,2014,29(8)：561-564.

［13］罗小平,吴薇.重视和加强新生儿遗传代谢病的筛查[J].中华围产医学杂志,2015,18(3)：168-171.

［14］Dhondt J L. Neonatal screening：from the 'Guthrie age' to the 'genetic age'[J]. J Inherit Metab Dis,2007,30(4)：418-422.

［15］Singh R H,Fran R,Dianne F,et al. Recommendations for the nutrition management of phenylalanine hydroxylase deficiency[J]. Genet Med,2014,16(2)：121-131.

［16］Blau N,Hennermann J B,Langenbeck U,et al. Diagnosis,classification,and genetics of phenylketonuria and tetrahydrobiopterin (BH4) deficiencies[J]. Mol Genet Metab,2011,104(Suppl)：S2-S9.

［17］徐艳华,秦玉峰,赵正言.中国新生儿先天性甲状腺功能低下症与苯丙酮尿症筛查22年回顾[J].中华儿科杂志,2009,47(1)：18-22.

［18］Zhan J Y,Qin Y F,Zhao Z Y. Neonatal screening for congenital hypothyroidism and phenylketonuria in China[J]. World J Pediatr,2009,5(2)：136-139.

［19］中华医学会儿科学分会内分泌遗传代谢学组.高苯丙氨酸血症的诊治共识[J].中华儿科杂志,2014,52(6)：420-425.

［20］Mitchell J J,Trakadis Y J,Scriver C R. Phenylalanine hydroxylase deficiency[J]. Genet Med,2011,13(8)：697-707.

［21］Ye J,Yang Y,Yu W,et al. Demographics,diagnosis and treatment of 256 patients with tetrahydrobiopterin deficiency in mainland China：results of a retrospective,multicentre study[J]. J Inherit Metab Dis,2013,36(5)：893-901.

［22］Shintaku H. Disorders of tetrahydrobiopterin metabolism and their treatment[J]. Curr Drug Metab,2002,3(2)：123-131.

［23］沈明,喻唯民,杨凌,等.四氢生物蝶呤缺乏症的临床研究[J].中日友好医院学报,2002,16(1)：8-10.

［24］宋昉,瞿宇晋,杨艳玲,等.中国北方地区苯丙氨酸羟化酶基因的突变构成[J].中华医学遗传学杂

志,2007,24(3):241-246.

[25] 舒剑波,孟英韬,党利亨,等.苯丙氨酸羟化酶突变基因型与生化表型分析[J].中华医学遗传学杂志,2012,29(6):635-641.

[26] 张玉敏,秦金莉,裘蕾,等.北京地区PKU筛查、诊疗及基因分析[J].中国儿童保健杂志,2003,11(6):366-367.

[27] Zhu T, Qin S, Ye J, et al. Mutational spectrum of phenylketonuria in the Chinese Han population: a novel insight into the geographic distribution of the common mutations[J]. Pediatr Res, 2010, 67(3):280-285.

[28] Sundermann B, Pfleiderer B, Möller H E, et al. Tackling frontal lobe-related functions in PKU through functional brain imaging: a Stroop task in adult patients[J]. J Inherit Metab Dis, 2011, 34(3):711-721.

[29] Waisbren S E, Doherty L B, Bailey I V, et al. The New England Maternal PKU Project: identification of at-risk women[J]. Am J Public Health, 1988, 78(7):789-792.

[30] Koch R, Trefz F, Waisbren S. Psychosocial issues and outcomes in maternal PKU[J]. Mol Genet Metab, 2010, 99(1):68-74.

[31] 赵正言.先天性甲状腺功能低下症筛查与诊治进展[J].中国儿童保健杂志,2009,17(4):373-375.

[32] Rose S R, Brown R S, Foley T, et al. Update of newborn screening and therapy for congenital hypothyroidism[J]. Pediatrics, 2006, 117(6):2290-2303.

[33] 中华预防医学会儿童保健分会新生儿疾病筛查学组.先天性甲状腺功能减低症诊疗共识[C].中华医学会儿科学分会内分泌遗传代谢学组学术会议,2011.

[34] Fisher D A. Effectiveness of newborn screening programs for congenital hypothyroidism: prevalence of missed cases[J]. Pediatr Clin North Am, 1987, 34(4):881-890.

[35] Lafranchi SH. Screening preterm infants for congenital hypothyroidism: better the second time around[J]. J Pediatr, 2014, 164(6):1259-1261.

[36] 缪克凡,段蔚,钱燕,等.早产儿暂时性低甲状腺素血症、低三碘甲状腺原氨酸综合征影响因素分析[J].中华儿科杂志,2013,51(8):607-612.

[37] Lafranchi S H, Hanna C E, Krainz P L, et al. Screening for congenital hypothyroidism with specimen collection at two time periods: results of the Northwest Regional Screening Program[J]. Pediatrics, 1985, 76(5):734-740.

[38] Kugelman A, Riskin A, Bader D, et al. Pitfalls in screening programs for congenital hypothyroidism in premature newborns[J]. Amer J Perinatol, 2009, 26(05):383-385.

[39] 章印红,李利,陈红,等.云南省部分地区新生儿先天性甲状腺功能减低症筛查结果分析[J].中国当代儿科杂志,2015,17(1):45-48.

[40] 张靖辉,李利.早产儿甲状腺功能紊乱研究进展[J].中国新生儿科杂志,2016,31(3):227-230.

[41] 顾菀茜,张春华,曾凡倩,等.云南省新生儿疾病筛查成本-效益分析[J].中国妇幼保健,2016,17(24):5249-5250.

[42] 满晓玮,张知新,顾学范,等.新生儿疾病筛查工作的成本-效益分析[J].中国卫生经济,2011,30(5):91-93.

[43] 韩连书.先天性肾上腺皮质增生症诊治现状[J].中国实用儿科杂志,2016,31(6):410-413.

[44] Gidlöf S, Wedell A, Guthenberg C, et al. Nationwide neonatal screening for congenital adrenal hyperplasia in sweden: a 26-year longitudinal prospective population-based study[J]. JAMA Pediatr, 2014, 168(6):567.

［45］White P C. Optimizing newborn screening for congenital adrenal hyperplasia［J］. J Pediatr, 2013，163(1)：10-12.

［46］Sharma R，Seth A. Congenital adrenal hyperplasia：issues in diagnosis and treatment in children ［J］. Indian J Pediatr, 2014，81(2)：178-185.

［47］中华医学会儿科学分会内分泌遗传代谢病学组.先天性肾上腺皮质增生症 21-羟化酶缺陷诊治共识［J］.中华儿科杂志,2016,54(8)：569-576.

［48］中华预防医学会出生缺陷预防与控制专业委员会新生儿筛,中国医师协会青春期医学专业委员会临床遗传学组,中华医学会儿科学分会内分泌遗传代谢学组.先天性肾上腺皮质增生症新生儿筛查共识［J］.中华儿科杂志,2016,54(6)：404-409.

［49］Turcu A F，Auchus R J. The next 150 years of congenital adrenal hyperplasia［J］. J Steroid Biochem Mol Biol，2015，153：63-71.

［50］Cappellini M D，Fiorelli G. Cappellini M D，et al. Glucose-6-phosphate dehydrogenase deficiency ［J］. Lancet，2008，371(9606)：64-74.

［51］刘晗,蒋玮莹.人类葡萄糖-6-磷酸脱氢酶的分子生物学研究进展［J］.国际遗传学杂志,2009,32(1)：18-22.

［52］Beutler E. Glucose-6-phosphate dehydrogenase deficiency：a historical perspective［J］. Blood，2008，111(1)：16-24.

［53］Mason P J，Bautista J M，Gilsanz F. G6PD deficiency：the genotype-phenotype association［J］. Blood Rev, 2007，21(5)：267-283.

［54］Beutler E. G6PD deficiency［J］. Blood，1994，84(84)：3613-3636.

［55］Shinya T，Moe A A，Masao K，et al. A Japanese neonatal case of glucose-6-phosphate dehydrogenase deficiency presenting as severe jaundice and hemolytic anemia without apparent trigger［J］. Springerplus, 2013，2(1)：1-3.

［56］Christensen R D，Yaish H M，Wiedmeier S E，et al. Neonatal death suspected to be from sepsis was found to be kernicterus with G6PD deficiency［J］. Pediatrics, 2013，132(6)：1694-1698.

［57］舒慧英,于洁,李晓静.新生儿葡萄糖-6-磷酸脱氢酶缺乏症的筛查现状［J］.中华妇幼临床医学杂志(电子版),2013,9(5)：600-604.

［58］姚莉琴,邹团标,王兴田,等.云南省 15 个少数民族七岁以下儿童 G6PD 缺乏症的调查研究［J］.中华医学遗传学杂志,2013,30(2)：189-194.

［59］Beutler E，Vulliamy T J. Hematologically important mutations：glucose-6-phosphate dehydrogenase［J］. Blood Cells Mol Dis, 2002，28(2)：93-103.

［60］章印红,朱姝,李利,等.昆明地区 29 527 例新生儿葡萄糖-6-磷酸脱氢酶水平分析［J］.中华实用儿科临床杂志,2014,29(23)：1810-1813.

8 染色体病

染色体病

染色体是基因的载体，而基因又支持着生命的基本构造和性能，因而染色体异常会对人体的生长发育产生影响。不同的变异影响程度不同，变异发生的越早影响越严重。染色体异常的类型主要包括染色体数目异常和染色体结构异常，而染色体数目异常又分为整倍体改变和非整倍体改变；染色体结构异常主要包括倒位，易位，缺失和重复几种形式。本章将重点介绍染色体病的致病机理，并对几种常见的染色体病以及染色体病的检测技术进行阐述。

8.1 概述

染色体(chromosome)是细胞中遗传物质的载体，由于容易为碱性染料染色，故称为染色体。人类的遗传物质在细胞分裂间期以染色质的形式存在于细胞核，在细胞有丝分裂或减数分裂中后期则以染色体形式存在，染色体和染色质均由 DNA 和组蛋白构成，是人类基因组经过螺旋组装高度浓缩的产物，是遗传物质在细胞周期不同阶段表现出的不同形态。

正常的人类细胞中含有 23 对共 46 条染色体，遗传自父母双亲各一半。其中第 1～22 号染色体为常染色体（autosome），两条同样编号的染色体称为同源染色体（homologous chromosome）。第 23 对为性染色体（sex chromosome），女性为 XX（见图 8-1），男性为 XY（见图 8-2）。

染色体仅在细胞周期的有丝分裂中期可以观察到，此时的染色体分裂象形态结构比较稳定，一般所描述的染色体的形态结构都是中期染色体。核型（karyotype）是细胞分裂中期染色体的表型，包括染色体的数目、大小和形态特征等方面。如果将成对的染色体按形状、大小依顺序排列起来，称为核型分析，核型分析得到核型图（karyogram）。核型分析对于探讨人类遗传病的机制具有重要意义。

人类基因组（human genome）是人类全部遗传信息的总和。包括核基因组和线粒

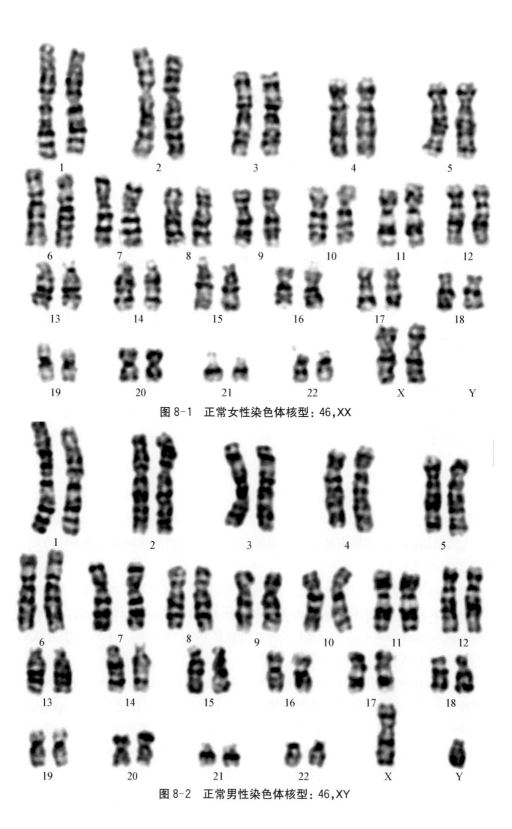

图 8-1　正常女性染色体核型：46,XX

图 8-2　正常男性染色体核型：46,XY

体基因组两个部分,通常所说的人类基因组,指的是核基因组。人类基因组由 $3.28\times$ 10^9 个碱基,约 25 000 个基因构成,一共分成 24 种不同的线性大分子,每一个线性分子高度浓缩后即形成一条人类染色体。

人类作为自然界的一个物种,和其他物种一样,其基因组上的遗传信息对人类的所有生命活动进行"总指挥",决定了人由一个受精卵细胞分裂分化,生长发育,生老病死的全过程。人类是多细胞生物,人体的所有细胞均来源于一个受精卵,是受精卵不断分裂分化的结果。在正常情况下,人体的每个有核细胞都有一套完整的遗传物质。

组成 DNA 分子的基本单位是脱氧核糖核酸,每个脱氧核苷酸由磷酸、脱氧核糖和含氮碱基组成。脱氧核苷酸上的碱基可以分为 4 种:腺嘌呤(adenine,A)、鸟嘌呤(guanine,G)、胞嘧啶(cytocine,C)和胸腺嘧啶(thymine,T),分别构成 4 种不同的脱氧核苷酸,脱氧腺嘌呤核苷酸、脱氧胞嘧啶核苷酸和脱氧胸腺嘧啶核苷酸,这 4 种不同的脱氧核苷酸构成了 DNA 链,人类基因组的全部遗传信息存储于 4 种脱氧核苷酸的排列顺序中,这就是人类基因的一级结构。2004 年完成了人类基因组计划,对人类基因组的一级结构有了较为完整的认识。

人类染色体是高度"浓缩"的人类基因组。人类遗传物质,即人类基因组(DNA 分子)在细胞中有着不同的存在形式:染色质和染色体。染色质是在间期细胞核中的存在形式,而染色体是遗传物质在细胞分裂中期的存在形式。一条染色体是一个 DNA 分子链。但从人类基因组的视角来看人类染色体,整个人类基因组就浓缩在这 46 个大分子中,就容易理解染色体的畸变,其本质在于基因组的改变。高通量测序技术的发展,使传统的染色体技术与人类基因组研究相互融合,相互促进,快速发展。

8.2 致病机制

8.2.1 染色体畸变

人体细胞染色体发生异常改变称为染色体畸变(chromosomal aberration),染色体畸变导致染色体病。人类在生长发育的不同阶段产生的染色体畸变,其影响是不同的,染色体畸变出现的时间越早,其影响越大。不同的畸变类型在表型上有很大的变化,有些十分严重,有些则很轻微。在精子、卵子或者受精卵发生的染色体畸变,不论这些染色体畸变是突变产生的,还是遗传自父母的,都可能导致胎儿畸形、发育迟缓甚至死亡,当然有些畸变不是致死性的,其影响会在个体发育的过程中逐渐表现出来,有些甚至可能到成年以后才会表现。胚胎早期发生的染色体畸变,发生染色体畸变的细胞与染色体正常的体细胞同时存在于同一个体中,形成嵌合体核型。对于胎儿出生后,在生活过程中不断受到环境中物理、化学、生物等因素的影响,这些因素可能引起人体部分细胞的染色体畸变,往往导致该部位肿瘤的发生。染色体异常包括染色体数目畸形和染色体结构畸形。

8.2.1.1 染色体数目畸形

二倍体的状态是人类染色体的重要特征,染色体数目异常会导致严重的遗传学后果。染色体数目畸形,指一条或多条染色体的数目发生增加和减少的情况。人类是二倍体生物(2n=46),1～22 号染色体为常染色体,X 和 Y 染色体为性染色体。如果体细胞染色体数目超出或少于46,称为染色体数目畸变。它包括整倍性改变和非整倍性改变两种形式。

1) 整倍体的染色体异常

一个正常配子即正常精子或卵子所含的全部染色体,称为一个染色体组。正常二倍体染色体整组数量上的增减,导致染色体整倍体畸形,是致死性的严重事件。整个染色体组数目的减少可形成单倍体(haploid),单倍体个体在人类尚未见到。整个染色体组数目的增加可形成多倍体(polyploid),包括三倍体、四倍体等,在自然流产的胎儿中较多,能活到出生的三倍体患儿极为罕见。

2) 非整倍体(aneuploid)的染色体异常

非整倍体指细胞内染色体的数目增加或减少 1 条或几条,这是人类最常见的染色体数目畸变。细胞内染色体数目少一条或多条,称为亚二倍体(hypodiploid);多一条或数条,则称为超二倍体(hyperdiploid)。非整倍体包括单倍体(monosomy)、三倍体(trisomy)、多倍体(polysomy)等,一般来说,染色体缺失比重复对人类的危害严重。

(1) 单倍体是指体细胞中染色体减少一条,总数仅为 45 的核型。最常见的有 45,X;除了性染色体外,常染色体的单体是十分严重的染色体畸形,绝大部分的单体都只能在胚胎期检出,能够顺利发育至分娩的单体十分少见。

(2) 三倍体是指增加一条染色体,染色体总数为 47 条的核型。在人体中,增加一条染色体比减少一条染色体的影响相对要小一些,所以在临床上不论是常染色体病还是性染色体病,均以三体型最为常见。常染色体的三体以 13、18、和 21 三体型最为常见,可发育至分娩,除此之外,整条染色体的三体均为致死性的,绝大部分都在早孕期流产或死胎,正常分娩的鲜有报道。而性染色体三体最常见的有 XXX、XXY 和 XYY 等 3 种,表型相对较轻。

(3) 多倍体是指染色体增加了两条或两条以上,主要见于性染色体异常,如四体型:48,XXXX;48,XXXY;48,XXYY;五体型: 49,XXXXX;49,XXXYY 等。

3) 嵌合体的染色体异常

嵌合体指的是体内同时存在两种或两种以上核型的细胞系的个体。嵌合体患者通常不会表现出异常核型的典型症状,其临床症状与体内正常核型所占的比例,正常核型的细胞所占比例越大,症状越轻,反之则重。此外,其临床症状与异常核型细胞所在的部位也相关,所以嵌合体的症状存在个体差异。

8.2.1.2 染色体结构畸形

染色体的结构畸形,主要有易位、倒位、缺失和重复。其中染色体易位和倒位的携带者由于没有染色体片段的增加或减少,大部分的表型均正常,仅对携带者的生育功能产生影响。但染色体的缺失和重复则会导致轻重表型不一的染色体病,特别是涉及的染色体片段较小时,可以导致染色体微缺失综合征和微重复综合征。

8.2.2 常见的染色体非整倍体疾病

常见的染色体病中,唐氏综合征(Down syndrome)、18 三体综合征、13 三体综合征是最常见的常染色体数目畸形导致的染色体病,克氏综合征、特纳综合征等是最常见的性染色体非整倍异常。

8.2.2.1 唐氏综合征

唐氏综合征是 21 三体导致的染色体病,在我国也称为先天愚型。唐氏综合征在新生儿中的发病率为 1/600~1/1 200,是最为常见的严重染色体病。大约只有 25% 的唐氏综合征胎儿能够足月分娩,其余大部分唐氏综合征胎儿均在妊娠期自然流产。唐氏综合征患者出生以后,平均寿命为 16.2 岁,因为常伴有严重心脏病等,50% 在 5 岁以前死亡,8% 可超过 40 岁,2.6% 超过 50 岁,部分患者年龄可到 70 岁以上。

1) 临床表现

唐氏综合征的临床表现:智力发育迟缓,智商通常在 25~50 之间;患儿性格活泼,好模仿、爱音乐、但行为动作倾向于定型,抽象思维能力受损最大。患者具特殊面容(见图 8-3):鼻梁低平,眼距过宽,眼裂小,外眼角上倾,内眦赘皮,虹膜发育不全,常有斜视,耳小,常为低位,有的有耳廓畸形,小下颌,口常半开,舌大外伸,流涎。约 50% 的患者伴有先天性心脏病,其中室间隔缺损约占一半。患者常有皮纹学改变,常见通贯手,atd 角增大。所有患者均表现为不同程度的生长迟缓。

2) 细胞遗传学

唐氏综合征采用染色体检查可确诊。根据患者的核型组成的不同可分为以下 3 种类型。

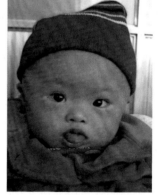

图 8-3　8 月龄唐氏综合征患儿(朱宝生提供)

(1) 三体型唐氏综合征:该型患者主要为散发。根据 2015 年针对中国人群的 7 133 例唐氏综合征的染色体检查结果[1],93.52%(6 671/7 133)的唐氏综合征患者核型为三体型,即 47,XY+21 或 47,XX+21(见图 8-4),男性发生率比女性唐氏综合征发生率高。

形成的主要原因是配子在形成过程中发生了 21 号染色体的不分离,而且约 80% 在

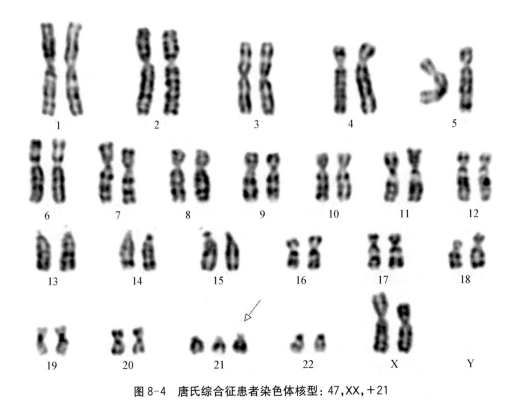

图 8-4　唐氏综合征患者染色体核型：47,XX,＋21

母亲生殖细胞减数分裂中,特别是第一次分裂时发生,约 20％是由于父亲生殖细胞减数分裂时发生不分离导致。

唐氏综合征的发病率随母亲妊娠年龄增高而增加。唐氏综合征在 25 岁孕妇生育的活产婴儿中发生率为 1/1 050,在 35 岁孕妇中增加到 1/350,40 岁孕妇中为 1/70,在 45 岁孕妇中更高达 1/25。虽然唐氏综合征患者在高龄妊娠孕妇群体中的发生率高,但因为生育的主力群体还是在 20～35 岁,所以大多数的唐氏综合征患者并非高龄妊娠的孕妇所生,而是由大量的低妊娠年龄的孕妇生育。

（2）易位型 21 三体：该型患者主要为父母携带涉及第 21 号染色体的罗伯逊易位遗传导致。罗伯逊易位指的是 D 组（第 13、14、15）和 G 组（第 21、22）染色体长臂断裂重接导致染色体易位。其中涉及了第 21 号染色体的罗伯逊易位的携带者,在生殖细胞减数分裂时,可以产生 6 种类型的配子,与正常的配子结合后,1/6 的合子染色体完全正常,1/6 的合子染色体与亲代一样携带罗伯逊易位,1/6 合子为易位型唐氏综合征,另外 3/6 的合子胚胎不能正常发育导致流产或死胎等。

易位型 21 三体的唐氏综合征染色体核型约占全部唐氏综合征的 4.43％（316/7 133）,其中发生率最高的为 rob(21;21)(q10;q10),占比为 2.08％（148/7 133）,如图 8-5 所示；其次为 rob(14;21)(q10;q10),占比为 1.87％（133/7 133）,如图 8-6 所示；

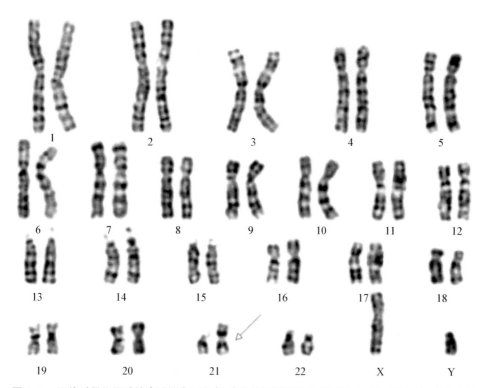

图 8-5 罗伯逊易位导致的唐氏综合征患者,染色体核型核型为 46,XY,der(21;21)(q10;q10),＋21

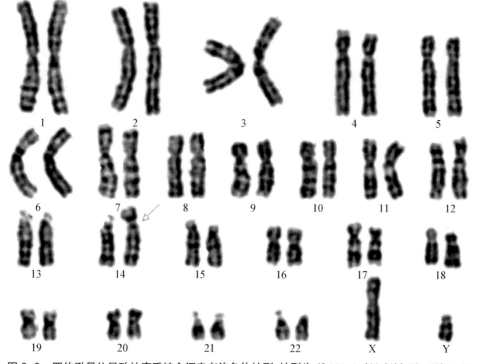

图 8-6 罗伯逊易位导致的唐氏综合征患者染色体核型,核型为 46,XY,der(14;21)(q10;q10),＋21

第 13、15、22 号染色体与第 21 号染色体罗伯逊易位导致唐氏综合征占少数。

（3）嵌合体核型的唐氏综合征：指 21 三体染色体畸变嵌合有不同比例的正常二倍体细胞的情况，约占所有唐氏综合征患者的 1.5%（105/7 133）。此型患者的临床症状多数不如经典的唐氏综合征严重和典型。

在临床上，发现疑似唐氏综合征患者后，不能仅根据面部特征等进行诊断，必须检查患者的染色体核型才能确诊。根据患者的染色体核型，才能进行准确的遗传咨询。对于易位型 21 三体导致的唐氏综合征，必须完成患者父母的染色体检查，才能给出家庭再次生育的遗传咨询意见。

8.2.2.2　18 三体综合征

1）临床表现

18 三体综合征（Edwardsyndrome）又名爱德华氏综合征。活产婴儿中发生率为 1/3 500～1/8 000，女性多于男性。首先由 Edward（1960 年）及 Patau 等（1961 年）描述本病。Yunis 等于 1964 年证明其致病原因为 18 三体。

患儿绝大部分在胎儿流产，新生儿中出生后平均寿命只有 70 天，极少数患儿可活数年。主要临床特征是生长发育障碍、肌张力亢进和特殊的握拳方式；骨关节外展受限，手指尺向弯曲，胸骨短，先天性心脏病，多为室间隔缺损及动脉导管未闭；短而弯曲的大趾，摇椅底样足底；隐睾，枕骨突出，耳廓畸形，低位耳，小下颌等。与唐氏综合征一样，母亲妊娠年龄增高与疾病发生相关。

2）细胞遗传学

大部分患者染色体核型为三体型，即 47,XX/XY,+18；少数患者为嵌合体型。嵌合体型患者症状往往较轻，临床上可见 18 三体嵌合体无异常表型正常生活的病例。在胎儿羊水染色体产前诊断的病例中，常可检出 18 三体核型的胎儿。

8.2.2.3　13 三体综合征

1）临床表现

13 三体综合征（Patau'syndrome）又名 Patau 综合征。1960 年 Patau 首先描述并证实其为 13 三体致病。活产婴儿中发生率为 1/5 000～1/6 000。女性多于男性。主要特征有生长发育迟缓、智力发育差；中度小头畸形、前额倾斜、无嗅脑、常有唇裂或（和）腭裂、小下颌、多指，80% 患者伴先天性心脏病（房室间隔缺损和动脉导管未闭）。男性多有隐睾，女性半数有双角子宫及卵巢发育不良。母亲妊娠年龄增高也与该疾病发生相关。

2）细胞遗传学

患者大部分核型为 47,XX/XY,+13（见图 8-7），其余为易位型和嵌合型。99% 以上的 13 三体胎儿在妊娠期流产，出生后 45% 患儿在 1 个月内死亡，90% 在 6 个月内死亡。

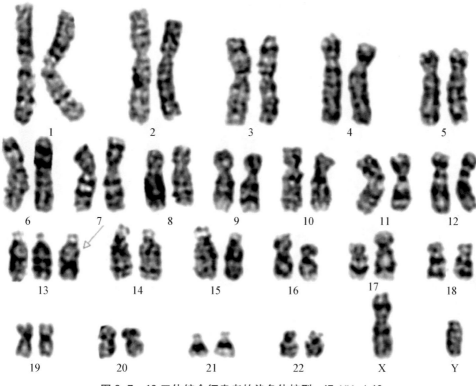

图 8-7　13 三体综合征患者的染色体核型：47,XX,＋13

8.2.2.4　先天性睾丸发育不全综合征

1) 临床表现

先天性睾丸发育不全综合征(Klinefelter syndrome,克氏综合征)是发病率最高的染色体病之一,在男性新生儿中的发病率为 1/580～1/1 000[2]。1942 年美国麻省总医院的 Klinefelter 及其同事首先描述了这一综合征,故称为 Klinefelter 综合征。1959 年 Jabobs 和 Strong 证实患者的核型是 47,XXY。

主要临床特征：表型为男性,身材高,四肢长,具男性外生殖器,但阴茎短小,睾丸很小或为隐睾,不能产生精子,大部分患者因不育、无精症就诊。约 25％的患者有青春期乳房发育,腋毛、阴毛稀少或无,胡须稀疏,喉结不明显,皮下脂肪发达,皮肤细腻,声音尖细,性情和体态趋向于女性化。大多数智力正常,极少部分智力低下。检查性激素可见促性腺激素增高,雌激素水平偏高,睾酮降低等。该病确诊后,在青春期用睾酮治疗,可促使第二性征发育并改善患者的心理状态。

2) 细胞遗传学

大部分患者的核型为 47,XXY(见图 8-8),约 15％为染色体嵌合体核型,常见的核型为 46,XY/47,XXY,极少数为 46,XX/47,XXY,嵌合型患者中若 46,XY 正常细胞比例大,患者的临床表现较 47,XXY 核型者轻,甚至有生育能力。此外还有 48,XXXY,以及 49,XXXXY 等核型的患者。增加的 X 染色体越多,女性化程度越深,对智力的影响越大,临床症状越严重。

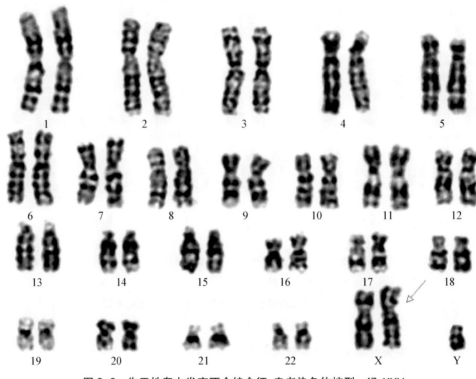

图 8-8　先天性睾丸发育不全综合征,患者染色体核型: 47,XXY

8.2.2.5　先天性卵巢发育不全综合征

1) 临床表现

先天性卵巢发育不全综合征(Turner syndrome,特纳综合征),1938 年由 Turner 首次报道。特纳综合征在新生女婴中发病率为 1/2 500～1/5 000。但在自发流产胚胎中,发生率可高达 7.5%。整条染色体的缺失对胚胎的正常发育影响巨大,非嵌合体的常染色体单体综合征胎儿几乎没有成功发育至分娩的可能,人类的个体发育对性染色体倍性改变的"容忍度"已经比较高了,但大部分的 45,X 胚胎早孕期出现胎儿水肿、颈部水囊瘤等严重畸形,99.5% 以上胎儿在孕期自然流产,只有 1%～1.5% 核型为 45,X 的胎儿能发育到分娩,总结近年的研究[3]认为:① 所有 45,X 患者都是隐匿性的嵌合体;② 45,X 细胞的一条 X 缺失主要是由于受精卵发育过程中的有丝分裂错误导致的,而不是受精卵形成前的事件;③ 使 45,X 胎儿免于致死的嵌合型细胞系,大部分是 46,XX 细胞,但也包括 46,X,del(Xq)、47,XXX、46,XY、47,XYY 等核型的细胞,这些细胞可存在于胎盘和胎儿身体组织中,而且存在于胎盘中的可能性还很大,由于检测技术的限制这些隐匿性的保护性因素可能无法被检测出来。

主要临床特征:先天性卵巢发育不全综合征患者外观女性,身材矮小,身高多在140 cm 以下,后发际低,部分患者有颈蹼、面容呆板、肘外翻、盾状胸、乳间距宽。少部分患者存在智力障碍。患者青春期第二性征不发育、乳腺仍不发育、乳头发育不良、条索状性腺、外生殖器幼稚型、原发性闭经、不能生育。患者的表型与其染色体异常的类型有关联。患者如果在青春期前确诊采用激素替代治疗,可以帮助患者改善身高和促进第二性征发育,提升患者生活质量。

2) 细胞遗传学

50%的特纳综合征患者的染色体核型为 45,X(如图 8-9),15%的患者为 46,X,i(X)(q10)核型;15%的为 45,X/46,XX 的嵌合体核型;约 5% 为 45,X 与 46,X,i(X)(q10)的嵌合体;5%为 45,X 与其他染色体核型的嵌合体。一条 X 染色体出现短臂缺失、长臂缺失、X 染色体短臂或长臂等臂染色体等也表现为特纳综合征。染色体核型嵌合体的正常细胞比例越大,表型越接近正常。

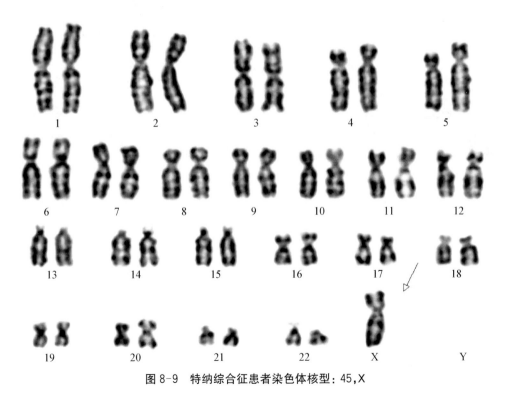

图 8-9　特纳综合征患者染色体核型: 45,X

8.2.2.6　超雌综合征

超雌综合征(superfemale),又称 X 三体综合征和多 X 综合征,1959 年 Jacobs 等首先描述。增加一条X染色体对个体发育的影响有限,该病的发病率较高,在新生女婴中约1/1 000。大多数超雌综合征女性无明显异常表型。约70%病例青春期第二性征发育正常,可生育。约30%患者有月经减少,原发或继发闭经或过早绝经等现象,乳腺发育不良,卵巢功能异常,大约有2/3的患者智力稍低,并有患精神病倾向。

除了47,XXX(见图8-10)外,一些患者的核型为嵌合体,症状一般较轻。理论上47,XXX女性的后代中,有一半应具有47,XXX或47,XXY核型。但事实上已知的10余名47,XXX妇女所生育的30余名子女均具有正常核型。对这一现象的解释是,在女性第一次减数分裂时,具有XX的核几乎总是进入极体而被淘汰。还有患者具有4条甚至5条X染色体,一般说来,X染色体越多,智力损害和发育畸形越严重。本病患者的母亲年龄高于对照组。额外的X染色体,几乎都来自母方减数分裂的不分离,且主要发生在第一次减数分裂。

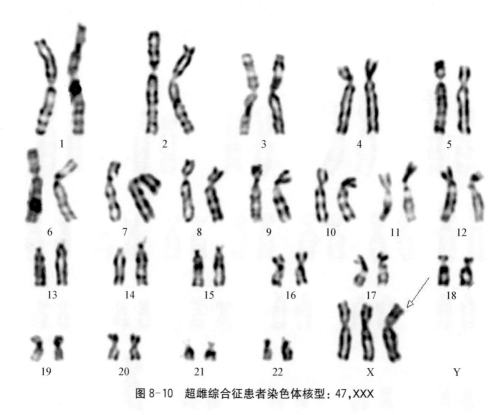

图8-10　超雌综合征患者染色体核型:47,XXX

8.2.2.7　超雄综合征

1) 临床表现

超雄综合征1961年由Sandberg等首次报道,即XYY综合征。此病在男性活产儿中的发病率为1/750~/1 000。在监狱和精神病院中的男性发病率较高,约占3%。本病患者的主要临床表现多数是表型正常的男性,身材高大,常超过 180 cm,有随身高增加发病频率亦随之增高的趋势。但该病患者于 46,XY 的正常男性并没有可以明显区别外表和行为异常。

大多数此类患者有生育能力,偶尔可见尿道下裂、隐睾、睾丸发育不全,并有生精过程障碍和生育力下降,患者智力正常,但可能会表现为注意力不集中、性格暴躁、易冲动、攻击性犯罪等行为。过去认为约有一半的该病患儿智商比同龄儿童平均水平低 10～15 分,存在语言和书写困难,需要特殊教育干预,但多年来并无研究报道证明此观点。

2) 细胞遗传学

除 47,XYY 核型外,还有 48,XYYY 和 49,XYYYY 类型患者,但较少见。这类患者性格更为暴躁,智力发育较差并有指畸形等。

47,XYY 核型产生的原因,主要是由于父亲精子形成过程中第二次减数分裂时发生了染色体的不分离,形成了携带 2 条 Y 染色体的精子。因为 XYY 患儿的临床表现存在一定的不确定性,对产前诊断中确诊的 XYY 胎儿的遗传咨询往往存在两难的选择,应让孕妇和家属在充分了解疾病后做出知情选择。

8.2.3 染色体结构畸形及染色体病

染色体结构畸变(structural aberration)是染色体或染色单体断裂和重接而形成各种类型重组的结果。电离辐射、化学物质和病毒等因素,都可能诱导一条染色体内部或与其他染色体发生断裂重接,导致染色体结构畸变。由于染色体发生断裂的部位及重接方式的不同,可以形成如下类型的结构畸变。

(1) 易位(Translocation):从一条染色体发生断裂后形成的片段连接到另一染色体重接的染色体畸变。易位可以涉及两条、三条或多条染色体。D 组和 G 组为端部着丝粒的染色体,这些染色体的长臂与长臂发生断裂重接后导致的易位成为罗伯逊易位,罗伯逊易位导致染色体数目减少一条,但整个基因组还是完整的二倍体。少数的染色体易位可能在断裂位点处破坏功能基因导致疾病;但一般染色体易位其染色体片段并无变化,所以染色体组尚处于完整而平衡的状态,携带这些易位没有异常表型,多数因不孕不育或不良生育史就诊。

(2) 倒位(Inversion):一条染色体内部的两个位点处断裂,中间片段 180°倒转后再与两断端相接,使其基因序列的排列顺序被颠倒的染色体畸变称为倒位。如两个断裂发生在同一个臂上,称为臂内倒位;若断裂点分别位于染色体的两个臂上,则称臂间倒位。和染色体易位一样,极少数的情况下倒位的断裂位点可能破坏功能基因导致疾病,但绝大部分倒位没有异常表型,多因不良生育史就诊。

染色体易位和倒位的携带者产生的精子或卵子中,大部分都是异常的,存在染色体整条或者是染色体片段的缺失和(或)增加,这些配子受精后形成的受精卵中,如果涉及缺失和增加的染色体片段对胚胎发育不是致死性的,胎儿就有可能被分娩出来,导致染色体部分三体和部分单体的染色体病患儿出生。

(3) 缺失(Deletion):染色体的部分片段丢失的染色体畸变。染色体缺失一般都会导致染色体病,但表型的严重程度与缺失所涉及的基因相关。

(4) 重复(Duplication):染色体的片段额外增加的染色体畸变。染色体重复导致染色体三体或染色体部分三体,一般都会导致染色体病,表型的严重程度与增加的片段所包含的基因相关。

8.2.3.1 染色体微缺失/微重复综合征

人类染色体的观察,主要依赖普通光学显微镜,对细胞分裂像放大 1 000 倍即可观察到,这种传统方法的分辨率为>5~10 Mb,对较大片段的染色体重复和缺失,可以明确诊断,但对于染色体片段较小的染色体畸变,以及由此造成的染色体微缺失综合征大多无法诊断,需要结合基因芯片、高通量测序、FISH、MLPA、BoBs 等现代分子细胞生物学技术进行联合检测方可确诊。

染色体微缺失综合征的临床表现因为涉及的基因相对较少,所以表型与 13、18、21 三体相比的表型要轻微,但是大部分微缺失微重复综合征患者出现轻度到重度的智力低下,以及其他异常表型,所以需要引起重视。后面介绍两种常见的染色体微缺失综合征。

8.2.3.2 猫叫综合征

猫叫综合征(cri du chat syndrome),1963 年由 Lejeune 等首先报道,染色体异常是第 5 号染色体短臂部分缺失。发病率占新生儿的 1/50 000,在常染色体结构异常病儿中居首位,女孩多于男孩。

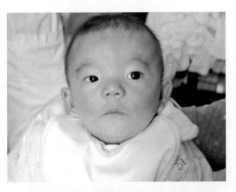

图 8-11　3 岁猫叫综合征患儿的面部（唐新华提供）

本征最主要的临床特征是患儿有猫叫样啼哭声,故称为猫叫综合征。患者智力落后,生长发育迟缓。患儿面容具有小头、满月形脸容、眼距宽、外眼角下斜。耳低位、小颌、腭裂等特点(见图 8-11)。约 50% 病例有先天性心脏病、并指和髋关节脱臼。核型为 46,XX(XY),del(5)(p15),如图 8-12 所示。这表明患者的 5 号染色体短臂有部分缺失,缺失的断裂点在 p15,即自短臂 1 区 5 带以远的部分已缺失了。

8.2.3.3 Wolf-Hirschhorn 综合征

Wolf-Hirschhorn 综合征(WHS),即 4 号染色体短臂缺失综合征。于 1965 年首次报道,WHS 发病率为 1/50 000。由 4p16.3 区域部分缺失引起,缺失片段大小不一。核型为 46,XY,del(4)(p16),如图 8-13 所示。大部分患者在 2 岁内死亡,偶有活至中

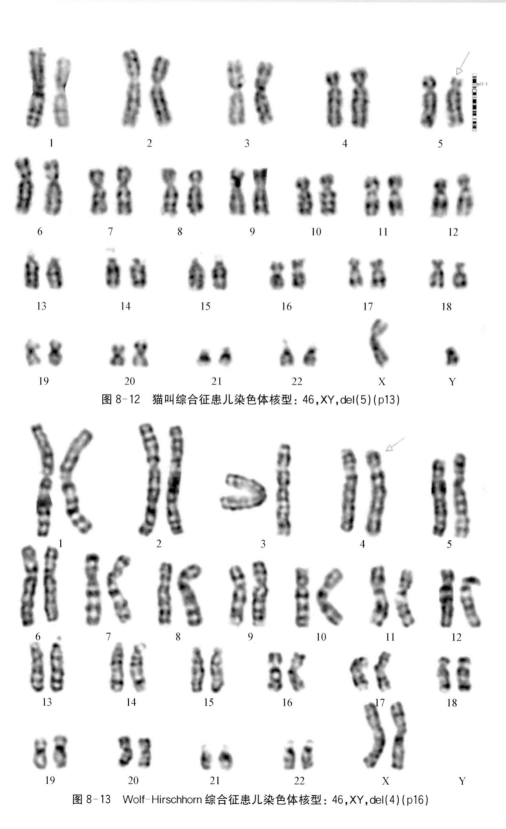

图 8-12 猫叫综合征患儿染色体核型：46,XY,del(5)(p13)

图 8-13 Wolf-Hirschhorn 综合征患儿染色体核型：46,XY,del(4)(p16)

年者。

临床表现：智力低下、癫痫、先天性心脏病、骨骼畸形；具特殊面容，延伸至前额的宽鼻梁，印堂突出，称为"希腊武士头盔"外貌；小头畸形，眼距宽，大而突出的眼睛，人中短，小下颌，嘴角下垂，耳前标记/窝，唇、腭裂，牙齿发育不全；并有生长发育迟缓，宫内发育落后，出生体重轻，喂养困难，体重增长缓慢；肌肉发育差，肌张力减退，坐、站、走延迟。大多数儿童、成人身材矮小。

确诊：染色体检查 $60\%\sim70\%$ 的 WHS 患者为新发的 4p16 微缺失，约 12% 的患者表现为涉及 4 号染色体的结构异常如环状染色体等。荧光原位杂交技术（FISH）检查、微阵列比较基因组杂交（aCGH）、拷贝数变异（copy numbervariations，CNV）高通量测序等技术可以帮助确诊。

8.2.4 染色体病的检测技术

细胞遗传学技术是染色体病的主要诊断手段，现代分子生物学技术快速发展，与传统细胞遗传技术逐渐融合，发展为细胞分子遗传学，提高了传统细胞遗传学技术的检测分辨率和准确性。

8.2.4.1 细胞遗传学技术

（1）检测材料的获取：染色体只存在于细胞分裂中期，因此尽管研究的细胞类型可以不同，但只有分裂旺盛的活细胞才能用来进行染色体研究。对疑似染色体病的患者进行染色体核型分析一般采用外周血，对胎儿进行染色体的产前诊断一般采用胎儿羊水、绒毛及脐带血样本。肿瘤细胞遗传学的检测需要肿瘤组织本身，例如白血病患者的染色体检测一般采用骨髓细胞进行，实体瘤的染色体制作需要取肿瘤组织样本。

（2）染色体检测方法：外周血和胎儿脐带血中的淋巴细胞几乎都处于 G_0 期或 G_1 期，一般情况不分裂，淋巴细胞在植物凝集素（phytohemagglutinin，PHA）作用下，会转化成淋巴母细胞开始增殖。如果检测材料为胎儿羊水，则通过贴壁培养获得分裂旺盛的细胞。细胞在 37 ℃温箱培养 $72\sim96$ h，可获得大量的分裂细胞，收获细胞前加入秋水仙素处理，破坏纺锤丝的形成，可使分裂细胞阻留在中期，再采用低渗技术使细胞中的染色体在玻片上铺散得更好，易于计数和观察，并用卡诺氏固定液（甲醇/冰醋酸体积比 3/1 新鲜配制）快速杀死和固定细胞，最后将细胞悬液滴在干净的冰水浸泡的载玻片上，使染色体均匀分散固定于载玻片上，经染色体显带技术，便可以在显微镜下观察染色体的结构和数量。通过显微镜下人工分析染色体耗时耗力，现在逐步采用全自动染色体扫描和分析系统，实现染色体玻片的自动扫描、自动挑选适合核型分析的分裂象、显微照相后存入电脑，工作人员通过染色体分析软件辅助分析，提高染色体分析的工作效率。

（3）染色体显带技术：是经物理化学因素处理后，再经染料染色，使染色体呈现特定的深浅相间的带纹的方法。常用的显带技术有 G 带、R 带和 C 带。染色体和分析和命名主要由人类细胞遗传学国际命名体制（International Sustainable Campus Network，ISCN）的标准来进行。

8.2.4.2　荧光原位杂交技术

FISH 技术即通过荧光素标记将已知的核苷酸序列制作成荧光探针，对待测样本的细胞核或染色体上的互补 DNA/RNA 区段进行杂交，通过荧光显微镜观察，将探针所代表的基因序列定位于染色体的特定位置上，从而达到染色体数目计数、杂交片段的计数、基因定位、同源序列的寻找等目的的分子检测技术。一个探针标记一种颜色的荧光，在一次实验中只能对一个目的片段进行检测，所以该 FISH 技术检测效率低下。多色荧光原位杂交（multi-FISH）是指在同一个杂交实验中使用标记有不同颜色荧光素的探针，可以在一次实验中对细胞核或染色体上的检测多个目的片段同时进行检测的 FISH 技术，不过多色荧光的数量仍然十分有限，一般不会超过 5 种。

FISH 技术的荧光探针根据探针在染色体上结合位置不同，可以分为着丝粒探针、位点特异性探针、端粒染色体探针和全染色体涂染探针等种类。其中着丝粒探针（centromeric probe）包含染色体着丝粒及近着丝粒区域的重复 DNA 序列，主要用来计数染色体拷贝数的，其杂交信号强烈，所以也称为染色体计数探针（chromosome enumerating probe，CEP），对间期细胞核进行染色体着丝粒探针杂交，可以方便地计数目标细胞中的染色体数目。1991 年 FISH 技术开始应用于产前诊断领域，对胎儿羊水细胞中的 13、18、21 号染色体数目进行快速检测，可以作为胎儿染色体核型分析技术的有益补充[4]。区域特异性探针（locus specific identifier，LSI）主要用于结合于特定的靶标区域或基因的部位，经常用于检测特定基因或特定区域的序列缺失或扩增。在染色体病的诊断中，对于染色体微缺失微重复综合征的诊断，可以用相应区段的染色体 FISH 探针进行杂交，对亚显微结构的染色体缺失和重复进行验证。比如采用猫叫综合征的 FISH 探针对 5 号染色体短臂进行杂交，诊断患者是否存在 5p 缺失，从而确诊猫叫综合征。

FISH 检测技术是介于细胞遗传学和分子遗传学的桥梁技术，可以准确直观地将基因、染色体和细胞联系起来，具有独特的优势，是细胞分子遗传研究和临床服务的常用工具。

8.2.4.3　全基因组基因芯片分析

1）基因芯片技术的应用

染色体基因芯片分析（chromosomal microarray analysis，CMA）、全基因组 aCGH 技术，是检测全基因组范围染色体微缺失微重复的高通量检测技术。通过将覆盖全染色体范围内的探针制作成基因芯片，然后与待测样本的 DNA 杂交检测，相当于一次实验即完成了覆盖全基因组的成千上万次 FISH 实验，有效检测全染色体范围的 CNV，所以对于检测染色体组微缺失微重复等不平衡性染色体畸变具有突出优势,因此也被称为"分子核型分析"。国际细胞基因组芯片标准协作组(lnternational Standards for Cytogenomic Arrays Consortium,ISCA Consortium)在研究了 21 698 例具有异常临床表征,包括智力低下、发育迟缓、多种体征畸形以及孤独症的先证者的基础上,发现 aCGH 技术对致病性 CNV 的检出率为 12.2%,比传统 G 显带核型分析技术的检出率提高了 10%[5]。根据芯片设计与检测原理的不同,可分为两大类:基于微阵列的比较基因组杂交 aCGH 技术和单核苷酸多态性微阵列(single nucleotide polymorphism array,SNP array)技术。两者检测能力不同:aCGH 技术能够很好地检出 CNV,而 SNP array 除了能够检出 CNV 外,还能够检测出大多数的 UPD 和三倍体,并且可以检测到一定水平的嵌合体,不过两类芯片对于染色体微缺失微重复综合征均能检出。

基因芯片技术是染色体病诊断的重要技术,具有通量高、分辨率高等优点。但也存在费用较高、可能检出大量临床意义尚不明确的检测结果、导致遗传咨询困难等缺点。需要在临床应用中不断磨合,不断提高遗传咨询医师对该技术的认识水平。

对产后患者的基因芯片检测应用较为普遍。检测主要针对儿童复杂的罕见遗传病,如有智力障碍、生长发育迟缓、多发畸形、孤独症等临床表现,在排除了染色体病、代谢病和脆性 X 综合征之后可以检测,还可对自然流产、胎死宫内、新生儿死亡等妊娠组织进行检测。CMA 检测的多中心研究数据表明,针对智力落后和(或)发育迟缓疾病患者,检测阳性率约为 19.2%,针对多发畸形患者的阳性率高达 32.6%。国内外的数据基本一致(13%~20%)[6-9]。

基因芯片技术应用于产前诊断等高风险领域,应参考该技术的产前诊断应用专家共识进行临床应用[10]。

2) CMA 技术临床应用的适应证和禁忌证

CMA 技术在产前诊断的临床应用适应证和禁忌证说明如下。

(1) 产前超声检查发现胎儿结构异常是进行 CMA 检查的适应证,建议在胎儿染色体核型分析的基础上进行,如核型分析正常,则建议进一步行 CMA 检查。

(2) 对于胎死宫内或死产、需行遗传学分析者,建议对胎儿组织行 CMA 检测,以提高其病因的检出率。

(3) 对于胎儿核型分析结果不能确定染色体畸变情况时,建议采用 CMA 技术进行进一步分析以明确诊断。

(4) CMA 应用于评估早、中孕期胎儿丢失原因的研究数据积累不足,暂不推荐使用。

(5) CMA 技术(特指具有 SNP 探针的平台)对于异常细胞比例≥30%的嵌合体检测结果比较可靠,反之,对异常细胞比例<30%的嵌合体结果不可靠。

基因芯片技术在产诊断应用中存在的缺点和可能遇到的问题,应该在产前诊断前的知情同意书中进行详细书面说明,知情同意后才能进行检测。CMA 技术无法检出染色体平衡易位、倒位等基因组为二倍体的染色体结构异常,无法检出点突变和小片段的缺失/重复,无法检出三倍体,难于检出嵌合比例<10%的嵌合体,另外,作为一项高通量检测技术,CMA 技术可能检出大量的拷贝数变异,许多临床意义未明的变异(VOUS)是遗传咨询的难点,通过对胎儿父母样本进行检测、综合家系分析对 VOUS 结果的判读和解释有一定帮助。总体来看,CMA 的阳性检出率仍较低。对于超声检查发现结构异常但胎儿染色体核型正常的病例,CMA 检测增加检出致病性 CNV 的比例<10%。还应注意不同的 CMA 检测平台以及不同分辨率的芯片,对同一胎儿样本,可能会得出不同的检测结果。

3)检测结果的解读

对检测结果的解读,应该综合 CNV 的片段大小、涉及基因、文献数据和家系情况进行分析。

(1)CNV 异常的片段大小:一般片段越大,包含的基因也就越多,越可能有临床意义,但大于 1 Mb 的非致病性 CNV 也存在;一些很小的 CNV 涉及关键基因或关键基因的一部分,也可能为致病性失衡,所以也要考虑所包含及邻近的基因及数目,这些基因的功能和致病性需要考虑,在基因组中已经揭示一些非编码区域有重要的调控元件,也可能有重要的临床意义。

(2)数据库查询:最常用的数据库有 DECIPHER(https://decipher.sanger.ac.uk/)、DGV(http://dgv.tcag.ca/dgv/app/home)、ClinVar(http://www.ncbi.nlm.nih.gov/clinvar/)和中国人群 CNV 数据库等,各个实验室也可以建立自己的本地数据库(local database),积累自己实验室和本地人群的 CNV 的解读经验。

(3)CNV 的缺失比重复更容易导致异常表型:基因组中有一些三倍剂量敏感基因具有肯定的致病性,但远少于缺失致病的情况。

(4)新发突变比父母传递下来的变异更可能致病,但从携带 CNV 微缺失微重复但表型正常的父母遗传下来的 CNV 变异也可能出现不良临床症状,需要在遗传咨询时说明。从患病的父母一方传递下来的变异也不一定致病,需要根据变异区域的剂量、大小、基因及数据库资料综合分析。

CMA 技术在产前诊断中的应用时应在具有产前诊断技术资质的机构应用,由具有产前遗传咨询资质的医师提供遗传咨询。在进行产前 CMA 检测之前,必须说明 CMA 检测的优点和局限性,并让患者签署有关的知情同意书。在发放的 CMA 检测报告上应明确说明所使用的检测技术平台以及该技术平台的检测内容和优缺点。

8.2.4.4 高通量测序技术

高通量测序技术(high-throughput sequencing)又称下一代测序(NGS),是一次测序实验即可对上百万条 DNA 分子进行序列测定的技术,相对于一代测序一次只能对一条 DNA 链进行序列测定相比,高通量测序技术能够一次获得大量的数据,对揭示基因组的复杂性与差异性,研究基因和表型的关系带来极大的便利。2003 年完成的人类基因组计划,人们在仪器和试剂上做出了巨大的改进,提高了测序通量,降低了测序成本。在过去的十多年来,新的高通量测序平台不断推出,人类基因组测序的成本直接因此下降,仅是原来的 1/50 000,测序的数据量增加了 100～1 000 倍,促使高通量测序技术在临床迅速普及应用[11]。高通量测序技术在染色体病的筛查环节的临床应用,主要是母血中胎儿游离 DNA 的高通量测序无创筛查(NIPT)。该技术对 13、18、21 三体的筛查,具有特异性高、假阳性率低等优点,而且技术还在快速的进步,对染色体病的筛查,包括染色体微缺失微重复综合征,筛查能力逐步拓展。在产前诊断的环节的应用,有通过低覆盖度全基因组高通量测序技术检测染色体拷贝数变异(CNV-seq),其对于染色体微缺失微重复综合征的诊断能力和基因芯片技术相当,且成本更低,检测速度更快,有取代基因芯片技术的趋势。对于有智力发育落后、孤独症、性别发育异常、不明原因畸形等临床症状的患儿,可诊断其中染色体 CNV 导致的异常。我国多位学者的研究均证实,高通量测序技术用于对染色体 CNV 的检测和基因芯片技术具有相同的检测效能[12,13]。

高通量测序技术是一个快速发展,前途无量的领域。随着技术进步,同时价格降低,通过一次测序获得全部遗传学信息,对包括染色体病和全基因组的异常一网打尽将不再是不可实现的梦想。

8.3　染色体病的防控策略

8.3.1　染色体病的预防策略

染色体病的临床表型差异巨大,从无明显异常表型到智力障碍等严重出生缺陷均有,不同的染色体病类型,可在不同的出生缺陷防控阶段加以干预。目前染色体病患者基本无治愈方法,所以在孕前和孕期对染色体的筛查、诊断和风险评估具有不可替代的价值。

对于染色体平衡易位、倒位的夫妇,需要建议做产前诊断。大部分的染色体平衡易位和倒位对基因的功能并没有破坏,仅是染色体片段上的基因位置发生了改变,从宏观来说基因组还是完整的二倍体,所以携带者往往没有异常的临床表型。但在生育下一代时,出现流产、死胎和生育染色体微缺失微重复综合征患儿的风险增加。这些患者一般都在出现不良孕产史之后,查夫妇双方外周血染色体时才检出异常。当然,在极少数情况下,染色体平衡易位和倒位的染色体断裂重接点刚好位于功能基因内,功能基因被染色体断裂所破坏,或者在断裂点附近发生了微缺失或微重复,导致携带者出现异常表型。

对于因不同原因检查后明确了自身携带染色体平衡易位和倒位的夫妇,其主要的遗传风险在于生育微缺失微重复综合征的患儿,因此必须建议在孕中期做产前诊断。在胎儿染色体核型分析的同时也应采集孕妇夫妇的外周血核型,进行细致的染色体形态对比,提高诊断的准确性。如果行产前诊断的实验室同时拥有基因芯片或高通量测序 CNV 检测的技术平台,则可以对胎儿同时检测,可以提高染色体微小片段缺失和重复的检出率。

对于不知自身携带染色体异常的夫妇,往往以"无家族史""无不良孕产史"的"普通孕妇"身份到医院就诊,通过血清学产前筛查、胎儿超声筛查,或者接受母体血清中胎儿游离 DNA 无创筛查等筛查项目,可能检出涉及片段较大的染色体微缺失微重复综合征胎儿。但对遗传了父母的,或者新发生的染色体平衡易位和倒位,因其基因组为正常二倍体状态,一般无法检出。

对于染色体数目异常的咨询和干预:染色体非整倍体是染色体病的重要类型,但染色体非整倍体的临床表型差异巨大,常染色体数目异常以唐氏综合征最常见,一直是染色体病防治最终要的目的疾病。人类染色体三体,即 69,XXY/XXX/XYY 的个体无法存活,一般在早中孕期停止发育;我国学者[14]在早孕期的自然流产胎儿中检出 65.66% 的病例存在染色体异常,主要为染色体非整倍体(44.52%),涉及全部染色体,即第 1 至第 22 号染色体和性染色体的异常,其中最为常见的染色体非整倍体为 16 三体、22 三体、X 单体(即特纳综合征)。在染色体非整倍体异常的类型中,并非第 21 号染色体的三体发生率最高,但因为 21 三体在所有常染色体三体综合征中表型最轻,有更大的机会可以顺利地发育到分娩和正常生存至成年,其他的常染色体三体则往往是致死性的,无法存活至分娩,即使有极少量的 18 三体、13 三体胎儿存活至分娩,也往往因为多发畸形在婴儿期死亡。

而唐氏综合征患儿出生后导致患者智力障碍,危害严重,而且缺乏有效的治疗手段,所以产前筛查和产前诊断是疾病控制的基本思路。

总之,染色体病的产前筛查和产前诊断是染色体病精准预防最重要的策略。以染色体病为主要目的疾病的筛查和产前诊断由孕 8～13 周开始,以遗传咨询门诊为窗口,围绕实验室、胎儿超声筛查室,针对所用孕妇完成这个筛查流程,可有效降低染色体病的发生,流程如图 8-14 所示。

8.3.2　血清学产前筛查技术

8.3.2.1　血清学产前筛查技术

血清学产前筛查技术是通过定量测定孕妇的血清中 AFP、Free-β-HCG、uE3、Inhibin-A 等标志物的浓度,综合孕妇的年龄、孕龄、体重等信息,对胎儿患有唐氏综合征(21-三体综合征)、18-三体综合征、开放性神经管缺陷(open neural tube defects,

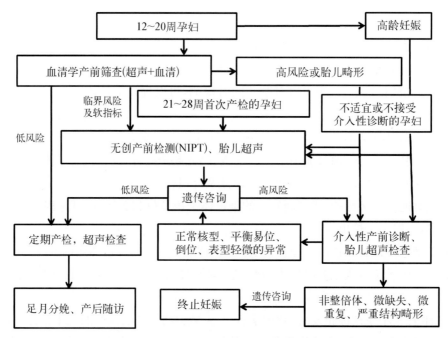

图 8-14　染色体病的筛查、诊断和遗传咨询流程

ONTD)等目标疾病的风险进行筛查评估,从而筛查出需要做介入性产前诊断的高风险妊娠。

血清学产前筛查技术是染色体病筛查的重要手段。血清学产前筛查质量控制是一个复杂而完整的体系,涉及实验室、妇产科、胎儿超声及护士采血多个流程,产前筛查实验室应该与各相关部门团结协作、积极沟通,提高筛查质量。国家标准[15]对血清学产前筛查技术和质量控制进行了详细的规定。

在血清学产前筛查中常用的几个技术指标如下。

(1) 目标疾病的检出率(DR)或者灵敏度,表示为(筛查真阳性数/筛查人群中目标疾病患者总数)×100%,分母可以是理论数(即总数×发生率),更希望是实有数,即随访全部妊娠结局得到的确诊引产数+漏筛活产数+筛查后自然流产死产胎儿中的目标疾病数。

(2) 筛查的阳性率:表示为(筛查阳性数/筛查总数)×100%。

(3) 筛查的假阳性率(false positive rate,FPR):表示为(筛查阳性数-真阳性数)/筛查总数]×100%。

(4) 筛查的阳性预测值(positive predictive value,PPV):表示为(产前诊断真阳性数/进入诊断的筛查阳性数)×100%。

血清学筛查常用的风险截断值(cut-off):一般以检出率>60%,同时假阳性率5%左右的截断值为宜;对唐氏综合征的风险截断值选择1/250~1/350,最常用为1/270;对18三体综合征的风险截断值常用为1/350;神经管缺陷的风险截断值:MsAFP≥2.5 MoM(中位数倍数)。

产前筛查可以采用几种不同的标记物的两联、三联、四联等不同的组合,其筛查效果稍有不同。国家标准对不同方法的技术指标有规定,要求二联法对唐氏综合征的检出率≥60%,假阳性率<8%;对18-三体综合征的DR≥80%,FPR<5%,对ONTD的DR≥85%,FPR<5%。要求三联法对唐氏综合征的DR≥70%,FPR<5%,对18-三体综合征的DR≥85%,FPR<5%,对ONTD的DR≥85%,FPR<5%。要求四联法对唐氏综合征的DR≥80%,FPR<5%,对18-三体综合征的DR≥85%,FPR<1%,对ONTD的DR≥85%,FPR<5%。对唐氏综合征产前筛查的阳性预测值PPV≥0.5%。

8.3.2.2　样本采集、运输的质量控制

在样本采集和运输方面要进行严格的质量控制。早孕的采血孕周在(11~13)+6周内,中孕的在(15~20)+6周内。采血不能使用含肝素、EDTA、柠檬酸盐的采血管,对溶血(HGB≥5 g/L)、脂血(血脂>5 g/L)、黄疸(胆红素>5 μmol/L)对检测结果有干扰的需要重新采血;血液标本采集后在室温(18~25 ℃)静置30 min左右,使血样自然凝聚,2 000转/min经10 min离心后分离出血清用于实验检测。对无法在采血当天检测的血清标本,冻存前必须将血清分离出来,−20 ℃保存,避免反复冻融,因hCG遇热不稳定,所以应避免运输中经历高温。在采集血样时,需要记录准确的孕妇信息,包括年龄、孕龄(必须采用B超核实孕龄)、体重、多胎妊娠、辅助生殖、早孕期保胎史、吸烟、民族/种族、基础病、不良生育史等,其中孕妇年龄、胎儿孕周等信息尤其重要。

8.3.2.3　血清标记物检测前的质量控制

应该检查产筛申请单上孕妇信息登记是否齐全,血清标本的物理性状是否正常。对检测后的质量控制应关注筛查结果阳性分布是否正常;连续或相邻编号有无"成片筛查阳性"的异常情况;某一送检单位的样本是否存在某一批次样本全部检测值异常的情况,推测是否存在血清分离保存运输条件导致血清变质等可能;若多个不同采血单位的送检样本均出现异常检测值的情况,则应分析在本批次筛查实验中操作错误导致不良结果的可能。每个实验室均需要对产前筛查定量测定技术的准确性和精密度进行评估,对实验室环境、设备、试剂和人员操作各个环节进行严格控制,保证实验质量。

通过对室内质控、已经长期检测数据的分析,可以及时发现实验室检测中可能存在的影响检测质量的因素。例如,可监测到送检单位超声医师的超声测量误差;可监测到血清标本在分离或保存运输过程不当造成的轻微的目测不到标本破坏;可监测到筛查人群的变化而导致的假阳性率升高,等等。

血清学产前筛查并非实验室的常规检测项目,而是综合了样本采集、实验检测、召

回随访、遗传咨询、产前诊断、临床处置等复杂的医学流程临床服务，需要一个紧密分工协作的团队才能完成，所以必须在有产前筛查资质的专业实验室内完成。根据血清学产前筛查技术结果，对阳性结果的孕妇应及时召回做遗传咨询，及时建议产前诊断。遗传咨询医师结合胎儿超声以及其他检测进行综合考量，能提高染色体病的检出率，甚至将血清学筛查"漏检"的染色体病胎儿"重新"诊断出来。

8.3.3　母血中胎儿游离 DNA 无创筛查

血清学产前筛查技术，一般有 5% 左右的阳性率，即接受筛查的孕妇中有 5% 需要接受后续的介入性手术以获得胎儿细胞来完成产前诊断。而介入性产前诊断的弊端在于对采集胎儿组织样本过程可能"打扰"胎儿正常生长发育，所以无创性的产前诊断一直是妇产科医师的一个梦想。

1997 年，香港中文大学卢煜明教授发现了母体血液中胎儿游离 DNA 的存在，拉开了胎儿 DNA"无创"检测的序幕[16]。十多年来，高通量测序技术的发展促成了孕妇外周血中胎儿游离 DNA 产前筛查，又称为无创产前检测（non-invasive prenatal test，NIPT），广泛而迅速地应用于临床，为染色体病的精准预防提供了可能。对于所有孕妇，NIPT 是目前最敏感的筛查 21、18、13 三体综合征的方法；虽然假阳性稍高，但 NIPT 也可用于筛查性染色体非整倍体。此外，NIPT 还可用于筛查 CNV，只是现在的技术还存在较高的假阳性和假阴性率。若 NIPT 筛查阳性，应采用 CMA 进行产前诊断；对于明显肥胖的孕妇，NIPT 检测的准确性也可能降低；传统血清学筛查对于双胎妊娠的筛查能力有限，而 NIPT 有独特优势，但对于三胎妊娠的筛查尚有较大困难。

在 NIPT 的临床应用中，在知情同意的基础上，遗传咨询医师应当尊重孕妇和家属对染色体病筛查和诊断技术的选择。孕妇和家属选择 NIPT 而拒绝介入性产前诊断时，按照法律，医师应书面建议介入性产前诊断，除非孕妇有手术禁忌证，或者已经超过产前诊断时限；若孕妇或家属坚持选择 NIPT，应尊重其权利，但同时选择 NIPT 而导致的漏检责任由其自行承担，需在病历本上签字自愿放弃介入性产前诊断。

目前 NIPT 的定位是比较准确的"筛查技术"，筛查的阳性结果必须通过产前诊断的确诊，筛查的阴性结果也并不代表患儿没有染色体病，因为 NIPT 仍然存在较低的假阴性可能性。NIPT 检测出现假阴性和假阳性，主要的原因在于存在于孕妇外周血中的胎儿游离 DNA 的来源，并非胎儿身体组织的细胞，而是来源于胎盘滋养层细胞中的胎儿面的细胞，但是胎盘细胞和胎儿身体细胞在少数情况下存在不一致，这样就影响了检测的准确性。影响 NIPT 准确性可能的原因有胎儿嵌合体、胎儿胎盘胎盘嵌合、孕妇自身染色体非整倍体异常、孕妇携带染色体微缺失/微重复、器官/组织移植病史、孕妇携带肿瘤等，此外，双胎之一胎儿停育、多胎妊娠、赠卵等也对 NIPT 的结果有影响。NIPT 检测还存在检测失败的可能，检测失败的常见原因有母血中胎儿游离 DNA 数量过少(孕妇肥胖、孕龄小于 9～10 周)、母体和胎儿基因组纯合性过高(单亲二倍体、近亲婚配)等。

与血清学产前筛查技术类似,NIPT 检测技术也仅是染色体病精准预防的一个环节,不可也不必过分夸大其作用,检测结果需要后续遗传咨询、产前诊断技术体系的支持。

8.3.4 产前诊断模式的变化

介入性产前诊断技术应用于临床始于 1978 年。在孕 10 周采集胎儿绒毛,在孕 17～24 周通过采集胎儿羊水,或于 24～28 周采集胎儿脐带血,并对获取的胎儿组织细胞进行培养,制备染色体后进行核型分析以完成产前诊断。在产前诊断中,采集的胎儿细胞是完成产前诊断的关键。不论采集的是何种类型的胎儿样本,均要尽可能避免样本污染。① 羊水样本:要注意母血污染的羊水直接用于分子诊断可能不可靠,需要培养羊水细胞后再做一次检测。② 绒毛样本:要注意母体蜕膜污染的绒毛可检测出嵌合体、假阴性的结果,采用直接(短期)和间接(长期)培养法可增加准确性,降低假阳性率。③ 脐血样本:脐血和母体血肉眼无法分辨,必须进行鉴定排除母血污染的可能,常利用胎儿血液中无 HbA_2 等特点,采用血红蛋白电泳法对血样来源进行分辨。

建议做产前诊断的指征:① 夫妇一方为染色体异常的携带者;② 曾生育过染色体病患儿的夫妇;③ 35 岁以上高龄孕妇;④ 产前筛查出来的胎儿染色体异常高风险的孕妇;⑤ 反复自然流产或不良生育史(如先天畸形或确诊的单基因遗传病患儿生育史)夫妇;⑥ B 超检查发现胎儿发育异常或者羊水过多或过少的孕妇;⑦ 医师认为有必要进行产前诊断的其他情形。

随着筛查技术的提升,也要求产前诊断模式的技术不断升级。传统的血清学筛查体系,主要针对以唐氏综合征为代表的染色体非整倍体疾病进行筛查,后续与之配套的产前诊断技术是 G 显带染色体核型分析技术,这套筛查体系如果规范运作,可以检出 60%～90% 的唐氏综合征胎儿,当然对于其他染色体异常,比如性染色体异常、缺失片段较大的微缺失微重复综合征也能检出。但这并非该筛查体系的主要目的疾病,这些异常仅是产前诊断的"意外发现"。G 显带染色体核型分析技术在应用临床后的 50 多年内并没有根本性的进步,虽然目前仍然有其独特的临床价值,被称为细胞遗传学产前诊断"金标准",但该技术存在的分辨率低、耗时耗力的缺点逐渐凸显,全球的技术团队都在寻求更快速、更准确、更省力和诊断疾病更多的方法。

在过去的 20 年中,发展了一些针对 13、18、21 和性染色体等特定染色体的非整倍体的快速产前诊断技术,如 FISH、RQ-PCR 等技术。这些快速产前诊断技术虽然具有快速及特异性高的优点,但能检测的疾病都是传统细胞遗传学技术能够检测出来的,仅是加快了报告出具的时间,对诊断质量的提高有限。2010 年以后出现的产前 BoBs 技术,增加了一部分染色体微缺失微重复综合征,扩展了产前诊断的疾病范围,提高了产前诊断的阳性率[17],但仍然不能实现对全染色体组的分析。

高通量检测技术的临床应用带来了产前筛查和产前诊断模式的根本性变化。在对染色体病的筛查环节,高通量测序技术的临床应用体现为 NIPT 技术;在产前诊断环节,则体现为高通量测序 CNV 技术,当然传统的基因芯片技术也因为 NIPT 筛查技术的普及,其产前诊断的功能也被发掘出来,爆发式地在临床推广应用。

染色体病的精准防控,是以染色体病的精准筛查为基础的,筛查技术发展的程度决定了染色体防控网络的精度。血清学筛查技术的目标疾病是唐氏综合征为代表的染色体非整倍体。高通量测序技术应用于染色体病筛查的标志性成果即 NIPT 技术普及之后,染色体病防控的目标疾病得到扩展:由以前以染色体非整倍体疾病扩展到覆盖全染色体的微缺失微重复综合征。

在产前诊断技术方面,传统的技术为 G 显带染色体核型分析技术,这项技术对于完成血清学产前筛查所发现的唐氏综合征高风险胎儿,已经可以做出明确的诊断,完成从筛查到诊断的闭环。但是,NIPT 应用后对 1 Mb 左右染色体片段的缺失检出的微缺失、微重复异常都可能有提示,这恰恰是传统细胞遗传学技术的弱点,其分辨率仅为 10 Mb,已无法验证筛查技术所发现的新问题。

基因芯片和高通量测序等“分子核型”技术在临床上大量应用,实现了一次实验完成全基因组范围内 CNV 异常检测的目标,产前诊断技术发生了质的飞跃。这些新技术对于检测染色体组微缺失、微重复等不平衡性重排具有无可替代的突出优势。临床上可以采用“核型分析＋高通量测序 CNV”或者“核型分析＋基因芯片”的产前诊断模式完成 NIPT 结果的后续产前诊断,其中传统的染色体检测技术可以检出染色体平衡易位、倒位和大片段的染色体缺失和重复,而基因芯片或高通量测序 CNV 则用于诊断微小片段的缺失和重复,同时两项技术的结果可以互相对照和验证,提高了染色体病的诊断准确性。两种不同产前筛查和产前诊断体系的比较如表 8-1 所示。

表 8-1　不同的染色体病产前筛查和产前诊断技术比较

筛 查 技 术	对应的产前诊断技术	目 标 疾 病
血清学筛查＋胎儿超声	染色体核型分析＋（FISH、RQ-PCR,或产前 BoBs 等）	唐氏综合征为代表的染色体非整倍体
母血中胎儿游离 DNA 无创筛查＋胎儿超声	染色体核型分析＋（基因芯片或高通量测序 CNVs）	染色体非整倍体异常＋染色体微缺失微重复综合征

8.3.5　胎儿超声筛查技术在染色体病防控体系中的作用

染色体病的患者表型往往涉及多个器官,所以称为综合征。一部分表型在胎儿期即有所表现,可通过胎儿超声筛查技术、磁共振等影像学技术对这些异常进行观察。胎儿超声筛查技术是应用最为广泛的胎儿表型筛查技术,可以为染色体病的筛查和诊断提供表型方面的独立证据。

早孕期胎儿超声筛查一般开始于11~13周,贯穿整个孕期。每个时期发现异常均可结合产前诊断技术进行诊断和咨询。完善的产前诊断中心整合了遗传咨询、胎儿超声、样本采集,以及生化遗传、细胞遗传和分子遗传的实验室等全流程的各个部门,可针对染色体病进行综合筛查、诊断和处置,在一个完整的团队内协作,筛查效率和诊断效率均可提高。胎儿超声筛查的具体内容可参考第18章。

8.3.6 遗传咨询

遗传咨询在染色体病筛查和诊断的整个医疗过程中是患者和医疗机构的连接点,是染色体病精准预防技术体系的关键环节。

染色体病的精准预防代表着胎儿医学和临床医学遗传学的最新进展,是一个整合了细胞遗传、分子遗传和血清生化等实验技术和胎儿超声的综合防控体系。因为医疗流程长,整合的技术种类复杂,对于产前筛查和产前诊断各环节的各种问题的准确解释和沟通十分必要。遗传咨询做得好,孕妇对医疗服务技术的方法和目的理解透彻,才能在整个孕期更好地和医疗机构密切配合,实时获得胎儿染色体病筛查和诊断信息,及时做出最有利的医疗抉择,同时医疗机构通过遗传咨询门诊与孕妇及时沟通,必要时提示风险,帮助孕妇和家属理解技术的局限性和缺点,也有利于降低医疗风险,医患共同努力以达到染色体病精准预防的最终目标。

8.4 小结与展望

本章主要介绍了染色体变异对人类的影响以及其遗传机制,并以临床上常见的几种病症为例介绍了其临床表现,致病机制。除此之外,也着重介绍了染色体病的检测技术和防控策略。现如今,由于高通量测序等技术的发展,使得传统的染色体技术与人类基因组研究相互融合,极大地促进了对染色体病的检测和防控。尽管如此,由于染色体与基因联系紧密,染色体的畸变实则基因的变化,染色体畸变一旦对人体产生影响,影响则是巨大的甚至不可逆的,所以必须将防控放在首位,加强对染色体病的精准预防。

参考文献

[1] Zhao W, Chen F, Wu M, et al. Postnatal identification of trisomy 21: an overview of 7,133 postnatal trisomy 21 cases identified in a diagnostic reference laboratory in China[J]. PLoS One,

2015，10(7)：e0133151.

［2］Morris J K，Alberman E，Scott C，et al. Is the prevalence of Klinefelter syndrome increasing[J].
Eur J Hum Genet，2008，16(2)：163-170.

［3］Hook E B，Warburton D. Turner syndrome revisited：review of new data supports the hypothesis
that all viable 45，X cases are cryptic mosaics with a rescue cell line，implying an origin by mitotic
loss[J]. Hum Genet，2014，133(4)：417-424.

［4］Kuo W L，Tenjin H，Segraves R，et al. Detection of aneuploidy involving chromosomes 13，18，or
21，by fluorescence *in situ* hybridization (FISH) to interphase and metaphase amniocytes[J]. Am
J Hum Genet，1991，49(1)：112-119.

［5］Miller D T，Adam M P，Aradhya S，et al. Consensus statement：chromosomal microarray is a
first-tier clinical diagnostic test for individuals with developmental disabilities or congenital
anomalies[J]. Am J Hum Genet，2010，86(5)：749-764.

［6］中国医师协会医学遗传学分会.染色体基因组芯片在儿科遗传病的临床应用专家共识[J].中华儿
科杂志,2016,54(6)：410-413.

［7］Baldwin E L，Lee J Y，Blake D M，et al. Enhanced detection of clinically relevant genomic
imbalances using a targeted plus whole genome oligonucleotide microarray[J]. Genet Med，2008，
10(6)：415-429.

［8］Thuresson A C，Bondeson M L，Edeby C，et al. Whole-genome array-CGH for detection of
submicroscopic chromosomal imbalances in children with mental retardation [J]. Cytogenet
Genome Res，2007，118(1)：1-7.

［9］Lu X Y，Mai T P，Shaw C A，et al. Genomic Imbalances in Neonates With Birth Defects：High
Detection Rates by Using Chromosomal Microarray Analysis[J]. Pediatrics，2008，122(6)：1310-
1318.

［10］染色体微阵列分析技术在产前诊断中的应用协作组.染色体微阵列分析技术在产前诊断中的应用
专家共识[J].中华妇产科杂志,2014，49(8)：570-572.

［11］Goodwin S，Mcpherson J D，Mccombie W R. Coming of age：ten years of next-generation
sequencing technologies[J]. Nat Rev Genet，2016，17(6)：333-351.

［12］Liang D，Peng Y，Lv W，et al. Copy Number Variation Sequencing for Comprehensive Diagnosis
of Chromosome Disease Syndromes[J]. J Mol Diagn，2014，16(5)：519-526.

［13］Dong Z，Zhang J，Ping H，et al. Low-pass whole-genome sequencing in clinical cytogenetics：a
validated approach[J]. Genet Med，2016，18(9)：940-948.

［14］胡婷,朱红梅,张竹,等.染色体微阵列分析在检测自然流产胚胎染色体异常中的应用[J].四川大
学学报(医学版),2017,48(5)：732-735.

［15］中华人民共和国卫生部.胎儿常见染色体异常与开放性神经管缺陷的产前筛查与诊断技术标准第
2部分：胎儿染色体异常的细胞遗传学产前诊断技术标准[J].中国产前诊断杂志(电子版),2011,
3(4)：46-50.

［16］Lo Y M，Corbetta N，Chamberlain P F，et al. Presence of fetal DNA in maternal plasma and
serum[J]. Lancet，1997，350(9076)：485-487.

［17］唐新华,杨必成,朱姝,等.染色体核型分析与BoBs技术联合检测染色体异常和染色体微缺失综
合征的产前诊断新模式的建立及应用[J].中华妇产科杂志,2016，51(5)：325-330.

9

常见精神和智力发育疾病

儿童智力和精神发育障碍对家庭和社会的打击是巨大的,脆性 X 综合征(fragile X syndrome,FraX)和孤独症是常见的在儿童发育过程中影响智力和精神的疾病。脆性 X 综合征发生的主要原因是基因变异,也是引起孤独症的主要原因之一。孤独症已经成为当今社会发病率越来越高且引人重视的一种精神和心理上的疾病,而遗传因素也是导致孤独症的主要原因。本章将重点介绍这两种疾病,分别从致病机理,诊断方法,治疗手段以及精准预防等方面进行阐述。

9.1 脆性 X 综合征

9.1.1 概述

脆性 X 综合征(FraX)(MIM:309550)是一种导致智力低下、发病率仅次于唐氏综合征的 X 连锁遗传病。在外周血淋巴细胞培养基缺乏叶酸或胸腺嘧啶代谢紊乱后,在染色体上就可以观察到明显的断裂或间隙,称为脆性部位。运用该技术,在一种 X 连锁的智力低下的男性中发现了一个叶酸敏感的脆性位点(Xq27.3),这种 X 连锁的智力低下后来就称为脆性 X 综合征。国外报道脆性 X 综合征在西方男性群体中的发生率为 1/4 000,女性群体中的发生率为 1/6 000[1,2];该综合征占 X 连锁智能低下的 40%[3]。

95%以上脆性 X 综合征患者发病的分子遗传学基础是脆性 X 综合征智力低下基因 1(fragile X mental retardation gene 1,FMR1 基因)(CGG)n 结构扩展突变引起的,5% 以下则是由 FMR1 基因的错义型突变和缺失型突变影响了 FMR 1 正常结构、功能所导致[4]。不同年龄和性别的脆性 X 综合征患者临床表现不同,而且同一症状的程度也不同,主要包括中度到重度的智力发育不全、大睾丸,常伴有过长的脸、大耳、单耳轮、下颌前突、腭弓高、淡蓝色巩膜、语言障碍、癫痫等。男性患者的典型症状除有上述特殊外观外,部分患者有明显的大睾丸,有些患者还有伴有二尖瓣脱垂。但上述临床特征有些在童年时难以察觉,随着年龄的增长才变得更加突出,因此单靠外貌做出早期判断变得困难。

脆性 X 综合征中,有智力低下或学习能力障碍、行为情绪问题(包括孤僻症)等表现,孩子和成人表现程度不一样,男性发病比女性临床症状更严重。男性患者中度以上智力低下者占 80% 以上,女性患者多表现为智力障碍、学习困难,尤其计算能力差。青春期前的患者多为轻度智力低下,而随着年龄增长,智力水平会随之下降,年龄较大者多为中重度智力低下;另外,抽象思维有明显缺陷。有的女性携带者可有轻度智力低下,但在认知和行为方面的异常通常比男性患者的症状轻。一般认为是由于女性携带者的 2 条 X 染色体中,正常 X 染色体随机失活,异常 X 染色体具有活性的结果。

9.1.2 致病机制

FMR1 位于 Xq27.3,有 17 个外显子,长度 38 kb,表达产物为一种 RNA 结合蛋白——FMR1 蛋白(fragile X retardation 1 protein,FMRP),FMRP 结合并调控神经元胞质内多种 mRNA 的靶向转运与翻译过程,调控突触部位多种功能蛋白的表达[5]。在 FMR1 的 5′端非翻译区,即距离第 1 外显子起始转录点 69bp 处有一段三核苷酸重复序列(CGG)n,脆性 X 综合征是 CGG 重复过度增加和相邻区异常甲基化的结果,几乎所有患者 FMR1 的 mRNA 及其蛋白产物不表达或低表达。(CGG)n 具有高度多态性,根据重复序列的稳定性及其与脆性 X 综合征发生的关系可分为 4 种类型:① 正常重复序列,CGG 重复数<45 个拷贝;② 中间重复范围,CGG 重复数在 45～54;③ 前突变,CGG 重复数在 55～200,携带者虽表型正常,但在传代过程中易发生进一步扩展,称为 FMR1 基因的前突变。前突变 CpG 岛一般不存在甲基化,FMR1 基因的转录、翻译相对正常,FMRP 水平也相对正常,一般不表现出临床症状;④ 全突变,CGG 重复数>200 次,当重复数扩展达到 200 以上时,这时就称为全突变,男性 100% 表现出典型的脆性 X 综合征症状,女性 30%～50% 表现出不同程度的智力低下。全突变 CGG 重复序列大量扩展,CpG 岛异常甲基化,FMR1 基因失活,导致 FMRP 缺失,引起智力低下[6]。FMRP 水平与认知功能损害程度相关,男性与女性一致[7]。随着研究的深入,发现还存在各种类型的嵌合体如全突变伴部分甲基化等很多类型,脆性 X 综合征基因型和表型的关系如表 9-1 所示。

9.1.2.1 前突变

带有前突变的个体通常智商在正常范围内,但在极少数情况下也会出现学习障碍和认知缺陷的临床症状[7]。有学习障碍的儿童如果发现带有前突变基因,则不应考虑由该病造成,而应考虑进行其他相关疾病的检查。前突变在传递过程中是不稳定的,并且当前突变是从母亲传递过来时,重复次数的增加要比突变从父亲传递过来时更为显著。

前突变女性携带者本身可能无明显的临床表现,但由于动态遗传,后代有发病风险。女性为前突变的携带者可能伴有卵巢功能异常,并导致育龄妇女不孕和早期雌激

表 9-1　脆性 X 综合征基因型和表型的关系

突变类型	CGG 重复数	CpG 岛甲基化状态	临床表现（男性）	临床表现（女性）
前突变	55～200	未甲基化	通常无症状	通常无症状
全突变	>200	完全异常甲基化	100%表现出典型的 FraX 临床症状	30%～50%有 FraX 临床症状，约 50%正常
CGG 重复数的嵌合体	不同的细胞 CGG 重复数不同（前突变或全突变）	前突变未甲基化，全突变为异常甲基化	100%表现出典型的 FraX 临床症状，但程度较全突变轻	临床表现差异较大；正常：表现出 FraX 症状
甲基化状态的嵌合体	>200	部分细胞异常甲基化，部分细胞无异常甲基化	100%表现出典型的 FraX 临床症状，但程度较全突变轻	临床表现差异较大；正常：表现出 FraX 症状
全突变不伴异常甲基化	>200	无异常甲基化	几乎均有症状，但程度表现不一	临床表现差异较大；正常：表现出 FraX 症状

素缺乏。女性携带者罹患卵巢早衰的风险提高 21%[8]。部分老年男性前突变携带者出现震颤/共济失调（tremor/ataxia）[9]。

　　对于携带前突变的女性来说，不是每次妊娠都会发生 CGG 重复数增加，但所有的前突变都有重复数增加成为全突变的风险。携带一个脆性 X 综合征前突变的女性每次妊娠都有 4 种可能结果，分别是正常男婴、正常女婴、男婴带有脆性 X 综合征前突变或全突变、女婴带有脆性 X 综合征前突变或全突变。Nolin 等对携带前突变女性的后代进行分析[10]，发现母亲为前突变携带者，下一代进展为全突变的概率取决于 FMR1 基因中（CGG）n 的重复数，如表 9-2 所示。

表 9-2　母亲前突变进展为全突变的概率

母亲 CGG 重复数	扩展为全突变的概率/%
55～59	3.7
60～69	5.3
70～79	31.1
80～89	57.8
90～99	80.1
100～139	>94.0
>100	100

带有前突变的男性会将突变遗传给女儿,不会遗传给儿子;CGG 的重复数可保持稳定(但也可能存在小的扩增或缩减)。带有完全突变的男性在成年后无法形成成熟的性能力。一些研究发现,在体细胞带有完全突变的脆性 X 综合征成年男性患者的精子或性腺组织中,仅存在前突变的重复数。

9.1.2.2　中间型重复

Youings 等[11]检测了 2 932 例母亲-儿子之间的传递,发现 8 例在传递过程中拷贝数有普通型和中间型范围的改变,CGG 的重复数改变为 34~37、43~42、45~47、47~48 和 53~54。虽然 40~59 重复数的等位基因的不稳定大约是 <40 重复数的等位基因的 90 倍,但女性传递普通型或中间型的重复数非常稳定(在无脆性 X 综合征家族史的情况下)。Nolin 等[10]发现,在 40~59 重复数的病例有 19% 呈现不稳定状态。中间型等位基因在未来世代中发展中可能成为完全突变的潜在前体。根据定义,只有前突变等位基因可能在同一世代中发展成为完全突变,其他任何小的潜在风险都只能出现在后续较远的世代中,孙子世代是有可能发病风险的最近一代。

一些中间型等位基因在家族中呈现稳定传递,而另一些则为不稳定等位基因。有可能在后续世代只能够成为前突变的潜在前体。这种差异性有可能是因为 FMR1 的 CGG 重复序列的 AGG 中断差异造成的。在正常人群中,CGG 重复会被 AGG 三联子中断,通常位置在 10 和 20 处。而前突变则没有 AGG 出现或仅在重复序列的 5′端出现 AGG 中断,而 3′端则保持长的未中断的重复带。

9.1.2.3　完全突变

男性完全突变表现在以下几个方面。① 发育迟缓:肌张力减退,轻微的运动发育迟缓比较常见。② 语言功能:可有差异性,范围从不能说话到仅有轻微交流障碍。说话通常不太顺利,患者说话的特点是句子不完整、重复和语言模仿。③ 智商(IQ):带有完全突变和完全甲基化的男性平均智商为 41;完全突变和前突变嵌合体男性平均智商为 60;带有完全突变但有 >50% 的细胞未出现甲基化的男性平均智商为 88。④ 行为:过于活跃,易冲动,注意力不集中,易分心,坐立不安。对于各种感觉刺激容易反应过度。孤独症表现常伴随逃避对视,刻板重复性动作如拍手,抵制环境的改变,以及异常入神和入迷等表现。患者持续症状很常见,即对某项活动过于专注,或不停地重复问同一问题。大多数脆性 X 综合征患儿感情丰富,对社会交往有兴趣,但社交又有显著困难,在团队中容易害羞和焦虑。⑤ 成年期生活:有完全突变的成人通常具有日常生活技能,可与亲属进行交流,并有一定的社交能力。但许多患者还是需要一定程度的支持。

与男性相比,女性较少患脆性 X 综合征,因为其另一条正常的 X 染色体可以产生数量不等的 FMRP。FMRP 水平与认知功能损害程度相关,男性与女性一致。近 50% 带有完全突变的女性表现出学习困难和行为异常,与男性患者表现类似,但程度通常较轻。带有完全突变的女性即使智商正常,也通常会有学习能力、行为和感情活动的轻微异常。与男性患者类似,女性也是语言能力优于行为技能,尤其欠缺数学、视觉空间,以及视觉和听觉记忆的能力。

尽管脆性 X 综合征的遗传方式很明显是 X 连锁的,但是脆性 X 综合征存在一些特点不同于单纯的 X 连锁遗传。大部分携带突变的男性有智力低下并表现出细胞遗传学异常,但全部男性肯定携带者的 20% 在表型上和细胞遗传学上都是正常的,成为正常的传递男性。另外,1/3 的女性杂合子患者临床上表现为受累,但只有突变是遗传自母亲而非遗传至正常传递父亲时,她们才出现智力低下。CGG 重复序列在家系传递过程中趋于增加,而且也趋于早发病。脆性 X 综合征这种不同于寻常的系谱特点称为 Sherman 悖论[6]。

9.1.3　诊断

9.1.3.1　染色体脆性位点分析

细胞遗传学用叶酸缺乏培养基诱导出染色体上的 Xq27.3 脆性位点,是诊断该病的标准诊断方法。主要是利用 CGG 的大量扩展和甲基化干预了 DNA 的复制和染色质缩合,而诱导 X 染色体产生脆性部位。但这种方法敏感度低,不是所有的中期细胞都能检测到,有全突变的男性 15%～50% 的细胞有脆性部位,女性仅为 0～30%。因此对发病男性的诊断非常成功,但容易漏诊前突变的女性和传递致病基因的男性,甚至一些女性和有全突变而表现较轻的男性也不被发现,因为有脆性部位的细胞百分比低。

9.1.3.2　Southern 印迹杂交法

脆性 X 综合征的 5′端的(CGG)n 的异常扩增及 CpG 岛异常甲基化使其上的特异性酶切位点消失,需用限制性核酸内切酶识别、结合并切割特异性序列。根据待测片段的大小选择合适的内切酶。全突变使用 *Hind* Ⅲ或 *EcoR* Ⅰ可得到很强的杂交信号,不完全突变需使用 *Pst* Ⅰ方可产生清晰的高分辨条带。应用较远侧探针(StB12.3)对双酶切(如 *EcoR* Ⅰ/*Eag* Ⅰ)DNA 样本进行杂交,可检出全部前突变和全突变等位基因及嵌合体状态,同时可了解甲基化状态,是最可靠的诊断方法。Southern 印迹杂交法需要 DNA 样品较多、需要同位素标记,若酶解不完全会产生杂交带,可产生错误诊断。有较大的漏诊率和约 5% 的误诊率。

9.1.3.3　PCR 技术

PCR 技术可以检测正常个体及小片段的前突变等位基因的(CGG)n 重复数。对于较长片段的前突变及全突变患者,由于高的 G C 含量,序列内部易于形成发夹结构不易扩增,可利用甲基化敏感性聚合酶链反应(methylation sensitive polymerase chain reaction,MS-PCR),引入特异性的引物使扩增不出等位基因产生 smear 条带,通过不同的探针标记引物，利用毛细管电泳法检测 PCR 扩增产物，可以准确地检测 CGG 重复数。结合普通 PCR 及 ms-PCR 技术，可以鉴别正常个体、前突变、全突变男性及全突变女性。由于 PCR 技术优先扩增较小片段的等位基因，因此对于呈嵌合型的患者，也会产生 PCR 扩增产物，易于产生假阴性。PCR 技术是快速筛查脆性 X 综合征的基因诊断方案。难以扩增出全突变的等位基因，因此限制它对于脆性 X 综合征患者临床诊断方面的应用，PCR 技术和 Sothern blot 技术的联合应用，可以弥补相互之间的缺陷。

9.1.3.4 cDNA-PCR 技术

绝大多数脆性 X 综合征男性患者无 *FMR1* 基因的表达，而女性患者的 *FMR1* 基因是杂合子，*FMR1* 基因表达降低，但可检测到。所以 RT-PCR 在男性患者、缺失或点突变的个体检测不到扩增产物，而对于正常个体、前突变及女性运用 RT-PCR 可以获得扩增条带。邬玲仟等[12]通过巢式 PCR 技术对 cDNA 进行扩增和检测。有助于脆性 X 综合征患者的诊断及表型的预测，对于遗传咨询有较大的帮助，但不能鉴别女性患者及检测前突变状态，从而应用有限。

9.1.3.5 FMRP 免疫组化分析

应用此方法可以检测 FMRP 的表达量，可诊断由于（CGG）n 的扩增导致的脆性 X 综合征患者，检出由于缺失、点突变导致 *FMR1* 基因不表达的患者，敏感度为 100%，特异度为 97.5%，适用于群体筛查。但由于女性患者体内有一定比例的活性 X 染色体，且具有全突变的等位基因多位于失活的 X 染色体，大多数淋巴细胞的 FMRP 降低不明显，易于形成假阴性，且由于前突变等位基因能正常转录，FMRP 表达多在正常范围内，亦不适用于前突变携带者的筛查，因此仅适用于男性患者的诊断。

9.1.4 治疗

目前临床上对脆性 X 综合征患者尚无有效的治疗方法，在动物实验中对脆性 X 综合征的治疗取得了一些进步。

9.1.4.1 常规治疗

叶酸可以"修复"脆性 X 综合征细胞传代时的脆性位点，使 *FMR1* 基因表达功能正常的 FMRP，改善智力状况。因此，一般常采用叶酸治疗脆性 X 综合征患者，同时还可予维生素 C、维生素 E、微量元素锌和硒等。智低者可给予营养脑细胞，茴拉西坦、吡拉西坦、胞磷胆碱等药物，以改善患者的行为和运动能力、语言质量等，但效果不太明显。对癫痫发作者应用抗癫痫药物，对躁狂患者应用抗躁狂药物，有助于改善患者的行为。对儿童患者除应用药物外，还要进行综合治疗，包括生理、心理等特殊教育，可取得较为满意的效果，治疗效果与患儿年龄和原发神经疾病有关。目前对脆性 X 综合征尚无治愈的方法。

9.1.4.2 基因治疗

在对脆性 X 综合征小鼠模型的研究中，*Fmr1* 突变导致 FMRP 减少引起脆性 X 综合征的发生，FMRP 是一种 mRNA 绑定蛋白，其在中枢 mRNA 翻译、转运及靶向作用中起重要作用。FMRP 负相调控 mRNA 翻译为蛋白质。Ratfazzi[13] 等提出基因治疗的可能性，通过给 *Fmr1* 基因敲除小鼠注射一种小的、可扩散的带有 FMR1cDNA 基因的腺相关病毒，此病毒包含 5′ 启动子区和 3′ 非翻译区的基因，经渗透作用通过血脑屏障，从而传递 Fmr1cDNA 进入大脑。Musumeci 等[14] 发现在 *Fmr1* 基因敲除的小鼠予以人类 *FMR1* 基因和 FMRlcDNA 治疗，与野生型 *Fmr1* 小鼠比较听源性癫痫的易感性，由于听源性癫痫具有年龄易感性，检测不同年龄段小鼠，发现 6 月龄小鼠可以完全治愈，而成年小鼠仅部分治愈。

9.1.4.3 FMRP 蛋白的添加治疗

最近文献报道，蛋白转导领域能够转导大分子蛋白进入细胞甚至进入大脑。来自人免疫缺陷症病毒的 A 蛋白——Tat-FMRP 融合蛋白，利用腹腔注射可以传递大分子进入细胞并通过血脑屏障。置入 FXS 成纤维细胞和 *Fmr* 基因敲除小鼠的初级培养物神经元，FMRP 蛋白的摄取效率和水平在神经元比期望的要低得多[15]。

9.1.4.4 L 型 Ca^{2+} 通道阻滞剂的治疗作用

FMRP 蛋白与 mRNAs 的转录和翻译有关，靶 mRNAs 水平在脆性 X 综合征脑区没有改变，但是由靶 mRNAs 转录的蛋白 L 型 Ca^{2+} 通道亚单位和 MAP1B 在特殊脑区下调，提示脆性 X 综合征靶编码蛋白的表达有缺陷。L 型 Ca^{2+} 通道参加记忆突触的形成。2003 年，Veng 等[16] 发现 Ca^{2+} 通过 L 型电压敏感 Ca^{2+} 通道增加造成成年小鼠海马 CA1 区的 Ca^{2+} 增加，通过 L-型 Ca^{2+} 通道注入 Ca^{2+} 可能对记忆形成有害。利用 L-型电压敏感 Ca^{2+} 通道拮抗剂尼莫地平长期治疗与年龄相关的操作记忆缺陷和海马 a 蛋白的增高，尼莫地平可改善与年龄相关的操作记忆缺陷和降低海马 a 蛋白的表达。海马 CA1 区与年龄相关的操作记忆减退及 a 蛋白的增加与记忆缺陷相关。有学者利用尼卡地平给予 7 周龄 *Fmr1* 基因敲除小鼠进行治疗，发现尼卡地平对其学习记忆无明显改善，但可减少其自主活动的兴奋性。尼卡西平对 *Fmr1* 基因敲除小鼠的症状具有一定疗效。

9.1.4.5 代谢型谷氨酸受体 5 拮抗剂的应用

代谢性谷氨酸受体 5（Metabotropic glutamate receptor 5，mgluR5）激动剂能使实验动物产生脆性 X 综合征相似的病理改变和临床症状[17]，而 mgluR5 抑制剂能够部分逆转脆性 X 综合征模型动物的异常行为[18]，提示 mgluR5 信号的过度活动可能参与脆性 X 综合征的发病。FMRP 是一种 mRNA 结合蛋白，可作为翻译抑制因子负性调节突触后膜 mRNA 的翻译和表达。因此推测 FMRP 缺乏和减少可能导致 mgluR5 激发，使 mRNA 翻译增多，参与神经系统发育的蛋白过度表达及影响树突棘的发育。利用

mgluR5 抑制剂如 2-甲基-6-苯基乙炔嘧啶［2-methyl-6-(phenylethyny1) pyridine，MPEP］治疗，可使树突棘的形态在适当外界干预的条件下数分钟内就发生改变[19]。MPEP 可以改善 *Fmr1* 基因敲除小鼠的激越症状如癫痫、焦虑和孤独症。

9.1.4.6　糖原合成酶激酶-3 抑制剂的应用

联合应用 mgluR5 拮抗剂和糖原合成酶激酶-3(glycogen synthase kinase-3,GSK-3)抑制剂没有叠加作用，相反两者表现出同步激活，用于抑制 mgluR5 的同时也导致了 GSK-3 的抑制。推测 GSK-3 可能是脆性 X 综合征病理学的一个基本的中间步骤，具有重要的治疗可能性。*Fmr1* 基因敲除小鼠 GSK-3 活性的增高为脆性 X 综合征治疗提供了可能的代谢调节的关键部位[20]。在 *Fmr1* 基因敲除小鼠大脑的几个区域发现重要的中枢代谢调节酶 GSK-3 出现过度激活，GSK-3 抑制剂锂盐可以恢复 *Fmr1* 基因敲除小鼠表型至野生型水平。例如锂盐可以抑制听源性癫痫的发作，并且它的使用与年龄关系不大，即使出生后 1 个月开始用药，一旦停药症状就会复发。这与 mGluR5 拮抗剂 MPEP 不同。

9.1.5　精准预防

虽然近年来随着对 *FMR1* 基因致病机制认识的不断加深，脆性 X 综合征的治疗研究也取得了一定进展。但由于该病的危害性极大，而且其治疗方法还在进一步研究中，因此对脆性 X 综合征还是以预防患儿出生为主。

脆性 X 综合征发病率较高，*Fmr1* 基因的发现为诊断、产前诊断技术的陆续建立奠定了基础，为基因诊断、出生前诊断以及基因治疗带来了希望，对预防检测有重要意义。建议对下列人群进行 FMR1 分子诊断。

（1）有智力低下、发育迟缓或孤独症的男性或女性患者，特别是① 有任何脆性 X 综合征体格或性格阳性征象；② 有脆性 X 综合征家族史；③ 男性或女性亲属中有未诊断的智力低下。

（2）有以下情况而寻求生育咨询者：① 有脆性 X 综合征家族史；② 未诊断的智力低下家族史。

（3）已明确母亲为突变携带者的胎儿。

（4）细胞遗传学检查结果与表型不一致者，包括临床高度提示脆性 X 综合征，但细胞遗传学检查阴性，或细胞遗传学检查阳性但临床症状不典型。

当证实孕妇为突变携带者时应进行产前诊断。目前在孕妇中筛查脆性 X 综合征远不如唐氏综合征普及，大多数国家实行针对性筛查，即通过家族史确定高危孕妇，只有少数国家在孕妇中作为常规筛查。因此，应加大脆性 X 综合征在婚姻、遗传方面的宣传和指导，对高风险妊娠进行早期或中期产前诊断，可查出患有此综合征的胎儿，并预防此类胎儿出生。

9.2 孤独症

9.2.1 概述

孤独症谱系障碍(autism spectrum disorder,ASD)是一组早发、终身携带的神经发育障碍,患者具有的特征性行为包括社交障碍、语言交流障碍、重复行为,仅对很局限的事物感兴趣等[21]。据统计,ASD 在人群中的发病率约为 1‰[22],男性发病率约为女性的 4 倍,约 50% 的 ASD 与智力低下、癫痫、其他神经发育障碍、精神疾病并发[23]。在某些情况下,患有某种单基因变异导致综合征的患者也会表现为孤独症[24]。ASD 表型异质性很高,可能是散发,也可能是在一个家庭中多发,其致病因素复杂,环境和遗传因素都对其发病有影响[25]。之前的研究发现,即使是同卵双胞胎的 ASD 患者也具有不同的临床特征,然而遗传因素依然是导致其发生的主要原因。一般生育过一个此病患者的家庭,再次生育 ASD 患者的风险为 10%～20%,同卵双胞胎、异卵双胞胎的共发率为 30%～99% 和 0～65%[26-28]。

9.2.2 致病机制

ASD 的遗传致病因素极其多样化,导致发生的致病突变可能属于人群中常见突变(正常人群中频率>1%),也可能属于罕见或极其罕见的突变;突变的遗传模式可包括常染色体显性、常染色体隐性、X 连锁或新发突变;突变种类包括大的染色体重排、拷贝数变异(CNV)、小的插入缺失(indel)及单核苷酸突变(SNV)[29-30]。因此,目前对于其遗传致病机制的了解还很少。研究人员采用过多种方式进行 ASD 的遗传学研究,早期主要包括连锁分析、全基因组关联分析(GWAS)、候选基因筛查等方式,这部分研究成果对于 ASD 这类极其复杂的疾病的检测效率并不让人满意[31]。近年来,随着测序技术的发展和测序费用的下降,研究者们开展了更多大规模人群的研究,定位到更多的 ASD 新致病基因及突变,进一步推动了人们对 ASD 遗传致病机制的理解[32]。下面就目前的研究水平介绍 ASD 的病因学。

常见突变是导致 ASD 发病的主要因素,群体水平的发病风险为 40%～60%,然而单个的常见突变仅占所有发病风险的很小一部分[33-34]。在大部分情况下,常见突变需协同作用才能导致疾病的发生。GWAS 是检测常见突变与 ASD 发病风险关联度的有效手段,然而这类研究需要大规模的样品数量才能有效、可重复地检出 ASD 发病风险与特定的常见突变的关联性[35]。目前为止,仅检测到 CDH9CDH10 基因间区、*MACROD2* 基因,共 2 个达到显著水平的基因座,并且由于样本数量限制,这两个结果未在其他的研究中被重复检出[34,36]。对于这些常见突变是如何协作、如何与环境发生互作导致疾病发生还了解的较少,需要在未来的研究中进一步的探索。

约有 100 种罕见的孟德尔遗传病（正常人群中频率<1%）与 ASD 相关，这类 ASD 可称为综合征类 ASD[37]。与特发性的 ASD 不同，这类 ASD 发病的性别比率为 1∶1[38]。这类疾病患者的生育适应性较差，因此携带这类疾病的患者在普通人群中较为罕见。其中比较典型的综合征类 ASD 包括脆 X 综合征、Rett 综合征、Timothy 综合征等，多患者家庭是检测这类致病突变的绝佳研究样本。Jamain 等[39]在一个患有智力低下和 ASD 的多患者家系中的 X 连锁 NLGN3、NLGN4 基因中检测到致病突变。使用连锁分析或纯合子定位在近亲婚配的家庭中检测到了 SLC9A9、BCKDK、CNTNAP2 等基因上的有害致病突变，阐明了这些基因与 ASD 发生的相关性[40-42]。全外显子组测序（WES）技术的应用大大提高了这类疾病中新疾病的检出效率。该技术发现了一种伴有特殊面容的 ASD 新综合征的致病基因为 ANDP[43]。大规模样本的 WES 研究还定位到多个罕见隐性遗传致病突变，发现了 AMT、PEX7、SYNE1 和 VPS13B 等致病基因[44]。这类研究拓展了对罕见遗传突变 ASD 致病性的认识。

由于父母生殖细胞变异产生的新发突变也是导致 ASD 发生的一个因素。最早发现的新发突变是一个大片段 CNV。而后通过细胞遗传学技术陆续发现了新发的大片段缺失、插入与 ASD 的发病相关，例如 22q11.2 区段的缺失[45]。比较基因组杂合芯片的研究证明，新发的 CNV 与 ASD 的发病有着密切的关系，与正常者对照相比，患者携带的新发 CNV 更多。多个频发新发突变，例如 7q11.23 区域重复和 16p11.2 微缺失在 ASD 中有较高的检出率[46,47]。近期大规模的研究发现，与 ASD 发病相关的 CNV 区域覆盖的基因主要富集在神经传导、突触功能和染色质重构等功能通路上[48]。多个 WES 研究，通过收集患者及其父母的样本，在多个新致病基因上检测到多个新发的功能缺失 SNV，这类突变主要来源于父亲，且数量随着父亲的年龄的增加而增加[49,50]。据目前统计，有 400~1 000 个与 ASD 发病相关的基因[51]。

目前，在很多的 ASD 患者中依然无法找到明确的遗传致病因素。虽然定位了上百人与 ASD 发病相关的基因，但是每个基因对于发病的贡献率均很小，在这些已知的基因上找到致病突变的患者不超过 2%。常见突变的累计效应是导致 ASD 发病最主要的因素，约占所有患者的 50%[52]；罕见的遗传突变和新发突变可以解释 5%~10%患者的发病原因；对于其他 40%的患者，其发病原因还无从知晓。

9.2.3 临床检测

在目前的临床检测运用中，5%~10%的患者可以通过芯片技术检测到与 ASD 发病相关的大片段染色体异常，2%的男性患者可确诊为脆 X 患者，染色体芯片和脆 X 检测已经成为 ASD 临床检测的必要组分[53]。WES 技术在临床检测方面有较高的检出率，对于复杂的神经系统疾病，该技术的检测效率约为 30%，是目前检测效率最好的技术手段[54]。因此，研究建议将芯片技术搭配 WES 或全基因组重测序技术作为 ASD 临床检测的技术标准。明确遗传致病因素对指导患者的治疗有着非常积极的意义，例如研究已经证明对一种综合征类的 ASD 疾病，即支链酮酸脱氢酶激酶缺乏症的大鼠模型进行食物补充支链氨基酸（BCAA）治疗，其 ASD 的症状明显改善。

虽然 ASD 具有极高的表型、遗传异质性，但是随着生物技术的快速发展，更多大规模研究的开展，以及更多组学研究的同步开展，未来我们将进一步揭开 ASD 神秘的面纱。

9.3　小结与展望

本章介绍了两种常见的精神和智力发育疾病，重点阐述了脆性 X 综合征的致病机制、基因突变类型、临床诊断和治疗方法。而孤独症的发生较为特殊，尽管遗传因素是其主要致病因素，但它的遗传致病因素非常多样化，目前对其遗传致病机制的了解并不是很充分。近年来，测序技术的发展推动了对孤独症更深入的了解，也大大提高了孤独症的检出率。我们期待着未来生物技术的快速发展能为临床工作人员提供更为有效的方法诊断、治疗精神和智力发育疾病，为更多的家庭带来福音。

参考文献

［1］Erster S H，Brown W T，Goonewardena P，et al. Polymerase chain reaction analysis of fragile X mutations[J]. Hum Genet，1992，90(1-2)：55-61.

［2］de Vries B B，van den Ouweland A M，Mohkamsing S，et al. Screening and diagnosis for the fragile X syndrome among the mentally retarded：an epidemiological and psychological survey. Collaborative Fragile X Study Group[J]. Am J Hum Genet，1997，61(3)：660-667.

［3］Warren S T，Ashley C T Jr. Triplet Repeat Expansion Mutations：the example of fragile X syndrome[J]. Annu Rev Neurosci，1995，18(1)：77-99.

［4］Ashley A E，Sherman S L. Population dynamics of a meiotic/mitotic expansion model for the fragile X syndrome[J]. Am J Hum Genet，1995，57(6)：1414-1425.

［5］Verkerk A J，Pieretti M，Sutcliffe J S，et al. Identification of a gene (FMR-1) containing a CGG repeat coincident with a breakpoint cluster region exhibiting length variation in fragile X syndrome [J]. Cell，1991，65(5)：905-914.

［6］Fu Y H，Kuhl D P，Pizzuti A，et al. Variation of the CGG repeat at the fragile X site results in genetic instability：Resolution of the Sherman paradox[J]. Cell，1991，67(6)：1047-1058.

［7］Tassone F，Hagerman R J，Taylor A K，et al. Clinical involvement and protein expression in individuals with the FMR1 premutation[J]. Am J Hum Genet Part A，2000，91(2)：144-152.

［8］Welt C K，Smith P C，Taylor A E. Evidence of early ovarian aging in fragile X premutation carriers[J]. J Clin Endocrinol Metab，2004，89(9)：4569-4574.

［9］Hagerman R J，Leavitt B R，Farzin F，et al. Fragile‐X‐associated tremor/ataxia syndrome (FXTAS) in females with the FMR1 premutation[J]. Am J Hum Genet，2004，74(5)：

1051-1056.

[10] Nolin S L, Brown W T, Glicksman A, et al. Expansion of the fragile X CGG repeat in females with premutation or intermediate alleles[J]. Am J Hum Genet, 2003, 72(2): 454-464.

[11] Youings S A, Murray A, Dennis N, et al. FRAXA and FRAXE: the results of a five year survey [J]. J Med Genet, 2000, 37(6): 415-421.

[12] 邬玲仟, 潘乾, 龙志高, 等. 脆性 X 综合征的基因诊断与产前诊断[J]. 遗传, 2003, 25(2): 123-128.

[13] Rattazzi M C, Lafauci G, Brown W T. Prospects for gene therapy in the fragile X syndrome[J]. Ment Retard Dev Disabil Res Rev, 2010, 10(1): 75-81.

[14] Musumeci S A, Calabrese G, Bonaccorso C M, et al. Audiogenic seizure susceptibility is reduced in fragile X knockout mice after introduction of FMR1 transgenes[J]. Exp Neurol, 2007, 203(1): 233-240.

[15] Reis S A, Willemsen R, Unen L V, et al. Prospects of TAT-mediated protein therapy for fragile X syndrome[J]. J Mol Histol, 2004, 35(4): 389-395.

[16] Veng L M, Mesches M H, Browning M D. Age-related working memory impairment is correlated with increases in the L-type calcium channel protein alpha1D (Cav1.3) in area CA1 of the hippocampus and both are ameliorated by chronic nimodipine treatment[J]. Brain Res Mol Brain Res, 2003, 110(2): 193-202.

[17] Bear M F, Huber K M, Warren S T. The mGluR theory of fragile X mental retardation[J]. Trends Neurosci, 2004, 27(7): 370-377.

[18] McBride SM, Choi CH, Wang Y, et al. Pharmacological rescue of synaptic plasticity, courtship behavior, and mushroom body defects in a drosophila model of fragile X syndrome[J]. Neuron, 2005, 45(5): 753-764.

[19] Parnass Z. Analysis of spine morphological plasticity in developing hippocampal pyramidal neurons [J]. Hippocampus, 2015, 10(5): 561-568.

[20] De S P, Li X, Jope R S. Regulation of Akt and glycogen synthase kinase-3 beta phosphorylation by sodium valproate and lithium[J]. Neuropharmacology, 2002, 43(7): 1158-1164.

[21] Fisch G S. The Autisms (4/E)[M]. Oxford(UK): Oxford University Press, 2012.

[22] Krumm N, Turner T N, Baker C, et al. Excess of rare, inherited truncating mutations in autism[J]. Nat Genet, 2015, 47(6): 582-588.

[23] Anagnostou E, Zwaigenbaum L, Szatmari P, et al. Autism spectrum disorder: advances in evidence-based practice[J]. CMAJ, 2014, 186(7): 509-519.

[24] Devlin B, Scherer S W. Genetic architecture in autism spectrum disorder[J]. Curr Opin Genet Dev, 2012, 22(3): 229-237.

[25] Sandin S, Lichtenstein P, Kuja-Halkola R, et al. The familial risk of autism[J]. JAMA, 2014, 311(17): 1770-1777.

[26] Ozonoff S, Young G S, Carter A, et al. Recurrence risk for autism spectrum disorders: a Baby Siblings Research Consortium study[J]. Pediatrics, 2011, 128(3): e488-e495.

[27] Colvert E, Tick B, McEwen F, et al. Heritability of Autism spectrum disorder in a UK population-based twin sample[J]. JAMA Psychiatry, 2015, 72(5): 415-423.

[28] Berkel S, Tang W, Trevino M, et al. Inherited and de novo SHANK2 variants associated with autism spectrum disorder impair neuronal morphogenesis and physiology[J]. Hum Mol Genet, 2012, 21(2): 344-357.

[29] De Rubeis S, Buxbaum JD. Genetics and genomics of autism spectrum disorder: embracing complexity[J]. Hum Mol Genet, 2015, 24(R1): R24-R31.

[30] de la Torre-Ubieta L, Won H, Stein JL, et al. Advancing the understanding of autism disease mechanisms through genetics[J]. Nat Med, 2016, 22(4): 345-361.

[31] Ramaswami G, Geschwind D H. Genetics of autism spectrum disorder[J]. Trends Cogn Sci, 2011, 15(9): 409-416.

[32] De Rubeis S, He X, Goldberg A P, et al. Synaptic, transcriptional and chromatin genes disrupted in autism[J]. Nature, 2014, 515(7526): 209-215.

[33] Klei L, Sanders S J, Murtha M T, et al. Common genetic variants, acting additively, are a major source of risk for autism[J]. Mol Autism, 2012, 3(1): 9.

[34] Anney R, Klei L, Pinto D, et al. A genome-wide scan for common alleles affecting risk for autism [J]. Hum Mol Genet, 2010, 19(20): 4072-4082.

[35] Ma D, Salyakina D, Jaworski J M, et al. A genome-wide association study of autism reveals a common novel risk locus at 5p14. 1[J]. Ann Hum Genet, 2009, 73(Pt 3): 263-273.

[36] Wang K, Zhang H, Ma D, et al. Common genetic variants on 5p14. 1 associate with autism spectrum disorders[J]. Nature, 2009, 459(7246): 528-533.

[37] Abrahams B S, Geschwind D H. Advances in autism genetics: on the threshold of a new neurobiology[J]. Nat Rev Genet, 2008, 9(5): 341-355.

[38] Yoo H. Genetics of autism spectrum disorder: current status and possible clinical applications[J]. Exp Neurobiol, 2015, 24(4): 257-272.

[39] Jamain S, Quach H, Betancur C, et al. Mutations of the X-linked genes encoding neuroligins NLGN3 and NLGN4 are associated with autism[J]. Nat Genet, 2003, 34(1): 27-29.

[40] Strauss K A, Puffenberger E G, Huentelman M J, et al. Recessive symptomatic focal epilepsy and mutant contactin-associated protein-like 2[J]. N Engl J Med, 2006, 354(13): 1370-1377.

[41] Morrow E M, Yoo S Y, Flavell S W, et al. Identifying autism loci and genes by tracing recent shared ancestry[J]. Science, 2008, 321(5886): 218-223.

[42] Novarino G, El-Fishawy P, Kayserili H, et al. Mutations in BCKD-kinase lead to a potentially treatable form of autism with epilepsy[J]. Science, 2012, 338(6105): 394-397.

[43] Helsmoortel C, Vulto-van Silfhout A T, Coe B P, et al. A SWI/SNF-related autism syndrome caused by de novo mutations in ADNP[J]. Nat Genet, 2014, 46(4): 380-384.

[44] Yu T W, Chahrour M H, Coulter M E, et al. Using whole exome sequencing to identify inherited causes of autism[J]. Neuron, 2013, 77(2): 259-273.

[45] Fine S E, Weissman A, Gerdes M, et al. Autism spectrum disorders and symptoms in children with molecularly confirmed 22q11. 2 deletion syndrome[J]. J Autism Dev Disor, 2005, 35(4): 461-470.

[46] Kumar R A, KaraMohamed S, Sudi J, et al. Recurrent 16p11. 2 microdeletions in autism[J]. Hum Mol Genet, 2008, 17(4): 628-638.

[47] Sanders S J, Ercan-Sencicek A G, Hus V, et al. Multiple recurrent de novo CNVs, including duplications of the 7q11. 23 Williams syndrome region, are strongly associated with autism[J]. Neuron, 2011, 70(5): 863-885.

[48] Sanders S J, He X, Willsey A J, et al. Insights into autism spectrum disorder genomic architecture and biology from 71 risk loci[J]. Neuron, 2015, 87(6): 1215-1233.

[49] Kong A, Frigge M L, Masson G, et al. Rate of de novo mutations and the importance of father's

age to disease risk[J]. Nature, 2012, 488(7412): 471-475.

[50] Neale B M, Kou Y, Liu L, et al. Patterns and rates of exonic de novo mutations in autism spectrum disorders[J]. Nature, 2012, 485(7397): 242-245.

[51] Geschwind D H. Autism: many genes, common pathways[J]. Cell, 2008, 135(3): 391-395.

[52] Gaugler T, Klei L, Sanders S J, et al. Most genetic risk for autism resides with common variation [J]. Nat Genet, 2014, 46(8): 881-885.

[53] Schaefer G B, Mendelsohn N J, Professional P, et al. Clinical genetics evaluation in identifying the etiology of autism spectrum disorders[J]. Genet Med, 2013, 15(5): 399-407.

[54] Lee H, Deignan J L, Dorrani N, et al. Clinical exome sequencing for genetic identification of rare Mendelian disorders[J]. JAMA, 2014, 312(18): 1880-1887.

10

常见神经肌肉疾病

本章将介绍两种以运动功能障碍为主的遗传性神经肌肉疾病。脊髓性肌萎缩是一种致死性常染色体隐性遗传病,主要包括婴儿型脊髓性肌萎缩、中间型脊髓性肌萎缩和少年型脊髓性肌萎缩3种类型,前两种发病较早、存活期较短,后一种存活率较高。而进行性肌营养不良是最常见的X连锁隐性遗传病,好发于男性,也是一种进展缓慢的严重致残和致死性疾病,主要是由于Dystrophin基因突变所致。本章将从致病机制、研究现状、临床诊断、治疗措施等方面入手,详细介绍脊髓性肌肉萎缩和进行性肌营养不良这两种常见的神经肌肉疾病。

10.1 脊髓性肌萎缩

10.1.1 概述

脊髓性肌萎缩(spinal muscular atrophy,SMA)又称脊肌萎缩症,是一组遗传性的神经性肌肉疾病。SMA是最常见的致死性神经肌肉疾病之一,居致死性常染色体遗传病的第二位。该类疾病的特征为脊髓前角运动神经元变性,共同临床表现为进行性、对称性,以肢体近端为主的广泛性弛缓性麻痹与肌萎缩,最终导致呼吸衰竭甚至死亡。SMA是由基因缺陷所导致的常染色体隐性遗传病,人群中的发病率为1/6 000~1/10 000,我国每年新增SMA患者1 500~2 500例,在2岁前确诊该症的患儿中半数都会很快夭折。

SMA影响运动神经元,会造成位于脑底和脊髓的下级运动神经元分裂,从而使其无法发出肌肉进行正常活动所依赖的化学及电信号。SMA主要影响患者的近端肌,即最靠近人体躯干部的肌肉,患者主要表现为全身肌肉萎缩无力、身体逐渐丧失各种运动功能,甚至是呼吸和吞咽。SMA是由于基因缺陷导致无法正常地制造细胞活动所必需的蛋白质,蛋白异常使运动神经元无法发挥其正常功能,进一步导致运动神经元细胞和肌肉退化。控制胃、肠和膀胱等器官运动的非随意肌不会受到SMA的影响,所以患者的听觉和视力正常,并且有正常的感官、情感和智力活动,该病患者的智力发育及感觉均正常。该病根据发病年龄、症状及生存时间等分为Ⅰ、Ⅱ和Ⅲ型。Ⅰ型和某些Ⅱ型患者可能还会伴有一种叫作肌纤维自发性收缩的异常舌部颤动,而Ⅲ型患者伸出手指时会有细微的震颤。

10.1.2 疾病类型

10.1.2.1 婴儿型 SMA

也称为 SMA-Ⅰ型或 Werdnig-Hoffmann 病。该型症状最为严重,部分病例在宫内发病,胎动变弱,半数在出生时或出生后的最初几个月即可发病,且几乎均在 5 个月内发病,能存活 1 年者罕见。患儿在胎儿期已有症状,胎动减少,出生后即有明显四肢无力,喂养困难及呼吸困难,一般在 2 岁前就会因呼吸衰竭而死亡。

此类患者的临床特征表现如下。

(1) 对称性肌无力:首先双下肢受累,迅速进展,主动运动减少,近端肌肉受累最重,不能独坐,最终发展为手足尚有轻微活动。

(2) 肌肉弛缓,张力极低:患儿卧位时两下肢呈蛙腿体位、髋外展、膝屈曲的特殊体位,腱反射减低或消失。

(3) 肌肉萎缩,可累及四肢、颈、躯干及胸部肌肉。由于婴儿皮下脂肪多,故肌萎缩不易被发现。

(4) 肋间肌麻痹,轻症者可有明显的代偿性腹式呼吸;重症者除有严重呼吸困难外,吸气时可见胸骨上凹陷,即胸式矛盾呼吸,膈肌运动始终正常。

(5) 运动脑神经受损:以舌下神经受累最常见,表现为舌肌萎缩及震颤。

(6) 预后不良,患儿平均寿命为 18 个月,大多在 2 岁以内死亡。

10.1.2.2 中间型 SMA

也称为 SMA-Ⅱ型、中间型 SMA 或慢性 SMA,发病较 SMA-Ⅰ型稍迟,多于 1 岁内发病,病情进展缓慢。患儿在 6~8 个月时生长发育正常,多数病例表现以近端为主的严重肌无力,下肢重于上肢。许多Ⅱ型患儿可独坐,少数甚至可以在他人的帮助下站立或行走,但不能独自行走。多发性微小肌阵挛是主要表现,呼吸肌、吞咽肌不受累,面肌不受累,括约肌功能正常。该型具有相对良性的病程,生存期超过 4 年,患者可依靠物理治疗及呼吸照护存活至成年,孩童期因呼吸道感染而死亡的占很大比例。

10.1.2.3 少年型 SMA

又称 SMA-Ⅲ型,也称为 Kugelberg-Welander 病、Wohlfart-Kugelberg-Welander 综合征或轻度 SMA,是 SMA 中表现最轻的一类。该病在儿童晚期或青春期出现症状,开始为步态异常,下肢近端肌肉无力,缓慢进展,渐累及下肢远端和上双肢。可存活至成人期,表现为神经源性近端肌萎缩。能行走的 SMA-Ⅲ型患儿可出现蹒跚步态,腰椎前突,腹部凸起,腱反射可有可无。维持独立行走的时间与肌无力的发病年龄密切相关,2岁前发病者将在15岁左右不能行走,2岁后发病者可一直保持行走能力至50岁左右。通常此类患者长期存活率高。

10.1.3 研究现状

SMA尚无有效的治疗方法,患者确诊后,一般情况下会通过水疗、按摩等物理疗法,配合站立架及能够帮助纠正坐姿的轮椅等辅助器具维持或减缓患者病情的发展。SMA主要治疗措施为预防或治疗严重肌无力产生的各种并发症,如肺炎、营养不良、骨骼畸形、行动障碍和精神社会性问题等。目前多种相关药物研究已进入人体临床试验,美国国立卫生研究院更是将SMA列为最接近获得治疗突破的神经系统疾病。

SMA是一种常染色体隐性遗传疾病,患者的父母肯定都是致病基因的携带者。SMA致病基因明确,经基因检测,不但可以确诊病患,确认携带者,配合产检还可以实现新发病例的阻断。若一对夫妻生过一个SMA患儿,则再生患儿的概率为25%,生无症状的携带者的概率为50%,生一个正常的孩子的概率为25%。

目前国内患者情况:Ⅰ型为39%,Ⅱ型为50%,Ⅲ型为11%。Ⅰ型和Ⅱ型占到89%,这两个类型属于SMA中的中重度患者,全部以未成年人为主。SMA发病率男女比例没有明显差异。SMA是常染体隐性遗传病,与地域、气候等无关,所以在人口分布上没有明显差异。

10.1.4 致病机制

目前已知造成此症的 *SMN* 基因位于染色体5q11.2-13.3区域,该基因区段位有2个DNA序列非常相似的 *SMN* 基因:*SMN1* 和 *SMN2*。*SMN1* 基因制造的SMN蛋白质大部分具完整功能,*SMN2* 基因则只制造出非常少量具完整功能的SMN蛋白质,因而 *SMN1* 的功能大约为 *SMN2* 的10倍。由于 *SMN1* 与 *SMN2* 基因序列区块具有高度相似性,导致 *SMN1* 与 *SMN2* 基因容易发生缺失(deletion)或转换(conversion)。约95%的SMA患者(包含Ⅰ、Ⅱ和Ⅲ型)的 *SMN1* 基因发生缺失或转换,其余5%则属于 *SMN1* 基因内的突变(intragenic mutation),经常为 *SMN1* 基因第7号外显子纯合缺失引起。若患者2套 *SMN1* 基因皆缺失,则 *SMN2* 基因拷贝数的多寡会决定该病患的严重度。SMA-Ⅲ型患者与Ⅰ型患者相比,具有4套 *SMN2* 基因的概率较高。

因脊髓的前角运动细胞象是神经系统中的转运站,运动细胞的死亡会引发运动神经信息传递中断,进而造成肌肉逐渐软弱无力与麻痹,并伴随有肌肉萎缩的症状。SMA因先天基因缺陷,导致脊髓前角运动神经细胞的衰亡与退化,使得肌肉逐渐无力、萎缩,在病程进展上通常呈对称性,下肢较上肢严重,且身体近端较远端易受影响。神经源性肌萎缩常见的原因为失用、营养障碍、缺血和中毒。一方面,前角病变、神经根、神经丛、周围神经的病变等均可引起神经兴奋冲动的传导障碍,从而使部分肌纤维失去功能,产生失用性肌萎缩。另一方面,当下运动神经元任何部位损害后,其末梢部位释放的乙酰胆碱减少,交感神经营养作用减弱而致肌萎缩。肌源性肌萎缩是肌肉本身的疾病,可能还包括其他一些因素,如肩带或面肩肱型的肌营养不良患者,通过形态学检查证实为SMA。用微电极技术检查患肌营养不良的动物,显示功能性失神经肌纤维者约占1/3。两大类疾病均可以引起"肌萎缩",一是神经受损称神经源性肌萎缩,二是肌肉本身的疾病称肌源性肌萎缩。

10.1.5　临床诊断

根据SMA仅累及下运动神经元,四肢呈进行性弛缓性瘫痪,近端重于远端,下肢重于上肢等临床表现,结合颈椎或腰椎影像学未见与临床相一致的表现,以及肌电图、肌肉病理检查等特点,一般不难做出诊断。

10.1.5.1　临床表现

对称性进行性近端肢体和躯干肌无力、肌萎缩,不累及面肌及眼外肌,无反射,亢进感觉缺失及智力障碍。

10.1.5.2　CT肌肉扫描

有助于SMA与各型肌营养不良的鉴别。SMA呈现不完整轮廓的弥散性低密度改变,肌组织反射丧失;而肌营养不良则表现大量低密度损害,全部肌肉均受累。一般假性肥大在SMA患者中很少见。

10.1.5.3　血清肌酸磷酸激酶检查

SMA-Ⅰ型正常,SMA-Ⅱ型偶见增高。SMA-Ⅲ型常增高,同工酶变化以MM为主,随着肌损害的发展而增加,至晚期肌肉萎缩时血清肌酸磷酸激酶(creatine phosphokinase,CPK)才开始下降,这与肌营养不良不同,后者于婴幼儿期即达到高峰,以后逐渐降低。

10.1.5.4　电生理检查

肌电图(electromyogram,EMG)和神经传导速度(nerve conduction velocity,NCV)检查可反映SMA的严重程度和进展程度。EMG改变相似,包括纤颤电位、复合运动单位动作电位(MVAPS)波幅时限增加,以及干扰相减少。EMG所见纤颤电位在本病出现率极高,甚至达95%～100%。肌肉轻收缩时,运动单位的电位时限延长,波幅增高;重收缩时运动单位数量减少,神经传导速度(NCV)正常,提示神经源性受损。EMG纤颤电位及正锐波在各型SMA均可出现,但SMA-Ⅰ型更明显。随意运动时,各型SMA均见干扰相减少,尤其是SMA-Ⅰ型仅呈单相。在较晚期Ⅲ型SMA可见类似于肌源性损害的低波幅多相电位。NCV示运动传导速度可减慢,在Ⅰ型减慢,而其他类型感觉传导速度正常。检测婴儿运动NCV有一定难度,这是因为婴儿的肢体较小且刺激点和记录电极的距离较短,检测结果常常是正常传导速度,或有时比预期的传导速度还快。

在 SMA-Ⅲ型病例中,有时可见神经源性和肌源性电位混杂存在于同一肌肉。在 CPK 水平增高者肌源性运动单位动作电位(moto unit action potentional,MUAP)可更明显。某些 SMA-Ⅲ型病例,肌活检呈神经源性损害,而 EMG 却表现肌源性损害,提示 EMG 与临床特征可不一致。各型 SMA 均见纤颤电位及正锐波,但在 SMA-Ⅰ型更明显,见于所有患者,而 SMA-Ⅲ型仅见 60%。束颤电位在 SMA-Ⅰ型约 20% 阳性,而 SMA-Ⅲ型则有 50% 阳性。SMA-Ⅰ型的一个独特表现,即在肢体放松时可见到 5～15 Hz 的 MUAP 自发性发放。随意运动时,各型 SMA 均见干扰相减少,尤其在 SMA-Ⅰ型,仅呈单纯相,这是运动单位丧失的证据。在 SMA-Ⅲ型的较晚期病例,可见到类似于肌源性损害的低波幅多相电位,这与肌活检提示的继发性肌源性改变相符。

10.1.5.5 肌肉活体组织病理检查

肌肉活体组织检查对确诊 SMA 具有重要意义,其病理表现特征是具有失神经和神经再支配现象。各型 SMA 有不同的肌肉病理特点,病程早期有同型肌群化,晚期可有肌纤维坏死。虽然目前可经基因检测作为诊断上的依据,但对于无家族史的患者而言,肌肉切片检查在诊断上仍居于相当重要的地位。自从血液基因测试开始应用后,肌肉活检几乎就不再使用了,除非血液 DNA 测试结果为阴性。肌肉活检对确诊 SMA 具有重要意义,其病理表现特征是具有失神经和神经再支配现象。各型 SMA 也有不同的肌肉病理特点。

(1) SMA-Ⅰ型:本型肌肉病理特征是存在着大群分布的圆形萎缩肌纤维,常累及整个肌束;可见肥大肌纤维散在分布于萎缩肌纤维之中。两型肌纤维均可受累,并呈不完全性同型肌群化。

(2) SMA-Ⅱ型:肌活检病理形态类似 SMA-Ⅰ,但大群萎缩肌纤维并不常见,而同型肌群化现象更为突出。

(3) SMA-Ⅲ型:本型在肌肉病理上可有多种表现。某些病例仅显示轻微变化,如小群同型肌群化,有少量萎缩肌纤维等,其余形态大致正常。多数严重病例,肌活检表现与病期相关。儿童早期以萎缩小纤维为主,可见同型肌群化。病程后期以同型肌群化为主要特征,合并成群或成束小点状萎缩肌纤维。本型肌纤维肥大改变十分突出,直径可达 $100～150~\mu m$,常合并继发性肌原损害,包括肌纤维撕裂、中央核改变、NADH 染色见虫蚀样及指纹状纤维、少量坏死和再生纤维、巨噬细胞浸润以及间质脂肪结缔组织增生等。

10.1.6 基因诊断

除了临床诊断外,基因筛查是最常检验的一项指标。一般有上述典型临床症状和家族史者,结合 *SMN* 基因分析。利用分子生物技术,检测是否带有缺陷基因,以作为临床诊断上的参考。SMA 的诊断主要通过验血检测 *SMA1* 和 *SMA2* 基因是否存在，并配合体检及了解家族病史进行。若确认患者的缺陷基因，可在怀孕时采集绒毛膜或抽取羊水进行产前基因检查，预防患儿出生。目前在基因检测方法上，主要可采用变性高效液相色谱分析（denaturing high-performance liquid chromatography，DHPLC）或多重连接探针扩增技术（MLPA）的基因定量技术，检测 *SMA1* 及 *SMA2* 基因套数及排列情形。但若是发生在基因内的点突变，则需要其他方法来检测。

自从 *SMA* 基因发现以来，SMA 的诊断流程发生了改变，可通过血 DNA 分析检测 *SMN* 基因突变，从而诊断疾病。一旦发现 *SMN* 基因突变，则不需要再做其他检查，即可确诊为 SMA。应用聚合酶链反应（PCR）限制性内切酶方法进行 SMA 基因外显子 7、8 的缺失检测，可快速诊断儿童型 SMA。此外，PCR-SSCP 分析、单体型连锁分析法也是诊断 SMA 的有效方法，三者联合使用可相互验证，互为补充，提高产前基因诊断的准确率。有学者应用 PCR 和 PCR 内切酶法检测 SMA 患者基因缺失情况，结果显示 SMA-Ⅰ型和Ⅱ型可通过 *SMA* 基因第 7、8 外显子的检测进行确诊，方法简便可靠。Ⅲ型患者 *SMA* 基因缺失率低，通过检测 *SMA* 基因 7、8 外显子进行基因诊断时需谨慎。

其他相关基因在 SMA 发病中的作用尚不清楚，有待进一步研究。如果无 *SMN* 基因缺失，需做下列一些传统的检查方法以明确诊断。检查方法有血清 CPK 测定，电生理检查包括 NCV 和 EMG 的检测及肌肉活体组织检查。

SMA 产前诊断是随着 SMA 基因研究的深入而开展，目前已可借分子生物技术，针对高危险家族进行这两段基因序列的分析，以找出家族内携带基因者，并可做产前遗传诊断，避免罹病者出生。该法的优点是在没有取得先证者标本的家系中也可以进行产前诊断，必要时应终止妊娠。随着检验技术的进步及罕见疾病的推广，目前国内已可于产前针对准父母进行携带基因者的基因检测。然而基因检测目前仍作为诊断的参考依据，在报告判读及确认诊断上，仍有赖于遗传专科医师的判别，以避免因为对基因检测结果的误解。

10.1.7　基因治疗前景

SMA 此前被认为无药可治，但是随着科学技术的进步，基因治疗手段为该疾病的治疗带来了希望。SMA 致病的原因 95％都是 *SMN* 基因突变导致的 SMN 蛋白功能不足，最近几年来的研究发现针对 *SMN* 基因的功能性恢复手段能有效缓解该疾病症状，使 SMA 患儿的死亡风险显著下降。2016 年，美国 FDA 批准了针对 *SMA* 基因治疗的新药 Spinraza，该药通过增强 *SMN2* 基因的表达，增加 SMN 蛋白的数量，从而显著改善 SMA 症状，极大地降低了 SMA 的病死率，该药还不能根治 SMA。基因治疗手段的效果鼓舞了人类挑战 SMA 的信心，目前各项针对 *SMA* 基因治疗的新手段和技术都在研发过程中，相信不久的将来人类可以根治 SMA。

10.2 进行性肌营养不良

10.2.1 概述

进行性假肥大性肌营养不良,又称 Duchenne/Becker 肌营养不良(Duchenne/becker muscular dystrophy,DMD/BMD,OMIM 310200/300376),是最常见的 X 连锁隐性遗传病,也是多种肌营养不良中最常见的类型。DMD 发病率为 1/3 500 活产男婴,BMD 发病率为 1/30 000 男性[1]。DMD/BMD 是由抗肌萎缩蛋白(*Dystrophin*)基因的突变所致,突变影响其编码的 Dystrophin 蛋白在横纹肌组织中的表达,导致肢体近端骨骼肌进行性萎缩、无力,以盆带肌无力、腓肠肌假性肥大为突出症状。

多数 DMD 患者在 3~5 岁发病,将近一半的患者在学会走路前就已表现出临床症状,通常以血清磷酸激酶水平升高为早期发病的线索。进行性肌营养不良的典型临床症状:走路缓慢,踮脚尖,易摔倒;走路呈典型鸭步;登楼爬台阶困难,蹲下站立困难;仰卧位起立时表现出典型的 Gower 征,即需要俯身用手支撑膝盖来完成起立的动作;上臂肌和胸带肌在受累后会逐步出现上肢无力、游离肩和翼状肩等症状;其他肌肉和腓肠肌的假性肥大呈现进行性发展,但以腓肠肌的假性肥大为主。随着病情的不断发展,肌纤维会逐渐减少,出现以盆肌和四肢近端肌为主的肌力下降现象,膝腱反射表现出逐渐减弱的趋势,并最终完全丧失膝腱反射能力。

临床上以缓慢进行性加重,以及呈对称性的肌无力和肌萎缩为主要特征,并且可能伴有智力障碍或者心肌损伤[2,3]。DMD 是进行性肌营养不良疾病中发病率最高的类型,绝大多数情况下为男性发病,女性一般是携带者,并且不会表现出临床症状,没有显著的种族或者地域差异[4]。DMD 患者在出生时一般无临床症状,但是发病较早,大多数在 3~5 岁时发病,且在 13 岁前失去独立行走能力,大约有 90% 的患者会发生肌肉假性肥大,以腓肠肌肥大尤为显著。随着病情不断加重,患者一般于 20 岁左右死于呼吸衰竭[5]和(或)心脏衰竭等并发症,只有 20%~25% 的患者可以存活到 25 岁[6],他们通常会因肺部感染或者呼吸衰竭等疾病而最终导致死亡[7],并且其中有 30% 的患者表现出不同程度的智力障碍。与 DMD 患者相比,BMD 患者发病年龄比较晚,多数患者在 5~15 岁出现该疾病的相关症状,临床表现与 DMD 患者相似,但症状较轻、病情进展较缓慢。BMD 患者多于 16 岁后逐渐丧失独立行走的能力,但其寿命相对较长,一般可达 30~50 岁。

10.2.2 致病机制

DMD 的致病基因 Dystrophin 基因(*DMD* 基因)是目前为止分离到的最大的基因之一,约占人类总基因组的 0.1%。该基因位于 Xp21 染色体上,总片段长 2 400 kb,由

79 个外显子和 78 个内含子组成(见图 10-1),cDNA 长约 14 kb,编码 3 685 个氨基酸,组成分子量为 427 000、长为 180 nm 的细胞骨架蛋白——抗肌萎缩蛋白,该蛋白主要在骨骼肌、心肌中表达,少量在脑组织表达[7]。由于 DMD 基因较大,因此该基因在复制过程中发生突变的频率极高,其中多见的为基因内部一个或者多个外显子的缺失,占总突变类型的 65% 左右,一个或多个外显子的重复型突变也较为常见,占总突变类型的 5%～15%[8,9],其余突变类型发生的频率较小,基本属于微小突变类型(包括点突变、微小缺失或插入)。突变的情况可以发生在 DMD 基因的任何部位,但是目前已经报道存在突变热点区域(缺失突变热区集中在 5' 端区域及中心区域:外显子 3～22 和外显子 45～54;重复型突变热区主要在第 3～11 和 21～37 外显子区域,与缺失热区存在部分重叠,在缺失热点区域检测到的突变数占总缺失突变的 98%。但是关于缺失突变存在热区的原因目前还没有得到确切的答案。通过对大量的临床数据进行比对发现,缺失突变总是出现在一个相对比较集中的位置,而点突变却与缺失突变的分布特点不同,没有表现出显著的分布热点,而是相对随机地分布在整个基因片段上。分析目前报道的关于 DMD 基因突变的统计结果发现,所有的外显子部位都发生过微小突变或者点突变,而这些突变又通常导致无义突变和移码突变[10],发生在内含子区域的点突变也会导致选择性剪切、外显子跳跃等情况进而引起疾病[11]。另外,有报道称,在 DMD 基因的所有突变类型中,约有 30% 的突变是由非遗传因素造成的,属于新发突变类型[12]。

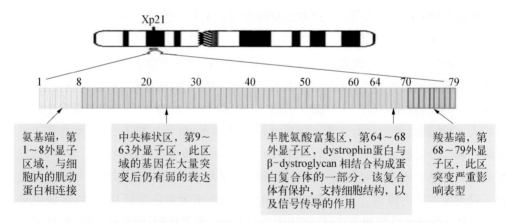

图 10-1 DMD 基因及其编码的 dystrophin 蛋白(蛋白的区域组成,氨基端、中央棒状区域、富含半胱氨酸区域及羧基端区域)示意图

DMD 基因编码的 Dystrophin 蛋白(抗肌萎缩蛋白)由 3 685 个氨基酸组成,整个蛋白分子被分为 4 个区域(见图 10-1)。① 氨基端区域:由第 1～8 外显子编码蛋白的第 14～240 氨基酸,该区域在序列上与 α-辅肌动蛋白的氨基酸序列是同源的,在细胞内与肌动蛋白(F-actin)相连接。② 中央棒状区:该区域占据整个蛋白分子的 75% 左右,由

第 9～63 外显子编码蛋白的第 253～3040 氨基酸。它是由 109 个氨基酸经过了 24 次重复后,在 4 个辅氨基酸富含区域构成的铰链结构处形成的三股螺旋状结构,此区域的基因在大量突变之后仍会有较弱的表达。③ 富含半胱氨酸区域:由第 64～68 外显子编码蛋白的第 3080～3360 氨基酸,dystrophin 蛋白通过该区域与 β-dystroglycan 相结合而构成肌营养不良蛋白相关蛋白复合体的一部分,该复合体具有支持、保护细胞结构,以及进行信号转导的作用。④ 羧基端区域:由第 68～79 外显子编码蛋白的第 3361～3685 氨基酸,该基因区域具有高度的保守性,并可以进行选择性剪切,存在许多潜在的磷酸化作用位点,可与细胞内的 syntrophins(59DAP)蛋白相连接,突变发生在该区域将会严重影响患者的临床表型。抗肌萎缩蛋白主要表达于骨骼肌和心肌细胞膜的质膜面,是连接胞外基质和胞内丝状肌球蛋白的骨架蛋白,通过与相关蛋白(肌聚糖蛋白、互生蛋白、异连蛋白、肌长蛋白、肌营养不良蛋白聚糖等)的连接和相互作用,形成了肌营养不良相关蛋白复合体(dystrophin associated protein complex,DAPC)。该蛋白复合体在细胞骨架蛋白和胞外基质之间形成一种跨膜结构,从而维持肌膜的完整性,进而防止肌膜在长期反复的收缩活动中发生损伤。DMD 基因发生突变,会导致 dystrophin 蛋白的产生受阻或功能丧失,造成肌膜结构的稳定性降低,引发细胞外液和钙离子内流,从而激活胞内蛋白酶,加速蛋白降解,进而引发肌细胞变性或者坏死。dystrophin 蛋白除了有支持细胞结构和机械保护的作用之外,它还有细胞间信号的转导作用。

有研究发现,当缺失突变累及中央棒状区域的整码缺失时,即使该缺失片段占到中央棒状区域的 66%,患者仍旧会表现为临床症状较轻的 BMD。当缺失突变累及氨基端区域时,会引起临床症状较为严重的 BMD 或者是引起 DMD。而当缺失突变发生在羧基端时,患者则几乎都表现为 DMD。这些突变后的临床症状提示抗肌萎缩蛋白的中央棒状区域在一定程度上来说是过剩的,而氨基端区域和羧基端区域,尤其是羧基端区域结构的完整性对于维持抗肌萎缩蛋白的正常功能是十分重要的。

大量的实验研究与临床症状的观察研究证明,进行性肌营养不良症病情的严重程度与 DMD 基因缺失或重复突变发生的位置以及突变的片段的大小之间并不表现为简单的相关关系。例如,部分患者仅检测出单个外显子缺失(第 44 外显子)便可导致典型的 DMD 的临床症状;而有些患者检测出缺失片段约占 DMD 基因总片段长的 50%,但临床症状却仅表现为较轻的 BMD。其原因主要与基因突变对阅读框结构完整性的影响有关。因此,Monaco 提出了阅读框规则(frame-shift hypothesis),认为当突变发生在阅读框内(in frame)时,阅读框的结构未受到影响,则仍然可以产生具有部分结构功能的抗肌萎缩蛋白;当突变发生在阅读框外或者在阅读框上(out-of frame/frame-shift)时,则会破坏阅读框而使得 mRNA 的结构极不稳定,产生极少量的截短蛋白,并且会在细胞中快速降解掉,导致蛋白不能够发挥出正常的功能[13]。因此,当突变影响基因的开放阅读框时,将会导致发病较早,症状也较重的杜氏肌营养不良;当突变未影响阅读框的结构时，相连的外显子仍可产生有部分功能的抗肌萎缩蛋白，患者表现为症状较轻的贝氏肌营养不良。

10.2.3 诊断

一般对 DMD 患者主要通过体格检查（走路的步态、Gower 征、登爬台阶困难、小腿腓肠肌肥大），以及血清或血浆中 CPK 是正常值的 10 倍以上来进行诊断。EMG 对诊断 DMD 患者也有重要意义，一般说来 DMD 患者都会提示肌源性损害 EMG[14]。因此，EMG 的检测可以为诊断 DMD 患者提供客观依据。

近年来，科学家们对导致 *DMD/BMD* 基因以及该疾病具体的发病机制进行了深入研究。直接检测 *DMD* 基因 79 个外显子是否发生突变，成为对这种疾病进行基因诊断和产前诊断比较方便快捷的方法。目前国内外大多数临床实验室主要检测 *DMD* 基因的外显子突变，少数有条件的实验室也开展进行内含子区域突变情况的检测项目。目前常用的进行 *DMD/BMD* 基因诊断的方法主要有如下几种。

10.2.3.1 多重 PCR

实验室运用比较普遍的诊断方法是针对 *DMD* 基因的 2 个缺失热区设计引物[15-16]，该方法能够对 98% 的缺失突变情况进行筛查（但不能排除微小缺失突变的情况）。多重 PCR 操作简便、价廉，对实验室的要求不高，因此被许多实验室采用。该技术虽能够筛查 98% 的基因缺失突变，但是没有涵盖 *DMD* 基因的所有外显子，也不能够检测出缺失外显子的范围、女性携带者及重复突变。

10.2.3.2 实时荧光定量 PCR 技术

实时荧光定量 PCR(quantitative real-time PCR，RT-PCR)技术能够根据荧光的强弱检测出携带者，以及患者的外显子缺失或重复情况[17]，且通过对 cDNA 的扩增反应发现在相邻外显子之间插入的异常序列。但该技术对引物的特异性要求较高，并且会与非特异性 DNA 相结合而出现假阳性。

10.2.3.3 变性高效液相色谱

使用变性高效液相色谱(DHPLC)技术对 DMD 患者进行诊断，可以对患者基因突变中单个碱基的替代及较小核苷酸片段的插入或缺失进行快速分离鉴定。DHPLC 技术能够高效，快速而准确地对 DNA 片段进行检测，并且能够直观地判断患者是否发生基因突变。该项技术主要用于筛查基因的微小突变[18-19]，但该方法不能检测出纯合突变，也不能进一步判断患者具体的突变类型。

10.2.3.4 多重连接依赖性探针扩增技术

2002 年，Schouten 等[20] 设计了多重连接依赖性探针扩增(MLPA)技术。MLPA 技术实现了在 2 个反应体系内高通量地对 *DMD* 基因 79 个外显子的缺失与重复突变情况进行检测，可方便地检测出 *DMD* 基因的缺失突变或重复突变，确认受检女性是否为携带者[21],但 MLPA 是检测不出基因的微小突变的。

10.2.3.5 直接对 DMD 基因测序分析

上述技术主要集中在检测 *DMD* 基因 79 个外显子的缺失或重复突变。而随着测序技术的不断快速发展以及测序成本的不断降低,开始大量应用于临床检测,通过分析直接测序所得的数据可以对病情的后续发展及其是否会造成病情严重,以及对患者提供可行的基因治疗途径都具有一定的指导作用。随着研究的深入,通过对 *DMD* 外显子的测序去探索一些新的发病机制,将是今后的研究热点。

10.2.3.6 其他方法

除了上述方法外,基于基因芯片的微阵列比较基因组杂交技术(aCGH)能够在全基因组范围内对一些已知或者未知的 DNA 大片段突变进行检测[22];荧光原位杂交(FISH)技术能够快速、直观地对患者的缺失、重复突变进行检测,同时也能检测出女性携带者[23];引物原位杂交标记(primed *in situ* labeling,PRINS)利用特异性引物在原基因位点进行 PCR 扩增,将有荧光标记的核苷酸片段结合到相应的基因位点,通过观察荧光信号来诊断基因是否发生缺失突变[24];免疫组织化学染色的方法也是检测 *DMD* 基因突变的重要方法之一,可以对 DMD/BMD 进行鉴别诊断[25]。

10.2.4 治疗

随着基因诊断技术的不断发展,对 DMD 的发病机制有了更多更新的认识,因此,提出了不同的治疗方法。

10.2.4.1 干细胞疗法

干细胞具有自我复制和多向分化的能力,在体内微环境的调控下能够分化为多种不同的组织细胞。干细胞移植治疗 DMD 是基于骨骼肌卫星细胞、骨髓间充质干细胞、正常造血干细胞、血管外膜细胞及血液与肌肉来源的干细胞均可参与肌细胞形成的理论来进行的治疗探索[26]。若将健康的干细胞移植到患者的肌肉组织中,其分化出的新的健康肌纤维能够替代病变的肌纤维发挥功能,那么患者的病情就可能得到改善。2006 年 *Nature* 刊登了 Sampaolesi 等[27] 的研究,给肌营养不良的动物模型猎犬注射 Mesoangioblast 血管相关干细胞后,猎犬的肌肉功能得到了一定的改善。但是由于成肌细胞无法长期产生 dystrophin 蛋白,因此,患者对这种干细胞植入的依赖还需要持续较长时间。在未来的研究中还须对这种差异产生的原因进行深入探讨。

10.2.4.2 肌卫星细胞疗法

肌卫星细胞是一种较小的来源于胚胎的中胚层的单核梭形细胞,也是一种干细胞。该细胞位于正常的骨骼肌的基底膜和肌纤维浆膜之间,在一般情况下处于静止状态[28]。研究表明,在正常的情况下,哺乳动物的骨骼肌具有很好的自我修复能力[29],即在骨骼肌受到一定的外界刺激时,位于骨骼肌基底膜和肌纤维浆膜之间的肌卫星细胞便可进行分裂增殖,并进一步分化形成新的骨骼肌细胞。肌卫星细胞是保证骨骼肌再生和进行损伤修复的储备力量,因此可将其利用到 DMD 患者的治疗中去[30]。1978 年,科学家们便已发现,在肌肉中注入健康的成肌细胞能够治疗由遗传因素引发的肌肉性疾病。但该方法也一直存在一个较难攻克的问题,即由于宿主的免疫反应,注射的健康的肌卫星细胞不能够长久存活,并且该细胞的注入只能够局部进行,病情的改善也就受到了局限[31]。Peault 等[32] 通过将肌卫星细胞注入 DMD 患者肌肉的方法来治疗患者,但 I 期临床试验得出阴性结果。随后,多种来源的干细胞在动物模型上的应用均发现实验动物的运动功能获得改善,为临床试验提供了一定的基础。然而在动物模型上显得十分乐观的细胞替代疗法,应用于患者的临床治疗时结果却并不理想。

10.2.4.3　感染性病毒介导的基因治疗

DMD 是由 *DMD* 基因发生突变导致抗肌萎缩蛋白产生障碍而致病。该病的基因治疗以通过转染等手段,向患者导入 *DMD* 基因,以期修复突变的 *DMD* 基因的正常功能。但由于 *DMD* 基因太大,面临常规转基因系统存在转染效率低、持续时间短、表达水平低及免疫排斥等问题。根据美国杜克大学的官方网站报道的消息称,该校的科研人员使用了 CRISPR 的基因编辑技术治疗了一只患 BMD 的成年鼠。利用与腺相关病毒(AAV)为载体传递基因编辑系统——移入研究人员新设计的 CRISPR/Cas9 系统[33],通过静脉注射将重组后的腺相关病毒载体导入 md 小鼠的骨骼肌和心肌,它能够剪除实验小鼠体内 *Dma* 基因上突变的外显子,使得小鼠的自动修复系统将其他剩余的基因片段连接起来,形成能够行使正常功能的基因,并获得重组基因的表达产物。实验结果显示,实验老鼠体内的部分肌肉功能得到修复,这是首次报道使用这种技术来治疗成年哺乳动物的基因性疾病,同时这种方法也有一定的潜力应用到治疗患 BMD 的人类中去。

10.2.4.4　终止密码子通读

无义突变会导致终止密码过早产生,促使抗肌萎缩蛋白的合成提前终止而引发疾病,其中 5%～70% 的遗传性疾病是由于无义突变造成的。其原理是使 mRNA 编码区产生密码子 UAA,UAG 或 UGA,而导致翻译提前终止,或是产生截短的蛋白质以及造成 mRNA 的去稳定化[34]。如果能降低包含有无义密码子的 mRNA 衰退率,或是促使无义密码子通读,就可以产生具有部分功能的蛋白质。目前,有两种药物已被证明,能够有效抑制终止密码子对翻译过程的终止作用,一种是氨基糖苷类药物,另一种是新药 PTC124。Wilton 等[35] 研究了 PTC124 的使用剂量对终止密码子通读(termination codons readthrough)的效率,这使得利用终止密码子通读的技术来治疗 DMD 成为可能。但该方法也存在一定的局限性,它只能针对无义突变有效,对其他突变类型还需其他方法配合治疗。

10.2.4.5 外显子跳跃疗法

根据阅读框规则,DMD 的发病机制是由于突变导致阅读框结构的破坏导致抗肌萎缩蛋白的合成障碍而造成的,而 BMD 则是由于突变发生在阅读框内,未造成阅读框结构破坏,因此能产生有部分功能的抗肌萎缩蛋白。根据这两种疾病发病机制的差异,有人提出通过反义寡核苷酸(antisense oligonucleotides,AO)诱导外显子跳跃的方式进行 DMD 的基因治疗,能够减弱 DMD 的临床表现,使其转变为 BMD,是一种更有前途的治疗方法[36]。其机制是通过人工注射反义寡核苷酸可诱导突变位点前后一个或多个外显子处发生跳跃,由此转录的 mRNA 不包含被跳跃过去的突变外显子的遗传信息,即该 mRNA 只能表达出 dystrophin 蛋白的部分氨基酸序列。如果该序列当中包含了 dystrophin 蛋白中央的功能序列,就能产生截短但有部分功能的 dystrophin 蛋白;反之,则不能产生有功能的蛋白质。2011 年,有研究者运用反义寡核苷酸 PRO051 介导的 DMD 治疗,发现患者体内有了较低而广泛的 dystrophin 的表达,不良反应得到了有效限制[37],并且越早治疗效果越明显。

另外研究证明,人体内 utrophin 蛋白与 dystrophin 蛋白有 80% 同源性,因此可以通过上调 utrophin 蛋白的内源性表达来相对改善 DMD 患者的临床症状。

10.2.5 精准预防

DMD 发病早期临床表现不明显,但患儿血清或血浆中的 CPK 异常升高有助于对该病的诊断。血清 CPK 的异常升高,是对 DMD 进行早期诊断的重要指标。目前在国外有些地方已采取对新生儿进行血清 CPK 测定,以尽早发现患儿,及时进行治疗[38-39]。

在 DMD 发生的早期,可以通过某些特定的药物使患者的肌无力症状得到改善,达到减轻肌萎缩和缓解病情继续恶化的目的,但效果不明显,而且容易对药物产生依赖。虽然近年由于对 *DMD* 基因的致病机制研究进一步深入,对 DMD 的基因治疗也取得了一定进展,但由于该病的危害极大,对 DMD/BMD 还是以预防患儿出生为主。

由于 DMD/BMD 有明显的遗传倾向,因此进行遗传筛查和产前诊断非常重要,主要包括加大有关婚姻、遗传方面的宣传和指导;尽早能对 DMD/BMD 的家系及其遗传携带者的检出;对高风险妊娠进行早期或中期产前诊断,可查出和预防此类胎儿的出生。

10.3 小结和展望

本章介绍的是常见遗传性神经肌肉疾病,重点阐述了疾病特征、致病机制,并从临床角度和基因角度分别介绍了其诊断方法。也着重介绍了不同的治疗方法,并针对了每一种治疗方法介绍了其优势及短板。对于 SMA,其基因治疗前景可观,相信在未来随着基因治疗新技术的发展,人们有望根治 SMA。但针对 DMD,很多临床治疗方法的效果并不是很理想,危害较大且具有遗传性,所以对于 DMD 还是要以预防为主,积极开展遗传筛查和产前诊断,预防患儿的出生。

参考文献

[1] Palmieri B, Sblendorio V. Duchenne muscular dystrophy: rational basis, state of the art[J]. Recenti Prog Med, 2006, 97(9): 441-447.

[2] Cotton S, Voudouris N J, Greenwood K M. Intelligence and duchenne muscular dystrophy: full-scale, verbal, and performance intelligence quotients[J]. Dev Med Child Neurol, 2001, 43(7): 497-501.

[3] Sarrazin E, von der Hagen M, Schara U, et al. Growth and psychomotor development of patients with Duchenne muscular dystrophy[J]. Eur J Paediatr Neurol, 2014,18(1): 38-44.

[4] 贾建平. 神经病学[M]. 6 版. 北京:人民卫生出版社,2008.

[5] Ishikawa Y, Miura T, Ishikawa Y, et al. Duchenne muscular dystrophy: survival by cardio-respiratory interventions[J]. Neuromuscul Disord, 2011, 21(1): 47-51.

[6] Kim H K, Merrow A, Shiraj S, et al. Analysis of fatty infiltration and inflammation of the pelvic and thigh muscles in boys with Duchenne muscular dystrophy (DMD): grading of disease involvement on MR imaging and correlation with clinical assessments[J]. Pediatr Radiol, 2013, 43 (10): 1327-1335.

[7] Roberts R G. Dystrophin, its gene, and the dystrophinopathies[J]. Adv Genet, 1995, 33: 177-231.

[8] 付华钰,蒙达华,杜娟,等. DMD 基因及其突变与诊断检测技术研究进展[J]. 中国优生与遗传杂志,2014,22(7): 5-6.

[9] Zimowski J G, Holding M, Fidziańska E, et al. Detection of rare mutations in the dystrophin gene [J]. Med Wieku Rozwoj, 2009, 13(2): 140-145.

[10] Muntoni F, Torelli S, Ferlini A. Dystrophin and mutations: one gene, several proteins, multiple phenotypes[J]. Lancet Neurol, 2003, 2(12): 731-740.

[11] Magri F, Bo R D, D'angelo M G, et al. Clinical and molecular characterization of a cohort of patients with novel nucleotide alterations of the Dystrophin gene detected by direct sequencing[J]. BMC Med Genet,2011,12: 37.

[12] 王新德,沈定国. 神经病学:肌肉疾病[M]. 北京:人民军医出版社,2007.

[13] Monaco A P, Bertelson C J, Liechtigallati S, et al. An explanation for the phenotypic differences between patients bearing partial deletions of the DMD locus[J]. Genomics, 1988, 2(1): 90-95.

[14] 王维治. 神经病学[M]. 4 版. 北京:人民卫生出版社,1984.

[15] Beggs A H, Koenig M, Boyce F M, et al. Detection of 98% of DMD/BMD gene deletions by polymerase chain reaction[J]. Hum Genet, 1990, 86(1): 45-48.

[16] Chamberlain J S, Gibbs R A, Ranier J E, et al. Deletion screening of the Duchenne muscular dystrophy locus via multiplex DNA amplification [J]. Nucleic Acids Res, 1988, 16 (23): 11141-11156.

[17] Joncourt F, Neuhaus B, Jostarndtfoegen K, et al. Rapid identification of female carriers of DMD/

BMD by quantitative real-time PCR[J]. Hum Mutat, 2004, 23(4): 385-391.

[18] Okizuka Y, Takeshima Y, Awano H, et al. Small mutations detected by multiplex ligation-dependent probe amplification of the dystrophin gene[J]. Genet Test Mol Biomarkers, 2009, 13 (3): 427-431.

[19] Bennett R R, Den D J, O'brien K F, et al. Detection of mutations in the dystrophin gene via automated DHPLC screening and direct sequencing[J]. BMC Genet, 2001, 2(1): 1-12.

[20] Schouten J P, Mcelgunn C J, Waaijer R, et al. Relative quantification of 40 nucleic acid sequences by multiplex ligation-dependent probe amplification[J]. Nucleic Acids Res, 2002, 30(12): e57.

[21] Gatta V, Scarciolla O, Gaspari A R, et al. Identification of deletions and duplications of the DMD gene in affected males and carrier females by multiple ligation probe amplification (MLPA)[J]. Hum Genet, 2005, 117(1): 92-98.

[22] Volpi E V, Bridger J M. FISH glossary: an overview of the fluorescence in situ hybridization technique[J]. Biotechniques, 2008, 45(4): 385-386, 388, 390.

[23] Ligon A H, Kashork C D, Richards C S, et al. Identification of female carriers for Duchenne and Becker muscular dystrophies using a FISH-based approach[J]. Eur J Hum Genet, 2000, 8(4): 293-298.

[24] Stuppia L, Sala D L, Cinti C. Combined fluorescence *in situ* hybridization and PRINS for the analysis of the dystrophin Gene[J]. Methods Mol Biol, 2006, 334(334): 115-122.

[25] Gumerson J D, Michele D E. The dystrophin-glycoprotein complex in the prevention of muscle damage[J]. J Biomed Biotechnol, 2011, 2011(8): 210797.

[26] Meregalli M, Farini A, Belicchi M, et al. Perspectives of stem cell therapy in duchenne muscular dystrophy[J]. FEBS J, 2013, 280(17): 4251-4262.

[27] Sampaolesi M, Blot S, D'Antona G, et al. Corrigendum: Mesoangioblast stem cells ameliorate muscle function in dystrophic dogs[J]. Nature, 2013, 494(7438): 506.

[28] Deborah B, Morgan J E. Recent progress in satellite cell/myoblast engraftment — relevance for therapy[J]. FEBS J, 2013, 280(17): 4281-4293.

[29] Buricchi F, Chiarugi P, Fiaschi T, et al. During muscle ageing the activation of the mitogenic signalling is not sufficient to guarantee cellular duplication[J]. Ital J Biochem, 2005, 54(3-4): 258-267.

[30] Sakurai H, Okawa Y, Inami Y, et al. Paraxial mesodermal progenitors derived from mouse embryonic stem cells contribute to muscle regeneration via differentiation into muscle satellite cells [J]. Stem Cells, 2008, 26(7): 1865-1873.

[31] Skuk D, Tremblay J P. Intramuscular cell transplantation as a potential treatment of myopathies: clinical and preclinical relevant data[J]. Expert Opin Biol Ther, 2011, 11(3): 359-374.

[32] Péault B, Rudnicki M, Torrente Y, et al. Stem and progenitor cells in skeletal muscle development, maintenance, and therapy[J]. Mol Ther, 2007, 15(5): 867-877.

[33] Bowles D E, McPhee S W, Li C, et al. Phase 1 Gene Therapy for duchenne muscular dystrophy using a translational optimized AAV vector[J]. Mol Ther, 2012, 20(2): 443-455.

[34] Mendell J T, Dietz H C. When the message goes awry: disease-producing mutations that influence mRNA content and performance[J]. Cell, 2001, 107(4): 411-414.

[35] Wilton S. PTC124, nonsense mutations and duchenne muscular dystrophy[J]. Neuromuscul Disord, 2007, 17(9-10): 719-720.

[36] Hoffman E P, Bronson A, Levin A A, et al. Restoring dystrophin expression in duchenne

muscular dystrophy muscle：Progress in exon skipping and stop codon read through[J]．Am J Pathol，2011，179(1)：12-22.

[37] Aartsma-Rus A，Fokkema I，Verschuuren J，et al．Theoretic applicability of antisense-mediated exon skipping for Duchenne muscular dystrophy mutations[J]．Hum Mutat，2010，30（3）：293-299.

[38] Forrest S，Meloni P L，Muntoni F，et al．Personalized exon skipping strategies to address clustered non-deletion dystrophin mutations[J]．Neuromuscul Disord，2010，20(12)：810-816.

[39] Mendell J R，Shilling C，Leslie N D，et al．D．O．1 A two-tiered approach to newborn screening for Duchenne muscular dystrophy (DMD) using dried blood spots for sequential CK and DNA analysis [J]．Neuromuscul Disord，2012，22(9-10)：805-805.

11 常见骨骼系统疾病

骨骼系统是为生物体提供支持作用的生命系统,它具有运动、支持和保护身体的功能,常见遗传性骨骼系统疾病是先天性软骨发育不全和成骨不全,先天性软骨发育不全是常染色体显性遗传病,通常表现为身材矮小及骨骼不成比例的生长,智力和体力通常不受影响。成骨不全也称脆骨病,是一种常染色体显性遗传性疾病,目前可分为 16 种亚型(Ⅰ~ⅩⅥ),临床表现为骨骼脆弱和骨量减少。除这两种外,先天性肢端畸形也是主要由于遗传因素造成的骨骼系统疾病。本章将展开讨论先天性软骨发育不全、成骨不全和先天性肢端畸形的致病机制以及筛查和精准预防。

11.1 先天性软骨发育不良

11.1.1 概述

软骨发育不全(achondroplasia,ACH),是人类侏儒症最常见的形式,最初由 Jules Parrot 于 1878 年提出,1900 年 Marie 描述了儿童和成人的主要症状。ACH 的出生发病率为 1/10 000~1/30 000。遗传性侏儒主要包括 ACH 和软骨发育不良(hypochondroplasia,HCH),是完全外显的常染色体遗传病,85% 为散发,为新生突变。常见 HCH 症状较ACH 轻,两者仅存在细微的表型差别,不易区分。ACH 最常见的特征就是身材矮小不成比例,其主要特征还包括四肢短小、头部巨大、鼻梁扁平、短而粗的三叉手、腰椎脊柱前凸、腹部以及臀部凸出[1]。X 线片检查主要表现为腰椎椎弓根间距进行性缩窄,第一、二腰椎前部偶有鸟嘴样改变,腰椎前挺畸形。髂骨翼小,呈方形,坐骨大切迹变窄,管状骨短,干髓端呈火焰状[2],患者智力通常正常。

患儿出生时即可出现症状。受累患者可以生育,以完全外显方式传给后代[3]。常见并发症有交通性脑积水,运动发育迟缓,枕骨大孔变小引起的颈髓压迫、呼吸暂停,频发性鼻窦炎和中耳炎,脊椎狭窄及其他骨骼畸形。疾病的严重程度及并发症出现的时间存在明显的个体差异,死亡通常是由于继发原因导致。

1994 年 ACH 的致病基因被定位于 4p16.3,随后证实成纤维细胞生长因子受体 3 (fibroblast growth factor receptor 3,FGFR3)基因跨膜区第 10 外显子第 1 138 位核苷酸的突变是 ACH 患儿的致病原因。迄今为止,已经发现了多种导致 ACH 的基因突变,其中 98%以上为 FGFR3 基因第 10 外显子第 1 138 位核苷酸的突变。至今约有 60%的 HCH 被报道存在 FGFR3 基因第 13 外显子第 1 620 位核苷酸的突变。

11.1.2 致病机制

ACH 是软骨发育异常类疾病中最常见的类型,现已明确 ACH 是由于成纤维细胞生长因子受体 3 编码的基因 FGFR3 (4p16.3)突变所致。FGFR3 在物种进化上高度保守,通过诱导或阻遏多种靶基因的转录,负向调控软骨细胞增殖与分化,而软骨内成骨是长骨线性生长的主要方式。在静息状态下,FGFR3 为无活性单体,与成纤维细胞生长因子(fibroblast growth factor,FGF)2、4、9 结合后聚合为二聚体,激活胞内区酪氨酸激酶活性,使其酪氨酸残基磷酸化,随后与多种适配蛋白结合,启动下游信号转导通路[4-6]。其中信号转导与转录激活因子(signal transducer and activator of transcription,STAT)1 通路、丝裂原活化蛋白激酶(mitogen-activated protein kinase,MAPK)通路最为重要。STAT1 通路抑制软骨细胞增殖,MAPK 通路抑制软骨细胞向肥大软骨细胞分化。FGFR3 基因突变位点不同可引起不同的骨骼疾病,如软骨发育低下、严重 ACH 伴发育迟缓和黑棘皮症、致死性侏儒(Ⅰ、Ⅱ型)等遗传性骨骼畸形[7-9]。

ACH 患者中 98%携带 FGFR3 c.1138G＞A 突变,1%携带 FGFR3 c.1138G＞C 突变,均会引起 FGFR3 第 380 位跨膜区甘氨酸置换为精氨酸(G380R)。此外,有报道 FGFR3 c.1123G＞T 突变导致第 375 位甘氨酸被半胱氨酸替代(G375C)也会引起 ACH。在生理情况下,FGFR3 活化后被迅速泛素化,随后被蛋白酶体降解,信号转导随即终止[10]。

FGFR3 属于成纤维细胞生长因子受体家族,是一种具有调节发育等功能的跨膜蛋白质,包括 FGFR1～4,均属于酪氨酸激酶受体家族。FGFR3 基因长约 16.5 kb,包含 19 个外显子和 18 个内含子,含有 806 个氨基酸残基,相对分子量为 110 000～135 000,分子量的不同与其 mRNA 剪接方式不同有关。FGFR3 主要由胞外区、跨膜区和胞内区三部分组成,即由细胞外糖基化的配子结合区(包含 3 个免疫球蛋白子域 IgⅠ～Ⅲ)、疏水的跨膜区和细胞内的酪氨酸激酶催化区(包含 TK1 和 TK2 两个子域)三个部分组成,其中 IgⅠ保守性最差(21%～38%),一般认为 IgⅠ与配体结合无关,单独表达的 IgⅠ和 IgⅢ不能与配体结合[11-14]。但也有研究认为,IgⅠ、IgⅡ和 IgⅢ均对配体结合起作用。ACH 最常见的原因是骨骺生长板内紊乱的低增生和缓慢生长的软骨细胞异常成熟,FGFR3 是骨生长板区软骨细胞增殖与分化的负性调节因子,配体成纤维细胞生长因子与它结合后,引发耦联和自磷酸化作用,从而通过干扰软骨细胞的增生和分化而抑制软骨的化骨过程[15]。

对 ACH 患者 16 对染色体的研究结果显示,其中 15 对 cDNA1138 位核酸均发生 G-A 转变,剩下没有发生 G-A 转变的一对却在同样位置出现 G-C 置换。2 种突变均导致成熟蛋白跨膜区域 380 位置的甘氨酸被精氨酸残基替代。Bellus 等发现,在 154 例无任何关联的软骨发育不全患者中,有 150 例 *FGFR3* 基因第 1 138 位核苷酸有 G-A 碱基转换,3 例有 G-C 碱基转换。*FGFR3* 基因 1 138 位核苷酸是该时期发现人类基因组中最易产生突变的。Superti-Furga 等报道 1 例 ACH 新生患儿的第 1 138 位核苷酸未发生 G380A 突变,但邻近的核苷酸却发生了 G-C 突变。Monsonego-Ornan 等分析了 G380R 位点突变 ACH 患者的生化改变,发现 G380R 突变受体二聚和激活过程主要依赖配体,但突变受体下行调节延迟,其抵抗配体介导的内生过程。表达 G380R 突变受体的转基因鼠骨骺生长板内的 FGFR-3 免疫区域明显扩大,符合人体内下行调节受体缺陷的表现体结合[16-17]。但也有研究认为,IgⅠ、IgⅡ 和 IgⅢ 均对配体结合起作用。ACH 最常见的原因是骨骺生长板内紊乱的低增生和缓慢生长的软骨细胞异常成熟,为探索这些异常的机制,Henderson 等使用软骨细胞株 CFK2,研究其对 G380 置换 FGFR-3 基因持续激活的影响。FGFR-3 过度表达对 CFK2 的增生和成熟几乎无影响,却使表达突变受体的细胞生长迟缓。表达突变受体的细胞同时表现出去血清后凋亡和在适当培养条件下无法正常分化,这些变化与整合素的表达变化有关。上述观察结果表明 FGFR-3 介导抑制软骨细胞增殖[18]。作者认为该机制与整合素的表达改变有关。Horton 回顾了在 ACH 基因缺陷方面的研究工作。从 1994 年 *FGFR3* 基因突变被发现为 ACH 的基本原因后,科学家的注意力转移到该突变如何干扰线性骨生长。对 FGFR3 受体的生物化学研究结果与小鼠基因敲除实验表明,FGFR-3 除负性调节生长板内软骨细胞增生分化外,对 ACH 的突变激活受体也有负性调节作用。因此,它们可以被看作是功能获得性突变。

2012 年 Jin 等发现一种肽,并将其命名为 P3。该肽具有很高的与 FGFR3 胞外结构结合的特异性。P3 抑制 FGFR3 酪氨酸激酶活性及其下游分子,以及细胞外信号调节激酶/丝裂原活化蛋白激酶。此外,P3 可缓解模仿人类Ⅱ型致死性软骨发育不良(TDⅡ)小鼠生长发育迟缓症状,P3 还可逆转新生 TDⅡ 小鼠的死亡率。因此,预测 P3 为一种新的抑制 FGFR3 信号的肽,可作为治疗与 *FGFR3* 基因相关骨骼发育不良潜在的治疗剂[19]。

11.1.3 筛查

11.1.3.1 影像学检查

ACH 患者脊柱畸形在 X 线片上的主要表现包括椎体小且伴有椎弓根短及腰椎椎弓根间距窄;腰椎管狭窄,腰椎管横径逐渐增大;腰椎前凸不规则变扁,后缘凹陷;骶椎发育较小,后翘呈水平位;腰骶角增大。

11.1.3.2　其他畸形

颅底和面骨发育障碍,面骨发育小,颅面比例加大,前额突出,下颌前突;骨盆前后径明显小于横径,呈扁平骨盆;髋臼缘不规则,髋臼平;髋臼角明显变小;股骨颈粗短,股骨头骨骺核出现晚;长管状骨骨干短粗,髓腔变窄,干骺端增宽,以股骨远端、胫骨近端最显著;掌指骨粗短,同排骨近于等长,指不能并拢,呈"车轮状"或"三叉戟"。

11.1.3.3　病理改变

ACH 基本的病理改变发生在软骨化骨过程中,从胚胎内开始骨化时即已出现,骨骺软骨细胞可发生及增殖,但不进行正常的钙化与骨化。软骨细胞排列不规则、分散,骨化过程各区域的层次发生紊乱,肥大细胞带紊乱、消失、黏液变,干骺端毛细血管不能有规则地进入骨髓进行吸收,病变部位的软骨骨化延迟,呈斑块状分布,而斑块间的钙化过程则比较正常。软骨化骨过程紊乱导致长骨纵向生长受阻,而膜内化骨过程不受影响,故骨干的直径发育正常。脊柱的发育异常,导致脊柱胸腰段后凸畸形及椎管狭窄,引起不同程度的脊髓及神经根的受压、软化及髓内囊性变。对 ACH 患者的胫骨上端软骨所进行的组织化学、免疫组织化学和电镜的研究发现,除了几个区有短行的细胞排列外,生长带是狭窄和紊乱的,缺少通常的柱状排列。分散的细胞束,肥大的软骨细胞减少,临时钙化带呈斑片状,原始小梁厚而不成规律地排列,在生长带的周围有纤维聚集或纤维软骨组织。除了肥大细胞束周围的基质均缺乏异染性。电镜显示仅有几个细胞有变性的征象,大部分基质为致密的胶原纤维。与生长带相比,保留的骺软骨的组化、免疫组织化学和电镜所见为正常。结果说明突变影响了软骨的生长区,改变了基质的成分或调节通路[17]。

11.1.3.4　其他辅助检查

计算机断层扫描(computed tomography,CT)及磁共振显影(magnetic resonance imaging,MRI)检查能够显示椎管内病变的部位和程度,为外科治疗提供指导。胎儿镜或超声波检查可以对不同胎龄胎儿骨骼的长度与身体及头围做比较,可做出产前诊断。这些根据表型建立的诊断都是在胎儿出生后或发育到一定阶段才能确定。分子生物学的发展使人们对疾病做出基因型诊断,Saito 等应用聚合酶链反应限制性酶切片段长度多态体分析技术,从孕妇血浆中发现胎儿的基因突变,从而能够对 ACH 这一类单基因疾病做出无创性产前诊断。产前超声检查对于一方或双方为 ACH 患者的夫妇,以及重复生育 ACH 患儿、可能存在生殖细胞嵌合的正常夫妇,需在孕早、中期通过侵入性产前诊断,检查 *FGFR3* 基因,判断胎儿是否患病。对于无 ACH 患儿生育史的正常孕妇,目前超声是产前诊断 ACH 的主要方法。

11.1.4 诊断

11.1.4.1 PCR 扩增并进行 DNA 序列分析

这是目前广泛采用的一种检测基因突变类型的方法。对 *FGFR3* 基因外显子及其外显子-内含子交界区进行 PCR 扩增,然后将 PCR 产物经纯化试剂盒(DNA Gel Extraction Kit)纯化后直接进行测序。

11.1.4.2 单链构象多态性分析

单链构象多态性(single-stranded conformational polymorphism,SSCP)分析是一种简单、经济的检测突变的方法。聚合酶链反应结合单链构象多态性分析(PCR-SSCP)技术原理是运用 DNA 的两条链经过变性后,在非变性凝胶电泳中两条链因不同的迁移率而分开,可以判断出两条链序列的差异,从而检测出是否有突变发生。SSCP 分析是成熟的点突变分析技术,经 SSCP 检测出突变位点后,通过测定 DNA 序列进一步验证。

11.1.4.3 限制性片段长度多态性分析

现已知道,*FGFR3* 基因有多种点突变均可引起酶切位点的改变,这种改变有时是新产生一个酶切位点,有时则导致原酶切位点的消失,所以通过 PCR 结合单一内切酶分析就可进行限制性片段长度多态性(restriction fragment length polymorphism,RFLP)分析。

11.1.4.4 PCR 并变性高效液相色谱分析

变性高效液相色谱(DHPLC)是一种新型遗传变异筛查技术,可用于单碱基替换(或单核苷酸多态性)、小片段缺失或插入等多种基因突变的检测。DHPLC 可以对常见的基因突变进行检测,主要是可以分离特定的扩增产物。该技术具有通量大,敏感度高和特异性强等优点,已知和未知的突变都可以通过该技术进行检测,适用于软骨发育不全患者的筛查。

11.1.4.5 高分辨率熔解曲线技术

高分辨率熔解曲线(high-resolution melting,HRM)技术是一种用于突变检测和基因分型的新技术。它不受突变碱基位点与突变类型的局限,无须序列特异性探针,可同时对扩增片段进行未知突变扫描和已知突变的基因分型。此技术操作简便、快速、高通量和低成本,实现了闭管操作避免交叉污染。该技术是用来检测基因突变和基因分型,具有精度和灵敏度高、特异性强的优点[20]。HRM 能够有效地检测杂合型 ACH 突变,但对于罕见和未知的基因突变类型不适合。

11.1.4.6 基因芯片技术

基因芯片技术具有大规模、高通量、速度快、准确度高等优点,故诊断由于基因突变而引起的遗传病具有很高的价值。基因芯片诊断不但可以明确有无突变,而且能明确突变类型。高密度芯片诊断能达到与基因测序同样的准确性,并且能够明确患者是否杂合子,产业化的芯片相对基因测序也更易于普及。基因芯片诊断技术将是未来软骨发育不全快速诊断的发展方向。

11.1.5　精准预防

ACH 和 HCH 是软骨发育异常最常见的疾病类型,其临床特点显著。患者在出生时或出生后很容易从表型特征或放射学检测中确诊。但因妊娠前期骨骼尚未形成,超声检查只能从妊娠后 26 周进行疾病诊断,因此超声检查不是最理想的早期产前诊断方法。有必要建立 ACH 和 HCH 的快速分子诊断方法。这两种疾病存在突变热点,98％的 ACH 患者携带 *FGFR3* 基因的 Gly380Arg 突变,60％～65％的 HCH 患者携带 *FGFR3* 基因的 Asn540Lys 突变所致,Gly380Arg 和 Asn540Lys 已经是公认的 *FGFR3* 基因突变热点。热点突变的存在使 ACH 和 HCH 的分子诊断方法简单化成为可能[12]。由于 ACH 和 HCH 有明显的遗传倾向,因此进行遗传筛查和产前诊断非常重要,包括① 加大有关婚姻、遗传方面的宣传和指导;② 尽早能检出 ACH 和 HCH 的家系及其遗传携带者;③ 对高风险妊娠进行早期或中期产前诊断,可查出和预防此类胎儿出生。

11.2　成骨不全

11.2.1　概述

成骨不全(osteogenesis imperfecta, OI)［OMIM ♯166200,♯166210,♯259420,♯166220, ♯610967, ♯613982, ♯610682, ♯610915, ♯259440, ♯613848,♯610968,♯613849,♯614856,♯615066,♯615220,♯616229］,又名"脆骨病",是由Ⅰ型胶原蛋白(collagen type Ⅰ,COL1)结构异常,数量不足或翻译后修饰和折叠错误导致的一类结缔组织病。男女发病相等,群体发病率约 1/10 000。该病主要临床特征为骨骼变脆、轻微外伤和非外伤导致多发性骨折、骨骼畸形、蓝/灰巩膜、牙本质发育不全、成年进行性听力衰减和身材矮小等[21-24]。

遗传异质性和表现度不一致性是该病的重要特征,根据临床表现、遗传基础和遗传方式的不同,OI 可分为 16 种亚型(OI-Ⅰ～ⅩⅥ)[26]。OI-Ⅰ～Ⅳ型由编码 COL1 基因 *COL1A1*(MIM 120150)和 *COL1A2* (MIM 120160)突变直接导致,呈常染色体显性遗传。90％以上的 OI 患者携带 COL1 基因的杂合突变。*COL1A1* 位于人染色体 17q21.33,编码 COL1-α1,目前已经报道 778 种致病突变(HGMD Professional 2015.4),突变形式主要以点突变和剪接突变为主,其次依次为微缺失、微重复,大片段的插入、缺失和基因重排[24]。*COL1A2* 位于人染色体 7q22.1,编码 COL1-α2。目前已报道 *COL1A2* 突变403 种(HGMD Professional 2015.4),突变形式以点突变和剪接突变为主[25]。此外,突变率由高到低，依次为微缺失、微重复、大片段缺失、重复。隐性遗传 OI 致病突变不在 *COL1A1* 和 *COL1A2* 基因内，但其致病基因产物与 COL1 分子的加工、修饰、折叠和组装监控等过程密切相关。近年来，研究者发现 *CRTAP*、*LEPRE1*、*PPIB*、*FKBP10*、*PLOD2*、*SERPINF1*、*SERPINH1*、*SP7*、*SEC24D*、*CREB3L1*、*BMP1*、*TMEM38B* 和 *WNT1* 基因的突变可导致隐性成骨不全（OI-Ⅵ～ⅩⅥ），*IFITM5* 突变可导致 OI-Ⅴ[26]。OI 分类及遗传方式如表 11-1 所示。

表 11-1　OI 分类及遗传方式

| MIM | 类型 | 临床表现 | | | | | 致病基因 | 遗传方式 | 参考文献 |
		骨骼畸形	身高	巩膜	耳聋	牙齿异常			
166200	Ⅰ	无	正常	蓝色	是	否	*COL1A1/A2*	AD	Silence, et al. (1979)
166210	Ⅱ	致死	/	深蓝	/	/	*COL1A1/A2*	AD	Silence, et al. (1979)
259420	Ⅲ	严重	极矮	蓝色	是	是	*COL1A1/A2*	AD	Silence, et al. (1979)
166220	Ⅳ	中度	矮小	正常	否	是	*COL1A1/A2*	AD	Glorieux, et al. (2000)
610967	Ⅴ	中度	矮小	正常	否	否	*IFITM5*	AD/AR	Cho, et al. (2012)
613982	Ⅵ	中度	矮小	正常	否	否	*SERPINF1*	AR	Becker, et al. (2002)
610682	Ⅶ	中度	矮小	正常	否	否	*CRTAP*	AR	Word, et al. (2002)
610915	Ⅷ	严重	矮小	正常	否	否	*LEPRE1*	AR	Cabral, et al. (2007)
259440	Ⅸ	严重	/	正常	否	否	*PPIB*	AR	Van Dijk, et al. (2009)
613848	Ⅹ	严重（肾病）	矮小	蓝色	否	是	*SERPINH1*	AR	Christiansen et al. (2010)
610968	Ⅺ	轻度	/	正常	否	否	*FKBP10*	AR	Alanay, et al. (2010)
613849	Ⅻ	严重（长骨、椎骨）	矮小	浅灰	否	否	*SP7*	AR	Lapunzina, et al. (2010)
614856	ⅩⅢ	全身,综合征型	矮小	灰蓝	否	否	*BMP1*	AR	Martinez-Glez et al. (2012)
615066	ⅩⅣ	/	/	正常	否	否	*TMEM38B*	AR	Shaheen, et al. (2012)
615220	ⅩⅤ	畸形	矮小	浅蓝	否	否	*WNT1*	AR	Keupp, et al. (2013)
616229	ⅩⅥ	畸形	/	蓝色	否	否	*CREB3L1*	AR	Symoen, et al. (2013)

11.2.2　致病机制

OI 是由于 COL1 结构异常、数量不足、翻译后修饰或折叠错误导致的骨量减少和骨质变脆,该病具有显著的临床表现异质性和遗传异质性[27]。遗传方式主要分为常染色体显性和常染色体隐性两种形式。目前已报道的 OI、致病基因有 *COL1A1*、*COL1A2*、*IFITM5*、*LEPRE1*、*CRTAP* 等 21 种[28-29]。除 *COL1A1* 和 *COL1A2* 基因编码 COL1 的两种亚基 α1 和 α1 外,其他基因编码产物为软骨相关蛋白、羟化酶、异构酶、转录因子或蛋白酶抑制剂等,均与 COL1 分子的翻译后加工、修饰和折叠等过程相关。

常染色体显性遗传 OI 包括 OI Ⅰ～Ⅴ型,其中Ⅰ～Ⅳ型患者占 OI 患者总数的 90％以上,由 COL1 蛋白编码基因 *COL1A1* 或 *COL1A2* 突变所致。其遗传机制包括下列 2 种。

11.2.2.1 OI-Ⅰ的致病机制

绝大多数 OI-Ⅰ患者原胶原蛋白只有正常人的一半,即单倍型不足(haploin-sufficiency)。致病突变多为 *COL1A1/COL1A2* 基因内的无义突变或移码突变,突变导致致病等位基因终止密码的提前出现,mRNA 快速降解。COL1 虽然在数量上仅为正常基因型细胞的一半,但其质量正常。COL1 剂量不足将导致较轻的临床表现;整个 COL1 编码基因的缺失引起的效果与无义突变相似,临床表现也为 OI-Ⅰ。当 COL1-α1 和 COL1-α2 接近 THD 氨基端的 G 被非极性小氨基酸(如半胱氨酸、丙氨酸和丝氨酸)取代时,突变前后的氨基酸物理属性变化不明显,对原胶原分子肽链的表面电荷和空间结构和 THD 的装配影响较小,也会导致 OI-Ⅰ[30-32]。

11.2.2.2 OI-Ⅰ～Ⅳ的致病机制

OI-Ⅱ～Ⅳ致病突变多为 *COL1A1* 或 *COL1A2* 基因内杂合错义突变或非蛋白截短性移码突变。突变改变了 COL1-α1 或 COL1-α2 的结构,但不影响其完整性和稳定性。COL1-THD 装配需要 2 分子 α1 链或 1 分子 α2 链。当 *COL1A1* 突变时,患者 50％的 α1 链异常,致使 75％的 COL1-THD 至少有一条异常 α1 链;当 *COL1A2* 突变时,只有 50％的 COL1-THD 异常。尽管如此,α2 结构缺陷足以引起严重的 OI 表型或严重的围生期死亡。但就一般突变而言,OI-Ⅱ～Ⅳ患者中 *COL1A1* 突变体往往比 *COL1A2* 突变体临床表现更严重。重型 OI 患者中,异常的 α1 或 α2 链通过参与形成多聚体损害其正常等位基因编码的亚基及其他亚基的功能,表现为显性负效应(dominant negative effect,DNE)。也就是说,由于 COL1 胶原分子多聚体的特征,突变等位基因的致病效应被放大。OI-Ⅱ是 OI 中最严重的类型,患者一般在围生期或婴儿期死亡,多由配子发生中新生突变导致。如果一个家庭中有出现两个以上的同胞患儿,其父母之一将为该突变的生殖嵌合体。其致病突变除 THD 内甘氨酸"G"被替代外,还可能是 *COL1A1* 和 *COL1A2* 内的缺失、重排及 THD-COOH 端及其外侧氨基酸替代。这些突变严重影响 COL1 的合成[33]。

OI-Ⅴ与干扰素诱导跨膜蛋白 *IFITM5* 基因突变相关,其编码产物高度特异地在骨组织中表达,主要参与成骨细胞的分化及骨骼矿化过程[34]。

常染色体隐性遗传性 OI 致病机制复杂，主要影响 COL1 分子的修饰、组装和交联、骨骼矿化和成骨细胞分化等过程。负责Ⅰ型胶原翻译后修饰的 *CRTAP*、*LEPRE1* 和 *PPIB* 共同组成脯氨酰 3-羟化复合体，缺陷造成胶原翻译后被过度修饰；*SERPINH1*、*FKBP10* 和 *PLOD2* 编码胶原蛋白分子伴侣，突变导致胶原错误折叠和分泌过程异常[35]；参与骨组织稳态调控的蛋白 SP7 缺陷导致成骨细胞分化异常；*SERPINF1* 编码色素上皮衍生因子，对细胞外基质胶原蛋白有很强的亲和力，突变导致骨代谢紊乱；骨形态生成蛋白 1（BMP1）激活前骨胶原前体细胞为成熟胶原单体，使前胶原分泌至细胞外，突变导致胶原加工水平下降。*TMEM38B* 编码细胞内一个单价的阳离子钙通道，维持细胞内钙释放及相应信号通路的传递，影响骨细胞的分化[36]。*WNT1* 通过调节与骨骼发育有关的信号通路，影响骨细胞的活性[37]。近年来发现 PLS3 编码丝束蛋白 3，参与 F-肌丝束的合成，可引起 X 连锁的成骨不全症。cAMP 反应元素结合蛋白 3 样 1 基因 *CREB3L1* 参与常染色体隐性遗传的成骨不全症发病。*CREB3L1* 其编码产物旧星形细胞诱导物质，是一种内质网应激转换蛋白，它作为 *COL1A1* 的增强子调节 *COL1A1* 的表达。

11.2.3 筛查诊断

OI 的筛查包括临床诊断和基因诊断。临床诊断主要以疾病特征性的骨骼系统体征和 X 线片等影像学检查确定。

疾病特征性的体征主要包括轻微外伤和非外伤性骨折、肢体变形、身材矮小（主要针对Ⅲ型和Ⅳ型）、蓝/灰色巩膜、牙本质发育不全、青春期后进行性听觉损伤，以及关节脱位、韧带松弛和其他结缔组织异常等[38]。

X 线片影像学检查：骨折、骨变形（包括长骨、肋骨、颅骨和锁骨等的骨折）；"鳕鱼"椎骨为脊髓压缩性骨折的结果，多见于成年 OI 患者；骨质减少和骨质疏松等[39]。

OI 的临床诊断主要依靠病史及影像学检查等方法。现有临床诊断容易造成诊断混淆，而且不能充分进行疾病的准确分型、个体化治疗和产前咨询。随着医学遗传学实验技术的发展，基因诊断正成为 OI 等遗传性疾病精准诊疗的主要手段，通过基因诊断进行患者基因突变的鉴定，有利于疾病的准确临床分型，明确致病的分子机制，实现此类疾病的精准诊疗和优生遗传指导。下边根据对 OI 基因诊断方法进行介绍。

11.2.3.1 *COL1A1* 和 *COL1A2* 基因突变的分析

（1）*COL1A1* 和 *COL1A2* 基因点突变分析。由于 90% 的 OI 患者由 *COL1A1* 和 *COL1A2* 基因的编码区突变所致，因此首先采用 PCR-Sanger DNA 测序的方法直接对 *COL1A1* 和 *COL1A2* 基因外显子及外显子/内含子衔接区进行点突变分析。

（2）*COL1A1* 和 *COL1A2* 基因微缺失/微重复突变的鉴定。对于测序未能明确 *COL1A1* 和 *COL1A2* 基因突变的病例，可采用多重连接依赖探针扩增（MLPA）技术检

测 *COL1A1* 和 *COL1A2* 基因内存在的微缺失或微重复突变。如果发现拷贝数变异,则可通过荧光定量 PCR 技术进行家系内突变致病性验证和产前基因诊断;如果存在大片段的缺失或重复则需要通过荧光原位杂交技术确定突变来源。

11.2.3.2　非 *COL1* 基因致病突变的鉴定

在 *COL1A1* 和 *COL1A2* 基因内未筛查到致病突变时,需要重新评估患者的临床表现,加强鉴别诊断,排除其他易混淆疾病。如果患者临床上明确确诊为 OI,则需要针对常染色体显性遗传的候选基因(*IFITM5*)和常染色体隐性遗传 OI 的候选致病基因(*CREB3L1*、*CRTAP*、*FKBP10*、*P3H1*、*P4HB*、*PLOD2*、*PLS3*、*PPIB*、*SEC24D*、*SERPINF1*、*SERPINH1*、*SP7*、*SPARC*、*TMEM38B* 和 *WNT1*)等进行突变分析。根据我们在中国人群中获得的 OI 致病基因突变谱,首先对 *IFITM5*、*FKBP10*、*SERPINF1* 和 *WNT1* 3 个常见隐性遗传 OI 致病基因的编码区进行 PCR-Sanger 测序分析。

11.2.3.3　下一代测序技术在 OI 致病突变鉴定中的应用

近年来,下一代测序(NGS)技术迅速发展,该技术具有通量高和成本相对较低的特点,广泛应用于高遗传异质性疾病和未明确致病基因疾病的突变检测。OI 遗传异质性高,候选致病基因多,临床分型难,易混淆疾病多,致病基因突变分析非常复杂,突变检出率较低。NGS 技术特别适合大样本 OI 患者候选基因的检测和未明确致病基因突变患者的突变鉴定。

11.2.4　精准预防

对 OI 患者可按常染色体显性遗传方式和常染色体隐性遗传方式进行遗传咨询,从而达到精准预防的目的。

(1)如果夫妻双方一方为 OI 患者,他们所生子女患病风险如下:当夫妻一方为 *COL1A1* 或 *COL1A2* 突变时,后代有 50% 的患病概率;当夫妻一方为隐性患者时,后代均不患病,但均为携带者。

(2)如果夫妻双方均为 OI 患者,他们所生子女患病风险如下:当夫妻均为 *COL1A1* 或 *COL1A2* 突变时,他们所生子女理论发病率为 3/4。当胎儿同时携带两个突变时,可能会胚胎致死,造成流产或死产(1/4);活产婴儿的患病率为 2/3。当夫妻俩所患 OI 均为常染色体隐性基因突变导致时,如果致病基因相同,所有后代均为患者;如果致病基因不同,所有后代均不患病,但是两个基因的突变携带者。

对于 OI 患者迄今无特异性治疗,只能对症和支持治疗。如针对严重的骨骼畸形,一般适时进行外科治疗加以矫正。

该病的预防手段主要是避免患儿的出生,主要包括产前筛查和产前诊断。产前诊断须建立在先证者遗传诊断明确的基础上。

11.3　其他肢端畸形

先天性肢端畸形是人类最常见的出生缺陷之一,不仅影响肢体的外观形态和功能运动,甚至使患者丧失劳动和生活能力。近年来,随着人类基因组计划的完成,人类单基因遗传病致病基因鉴定不断取得进展,各种四肢先天畸形的致病基因也逐渐被发现。引起先天性肢端畸形的原因有环境因素和遗传因素两大类。遗传因素主要指基因突变或染色体畸变,其导致的肢端畸形既可单独发生又可是某种综合征的一部分[40]。多种基因突变和染色体畸变都会直接引起肢端形态发生(morphogenesis)的异常,表现不同类型的肢端畸形,如并指(趾)(syndactyly,SD)、短指(趾)(brachydactyly,BD)、缺指(趾)(ectrodactyly,ED)、多指(趾)(polydactyly)畸形等。

11.3.1　并指(趾)

11.3.1.1　概述

先天性 SD 畸形是由于在肢体发育过程中,2 个或 2 个以上手指及其有关组织成分的先天性病理相连,是手部畸形中最常见的类型之一。发生率为 1∶2 000～1∶2 500;男性发病率高于女性,占 56%～84%;白种人发病是黑种人的 10 倍[41]。该病多呈常染色体显性遗传,另外有两个隐性遗传和一个 X-连锁隐性遗传的表型。SD 具有显著的临床异质性,可以累及单侧或双侧,可以呈对称或不对称畸形;表型多变,在同一个体中会出现上下、左右肢体表型的不对称。SD 可以分为部分并指或完全并指,皮肤融合性并指和骨性融合并指,可以仅涉及指骨,也可以进一步延伸至掌骨或跖骨,甚至至腕骨或跗骨水平。极轻度表型可能只是皮肤纹理异常。

SD 是由于在胚胎发育的过程中,指(趾)未完全分开而导致的指(趾)融合,是最常见的先天性肢端发育畸形之一,可累及皮肤软组织或者累及指(趾)骨、掌骨/跖骨、腕骨/跗骨,甚至达到指(趾)甲、前臂/下肢的远端[42]。另外,在家族间或者同一家族内也呈现表型的多样性。1978 年,Temtamy 和 Mckusick 根据解剖学特征,将非综合征的并指(趾)分为Ⅰ到Ⅴ型,现在的分类在前者的基础上结合了临床表型,基因型以及分子遗传学的研究进展将并指分为 9 型,其中Ⅰ型并指又分为 a～d 4 种亚型[43]。

(1) 在所有已知的非综合征型的 SD 中,Ⅰ型并指最为常见。Ⅰ型并指表现为中轴织带,3/4 指并指,和(或)2/3 趾并趾。并指(趾)畸形Ⅰ-a 型(Weidenreich 型;Zygodactyly;2/3 脚趾并趾)是常染色体显性遗传病,最初被 Weidenreich 命名为 Zygodactyly。Zygodactyly 是表现最不明显的一型,在临床实践中经常被忽视。其在男性的患病率约为 4/10 000,占所有非综合征型 SD 病例的 70%。特征为 2/3 脚趾的皮肤性融合,双手正常[44]。并指(趾)畸形Ⅰ-b 型(Lueken 型;3/4 并指和 2/3 并趾)表现为

3/4 指和 2/3 趾的皮肤性融合,有时也会存在以指端骨桥形式的骨融合,严重时可能累及第 2~5 手指、第 1~5 脚趾。并指(趾)畸形 I-c 型(Montagu 型;3/4 并指)是一种罕见的常染色体显性遗传,其特点是双手 3/4 手指的皮肤或骨性融合,双脚正常。并指(趾)畸形 I-d 型(Castilla 型;4/5 趾并指)表现为第 4 和第 5 脚趾的皮肤性融合,而且是已报道的第 2 位常见的孤立性脚趾皮肤融合,发病率为 0.22/10 000。II 型并指(趾)又称并多指(趾)(SPD),是临床上异质性最强的一类 SD,呈常染色体显性遗传。

(2) 并指(趾)畸形 II 型[Vordingborg 型;3/4 手指和 4/5 脚趾并多指(趾);Synpolydactyly;SPD]并指(趾)又称并多指(趾)(SPD),是临床上异质性最强的一类 SD,呈常染色体显性遗传。SPD 的标志性特征是 3/4 手指的皮肤性/骨性融合,第 4 和第 5 脚趾在并趾区域内的完全或部分的多趾。

(3) 并指(趾)畸形 III 型(Johnston-Kirby 型;4/5 或 3/4/5 并指):该畸形影响 4/5 手指或 3/4/5 手指。小指的中节指骨发育不全,无名指为了适应与小指的融合,通常外翻,特别是完全融合的情况。并指通常内收,而且受影响的并指的指甲内侧通常也融合在一起。远端指节可能会形成骨桥,脚一般不受影响,遗传模式为不完全外显的常染色体显性遗传。

(4) 并指(趾)畸形 IV 型(Haas 型;所有手指完全并指):Haas 型的并指患病率为 0.033/10 000,呈常染色体显性遗传。表现为完全的皮肤性融合,伴有轴前或轴后多指。指甲可能为完全融合或只有轻微分离。手指的屈伸能力有限,而且手指连接在一起外观呈杯形。指骨有可能融为一个骨团,但是掌骨不存在骨性联结。

(5) 并指(趾)畸形 V 型(Dowd 型;4/5 掌骨的融合):标志性特征是 4/5 掌骨的融合,其他症状包括融合的 4/5 掌骨的缩短,2~5 手指的尺侧偏斜,3/4 手指间的指叉,5 手指的屈曲指,远端指骨的短指,以及受影响的手指远端指节间的折痕消失。脚部特征为第 1 跖骨增生,第 2~5 跖骨缩短,导致跖骨内翻,脚趾外翻。

(6) 并指(趾)畸形 VI 型(Mitten 型;2/5 指并指,2/5 趾并趾):Temtamy 等描述了 1 例并指患者右手从第 2~5 手指融合在一起,而且远端指骨被合并为一个结状结构,脚部表现为 2/5 并趾。该患者的第 2 个表弟也表现为同样的畸形,然而家系的其他成员则只有 2/5 脚趾的皮肤性融合,没有手部畸形。该 SD 为常染色体显性遗传,外显率低,且表型多变。

(7) 并指(趾)畸形 VII 型(Cenani-Lenz 型,CLS;所有手指、脚趾严重的骨性融合,并伴有手部的变形)这种常染色体隐性遗传的个体表现为严重的手、脚畸形。其特点是手骨排列紊乱,导致指骨无法识别。这种异常可能涉及桡骨和尺骨的融合、缩短或退化,导致桡骨脱位以及前臂缩短。下肢的变化类似于上肢,可能有些趾骨缺失。另外,某些罕见的患者可能累及颅面和肾脏功能。

(8) 并指(趾)畸形 VIII 型(Orel-Holmes 型;4/5 掌骨的融合;X-连锁隐性遗传):特征为 4/5 掌骨融合,小指尺侧偏斜,无其他异常。4/5 掌骨缩短,使得远端的指骨过度分离,无法与其他手指平行,遗传模式为 X-连锁隐性遗传或常染色体显性遗传。

(9) 并指(趾)畸形Ⅸ型(Malik-Percin 型;3/4 掌骨融合,伴有中轴少指,轴前并趾):受影响的个体表现为中轴少指,3/4 掌骨融合为一个掌骨,拇指畸形,小指发育不全和屈曲指,另外伴有轴前并趾,而且所有的脚趾趾骨发育不全。

11.3.1.2 致病机制

从分子水平来讲,胚胎发育过程中手指指蹼间的分开是成纤维细胞生长因子家族(fibroblast growth factor family,FGFs) SHH 蛋白、骨形态发生蛋白质(bone morphogenetic protein,BMPs)以及同源异型框转录因子 MSX2 之间交互作用的结果,而 AER 对这些因子的功能起着调控作用,AER 对于指蹼的形成和分化起决定性作用。在上肢发育的早期,中胚层外侧板内 FGF10 的表达诱导外胚层远端 FGF8 和 FGF4 出现表达,诱使外胚层远端形成 AER,随后在 AER 源性 FGFs 和极化区分泌的 SHH 蛋白共同调控下,内胚层出现 BMP 的表达,并形成由头端及尾端顺序的梯度,为手指发育提供导向。通过 AER 源性 FGFs 与 BMP 调控产物分子(如 Gremlin 基因,是非洲蟾蜍属 DAN 基因的同系物以及活化素)有机结合来诱导指骨的软骨形成;这类 FGFs 还可以与指蹼间细胞凋亡级联放大有关的表达因子(如 MSX2、锌指转录因子 Snail)结合,通过这些方式,AER 调控手指及指蹼在指板内的正常发育和分化[45]。

目前研究最多的与肢端发育相关的基因为 *HOXD13*,该基因是第一个发现的与肢端畸形相关的基因,*HOXD13* 基因是由 2 个外显子组成,被 808 个碱基对的内含子隔开。外显子 1 编码的蛋白由 335 个氨基酸构成,外显子 1 的 5′端含有 45 个碱基对的三核苷酸重复序列,编码的蛋白 N-端含有 15 个氨基酸组成多聚丙氨酸链,外显子 2 包含 180 bp 的同源异型盒,进化上高度保守,编码 HOXD 蛋白的同源异形域(homeodomain,HD),该结构域由 60 个氨基酸组成,包括 3 个螺旋和 1 个 NH2-端的自由臂,与特定的 DNA 靶序列结合。另外,多聚丙氨酸链延展是多并指(趾)畸形的遗传学基础之一[46]。

11.3.1.3 诊断

为了选择治疗和评估预后,临床上根据并指涉及的组织,将其分为两大类,即简单型和复杂型并指。根据指蹼皮肤连接的范围大小,将简单型并指分为完全性和不完全性并指。由于并指的发生是邻近手指分化障碍所致,因此并指可能涉及整个手或部分手指,即使是单纯性并指,也可能是复杂的(如有骨畸形同时合并短指畸形);并指可以是独立的疾患,也可以是其他综合征的特殊表现(如尖头并指畸形、手发育不全、屈曲指畸形、Apert 综合征、Poland 综合征等)。并指并不像其他畸形一样,非常严格地限制在本身的分类中(独立的并指在先天性畸形分类的Ⅱ型中),但却很广泛地分布在其他的畸形之中。如果是独立的疾患,最常累及中环指指蹼,10%~40%的患者有家族病史。复杂的并指不仅累及骨和皮肤,而且可能还累及肌肉肌腱系统和神经结构。畸形越复杂,指总动脉分叉会越靠近远端,而手指其他的血管可能不发育。

11.3.1.4 筛查与精准预防

此畸形在宫内的诊断比较困难,而且常在超声检查中被忽略。但因为手解剖学和形状的特殊性,经过全面系统的超声检查,部分疾患可以确定诊断。由于先天性并指是骨或软组织的融合,因此胎儿手指的运动不能独立,超声显示畸形手指总是同时活动。但宫内诊断比较困难,特别是皮肤型并指,而复杂型并指的诊断相对容易,因为涉及多个手指,例如在 Apert 综合征中手的形状怪异,有铲状手、勺状手或拳击手套手等,手指不能单独活动,在超声检查中能很好地显示。由于手部畸形仅是全身系统疾患的表现之一,因此还要进一步考虑其他疾患,如宫内发育迟缓、颅狭窄畸形、先天性心脏病等。手部疾患最好的诊断时机是孕期前 3 个月的晚期和孕期中 3 个月的中期,此时胎动频繁,胎儿手处于相对伸展的位置,有助于超声显示。如果能充分利用三维重建技术可以更好地显示畸形及其周围毗邻。对于手是否存在、大小、数量、形态、位置等要逐一显示,才能更全面地了解手的发育情况,排除畸形的可能性[47]。

遗传学家根据并指所涉及的部位和常染色体显性遗传特征,将并指畸形分为 5 型:Ⅰ型是指发生在中环指的单纯并指畸形,该型最为常见,染色体区域位于 2q34 - q36(OMIM 185900);Ⅱ型是指中环指的并指畸形伴有环指多指畸形,染色体区域位于 2q31-q32(OMIM 186000);Ⅲ型是指环小指并指畸形,通常为双侧,远指间关节通常融合,小指中节指骨发育不全,染色体区域位于 6q21-q23.2(OMIM 186100);Ⅳ型表现为眼、牙、指发育不良,由 Hass 在 1940 年首次描述,手表现为完全并指畸形,偶伴有六指或趾畸形,称为杯状手,最近的研究表明其染色体区域位于 7q36(OMIM 186200);Ⅴ型是指中环指并指畸形合并第 2、3 趾并趾畸形,同时伴有第 4、5 掌骨和第 4、5 跖骨融合,染色体区域位于 2q3l—q32(OMIM186300)。SD 是研究造成并指(趾)家系个体间临床异质性的各种因素,如遗传机制、表观遗传学、多效性、随机性因素之间关系的良好模型。随着 SD 遗传学数据的逐渐完善和产前诊断技术的发展,利用羊水进行基因测序可以诊断大部分严重的 SD 胎儿,降低新生儿出生缺陷的发生。

11.3.2 短指(趾)

11.3.2.1 概述

短指/趾(BD)是指/趾骨和/或掌/跖骨短小、缺失或融合导致的手/足先天畸形,一般手畸形的严重程度高于足[48]。最新的国际疾病分类和骨发育不良分类认为短/趾指属于肢体骨发育障碍。短指/趾可单独出现,也可伴随其他症状和体征,如身材矮小或其他骨骼异常(如并指/趾、多指/趾、短缺畸形和指/趾骨关节融合),还可作为复杂畸形综合征的临床表型之 BD 有时单独出现、有时作为综合征的部分症状出现[49]。Bell 主要根据解剖学上的区别,将非综合征性 BD 分为 A~E 5 型,每型又陆续被分成若干亚型。各类型的主要解剖学特征如下:BDA 为中节指骨缩短或缺失;BDB(MIM 113000)

为远节指骨缩短,常伴指甲发育不良及中节指骨缩短;BDC(MIM 113100)为第 2、3、5 指中节指骨缩短,2、3 指近节指骨畸形可为指骨多节化,而第 4 指基本正常;BDD(MIM 113200)为第 1 指(趾)远节指(趾)骨短宽;BDE(MIM 113300)为一个或多个掌(跖)骨缩短。BDA 又至少被分成 3 个亚型:BDAI(MIM 112500)特征为所有中节指骨均受累,可伴第 1 指(趾)近节指骨缩短;BDA2(MIM 112600)特征为仅第 2 指中节指骨缩短;BDA3(MIM 1 12700)特征为第 5 指中节指骨缩短[50]。目前,BDAl、BDA2、BDB、BDC 的致病基因已被确定,BDD 和 BDE 也发现可以与同一个基因的突变相关,这 5 个致病基因分别为染色体 2q35. q36 区域内的 IHH 基因、4q21. q25 区域内的 BMPRIB 基因、9q22 区域内的 ROR2 基因、20q11. 2 区域内的 GDF5 基因、2q31 - q32 区域内的 HOXDl3 基因[51]。另外,近端指(趾)骨间关节粘连(proximal symphalangism,SYMl,MIM 185800)的致病基因是染色体 17q22 区域内的 NOG 基因,这种先天畸形以肢端骨骼融合和短指为主要表型,有时被认为是 BDC 的一部分。

11.3.2.2 致病机制

BD 是肢端骨骼近远轴模式发育异常为主的先天畸形。所谓模式(pattern),是指机体或器官的三维结构,就四肢骨骼而言,就是四肢骨骼元件(skeletal element)的大小、形状、数目和排列位置。四肢在近远轴(肩至手)、前后轴(拇指至小指)、背腹轴(手背至手掌)3 个轴上的模式有不同特征,在胚胎四肢发育中的形成受不同信号分子调控。人胚第 4 周末,胚体侧壁出现上下肢芽;不久其远端外胚层形成上皮样结构,外胚层顶嵴(apical ectodermal ridge,AER);AER 下方肢远端间充质细胞保持未分化状态,肢近端间充质细胞由近及远开始凝聚(condensation),并向软骨分化形成软骨原基(anlagen),四肢柱骨、接合骨、端骨的原基依次出现;端骨部分在胚胎第 5 周末时呈桨状,称为手板或足板(plate),其内间充质细胞再凝聚形成软骨性指轴(ray),同时 AER 开始退化,指轴间间充质退化;之后指轴延长,并且分段形成指节结合点即未来的关节,由此产生正确数目的指骨节;大约在胚胎第 8 周,四肢所有骨骼元件的原基均形成,软骨原基将通过软骨内成骨过程形成骨[52]。目前研究发现近远轴的信号主要来自肢芽顶端背腹侧交界带的外胚层细胞——AER,AER 中表达的多种 FGFs 是执行 AER 功能的主要信号分子。而较晚期肢端(手足)形态发生的调控则知之甚少,并且发现肢端与肢(近段)形态发生的信号机制不同在肢端模式形成中,指轴间充质(interdigital mesenchyme,IDM)可能是新的信号中心;但关节的特化和关节之间间隔的机制尚不了解。而近年研究发现上述 6 个导致短指相关畸形(肢端的近远轴模式异常)的致病基因除 HOXDl3 以外,以蛋白质-蛋白质或蛋白质-DNA 的方式直接或间接相互作用,构成一定信号通路影响近远轴模式建立的信号网络[53]。

11.3.2.3 诊断

BD 的诊断包括人体测量、X 线片检查和基因检测等。目前无适用于所有短指/趾类型的治疗方法,仅在影响了手部功能或美容时才进行整形手术,一般均不治疗。手功能受损时,采用物理治疗或手部运动可改善握力和灵活性。足有骨骼变化以致行走不易的患者,手术和物理治疗有效。外科手术可延长严重型患者手/足骨骼的功能,也对有显著弯指、并指或先天指骨关节强直患者有效。BD 伴其他疾患如高血压,还需对症治疗。单纯型 BD 有较好预后。预后完全取决于短指的性质,如果短指/趾是某种综合征的特征之一,预后通常取决于相关畸形的性质。

11.3.2.4　筛查与精准预防

绝大多数单纯型 BD 呈常染色体显性遗传。A 型(A1、A2 和 A4)、B 型、C 型、D 型和 E 型 BD 均有确定的致病基因,克隆了至少 8 个致病基因,即 *IHH*(MIM 600726)、*GDF5*(MIM 601146)、*BMPR1B*(MIM 603248)、*BMP2*(MIM 112261)、*ROR2*(MIM 602337)、*NOG*(MIM 602991)、*HOXD13*(MIM 142989)和 *PTHLH* 基因(MIM 168470)。利用羊水进行基因测序可以诊断大部分的严重 BD 的胎儿,降低新生儿出生缺陷的发生。

就目前的医疗条件而言,尚无一种专门针对所有类型 BD 的标准术式。在能改善患者手足功能及外形的情况下可考虑行整形外科手术。但在通常情况下该类手术也并非绝对必要。此外,术后的功能锻炼有助于手足功能恢复,也是重要的治疗环节。矫正短指畸形的主要手术是骨延长术,包括指骨延长及掌骨延长。对于严重的短指畸形,或严重的指骨发育不良形成短指粘连畸形(symbrachydactyly)的患者,或者骨延长术后软组织松弛、有骨移植条件的患者可行趾骨、部分跖骨或者髂骨游离移植以补足手指的骨骼缺损,但移植效果取决于患者年龄、术后功能锻炼及手术水平等。

随着再生技术的认识和发展,近年来也开始开展肢体修复再生及肢芽生发的研究。但目前研究尚停留在动物实验及分子遗传学研究阶段。

11.3.3　多指(趾)

11.3.3.1　概述

先天性多指畸形(congenital polydactyly)是指正常手指以外的手指赘生,是临床上最常见的先天性手部畸形。由于症状典型,诊断相对容易,故临床上对其往往重视不足。但事实上由于先天性多指畸形类型多样,尤其对手部功能影响重大,往往造成术后效果不一。一般男性发病率高于女性,男女比例约为 5∶1,单侧多于双侧,双手发病率约占 10%;右侧多于左侧,比例约为 2∶1,其中拇指多指畸形发病率约占总数的 90%以上[54]。

先天性多指畸形分为综合征型和非综合征型。按受累指发生和解剖部位,将非综合征型多指分为:轴前多指(又称桡侧多指,preaxial polydactyly)、轴后多指(又称尺侧多指,posterior polydactyly)及中央多指(central polydactyly)。先天性多指畸形症状典型,可以是单个、多个或是双手多指;一般表现为桡侧多指、中央多指及尺侧多指,其中以桡侧多指最为常见。多指可发生在正常手指远节或近节,与正常指骨或掌骨相连,也可发生在掌指关节、指间关节的一侧。由于多指的外形和结构差异很大,有时难于分辨正常手指与多指。多指畸形可单独存在,也可伴有其他畸形,如并指畸形、肢体短小、手指缺如等。

11.3.3.2 致病机制

先天性多指畸形的确切病因目前尚不明确,一般认为遗传是其主要原因,多为常染色体显性遗传,也有报道为常染色体隐性遗传。目前多数研究表明与多条染色体多段区域中的多个基因突变有关。位于 7p13 的 *GLl3* 基因突变可导致多指畸形,此外一些家系的致多指畸形基因被分别定位于 7q36、7q21-7q34 和 19p13.1-p13.2 等区域。近来一些研究证实,*SHH*(sonic hedgehog)突变可能在胚胎时期多指畸形的形成中起重要作用。此外,环境因素与先天性多指畸形也有一定关系,如孕妇孕期吸烟、接触有害化学物质等均为致畸的高危因素。

11.3.3.3 筛查与精准预防

目前已了解到与肢发育有关的基因有 *SHH*、*Lmbr1/C7orf2*、*Lmbr2*、*Hox*、*Gli*、*EN2*(ENGRAILED2)、*FGF*、*FgF* 受体、*RAR*、*WNT*、*BMP*、同源盒基因等[21]。先天性多指畸形发病率高,畸形类型多样,尤其对手部功能影响重大。目前,多数国内外学者认为外科手术是治疗先天性多指畸形的唯一有效途径。外科治疗目的既要考虑术后患者手部功能情况又要考虑外观问题。需要注意的是多指畸形并不是简单的组织过剩,而是存在先天解剖结构变异、排列紊乱及手指发育不良等。因此,手术不是简单地将多余手指切除,而是外观和解剖结构的重建。

在今后的研究中,首先要继续通过家系连锁分析,对相关基因进行更精确的定位,进而克隆;其次要借助于现有的动物模型对肢的发育机制进行更深入的研究,在现有结果的基础上,扩大研究对象的范围,通过对多种动物的研究比较,以期为人类多指(趾)畸形的形成原因及临床治疗提供足够的理论依据。

11.4 小结与展望

本章介绍的是基因变异对人体骨骼系统产生疾病,重点阐述了软骨发育不全和成骨不全症的发病机制、筛查方式、诊断方法以及精准预防。此外,本章也着重介绍了先天性肢端畸形的主要类型以及具体的诊断和预防措施。在未来的研究学习中,除了在分子和细胞水平上对基因及其功能进行研究外,也要充分利用动物模型深入研究骨骼发育机制,并结合新型材料科学为临床治疗提供更多的思路。

参考文献

［1］Hecht J T, Thompson N M, Weir T, et al. Cognitive and motor skills in achondroplastic infants: neurologic and respiratory correlates[J]. Am J Med Genet, 1991,41(2): 208-211.

［2］Midic U, Oldfield C J, Dunker A K, et al. Unfoldomics of human genetic diseases: illustrative examples of ordered and intrinsically disordered members of the human diseasome[J]. Protein Pept Lett, 2009, 16(12): 1533-1547.

［3］Jenkins D, Balsitis M, Gallivan S, et al. Guidelines for the initial biopsy diagnosis of suspected chronic idiopathic inflammatory bowel disease. The British Society of Gastroenterology Initiative [J]. J Clin Pathol, 1997, 50(2): 93-105.

［4］Jin M, Yu Y, Qi H, et al. A novel FGFR3-binding peptide inhibits FGFR3 signaling and reverses the lethal phenotype of mice mimicking human thanatophoric dysplasia[J]. Hum Mol Genet, 2012, 21(26): 5443-5455.

［5］Ruano R, Molho M, Roume J, et al. Prenatal diagnosis of fetal skeletal dysplasias by combining two-dimensional and three-dimensional ultrasound and intrauterine three-dimensional helical computer tomography[J]. Ultrasound Obstet Gyneco, 2010, 24(2): 134-140.

［6］Grigelioniené G, Eklöf O, Laurencikas E, et al. Asn540Lys mutation in fibroblast growth factor receptor 3 and phenotype in hypochondroplasia[J]. Acta Paediatr, 2000, 89(9): 1072-1076.

［7］Lorget F, Kaci N, Peng J, et al. Evaluation of the therapeutic potential of a CNP analog in a Fgfr3 mouse model recapitulating achondroplasia[J]. Ann Hum Genet, 2012, 91(6): 1108-1114.

［8］Richette P, Bardin T, Stheneur C. Achondroplasia: from genotype to phenotype[J]. Joint Bone Spine, 2008, 75(2): 125-130.

［9］Almeida M R, Camposxavier A B, Medeira A, et al. Clinical and molecular diagnosis of the skeletal dysplasias associated with mutations in the gene encoding fibrobast growth factor receptor 3 (FGFR3) in Portugal[J]. Clin Genet, 2009, 75(2): 150-156.

［10］Heuertz S, Merrer M L, Zabel B, et al. Novel FGFR3 mutations creating cysteine residues in the extracellular domain of the receptor cause achondroplasia or severe forms of hypochondroplasia[J]. Eur J Hum Genet, 2006, 14(12): 1240-1247.

［11］Cheema J I, Grissom L E, Harcke H T. Radiographic characteristics of lower-extremity bowing in children[J]. Radiographics, 2003, 23(4): 871.

［12］Baujat G, Legeaimallet L, Finidori G, et al. Achondroplasia[J]. Best Pract Res Clin Rheumatol, 2008, 22(1): 3-18.

［13］Bellus GA, Hefferon T W, Ortiz de Luna R I, et al. Achondroplasia is defined by recurrent G380R mutations of FGFR3[J]. Am J Hum Genet, 1995, 56(2): 368-373.

［14］Bellus G A, Spector E B, Speiser P W, et al. Distinct missense mutations of the FGFR3 lys650 codon modulate receptor kinase activation and the severity of the skeletal dysplasia phenotype[J]. Am J Hum Genet, 2000, 67(6): 1411-1421.

［15］安丽梅,李卫巍,李科,等.FGFR3 基因突变导致软骨发育不全的产前分子诊断[J].中国优生与遗传杂志,2012,20(7): 17-19.

［16］夏欣一,李卫巍,吴秋月,等.软骨发育不全患者 FGFR3 基因突变检测[J].中国优生与遗传杂志,2013,21(8): 17-18.

［17］Shiang R，Thompson L M，Zhu Y Z，et al. Mutations in the transmembrane domain of FGFR3 cause the most common genetic form of dwarfism，achondroplasia［J］. Cell，1994，78（2）：335-342.

［18］Chou L S，Lyon E，Wittwer C T. A comparison of high-resolution melting analysis with denaturing high-performance liquid chromatography for mutation scanning：cystic fibrosis transmembrane conductance regulator gene as a model［J］. Am J Clin Pathol，2005，124（3）：330-338.

［19］Superti-Furga A，Eich G，Bucher H U，et al. A glycine 375 - to-cysteine substitution in the transmembrane domain of the fibroblast growth factor receptor-3 in a newborn with achondroplasia［J］. Eur J Pediatr，1995，154（3）：215-219.

［20］朱斌，董秋明，黄兴华，等. 一个软骨发育不全家系成纤维细胞生长因子受体3基因突变分析［J］. 中华医学遗传学杂志，2003，20（5）：373-375.

［21］Forlino A，Cabral W A，Barnes A M，et al. New perspectives on osteogenesis imperfecta［J］. Nat Rev Endocrinol，2011，7（9）：540-557.

［22］Cundy T. Recent advances in osteogenesis imperfecta［J］. Calcif Tissue Int，2012，90（6）：439-449.

［23］Sillence D O，Senn A，Danks D M. Genetic heterogeneity in osteogenesis imperfecta［J］. J Med Genet，1979，16（2）：101.

［24］Warman M L，Cormierdaire V，Hall C，et al. Nosology and classification of genetic skeletal disorders：2010 Revision［J］. Am J Med Genet Part A，2015，167（12）：2869.

［25］Glorieux F H，Rauch F，Plotkin H，et al. Type V osteogenesis imperfecta：a new form of brittle bone disease［J］. J Bone Miner Res，2000，15（9）：1650-1658.

［26］Van Dijk F S，Sillence D O. Osteogenesis imperfecta：Clinical diagnosis，nomenclature and severity assessment［J］. Am J Med Genet Part A，2014，164（6）：1470-1481.

［27］Sillence D，Rimoin D. ClassIfication of osteogenesis imperfecta［J］. Lancet，1978，1（8072）：1041-1042.

［28］Zhang Z，Li M，He J W，et al. Phenotype and genotype analysis of Chinese patients with osteogenesis imperfecta type V［J］. PLoS One，2013，8（8）：e72337.

［29］Glorieux F H，Ward L M，Rauch F，et al. Osteogenesis imperfecta type VI：a form of brittle bone disease with a mineralization defect［J］. J Bone Miner Res，2002，17（1）：30-38.

［30］Barnes A M，Chang W，Morello R，et al. Deficiency of cartilage-associated protein in recessive lethal osteogenesis imperfecta［J］. N Engl J Med，2006，355（26）：2757-2764.

［31］Cabral W A，Chang W，Barnes A M，et al. Prolyl 3-hydroxylase 1 deficiency causes a recessive metabolic bone disorder resembling lethal/severe osteogenesis imperfecta［J］. Nat Genet，2007，39（3）：359-365.

［32］Zhang Z L，Zhang H，Ke Y H，et al. The identification of novel mutations in COL1A1，COL1A2，and LEPRE1 genes in Chinese patients with osteogenesis imperfecta［J］. J Bone Miner Res，2012，30（1）：69-77.

［33］Lindahl K，Barnes A M，Fratzlzelman N，et al. COL1 C - propeptide Cleavage Site Mutations Cause High Bone Mass Osteogenesis Imperfecta［J］. Hum Mutat，2011，32（6）：598-609.

［34］Rauch F，Moffatt P，Cheung M，et al. Osteogenesis imperfecta type V：marked phenotypic variability despite the presence of the IFITM5 c. -14C＞T mutation in all patients［J］. J Med Genet，2013，50（1）：21-24.

［35］Zhou P，Liu Y，Lv F，et al. Novel mutations in FKBP10 and PLOD2 cause rare Bruck syndrome in Chinese patients［J］. PLoS One，2014，9(9)：e107594.

［36］Lv F，Xu X J，Wang J Y，et al. Two novel mutations in TMEM38B result in rare autosomal recessive osteogenesis imperfecta［J］. J Hum Genet，2016，61(6)：539-545.

［37］Yi L，Song L，Ma D，et al. Genotype-phenotype analysis of a rare type of osteogenesis imperfecta in four Chinese families with WNT1 mutations［J］. Clin Chim Acta，2016，461：172-180.

［38］Hao Z，Hua Y，Wang C，et al. Clinical characteristics and the identification of novel mutations of COL1A1 and COL1A2 in 61 Chinese patients with osteogenesis imperfecta［J］. Mol Med Rep，2017，15(2)：1002-1002.

［39］Valadares E R，Carneiro T B，Santos P M，et al. What is new in genetics and osteogenesis imperfecta classification［J］. J Pediatr (Rio J)，2014，90(6)：536-541.

［40］Dobyns W B，Guerrini R，Czapanskybeilman D K，et al. Bilateral periventricular nodular heterotopia with mental retardation and syndactyly in boys：a new X-linked mental retardation syndrome［J］. Neurology，1997，49(4)：1042-1047.

［41］Zhao X，Sun M，Zhao J，et al. Mutations in HOXD13 Underlie Syndactyly Type V and a Novel Brachydactyly-Syndactyly Syndrome［J］. Am J Hum Genet，2007，80(2)：361-371.

［42］Klopocki E，Lohan S，Brancati F，et al. Copy-number variations involving the IHH locus are associated with syndactyly and craniosynostosis［J］. Am J Hum Genet，2011，88(1)：70-75.

［43］Von G S，Golla A，Ehrenfels Y，et al. Genotype-phenotype analysis in Apert syndrome suggests opposite effects of the two recurrent mutations on syndactyly and outcome of craniofacial surgery ［J］. Clin Genet，2000，57(2)：137-139.

［44］Malik S. Syndactyly：phenotypes，genetics and current classification［J］. Eur J Hum Genet，2012，20(8)：817-824.

［45］曹丽华.不同肢端畸形中基因突变鉴定及致病机制研究［D］.沈阳：中国医科大学,2009.

［46］Jordan D，Hindocha S，Dhital M，et al. The epidemiology，genetics and future management of syndactyly［J］. Open Orthop J，2012，6(1)：14-27.

［47］Temtamy S A，Aglan M S. Brachydactyly［J］. Orphanet J Rare Dis，2008，3(1)：15.

［48］Schuster H，Wienker T F，Bähring S，et al. Severe autosomal dominant hypertension and brachydactyly in a unique Turkish kindred maps to human chromosome 12［J］. Nat Genet，1996，13(1)：98-100.

［49］Everman D B，Bartels C F，Yang Y，et al. The mutational spectrum of brachydactyly type C［J］. Am J Med Genet Part B，2002，112(3)：291-296.

［50］Lehmann K，Seemann P，Stricker S，et al. Mutations in bone morphogenetic protein receptor 1B cause brachydactyly type A2［J］. Proc Natl Acad Sci U S A，2003，100(21)：12277-12282.

［51］Afzal A R，Jeffery S. One gene，two phenotypes：ROR2 mutations in autosomal recessive Robinow syndrome and autosomal dominant brachydactyly type B［J］. Hum Mutat，2003，22(1)：1-11.

［52］史静敏.多、并指(趾)畸形的遗传学分析［D］.天津：天津医科大学,2016.

［53］Mastrobattista J M，Dollé P，Blanton S H，et al. Evaluation of candidate genes for familial brachydactyly［J］. J Med Genet，1995，32(11)：851-854.

［54］Tünte W. A new polydactyly-imperforate-anus-vertebral-anomalies syndrome［J］. Lancet，1968，2 (7574)：1081-1082.

12

常见遗传性血液病

血液病是影响造血系统伴发血液异常改变,以贫血、出血、发热为特征的疾病,根据血液病的发病原因又可分为先天/遗传性、纯外因所致、遗传性基础上加外因所致。本章主要介绍两种常见的遗传性血液病:地中海贫血和血友病。地中海贫血是由于珠蛋白基因缺陷导致珠蛋白肽链合成缺损进而影响血红蛋白组成改变的疾病;血友病是由于活性凝血酶生成障碍导致患者凝血功能受损的遗传性出血性疾病。本章将详细阐述地中海贫血和血友病的病理特征、遗传机制、筛查、诊断以及精准预防。

12.1 地中海贫血

12.1.1 概述

血红蛋白(hemoglobin,Hb)是高等生物体内一种氧结合蛋白,能使红细胞具有运输氧的功能。人类血红蛋白由一个四聚体珠蛋白和四个亚铁血红素组成。其中,四聚体珠蛋白由两条 α 珠蛋白链和两条 β 珠蛋白链组成。编码珠蛋白链的珠蛋白基因以基因簇的形式存在,α 珠蛋白基因簇位于 16 号染色体(16p13.3),由 $\xi1$、$\xi2$、$\psi\alpha2$、$\psi\alpha1$、$\alpha2$、$\alpha1$ 和 θ 构成(见图 12-1),β 珠蛋白基因定位于 11 号染色体(11p15.3),β 珠蛋白基因簇由 ε、$^G\gamma$、$^A\gamma$、$\psi\beta$、δ 和 β 构成(见图 12-2),在 ε 珠蛋白基因上游 6～23 kb 的区域存在整个 β 珠蛋白基因簇的表达控制区。除了以上这些功能基因外,α 珠蛋白基因簇包含着 2 个假基因 $\psi\xi$、$\psi\alpha1$ 和疑似珠白基因的 $\psi\alpha2$ 和 θ 的 2 个非功能性基因。β 珠蛋白基因簇包含

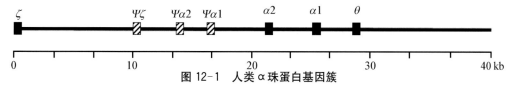

图 12-1 人类 α 珠蛋白基因簇

α珠蛋白基因簇定位于第 16 号染色体 16p13.3,由 $\xi1$、$\xi2$、$\psi\alpha2$、$\psi\alpha1$、$\alpha2$、$\alpha1$ 和 θ 基因构成(图片修改自参考文献[1])

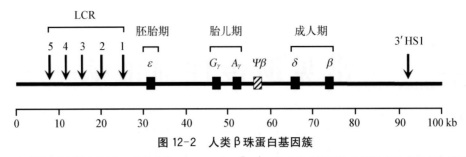

图 12-2 人类 β 珠蛋白基因簇

β珠蛋白基因簇定位于 11 号染色体 11p15.3，由 ε、$^{G}\gamma$、$^{A}\gamma$、ψβ、δ 和 β 基因构成（图片修改自参考文献[2]）

假基因 ψβ。ξ 和 ε 有 2 个基因在胚胎期表达；有 4 个基因在胎儿期表达，分别为 α2、α1、$^{G}\gamma$ 和 $^{A}\gamma$；有 4 个基因在成人期表达，分别为 α2、α1、δ 和 β。

在人体的不同发育阶段，珠蛋白的产生以一定规律发生变化（见图 12-3）。在不同阶段出现不同的血红蛋白类型及组成。α 和 β 珠蛋白基因簇排列在染色体上的顺序与其在个体发育阶段过程中表达的顺序一致，胚胎期的血红蛋白类型主要有：Hb Gower 1，Hb Gower 2 和 Hb Portland 3 种类型。① Hb Gower 1：由一对 ζ 链和一对 ε 链（$\zeta_2\varepsilon_2$）的分子构成；② Hb Gower 2：由一对 α 链和一对 ε 链（$\alpha_2\varepsilon_2$）的分子构成；③ Hb Portland：由一对 ζ 链和一对 γ 链（$\zeta_2\gamma_2$）的分子构成。

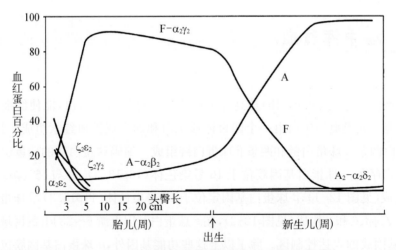

图 12-3 人体不同发育阶段珠蛋白生成变化规律

人体不同阶段珠蛋白生成情况不同（图片修改自参考文献[3]）

胎儿期血红蛋白类型有胎儿血红蛋白（fetal hemoglobin，HbF）、血红蛋白 A（adult hemoglobin，Hb A）和血红蛋白 A_2（minor fraction of adult hemoglobin，Hb A_2），以 Hb F 为主。成人期血红蛋白类型主要是 Hb A、Hb A_2 及 Hb F 3 种类型，以 Hb A 为主。① Hb F：由 2 条 α 链和 2 条 γ 链（$\alpha_2\gamma_2$）的分子构成，是胎儿期最主要的血红蛋白类型；

② Hb A：由 2 条 α 链和 2 条 β 链（$α_2β_2$）的分子构成；③ Hb A_2：由 2 条 α 链和 2 条 δ 链（$α_2δ_2$）的分子构成。出生后 Hb A 表达迅速增多并取代了 Hb F 表达，在半岁时 Hb F 不超过血红蛋白总量的 5%，2 岁时 Hb F 水平不超过 1%，在正常成人范围以内；一个正常成人的血红蛋白组成以 Hb A 为主，占 97.5%，Hb A_2 占 2%，Hb F 占 0.5%。

在人体发育过程中，ε 和 ξ 珠蛋白基因最先开始表达，形成 Hb Gower 1，妊娠 4 周过后，α 和 γ 珠蛋白基因开始表达，形成 Hb Gower2，Hb Portland 和 Hb F，而最先表达的 ε 和 ξ 珠蛋白基因逐渐减少表达，大多数在不超过妊娠 10 周时关闭，Hb Gower 1、Hb Gower2 与 Hb Portland 消失，与此同时 Hb A 开始形成。由于 β 珠蛋白基因开始表达形成，α 珠蛋白基因表达达到最高水平并一直持续保持，γ 珠蛋白基因表达也达到最高水平，此时血红蛋白类型主要是 Hb F。随后 δ 珠蛋白基因开始表达，但一直保持较低水平，形成 Hb A_2，出生前后 γ 珠蛋白基因逐渐关闭，与此同时 β 珠蛋白基因表达增加，Hb F 水平也随之减少，逐渐由 Hb A 所取代。

12.1.2 血红蛋白病

血红蛋白病是一类由于血红蛋白结构异常或者珠蛋白肽链合成异常而引起的遗传性血液病，是世界上最常见的单基因遗传病之一。血红蛋白病包括地中海贫血和异常血红蛋白病两大类。异常血红蛋白病是由于遗传缺陷致珠蛋白肽链结构异常或合成障碍，致使结构异常的血红蛋白，部分或完全替代了正常的血红蛋白而引起的一组疾病。常见的类型有 Hb E(CD 26) 和 Hb S。由于珠蛋白肽链合成异常，导致所形成的血红蛋白的 α 链/非 α 链比例失衡，出现溶血性贫血表现的遗传病称为地中海贫血，常见的地中海贫血有 α 地中海贫血和 β 地中海贫血。

12.1.2.1 异常血红蛋白

异常血红蛋白是由于珠蛋白肽链结构异常或合成受阻，引起的血红蛋白的结构异常。在 1949 年 Linus Pauling 发现了异常血红蛋白 S(Hb S) 在镰刀型红细胞性患者的红细胞中，这是全球发现的第一例异常血红蛋白[3]。Ingram 在 1957 年发现了 Hb S 的分子机制，是由于 β 珠蛋白链第 6 号谷氨酸被缬氨酸替代[4]。

异常血红蛋白具有多种类型，其结构形态各不相同。基因突变是导致大部分异常血红蛋白的产生的原因，主要包括：① 珠蛋白链单个氨基酸产生替代换，如 Hb E；② 氨基酸缺失，如 Hb Leiden；③ 重复氨基酸的插入，如 Hb Grady；④ 肽链末端的延长或肽链末端的缩短，如 Hb Constant Spring。

1963 年，我国开始研究异常血红蛋白，1980 年第一次进行了全国大范围内百万人异常血红蛋白的调查，初步了解了我国各省份和各民族的异常血红蛋白发生率。异常血红蛋白在我国各地区的发生率长江以南各省高于长江以北各省的发生率，在电泳图上分组显示来看，南方各区以 Hb E/Hb J 组异常血红蛋白居多，北方各区以 Hb G/Hb

D组异常血红蛋白居多，基因型在南北具有明显的地域差异性。国内报道过的异常血红蛋白类型如表12-1和表12-2所示。

表 12-1　国内报道过的异常血红蛋白类型（β珠蛋白基因异常）

序　号	突变类型	HGVS	异常血红蛋白名称
1	CD 6(A>T)	HBB：c. 20A>T	Hb S
2	CD 7(G>A)	HBB：c. 22G>A	Hb G-Siriraj
3	CD 11(G>A)	HBB：c. 34G>A	Hb Hamilton
4	CD 19(A>G)	HBB：c. 59A>G	Hb Malay
5	CD 22(A>C)	HBB：c. 68A>C	Hb G-Coushatta
6	CD 22 (A>G)	HBB：c. 68A>G	Hb G-Taipei
7	CD 26 (G>A)	HBB：c. 79G>A	Hb E
8	CD 32 (T>G)	HBB：c. 98T>C	Hb Perth
9	CD 47 (G>A)	HBB：c. 142G>A	Hb G-Copenhagen
10	CD 55 (T>A)	HBB：c. 167 T>A	Hb Matera
11	CD 56 (G>A)	HBB：c. 170G>A	Hb J-Bangkok（Hb J-Meinung）
12	CD 59 (G>C)	HBB：c. 180G>C	Hb J-Lome
13	CD 69(G>C)	HBB：c. 208G>C	Hb Kenitra
14	CD 70(C>A)	HBB：c. 212C>A	Hb Seattle
15	CD 74(G>T)	HBB：c. 224G>T	Hb Bushwick
16	CD 92(C>T)	HBB：c. 277C>T	Hb M-Milwaukee-2
17	CD 98(G>A)	HBB：c. 295G>A	Hb Koln（Hb Ube-1）
18	CD 101(G>C)	HBB：c. 304G>C	Hb Rush
19	CD 113 (T>A)	HBB：c. 341T>A	Hb New York
20	CD 117(A>C)	HBB：c. 353A>C	Hb Saitama
21	CD 121 (G>C)	HBB：c. 364G>C	Hb D Punjab（Hb D-Los Angeles）
22	CD 123 (C>A)	HBB：c. 371C>A	Hb Ernz
23	CD 126(T>G)	HBB：c. 380T>G	Hb Dhonburi
24	CD 127 (A>G)	HBB：c. 383A>G	Hb Dieppe
25	CD 144(A>G)	HBB：c. 434A>G	Hb Heze

表 12-2 国内报道过的异常血红蛋白类型(α 珠蛋白基因异常)

序号	突 变 类 型	HGVS 命名	异常血红蛋白名称
1	CD 11（AAG>CAG）	HBA2：c. 34A>C（or HBA1）	Hb J-Wenchang-Wuming
2	CD 15（GGT>CGT）	HBA2：c. 46G>C（or HBA1）	Hb Ottawa
3	CD 16（AAG>GAG）	HBA1：c. 49A>G	Hb I
4	CD 16（AAG>AAC or AAT)	HBA2：c. [51G>C（or HBA1) or 51G>T（or HBA1)]	Hb Beijing
5	CD 19（GCG>GAG）	HBA2：c. 59C>A（or HBA1）	Hb J-Tashikuergan
6	CD 30（GAG>CAG）	HBA2：c. 91G>C（or HBA1）	Hb G-Chinese（Hb G-Honolulu）
7	CD 31（AGG>TGG）	HBA2：c. 94A>T	Hb Debao
8	CD 34（CTG>CGG）	HBA2：c. 104T>G（or HBA1）	Hb Queens
9	CD 59（GGC>CGC）	HBA2：c. 178G>C	Hb Zurich-Albisrieden
10	CD59（GGC>GAC）	HBA2：c. 179G>A（or HBA1）	Hb Adana
11	CD 64（GAC>AAC）	HBA2：c. 193G>A（or HBA1）	Hb G-Waimanalo
12	CD 68（AAC>GAC）	HBA2：c. 205A>G（or HBA1）	Hb Ube-2
13	CD 68（AAC>AAG）	HBA2：c. [207C>G（or HBA1) or 207C>A]	Hb G-Philadelphia
14	CD 74（GAC>CAC）	HBA1：c. 223G>C	Hb Q-Thailand
15	CD 90（AAG>AAT（α2)或者 AAG>AAC（α1))	HBA2：c. 273G>T or HBA1：c. 273G>C	Hb J-Broussais
16	CD116（GAG>GCG）	HBA2：c. 350A>C（or HBA1）	Hb Ube-4
17	CD 122（CAC>CAG）	HBA2：c. 369C>G	Hb Westmead
18	CD 125（CTG>CCG）	HBA2：c. 377T>C	Hb Quong Sze
19	CD 142（TAA>CAA）	HBA2：c. 427T>C	Hb Constant Spring
20	CD 142（TAA>CAA）	HBA2：c. [427T>C；429A>T]	Hb Zurich-Altstetten

12.1.3 地中海贫血

地中海贫血(thalassemia)又称为珠蛋白生成障碍性贫血,在亚洲东南部、地中海等地区属于高发地区,同时也是世界范围内发病率最高的遗传性溶血性贫血,是最为严重的血红蛋白病的一种。这种疾病于 1925 年由 Cooley 和 Lee[5]等以最早发现地命名,因此称之为地中海贫血。全世界 5% 的人口中有珠蛋白变异,其中 1.7% 的人口有 α 地中海贫血症状,全球地中海贫血基因的携带者约有 1.5 亿人[6]。地中海贫血主要分布于热带和亚热带疟疾高发地区,其发生主要与疟疾进化选择压力有关。其发病遍及全世界(见图 12-4),主要集中在非洲、地中海地区、中东、印度次大陆、东南亚和中国南方在内的全球热带和亚热带疟疾高发地区(灰色区域所示),撒哈拉沙漠和阿拉伯沙漠因为缺水蚊虫不能传播疟疾,而不属于地中海贫血高发地区。

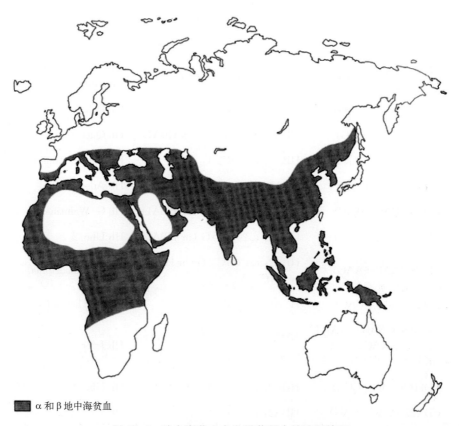

■ α 和 β 地中海贫血

图 12-4 地中海贫血在世界范围内的流行情况

历史上长江以南的广大地区是疟疾流行区域,我国地中海贫血的高发区主要在此区域分布,我国南方自 20 世纪 90 年代以后,在各省市已逐步开展了地中海贫血的流行病调查研究,中国南方的十个省市在地方局部或者全省范围内都已经获得了大样本人群血红蛋白病尤其是地中海贫血的发病率数据(见表 12-3)。在我国,云贵地区、四川地区、两广地区、海南等地区是此类疾病的高发地域。少数民族如壮族、黎族、傣族是高发民族。根据受累的珠蛋白基因不同可以把地中海贫血分为 α、β 和 δ 地中海贫血等。α 和 β 地中海贫血最常见,也最严重。

表 12-3 中国南方各个省市地中海贫血的发病率

省　　份	α 地中海贫血/%	β 地中海贫血/%
广西(全省)[7]	17.55	6.43
广东(全省)[8]	8.53	2.54
四川(成都)[9]	2.29	1.19
贵州(贵阳)[10,11]	3.28	2.72
浙江(湖州)[12]	1.01	1.30
福建(全省)[13]	3.22	1.32
海南(黎族)[14]	53.45	3.83
海南(汉族)[14]	12.16	6.11
香港[15]	5.40	3.40
重庆(市区)[16]	5.20	1.99
江西(全省)[17]	7.19	2.30
江苏(无锡)[18]	0.20	0.05
云南(德宏及西双版纳)[19]	39.10	19.00

12.1.3.1　α 地中海贫血

α 地中海贫血是世界上最常见的单基因遗传病之一,由 Rigas 在 1955 年率先发现[20]并报道,在地中海、非洲、东南亚及中东等国家多发。该病是由于 α 珠蛋白基因变异从而引起 α 珠蛋白合成减少或缺如导致溶血性贫血。α 珠蛋白基因位于 16 号染色体末端 16pl3.3。α 地中海贫血分为两大类:由 α 珠蛋白基因缺失引起的缺失型 α 地中海贫血和由 α 地中海贫血基因点突变引起的非缺失型 α 地中海贫血,主要以基因缺失型 α 地中海贫血为主,少数是由于基因点突变引起的。根据一条染色体上受累 α 珠蛋白基因数目不同分为 α^+ 地中海贫血(一条染色体上有 1 个 α 珠蛋白基因缺失或突变引起的 α 珠蛋白链合成障碍)和 α^0 地中海贫血(一条染色体上 2 个 α 珠蛋白基因均受累)。根据 α 珠蛋白基因缺失数目可将其分为 4 种类型:① 静止型 α 地中海贫血:为 α^+ 地中海贫血的杂合子,基因型为(—α/αα),即只有 1 个 α 珠蛋白基因发生了缺失,常见的缺失型有($-\alpha^{3.7}$/αα)及($-\alpha^{4.2}$/αα),此类患者通常与正常人无差别,没有贫血特征,临床筛查容易漏诊,但通过基因诊断可以检测出来;② 轻型 α 地中海贫血:为 α^0 地中海贫血基因的杂合子或(—α/—α)属于 α^+ 地中海贫血纯合子,基因型为(——/αα);即两条 α 珠蛋白基因缺失,此类地中海贫血患者通常有轻微的贫血表现;③ Hb H 病:即中间型 α 地中海贫血,带有 3 个 α 珠蛋白基因缺失或缺陷,只能合成少许 α-链,基因型为

（——/—α），属于 α^+ 地中海贫血杂合子和 α^0 地中海贫血状态；④ Hb Bart's 胎儿水肿综合征：胎儿表现为重度贫血、黄疸，全身水肿，巨大胎盘，胎儿多在孕期流产。基因型为 α^0 地中海贫血基因的纯合子（——/——），属于 α^0 地中海贫血纯合子，即 4 个 α 珠蛋白基因全部缺失，无 α 珠蛋白链生成。如果在妊娠期间抽取脐血，并对脐血进行血红蛋白电泳检测分析，一般无 Hb F 或 Hb A，而是出现大量的 Hb Bart's 条带。

α 珠蛋白基因缺陷主要是由于基因缺失引起，少数是基因发生了点突变。国内报道过的 α 珠蛋白基因缺陷超过 40 种，常见的缺失型 α 珠蛋白基因缺陷如表 12-4 所示。中国南方地区最常见的缺失类型是东南亚型缺失（——^{SEA}），其次是右侧缺失（—$\alpha^{3.7}$）和左侧缺失（—$\alpha^{4.2}$），常见的非缺失类型是 Hb CS（HBA2：c. 427T＞C，基因型表示为 $\alpha^{CS}\alpha/\alpha\alpha$），Hb Quong Sze（HBA2：c. 377T＞C，Hb QS，基因型表示为 $\alpha^{QS}\alpha/\alpha\alpha$）和 Hb Westmead（HBA2：c. 369C＞G，Hb WS，基因型表示为 $\alpha^{WS}\alpha/\alpha\alpha$）。——$^{SEA}/\alpha\alpha$、—$\alpha^{3.7}/\alpha\alpha$、—$\alpha^{4.2}/\alpha\alpha$、$\alpha^{CS}\alpha/\alpha\alpha$ 和 $\alpha^{QS}\alpha/\alpha\alpha$ 这 5 种突变类型约占我国人群突变的 90%。

表 12-4 国内报道过的缺失型 α 珠蛋白基因缺陷

序 号	缺 失 型 类 型
1	—$\alpha^{3.7}$ deletion[21]
2	—$\alpha^{4.2}$ deletion[22]
3	——^{SEA} deletion[23]
4	——^{THAI} deletion[24]
5	——^{FIL} deletion[25]
6	——^{HW} deletion[26]
7	——11.1 kb deletion[27]
8	—$\alpha^{2.4}$ deletion[28]
9	—$\alpha^{2.7}$ deletion[29]
10	Hb Zhanjiang[30]
11	codon 30 (—GAG)[31]
12	2.8 kb deletion[32]
13	6.3 deletion[33]
14	27.6 kb deletion[33]
15	21.9 kb deletion[34]
16	Qinzhou type deletion[35]
17	28.5 kb deletion[36]

12.1.3.2　β地中海贫血

β地中海贫血是最主要的地中海贫血，每年在全世界有大量儿童因其而致死。β地中海贫血是由于11号染色体末端11p15.3位点上的人β珠蛋白基因的先天性基因缺陷，导致β珠蛋白肽链合成减少或缺失，以至血红蛋白生成障碍而产生溶血性贫血。β地中海贫血主要是β珠蛋白基因点突变引起，少数由β珠蛋白基因缺失引起。临床上根据β珠蛋白链合成情况将其分为$β^0$地中海贫血（β珠蛋白链完全不能生成）和$β^+$地中海贫血（β珠蛋白链生成受到部分抑制）。目前在世界上不同种族中发现的β-地中海贫血基因突变类型各有不同，且不断有新突变被发现。根据β-地中海贫血患者严重程度可以分为：静止型或轻型、中间型和重型β-地中海贫血。

（1）静止型或轻型β地中海贫血：由于1条染色体上的1个β珠蛋白基因发生了突变，属于$β^+$和$β^0$地中海贫血杂合子两类，基因型主要为$(β^+/β^N)$或$(β^0/β^N)$杂合子，通常无贫血症状或轻度贫血。

（2）中间型β地中海贫血：具有很大的遗传异质性，基因缺陷主要为$β^+$地中海贫血纯合子或$(β^+/β^0)$双重杂合子。轻者临床症状不显著，重者类似于重型β地中海贫血，肝脾肿大，需要不定期输血维持生命。

（3）重型β地中海贫血：又称Cooley贫血，是一种β珠蛋白链几乎不能合成引起的β珠蛋白生成障碍性贫血。基因型为纯合子或双重杂合子$(β^0/β^0)/(β^0/β^+)$，出生时无临床表现，出生后3～6个月开始出现症状，婴儿从这个时期开始出现肝脾肿大、面色苍白，同时出现黄疸、头围增大、前额突出、颧骨增高、眼间距扩大等表现，多数在少儿时即死亡。

长期对地中海贫血患儿输血治疗最主要的并发症是铁负荷过多，如果去铁不及时，可能会引起儿童生长缓慢及发育不良，还会引起多脏器的异常。由于重型β地中海贫血胎儿可以足月分娩，而Hb Bart's胎儿多在孕期流产，故儿童出现的重度地中海贫血多为重型β地中海贫血。

β地中海贫血主要是由于基因发生了点突变，少数是由基因缺失引起，目前已经发现了893种β珠蛋白基因突变类型（http://globin.cse.psu.edu/）。β地中海贫血好发于地中海地区、非洲和东南亚地区人群。我国已发现超过80种β珠蛋白基因突变（见表12-5），常见类型为CD41-42(-TCTT)（HBB：c.126_129delCTTT）、CD17(A>T)（HBB：c.52A>T）、IVS-II-654(C>T)（HBB：c.316-197C>T）、-28(A>G)（HBB：c.-78A>C）、CD71/72(+A)（HBB：c.216_217insA）、-29(A>G)（HBB：c.-79A>G)和CD26(G>A)（HBB：c.79G>A)等，这些变异占中国人β地中海贫血基因突变总数的90%以上。β地中海贫血的基因突变分布具有明显的地域性和种族特异性，不同的地区和种族显示出不同的分布特点。

表 12-5　国内报道过的 β 珠蛋白基因缺陷类型

序　号	类　　　　型	HGVS 命名
1	−90 (C>T)	HBB：c. −140C>T
2	−86 (C>G)	HBB：c. −136C>G
3	−73 (A>T)	HBB：c. −123A>T
4	−50 (G>A)	HBB：c. −100G>A
5	−32 (C>A)	HBB：c. −82C>A
6	−31 (A>C)	HBB：c. −81A>C
7	−30 (T>C)	HBB：c. −80T>C
8	−29 (A>G)	HBB：c. −79A>G
9	−28 (A>G)	HBB：c. −78A>G
10	−27 (A>G)	HBB：c. −77A>G
11	−25 (G>T)	HBB：c. −75G>T
12	CAP +1 (A>C)	HBB：c. −50A>C
13	Cap +8 (C>T)	HBB：c. −43C>T
14	5′UTR：+22 (G>A)	HBB：c. −29G>A
15	Cap +39 (C>T)	HBB：c. −12C>T
16	Cap +40−43 (−AAAC)	HBB：c. −11_−8delAAAC
17	Initiation CD (T>C)	HBB：c. 2T>C
18	CD 1 (T>G)	HBB：c. 2T>G
19	CD 5 (−CT)	HBB：c. 17_18delCT
20	CD 6 (A>T)	HBB：c. 20A>T
21	CD 7 (G>A)	HBB：c. 22G>A
22	CD 8 (−AA)	HBB：c. 25_26delAA
23	CD 8−9 (+G)	HBB：c. 27_28insG
24	CD 11 (G>A)	HBB：c. 34G>A
25	CD 13−14 (−C)	HBB：c. 43delC
26	CD 14−15 (+G)	HBB：c. 45_46insG
27	CD 17 (A>T)	HBB：c. 52A>T
28	CD 19 (A>G)	HBB：c. 59A>G
29	CD 22 (A>C)	HBB：c. 68A>C

（续表）

序 号	类 型	HGVS 命名
30	CD 26（G＞A）	HBB：c. 79G＞A
31	CD 27/28（＋C）	HBB：c. 84_85insC
32	CD 30（A＞G）	HBB：c. 91A＞G
33	IVS-Ⅰ-1（G＞T）	HBB：c. 92＋1G＞T
34	IVS-Ⅰ-2（T＞C）	HBB：c. 92＋2T＞C
35	IVS-Ⅰ-5（G＞C）	HBB：c. 92＋5G＞C
36	IVS-Ⅰ-6（T＞C）	HBB：c. 92＋6T＞C
37	IVS-Ⅰ-13（G＞A）	—
38	IVS-Ⅰ-128（T＞G）	HBB：c. 93-3T＞G
39	IVS-Ⅰ-110（G＞A）	HBB：c. 93-21G＞A
40	IVS-Ⅰ-129（A＞G）	HBB：c. 93-2A＞G
41	IVS-Ⅰ-130（G＞C）	HBB：c. 93-1G＞C
42	CD 31（－C）	HBB：c. 94delC
43	CD 32（T＞G）	HBB：c. 98T＞C
44	CD 35（A＞G）	HBB：c. 107A＞G
45	CD 35（C＞G）	HBB：c. 108C＞G
46	CD 37（G＞A）	HBB：c. 113G＞A
47	CD 38（－A）	HBB：c. 115delA
48	CD 40－41（＋T）	HBB：c. 123_124insT
49	CD 42（T＞C）	HBB：c. 128T＞C
50	CD 41－42（－CTTT）	HBB：c. 126_129delCTTT
51	CD 41－43（－CTTTG，＋A）	HBB：c. 126_130delCTTTG；insA
52	CD 43（G＞T）	HBB：c. 130G＞T
53	CD 47（G＞A）	HBB：c. 142G＞A
54	CD 53（－T）	HBB：c. 162delT
55	CD 54－58（－TATGGGCAACCCT）	HBB：c. 165_177delTATGGGCAACCCT
56	CD 55（T＞A）	HBB：c. 167 T＞A
57	CD 56（G＞A）	HBB：c. 170G＞A
58	CD 59（G＞C）	HBB：c. 180G＞C

（续表）

序 号	类 型	HGVS 命名
59	CD 63—65（−TCATGGC）	HBB：c. 189_195delTCATGGC
60	CD 69（G>C）	HBB：c. 208G>C
61	CD 70（C>A）	HBB：c. 212C>A
62	CD 71—72（+A）	HBB：c. 216_217insA
63	CD 71—72（+T）	HBB：c. 216_217insT
64	CD 74（G>T）	HBB：c. 224G>T
65	CD 89—93（−AGTGAGCTGCACTG）	HBB：c. 268_281del
66	CD 92（C>T）	HBB：c. 277C>T
67	CD 95（+A）	HBB：c. 287_288insA
68	CD 98（G>A）	HBB：c. 295G>A
69	CD 101（G>C）	HBB：c. 304G>C
70	IVS-Ⅱ-2（−T）	HBB：c. 315+2delT
71	IVS-Ⅱ-5（G>C）	HBB：c. 315+5G>C
72	IVS-Ⅱ-310（T>C）	—
73	IVS-Ⅱ-654（C>T）	HBB：c. 316−197C>T
74	CD 111—115（−TCTGTGCTGG）	HBB：c. 335−346del
75	CD 112（T>A）	HBB：c. 339T>A
76	CD 113（T>A）	HBB：c. 341T>A
77	CD 117（A>C）	HBB：c. 353A>C
78	CD 121（G>T）	HBB：c. 364G>T
79	CD 123（C>A）	HBB：c. 371C>A
80	CD 126（T>G）	HBB：c. 380T>G
81	CD 127（A>G）	HBB：c. 383A>G
82	CD 144（A>G）	HBB：c. 434A>G
83	Term CD+32（A>C）	HBB：c. +32A>C
84	AATAAA>CATAAA	HBB：c. +108A>C

12.1.4 δ地中海贫血

δ珠蛋白基因位于 11 号染色体末端 11p15.3 位点上，与 β珠蛋白基因具有高度同源性,其珠蛋白肽链是 Hb A$_2$($α_2δ_2$),占成年人血红蛋白量的比例很少,在正常情况下 Hb A2<3.5%。尽管 δ 珠蛋白基因突变通常在临床上没有表型,仅在血红蛋白分析时显示有 Hb A2 减少。当 δ 地中海贫血合并 β 地中海贫血时,可使 Hb A2 升高不明显或位于正常范围内,导致 β 地中海贫血的误诊。δ 地中海贫血多数是点突变,少数为片段缺失,δ 珠蛋白肽链合成减少或缺失造成的 δ$^+$(δ 珠蛋白链合成部分缺失)和 δ^0(δ 珠蛋白链合成完全缺失)类型[37]。因此,在地中海贫血高发地区,检测 δ 珠蛋白基因突变是有意义的。δ-地中海贫血主要流行在地中海地区、伊朗、日本和中国南方人群中。

δ-地中海贫血在日本人群中主要突变类型为-77 突变,也是首次报道此突变位点。在中国南方人群中的主要突变类型为-77 突变和-30 突变,在西方和非洲各地区人群中 Hb A2-Yialousa(HBD:c.82G>T)和 Hb A$_2$'(HBD:c.49G>C)是两种最常见的突变类型。

12.1.5 遗传性胎儿血红蛋白持续存在症

遗传性胎儿血红蛋白持续存在症(hereditary persistence of fetal hemoglobin, HPFH)是由于 β 珠蛋白基因缺陷,造成成人红细胞中持续存在过量的胎儿血红蛋白。携带者基本上没有临床症状,合并其他地中海贫血基因突变时,可改变原有的血液学表型。根据致病机制,可以将 HPFH 分为缺失型和非缺失型两类。非缺失型 HPFH 主要是 γ 珠蛋白基因启动子区域发生了点突变。缺失型 HPFH 由于 11p15 上 β 珠蛋白基因簇大片段缺失,其分子机制有 γ 珠蛋白基因沉默序列的缺失、基因座控制区(locus control region,LCR)与 γ 珠蛋白基因启动子和增强子靠近产生的正效应等。根据其缺失片段的大小及位置,目前至少发现了 12 种缺失类型:HPFH-1(黑人型)、HPFH-2(加纳型)、HPFH-3(印第安型)、HPFH-4(意大利型)、HPFH-5(西西里型)、HPFH-6、HPFH-7(肯尼亚型)、SEA-HPFH、French HPFH(法国型)、French West-Indies HPFH(法属西印度群岛型)、Algerian HPFH(阿尔及利亚型)和 Caucasian-HPFH(高加索型)(见图 12-5),中国人群中最常见类型的是 SEA-HPFH。

12.1.6 中国南方地区地中海贫血基因型类型及构成比

中国南方人口众多,地区海拔差异较大,气候多样,各地区各人群中的地中海贫血突变基因类型及临床特征有很大差异。对各地区地中海贫血基因类型进行分析能够了解地中海贫血发病机制,更好地防控地中海贫血。

12.1.6.1 中国南方地区的 α 地中海贫血基因型类型及构成比

α 地中海贫血主要分为缺失型和非缺失型,主要由 α 珠蛋白基因缺失引起。中国南方 α 地中海贫血基因变异类型最多的是——^{SEA}/αα,其次是—α$^{3.7}$/αα、—α$^{4.2}$/αα 和 α^{CS}α/αα,而各地区变异类型所占的比例不同(见表 12-6)。

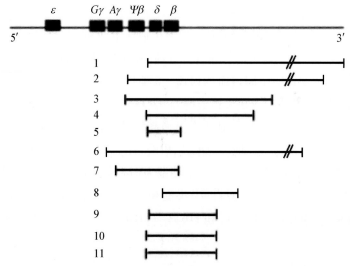

图 12-5　11 种缺失型 HPFH 的缺失片段位置

1—代表 HPFH-1(黑人型),缺失片段 106 kb;2—代表 HPFH-2(加纳型),缺失片段 105 kb;
3—代表 HPFH-3(印第安型),缺失片段 48.5 kb;4—代表 HPFH-4(意大利型),缺失片段
40 kb;5—代表 HPFH-5(西西里型),缺失片段 13 kb;6—代表 HPFH-6,缺失片段 79 kb;7—
代表 HPFH-7(肯尼亚型),缺失片段 22.7 kb;8—代表 SEA-HPFH,缺失片段 27 kb;9—代表
French HPFH 缺失,缺失片段 19.7 kb;10—代表 French West-Indies HPFH 缺失,缺失片段
23.7 kb;11—代表 Algerian HPFH 缺失,缺失片段 23.9 kb(图片修改自参考文献[38])

表 12-6　中国南方地区的 α 地中海贫血基因类型构成比

省　份	$(-\alpha^{3.7}/\alpha\alpha)$ %	$(-\alpha^{4.2}/\alpha\alpha)$ %	$(--^{SEA}/\alpha\alpha)$ %	$(\alpha^{CS}\alpha/\alpha\alpha)$ %	$(\alpha^{WS}\alpha/\alpha\alpha)$ %	$(\alpha^{QS}\alpha/\alpha\alpha)$ %
福建[39]	9.81	3.27	86.92	—	—	—
广东[40]	23.74	13.67	57.55	3.24	—	17.99
广西[41]	20.83	7.26	52.78	10.91	7.00	1.22
海南[14]	24.07	20.45	55.48	—	—	—
江苏[42]	9.68	3.23	83.87	—	—	3.23
贵州[11]	16.32	5.26	76.32	2.11	—	—
四川[9]	25.00	2.78	68.06	—	—	4.17
云南[43]	16.07	5.36	64.29	14.29	—	—

12.1.6.2　中国南方地区的 β 地中海贫血基因型及构成比

广东、福建、江苏地区 β-地中海贫血基因突变频率最高的变异类型是 IVS-Ⅱ-654,
其次是 CD41-42、CD17、和-28(见表 12-7)。广西和贵州地区突变频率最高的变异类型
是 CD17,其次是 CD41-42。海南和四川地区突变频率最高的变异类型是 CD41-42。这

些南方地区β-地中海贫血基因变异类型大致相似,这与南方地区之间人口相互融合、迁移交流有关;基因突变频率的不同可能与人种、民族的多样性和选择压力有关。云南省突变频率最高的变异类型是 CD26。云南省曾是我国疟疾发病率和病死率最高的地区,该省共有 25 个少数民族,是我国民族最多的省份,地处横断山脉的南端,与东南亚邻国相连,其部分少数民族是跨境少数民族,导致了云南省比较独特的组蛋白基因突变谱。

表 12-7 中国南方地区的 β 地中海贫血基因类型构成比

突变类型	广西[41]/%	广东[40]/%	福建[39]/%	海南[14]/%	云南[44]/%	贵州[44]/%	四川[9]/%	江苏[42]/%
CD41-42	35.70	30.77	29.26	67.30	18.69	33.88	34.21	30.09
CD17	41.37	7.69	13.54	6.08	21.31	40.72	28.95	13.27
CD26	5.64	5.77	2.62	2.10	31.48	1.63	—	—
CD71-72	4.35	—	0.44	8.39	2.62	2.61	—	0.88
CD43	0.77	—	—	—	—	0.98	—	—
—28	4.29	13.46	2.62	6.71	6.89	2.61	7.89	5.31
—29	0.35	1.92	—	—	—	0.33	2.63	—
IVS-Ⅱ-654	2.95	40.38	41.48	9.43	17.38	16.29	23.68	48.67
CD14-15	0.06	—	0.87	—	—	—	—	—
CD27/28	0.32	6.55	—	—	0.98	0.33	2.63	—
IVS-Ⅰ-1	4.19	—	0.44	—	0.66	0.65	—	1.77

12.1.7 地中海贫血的临床特征

珠蛋白基因突变通常会导致血红蛋白下降和小细胞低色素改变,β 地中海贫血患者的临床血液学参数也有较大差异(见表 12-8),且受到海拔高度的影响,从无临床症状的携带者到依赖输血的症状皆可以存在。如 Hb E 仅表现为小细胞低色素改变,不出现明显贫血;常见的 CD17、CD41-42 型 β 地中海贫血则表现轻度贫血症状。

12.1.8 地中海贫血抵抗疟疾的机制

在热带和亚热带地区,即疟疾高发地区,地中海贫血有着很高的发生率。针对这种与地理的关联性,一些报道认为这可能是因为疟疾对地中海贫血的自然选择抗性有关。地中海贫血流行区域历史上多为疟疾流行区域,此类地区多为单一的少数民族居住,多高山河流、农田森林。地中海贫血抵抗疟疾主要与下面几种机制有关。

表12-8 云南人群中根据性别进行7种β地中海贫血杂合突变血液学特征的统计（均数±标准差）

突变	性别/(n)	Hb/(g/L)	MCV/fl	MCH/pg	HbA/%	HbA2/%
CD17	F(87)	110.30±16.12	64.86±7.96	21.54±3.01	91.80±2.43	5.83±0.52
CD17	M(38)	136.47±11.55	64.62±4.00	21.46±1.66	92.74±1.55	6.11±0.54
CD41-42	F(73)	108.71±15.50	65.39±5.76	21.23±1.96	92.04±3.04	5.66±0.57
CD41-42	M(35)	137.57±11.71	66.82±5.85	22.56±3.74	92.87±2.68	5.87±0.65
CD26	F(124)	125.18±11.90	77.09±4.74	26.01±1.63	70.64±2.24	3.88±0.45
CD26	M(54)	151.11±11.07	76.76±4.01	26.18±1.33	70.74±2.37	3.86±0.43
IVS-II-654	F(15)	107.47±14.23	65.35±4.21	21.26±1.13	92.85±1.74	5.53±0.42
IVS-II-654	M(36)	138.40±8.65	63.52±2.90	20.97±0.88	93.57±1.19	5.59±0.53
-28	F(10)	123.5±15.25	72.99±5.00	23.41±1.09	92.49±0.72	6.15±0.44
-28	M(1)*	—	—	—	—	—
CD27-28	F(5)	106.00±18.61	68.54±2.26	22.22±0.59	88.56±5.09	5.28±0.56
CD27-28	M(0)*	—	—	—	—	—
CD71-72	F(4)	105.50±5.07	63.15±2.69	21.45±0.50	92.60±0.50	5.80±0.14
CD71-72	M(1)*	—	—	—	—	—

注：M，男性；F，女性。*表示数量过少（$n<3$）不能计算平均数和标准差

（1）红细胞裂解：地中海贫血患者红细胞内血红蛋白稳定性降低，导致红细胞稳定性下降，细胞脆性增高导致红细胞破裂。寄生于红细胞内的疟原虫将随着红细胞破裂而死亡，疟原虫生存周期打断后无子代繁殖，且感染者不易出现严重疟疾症状，故此地中海贫血患者较少感染疟原虫。

（2）免疫抵抗：针对南亚人群进行的研究认为，Hb E 携带者对疟原虫能产生更为明显的免疫反应，减少疟原虫感染及增值能力；Hb E 携带者较少出现严重的疟疾症状，在此类地区更容易存活。

（3）奠基者效应（founder effect）：是由少数个体的基因频率决定其后代中基因频率的效应，是一种为数不多的几个个体建立起来的新群体产生的一种极端的遗传漂变作用。少数民族人群居住地区多为高山峡谷，交通不便，迁入人口较少，早期携带地中海贫血基因突变的祖先人群适应力强，在这些相对隔离的地区孤立发展，他们的基因频率就决定了其后代中的基因频率，随着群体不断增大，后代群体的基因库仍然为最初那一小群祖先所带有的基因，由此导致"奠基者效应"。

12.1.9　显性遗传性 β 地中海贫血

β 地中海贫血遗传方式通常为常染色体隐性遗传，2 个等位基因中需要有 2 个基因同时发生突变才可致病，患者为珠蛋白基因突变的纯合子或 β 珠蛋白双重杂合子。然而，仅有 1 个 β 珠蛋白基因突变也可以导致个体出现明显的贫血症状，患者双亲往往仅有一方为患者，即显性遗传性 β 地中海贫血。目前已经报道的显性遗传性 β 地中海贫血共有 40 种。显性遗传性 β 地中海贫血的发病机制还不明确，有学者认为无义介导的mRNA 衰变（降解）（nonsense-mediated mRNA decay，NMD）可能与之有关[45]。显性遗传性 β 地中海贫血极为罕见，目前国内报道过的显性遗传性 β 地中海贫血仅有少数几例，如 CD53（－T）[46]、CD127（A＞G）[47]、CD121（G＞T）[48]等。

12.1.10　调控因素

地中海贫血是由于 α 珠蛋白链和非 α 珠蛋白链（β、γ、δ）合成比例不协调而导致的，珠蛋白肽链比例不平衡的程度决定了贫血严重程度。以外，还有一些因素也参与了贫血严重程度的调控，这些因素主要包括 Krüppel 样因子 1（Krüppel-like factor 1，KLF1）[50]、α-血红蛋白稳定蛋白（α-hemoglobin stabilizing protein，AHSP）[49]、人 B-细胞淋巴瘤因子11A（B-cell lymphoma，BCL）11A[50]、α 珠蛋白三联体及四联体结构等。

12.1.11　地中海贫血的筛查、诊断及精准预防

12.1.11.1　地中海贫血的筛查

地中海主要的筛查方法是全细胞计数（full blood count，FBC，血常规）和血红蛋白

分析。FBC 包括红细胞的形态、数量、血红蛋白浓度测定等,必要时辅以红细胞渗透脆性试验、铁代谢状态的定量检测。平均红细胞体积(mean corpuscular volume,MCV)和平均红细胞血红蛋白量(mean corpuscular hemoglobin,MCH)是血常规筛查最重要的指标。当受检者 MCV<80fl 和 MCH<27 pg 时,则为可疑的小细胞低色素性贫血。但对阳性受检者还应加做血清铁蛋白或者血清铁离子测定,以排除缺铁性贫血造成的筛查假阳性;血红蛋白组分分析主要运用的技术有毛细管电泳技术或者高效液相层析技术,是对异常血红蛋白、Hb A、Hb A₂ 及 Hb F 进行定量的检测。

正常成人男性血红蛋白浓度(Hb)≥120 g/L,正常成人女性 Hb≥110 g/L,低于此浓度为贫血患者。地中海贫血携带者可以无贫血表现,但某些基因型的携带者可表现出轻度至中度贫血。

血红蛋白检测的阳性判别标准:血红蛋白的检测方法主要是毛细管电泳技术或者高效液相层析技术。血红蛋白检测到 Hb A₂ 降低是 α 地中海贫血的阳性指标,Hb A₂ 升高是 β 地中海贫血的阳性指标。使用毛细管电泳技术者,Hb A₂≤2.5% 为 α 地中海贫血可疑,还可出现某些特殊的异常血红蛋白带,如 Hb H、Hb CS、Hb Bart's 等异常条带;Hb A₂≥3.5% 为 β 地中海贫血可疑,可伴有 Hb F≥2.0%,出现某些异常血红蛋白电泳条带,如 Hb E、Hb Lepore、Hb D、Hb J 等。β 地中海贫血携带者可能还会同时携带 α 地中海贫血基因突变,但在血红蛋白检测指标中仅能看到 Hb A₂≥3.5%,而看不到 Hb A₂ 降低。

高效液相色谱法(high performance liquid chromatography,HPLC):该技术利用不同的血红蛋白理化性质的差异,在相应的分离柱中滞留时间的不同,达到分离血红蛋白的目的。

12.1.11.2 地中海贫血的诊断

地中海贫血的基因诊断主要包括 α 珠蛋白基因的点突变及片段缺失突变的检测及 β 珠蛋白基因的点突变检测。检测方法包括跨越断裂点 PCR(gap polymerase chain reaction,Gap-PCR)、多重 PCR(multiplexpolymerase chain reaction,M-PCR)、荧光定量 PCR、PCR-反向斑点杂交(polymerase chain reaction-reverse dot blot,RDB-PCR)、基因芯片及 DNA 测序等。目前国内临床基因诊断实验室主要采用拥有国家批文的试剂盒进行地中海贫血基因诊断。

1) 基本方法简介

(1) Gap-PCR 技术:常作为缺失型突变的检测方法,其原理为缺失序列的两侧设计一对引物,在正常 DNA 序列中,上下游引物间相距很远,扩增片段很长或超出有效扩增范围而不能生成扩增产物;由于缺失的存在使断端连接而致两引物之间的距离靠近,因而可以扩增出特定长度的片段。Liu 等运用此技术成功的检测了 —^{SEA}、—$(α)^{20.5}$、—^{MED}、—^{FIL}、—^{THAI}、—$α^{3.7}$、—$α^{4.2}$ 7 种常见的 α 地中海贫血基因。该技术具有操作简单、设备要求低的优点,广泛应用于地中海贫血基因诊断。

(2) RDB-PCR 技术:是检测点突变的一种新技术,该技术是将探针固定在膜上,一次性可以检测多个点突变位点,对于传统的 ASO 杂交技术有高效的提升。目前国内主要运用 RDB 技术检测 Hb CS、Hb QS、Hb WS 这 3 种 α 地中海贫血基因点突变和 18 种常见的 β 地中海贫血基因点突变。优点是操作轻易、迅速准确。缺点是干预检测结果的因素很多,同时该操作复杂、费时、成本高,限制了其广泛推广。

(3) 基因测序(gene sequencing)技术:是基因突变检测的"金标准",可检测出未知的点突变、片段缺失以及插入突变。随着测序技术的不断发展,第二代测序技术(NGS)一次性可以对数百万条 DNA 分子进行序列测定,克服了传统测序技术通量小的缺陷,对于地中海贫血基因突变的检测起了很大的帮助。传统的第一代测序技术双脱氧终止法不能检测大片段的缺失,且具有费时费力、成本高等缺点,限制了其在人群筛查和临床工作上的应用。

(4) 多重连接探针扩增(MLPA)技术:是一种高通量、灵敏度高的基因序列相对定量分析技术,基本原理包括 DNA 变性成两条单链,特异性探针和 DNA 序列进行杂交,之后连接探针并对其进行 PCR 扩增反应,接着将扩增产物通过毛细管电泳分离并且得到数据,最后通过软件分析数据得出实验结果。该技术具有高效性和高度特异性等优点,广泛应用于人类基因组学、分子遗传学和肿瘤诊断学等各个领域,可用于检测已知和未知的大片段缺失和重复突变。

(5) 连接酶检测反应(ligase detection reaction,LDR):是一种高特异性基因检测技术,主要是基于核酸特异性互补配对原理,设计专一的上下游探针,利用 DNA 连接酶极强的突变识别能力,要求探针与目标完全互补配对,两条毗邻寡核苷酸片段才能连接形成产物;若上游引物的 3′ 端或下游引物的 5′ 端发生碱基错配,连接反应则不能进行,不能形成连接产物,结合不同的检测方式检测。LDR 具有简便、敏感的优点,能同时检测多个突变,逐渐成为已知序列中点突变检测的最佳技术。

2) 常见地中海贫血的检测

(1) 常见 α 地中海贫血点突变的检测:实验室采用 RDB-PCR 进行检测,主要检测的突变位点为 Hb WS、Hb QS 和 Hb CS 3 个常见位点。PCR 扩增后,进行杂交、洗膜及显色后进行膜条观察。当膜条上突变探针处和对应的正常探针处出现显色强度相近的斑点时,考虑为杂合子;当突变探针处出现斑点,相应的正常探针处未出现斑点时,则考虑为纯合子或点突变联合片段缺失。

(2) 常见 α 地中海贫血缺失突变的检测:实验室采用 M-PCR 进行检测,主要检测的缺失类型为东南亚缺失($--^{SEA}/\alpha\alpha$)、右缺失($-\alpha^{3.7}/\alpha\alpha$)和左缺失($-\alpha^{4.2}/\alpha\alpha$)。运用试剂盒对目的片段扩增后,进行琼脂糖电泳及凝胶成像,判断扩增片段的大小。东南亚缺失条带为 1 300 bp,右缺失为 2 000 bp,左缺失为 1 600 bp。建议电泳时加入阳性条带对照,以便区分3种缺失条带。

（3）常见β地中海贫血点突变的检测：实验室采用RDB-PCR技术进行检测。使用24条探针同时检测中国人群已知的17种位点突变：CD41-42（−TCTT）、IVS-Ⅱ-654（C＞T）、−28（A＞G）、CD71/72（＋A）、CD17（A＞T）、CD26（G＞A）、CD31（−C）、CD27/28（＋C）、CD43（G＞T）、−32（C＞A）、−29（A＞G）、−30（T＞C）、CD14/15（＋G）、Cap＋40～＋43（−AAAC）、起始密码子（T＞G）、IVS-Ⅰ-1（G＞T）和IVS-Ⅰ-5（G＞T）。PCR扩增后,杂交、洗膜及显色后进行膜条观察。当膜条上突变探针处和对应的正常探针处出现显色强度相近的斑点时,考虑为杂合子；当突变探针处出现斑点,相应的正常探针处未出现斑点时,则考虑为纯合子。

3）其他检测方法

（1）杂交检测技术。① Southern印迹杂交技术：是诊断缺失型α地中海贫血的"金标准"。该技术主要是运用限制性内切酶消化基因组DNA后,经琼脂糖凝胶电泳分离后转膜,最后消化后的DNA与放射性核素标记的DNA或RNA探针杂交,通过显影可以看出DNA片段的大小和位置。该技术存在步骤烦琐的缺点,同时使用放射性核素也比较危险,所以应用不广泛。② 等位基因特异性寡核苷酸（allele-specific oligonucleotide,ASO）探针杂交技术：以杂交为基础,检测已知的突变类型,主要先对目的片段扩增,再将其固定到膜上,使其余探针杂交,通过自显影判断是否有缺失以及缺失的类型。该技术检测结果准确、灵敏度高,但同时进行多个突变的检测较费时。

（2）质谱检测技术。① 变性高效液相色谱（DHPLC）：可以对常见的基因突变进行检测,主要是可以分离特定的扩增产物。该技术具有通量大、敏感度高和特异性强等优点。已知和未知的突变都可以通过该技术进行检测,适用于α地中海贫血的筛查。② 高分辨溶解曲线（HRM）技术：是用来检测基因突变和基因分型,具有精度和灵敏度高、特异性强的优点,并且操作简单,成本低。HRM对杂合型和纯合型β地中海贫血突变能够有效地检测出来,但对于罕见和未知的基因突变类型不适合。③ 聚合酶链反应结合单链构象多态性分析（PCR-SSCP）技术：原理是运用DNA的两条链在经过变性后,在非变性凝胶电泳中两条链因不同的迁移率而分开,可以判断两条链序列的差异,从而检测是否有突变发生。SSCP分析是成熟的点突变分析技术。经SSCP检测出突变位点后,通过测定DNA序列进一步验证。④ 基质辅助激光解吸/电离飞行时间质谱技术（matrix-assisted laser desorption/ionization time-of-flight mass spectrometry,MALDI-TOF MS）：利用激光使待测样本发生电离,再记录其达到检测器的时间,达到检测样本分子量、分析寡核苷酸、基因的单核苷酸多态性的目的。该技术具有特异性强、灵敏度高、简单操作、测样量大等优点,但只是针对一些常见的突变类型。

（3）扩增检测技术。① 扩增受阻突变系统（amplification refractory mutation system,ARMS）技术：通过PCR法扩增目的条带,再经琼脂糖凝胶电泳检测扩增条带的有无以及大小,判断是否发生了突变。该技术通过凝胶电泳即可观察实验结果,具有省时省力、成本低和操作简单等优点,但对于多个突变位点的检测需要分开进行。② 四引物等位基因特异性 PCR 法(a set of PCR system containing four allelic specific primers,4P-ASPCR):是一种新型点突变检测方法,采用两对引物分别进行反向扩增正常及突变等位基因。在同一个 PCR 反应管中,可以同时进行 Hb CS 或 Hb QS 纯合子、杂合子和无突变的检测,且可以准确无误地检测 Hb CS 和 Hb QS 突变。通过 4P-ASPCR 法检测出 Hb CS 和 Hb QS 杂合突变,与限制性内切酶酶切和 DNA 序列分析检测出的结果一致。③ 多重 PCR(M-PCR)技术:利用多对引物对目的片段进行扩增,对产物进行琼脂糖凝胶电泳,根据扩增产物位置的不同和片段的大小,分辨 α 地中海贫血基因缺失的类型。该方法具有操作简易、迅速无误、成本低等特点。M-PCR 技术适合于我国地中海贫血高发地区人群筛查和诊断。④ 实时荧光定量 PCR:可以准确无误地检测 DNA 的拷贝数。Fallah 等利用此方法对 29 例通过常规缺失型地中海贫血基因检测和基因测序检测都没测出结果的疑似阳性样品进行检测,29 个样本都检出 α 珠蛋白基因的缺失,该法可检测出 72.4% 的未知缺失类型 α 地中海贫血,具有快速、准确的优点。由此可见,该技术在对 α 珠蛋白基因缺失的检测中可以弥补常规地中海贫血检测出现的漏洞。

(4)基因芯片检测技术。Affymetrix 公司在 1977 年最先将基因芯片技术使用于检测地中海贫血。基因芯片又称 DNA 微阵列,运用杂交测序的原理对样本进行检测,即将一组已知序列的寡核苷酸探针固定在支持物上,让已标记的样本与其杂交,通过捕捉信号的强弱进一步获取该样本的序列。该技术通量大、敏感度高、特异性强的优点,可以在一个芯片上同时检测 α 地中海贫血和 β 地中海贫血基因突变的情况。

(5)无创产前检测技术。1997 年 Lo 等在母体血浆中发现了胎儿游离 DNA。在研究地中海贫血方面,并无有效的治疗方法,胎儿无创产前诊断技术得到了很好的应用,Lam 等[51]利用母体中胎儿游离 DNA,检测对两个胎儿的 β 地中海贫血基因突变类型,与胎儿绒毛实验结果相同。

4)检测结果的解释

根据 MCH 和血红蛋白分析等血液学表型指标检测结果,可以将其大致分为 5 类不同的筛查结果。这 5 种代表性异常情况的分类是指导诊断结果的依据,解释如下。

(1)MCH、Hb A_2 和 Hb F 水平均正常:正常或静止型地中海贫血或 α 珠蛋白基因三联体。α^+-地中海贫血杂合子在我国南方最常见,其主要类型为($-\alpha^{3.7}/\alpha\alpha$)、($-\alpha^{4.2}/\alpha\alpha$)、($\alpha^{CS}\alpha/\alpha\alpha$)和($\alpha^{WS}\alpha/\alpha\alpha$)等。$\alpha^+$-复合 α^0-地中海贫血双重杂合子可致 Hb H 病。α 珠蛋白基因三联体也是值得注意的异常基因型,该变异与 β-地中海贫血杂合子复合可以产生中间型地中海贫血。静止型 β-地中海贫血突变在我国南方人群中非常少见,如 Cap+39(C>T),它与 β^+ 或 β^0 相互组合时会导致中间型 β-地中海贫血的发生。

（2）MCH<27 pg、Hb A₂>3.5％和 Hb F<5.0％：β-地中海贫血基因携带者可能。β 地中海贫血基因携带者的特征为 MCH 显著降低（19～23 pg）和 Hb A₂ 水平升高（4.0％～10.0％），大约有 30％的 β 地中海贫血基因携带者的 Hb F 水平会略微升高。MCH 和 Hb A₂ 两者的水平还可受到其他因素的影响，如 β-合并 α-地中海贫血或者 β 地中海贫血合并严重的缺铁性贫血（iron deficiency anemia，IDA）时（Hb <80 g/L），Hb A₂ 水平都会有变化。

（3）MCH<27 pg、Hb A₂<2.5％和 Hb F<2.0％：ID 或 α 地中海贫血可能。由于人群中常见的 ID 与 α-地中海贫血表型类似，必要时应排除 ID 诊断。通常 α⁰-地中海贫血杂合子和 α⁺-地中海贫血纯合子或双重杂合子都具有地中海贫血特征，需要通过 DNA 分析才能做出准确的鉴别诊断。在排除 α-地中海贫血特征诊断后，可进行 δ 珠蛋白基因分析。

（4）MCH<27 pg、Hb A₂<3.5％和 Hb F 水平升高（5％～30％）：δβ 地中海贫血或 HPFH 可能。在我国南方地区，这两种血红蛋白病不常见，但在临床诊断和遗传咨询中有一定价值，容易导致漏诊。

（5）异常血红蛋白。到目前为止，全球已发现至少 800 种血红蛋白变异体。在中国人群中，常见的血红蛋白变异体有 Hb WS、Hb CS、Hb QS 和 Hb E。其他常见的异常血红蛋白还有 Hb New York、Hb Zurich-Altstetten 和 Hb J-Bangkok 等。Hb New York 和 Hb J-Bangkok 等异常血红蛋白一般不引起明显表型；Hb Zurich-Altstetten，Hb CS 复合 α⁰-地中海贫血杂合子可致 Hb H 病。

（6）MCH、MCV 均正常，Hb A₂<2.0％或 2.0％<Hb A₂<4.0％，MCV<80 fl，MCH<27 pg：δ 珠蛋白基因突变可能，此型可无明显表型或出现地中海贫血携带者特征变化，合并 β-地中海贫血时会导致 Hb A₂ 无明显增高易漏诊。

5）地中海贫血的治疗

地中海贫血是由于珠蛋白基因发生缺失或点突变使珠蛋白链合成缺如或不足造成严重的慢性溶血性贫血，若夫妻双方均为地中海贫血基因携带者，生育正常子女的概率为 25％，基因携带者为 50％，中重型地中海贫血胎儿的概率为 25％。重型地中海贫血具有极大的危害，临床上仍缺乏有效的治疗手段，目前有如下几种方法。

（1）规范性长期输血和去铁治疗：是基本的治疗方法，去铁治疗一般采用的是铁螯合剂。

（2）造血干细胞移植：把正常造血干细胞注入患者身体中，让患者自身正常造血，达到根治地中海贫血的目的。但是造血干细胞配型成功率很低，手术比较烦琐且价格不便宜，很多家庭难以承受此经济负担。

（3）基因治疗（gene therapy）：是指利用基因工程技术将正常基因导入患者细胞内，使其正常表达，达到根治地中海贫血的目的。基因治疗分为两种，基因修复和基因替代。随着对地中海贫血发病机制及诊疗手段的深入研究,通过从珠蛋白基因层面来治疗地中海贫血逐渐成为焦点,基因治疗专一性强,不会出现输血导致的一系列并发症。

(4)脾切除及脾动脉栓塞技术疗法:对巨脾或脾功能亢进的地中海贫血患者,需要手术切除脾脏。为保留脾脏的分泌功能,可对脾脏的一部分进行脾动脉栓塞技术。

(5)中药治疗:中重型地中海贫血患儿运用中药疗法可以使其 Hb 水平升高。临床上,对于 β-地中海贫血的患者使用中药和西药联合治疗可以缓解其症状。根据中医肾藏精生髓、精血同源理论研制的补肾益髓生血颗粒对中间型地中海贫血有一定效果。

6)地中海贫血的预防

地中海贫血是一种遗传性疾病,开展地中海贫血筛查和产前诊断是防止此类遗传病出生缺陷的重要干预措施。但由于地中海贫血遗传基因的区域性和种族性,防治上难度很大。宣传力度不够,人们缺乏防治地中海贫血的知识,预防意识低也是其中很大的一些原因,为了减少重度地中海贫血有如下几点建议。

(1)提高婚检率及地中海贫血的筛查率,以减少重型地中海贫血患儿出生率。夫妻双方血常规有一人检查是阳性,建议进一步做血红蛋白电泳检查及地中海贫血基因诊断。

(2)加强婚前保健及优生知识宣传教育,使人们对地中海贫血的危害性有充分的了解。

(3)加强对基层婚检人员地中海贫血相关知识的培训,让每位婚检人员都能准确判断地中海贫血筛查阳性,尽量避免漏诊和误诊,提高地中海贫血筛查的检出率,以减少重型地中海贫血患儿的出生。

(4)地中海贫血高发地区,加强医务工作者关于地中海贫血危害性的相关知识培训。

(5)增加当地政府对地中海贫血项目的资金投入,全面落实地中海贫血的筛查工作,必要时可以免费提供遗传咨询。怀孕期间建议及时对胎儿进行地中海贫血筛查诊断,如果查出父母怀有的胎儿是中重型地中海贫血胎儿,需要告知中重型地中海贫血胎儿的妊娠结局风险,做出知情选择,及时终止妊娠以避免中重型地中海贫血患儿的出生。

12.2 血友病

12.2.1 概述

血友病(hemophilia)是一组先天性遗传性凝血因子缺乏而导致凝血功能障碍的出血性疾病,为 X 连锁隐性遗传。其临床特征为关节、肌肉、内脏和深部组织自发性或轻微外伤后出血难止,常在儿童期起病。血友病可分为血友病 A(hemophilia A,HA,MIM:306700)和血友病 B(hemophilia B,HB,MIM:306900)两种。前者也称为血友病 A 或凝血因子Ⅷ缺陷症,为凝血因子Ⅷ的促凝血成分(Ⅷ:C)减少或缺乏所致[52];后者也称为血友病 B 或凝血因子Ⅸ缺陷症,为凝血因子Ⅸ缺乏所致,两者均由相应的凝血因子基因突变引起。

血友病的发病率没有种族或地区差异。在男性人群中,血友病 A 的发病率约为 1/5 000,血友病 B 的发病率约为 1/25 000[53,54]。在所有血友病患者中,血友病 A 占 80%～85%,血友病 B 占 15%～20%[55]。女性血友病患者极其罕见。由于经济等各方面的原因,血友病的患病率在不同国家甚至同一国家的不同时期都存在很大的差异。1986—1989 年,在全国 24 个省的 37 个地区进行的调查结果显示,我国血友病的患病率为 2.73/100 000。

血友病 A 和血友病 B 的临床表现相同,主要表现为关节、肌肉和深部组织出血,也可有胃肠道、泌尿道、中枢神经系统出血以及拔牙后出血不止等。若反复出血,不及时治疗可导致关节畸形和(或)假肿瘤形成,严重者可危及生命。外伤或手术后延迟性出血是本病的特点。根据患者凝血因子活性水平可将血友病分为轻型、中间型和重型。轻型患者一般很少出血,只有在损伤或手术后才发生;重型患者自幼可有自发性出血(可发生于身体的任何部位);中间型患者出血的严重程度介于轻型和重型之间。血友病是否会出现临床症状或是否会出现出血,主要取决于正常的凝血因子水平。

(1) 当凝血因子活性水平达正常的 5%～40%时(轻型血友病),不会出现自发性出血,但手术或外伤时,可异常出血。

(2) 当凝血因子活性水平达正常的 1%～5%时(中间型血友病),偶然可见自发性出血,手术或外伤时可有严重出血。

(3) 当凝血因子活性水平低于正常的 1%时(重型血友病),可出现典型的肌肉或关节自发性出血。

(4) 凝血因子活性水平为 25%～45%(亚临床型血友病),仅在患者经历严重创伤或大手术后出血不止时才发现本病,很容易漏诊。还有部分女性血友病基因携带者,由于其凝血因子水平与轻度血友病的水平相同,也可表现为与轻型男性血友病患者相同的出血表现。

出血形成血肿后可导致的压迫症状:① 周围神经受累,发生率为 5%～15%,患者有麻木、剧痛、肌肉萎缩;② 上呼吸道梗阻,口腔底部、喉、舌、扁桃体、后咽壁或颈部的严重出血甚为危险,可引起窒息;③ 压迫附近血管,可发生组织坏死。

12.2.2　致病机制

血友病 A 的致病基因 *F8*(MIM:300841)位于 Xq28,全长 186 000 bp,由 26 个外

显子和 25 个内含子组成。F8 mRNA 长约 9 000 bp,编码了 2 351 个氨基酸的多肽链,其中包含了 1 条由 19 个氨基酸组成的信号肽,而成熟蛋白凝血因子Ⅷ(blood coagulation factor Ⅷ,FⅧ)由 2 332 个氨基酸组成。F8 基因不仅结构庞大,而且导致血友病 A 的基因突变种类繁多,其中最常见的是由 F8 基因内含子 22 倒位突变引起的 FⅧ严重缺乏,它是 45%～50%的重型血友病 A 的分子发病机制[56,57];而 F8 基因 1 号内含子倒位突变是另一种常见突变,约 5%的重型血友病 A 是由该突变所致[58];其余几乎每个家系都有不同的突变,存在着高度异质性,包括基因缺失、插入和点突变,如错义突变、无义突变、剪接突变等,其中 65%是由单核苷酸突变引起。

血友病 B 的致病基因 F9(MIM:300746)片段较小,相对 F8 而言结构较为简单,长约为 34 000 bp,含 8 个外显子,最长的外显子仅为 1 935 bp。F9 mRNA 长约 2 803 bp,编码了 461 个氨基酸的多肽链前体,经信号肽酶和蛋白酶切除信号肽和原肽,并经过糖基化、二硫键形成、氨基端 12 个氨基酸羧基化及第 1 类表皮生长因子区第 64 位天冬氨酸 B 羟化等一系列化学修饰后形成含 415 个氨基酸的成熟的凝血因子Ⅸ(coagulation factor Ⅸ,FⅨ)。F9 基因突变包括缺失、插入和点突变,其中约 80%为单核苷酸突变。

12.2.3　筛查

血小板计数正常、凝血酶原时间(prothrombin time,PT)正常、凝血酶时间(Thrombin time,TT)正常、出血时间正常;血块回缩试验正常,纤维蛋白原定量正常。

重型血友病患者激活的部分凝血活酶时间(activated partial thromboplastin time,APTT)延长,轻型血友病患者 APTT 仅轻度延长或正常。

确诊试验:确诊血友病有赖于 FⅧ活性(FⅧ:C)、FⅨ活性(FⅨ:C)以及血管性血友病因子抗原(VWF:Ag)的测定[59]。血友病 A 患者 FⅧ:C 减低或缺乏,VWF:Ag 正常,FⅧ:C/VWF:Ag 明显降低。血友病 B 患者 FⅨ:C 减低或缺乏。

抑制物检测:若患者治疗效果不如既往,应检测凝血因子抑制物。对于儿童患者,建议在首次接受凝血因子产品后的前 20 个暴露日每 5 个暴露日检测 1 次,在 21～50 个暴露日内每 10 个暴露日检测 1 次,此后每年至少检测 2 次,直至 150 个暴露日。此外,患者接受手术前必须检测抑制物。

(1) 抑制物筛选:采用 APTT 纠正试验,即正常血浆和患者血浆按 1:1 混合后,于即刻和 37 ℃孵育 2 h 后分别再测定 APTT,并与正常人和患者本身的 APTT 进行比较,若不能纠正应考虑可能存在抑制物;

(2) 抑制物滴度(以 FⅧ为例):确诊抑制物必须测定抑制物滴度。将不同稀释度的患者血浆与正常血浆等量混合,孵育 2 h,测定残余 FⅧ:C。能使正常血浆 FⅧ:C 减少 50%时,则定义为 FⅧ抑制物的含量为 1 个 Bethesda 单位(BU),此时患者血浆稀释度的倒数即为抑制物滴度，以"BU/ml 血浆"表示。如果在 1～4 周内连续 2 次用 Bethesda 法或者 Nijmegen 法检测发现患者抑制物滴度≥0.6 BU/ml，则判定为阳性。若抑制物滴度＞5 BU/ml，则为高滴度抑制物；若抑制物滴度≤5 BU/ml，则为低滴度抑制物。

建议对患者进行基因检测，以便确定致病基因，为同一家族中的携带者检测和产前诊断提供依据。此外，可以通过基因突变判定患者产生抑制物的风险。

12.2.4 鉴别诊断

本病主要需要与以下疾病鉴别。

(1) 血管性血友病(von Willebrand disease, VWD)：常见的临床症状为皮肤和黏膜出血，如鼻出血、成年女性患者月经过多等。不同类型 VWD 患者出血的严重程度差异很大。由于 VWD 患者的出血病史和临床症状无特异性，因此确诊 VWD 必须依赖于实验室检查，主要通过 VWF：Ag、瑞斯托霉素辅因子活性、FⅧ：C 和 VWF 多聚体分析等检查来确诊。

(2) 获得性血友病：抗 FⅧ抗体属自身免疫抗体，多为成年发病，很少有关节畸形，既往无出血史，无阳性家族史，男女均可发病，多继发于恶性肿瘤、自身免疫性疾病、围生期女性等，但半数患者无明显诱因。如果抑制物筛选试验阳性，应进一步检测抑制物滴度。

(3) 遗传性凝血因子Ⅺ(FⅪ)缺乏症：本病系常染色体隐性遗传性疾病，男女均可发病，自发性出血少见。实验室检查可见 APTT 延长、FXI：C 降低。

(4) 其他凝血因子缺乏症：血友病 B 患者应注意与维生素 K 依赖凝血因子缺乏症(遗传性或获得性)鉴别。除出血表现不一致外，相应凝血因子检测可以明确诊断。

12.2.5 精准预防

12.2.5.1 遗传咨询

血友病 A 和血友病 B 均为常染色体隐性遗传病，因此携带突变的男性半合子均为患者，携带突变的女性杂合子均为携带者，女性患者极为罕见。男性患者与正常女性生育，男性后代均正常，女性后代均为携带者；女性携带者与正常男性生育，男性后代有 1/2 概率为患者，1/2 概率为正常；女性后代 1/2 概率为携带者，1/2 概率为正常。

血友病目前无治愈方法，预防手段主要是避免患儿的出生，包括产前筛查和产前诊断。产前诊断须建立在先证者遗传诊断明确的基础上。

12.2.5.2 直接基因诊断

无论是哪种类型的血友病，检测到基因缺陷是确立诊断的直接依据。对血友病 A 患者而言，应首先进行内含子 22 倒位的检测及内含子 1 倒位的检测。

内含子 22 倒位是 20％血友病 A 患者的致病突变，是 45％重型血友病 A 患者的致病突变[60]。内含子 22 倒位是 FⅧ基因第 22 内含子内的 int22h 序列与基因外的两个与之高度同源的序列(int22h-2，int22h-3)之一发生染色体内的同源重组，导致 *F8* 基因在外显子 1～22 与 23～26 间发生断裂，不能合成正常的凝血因子Ⅷ，导致重型血友病 A。内含子 22 倒位通常可以分为远端倒位(与 int22h-3)和近端倒位(与 int22h-2)，前者占的比例较高，是后者的 6 倍。

内含子 1 倒位是继内含子 22 倒位后被发现的另一血友病 A 的重要发病机制，系内含子 l 内的 inth-1 与基因外的高度同源的序列 inth-2 发生染色体内的同源重组，导致 *F8* 基因发生断裂，不能合成正常的凝血因子Ⅷ。上海交通大学医学院附属瑞金医院通过对 300 例血友病 A 的先证者检测发现，内含子 1 倒位在血友病 A 的发生率为 5％，为血友病 A 的直接基因诊断提供又一重要位点。

两种倒位检测基本可以明确 45％～50％的重型血友病 A 患者的基因缺陷。除了 22 倒位和 1 倒位两种 *F8* 基因的热点突变，*F8* 基因的突变可发生在全部序列中，存在高度异质性，至今发现的突变近 1 000 种，其中 65％为点突变，其余为缺失、插入、倒位重排等。由于 *F8* 基因庞大，除特殊需要外，一般不对 *F8* 进行全基因测序以检测突变。

由于 *F9* 基因较小，可以进行直接 Sanger 测序检测基因突变。

12.2.5.3　间接基因诊断

对于血友病 A，由于 *F8* 基因不仅庞大而且结构复杂，直接查找突变费时费力，故可以采用结合遗传连锁分析的间接诊断方法进行血友病 A 的携带者与产前诊断。对于血友病 B，若没有条件进行直接测序，也可以利用多态性位点的遗传连锁分析进行基因诊断。

发掘高信息量的多态性位点：血友病 A 的携带者和产前基因诊断在很大程度上依赖于凝血因子Ⅷ基因内、外的多个位点的多态性遗传连锁分析。欧美国家有高诊断信息量的位点，如 2 个微卫星位点(STR CA13、CA22)及 2 个单核苷酸多态性(SNPs *Bcl* I、*Hind* Ⅲ)。但在国人的信息量仅为 27％。DXS52 在国人的杂合率为 70％以上，但作为 1 个基因外位点，其存在着一定的基因重组风险。我们探索凝血因子Ⅷ基因内、外的多个位点(DXSl5、DXS9901、DXS52、G6PD、DXSl073、F8Civs13、F8Civs22、Bcl Ⅰ 和 DXS1108)结合性别位点，利用多重 PCR 一次扩增，累计识别能力达 99.6％。同样，在血友病 B 的携带者和产前基因诊断时，西方人群高信息量的位点(*Mse* I、*Bam* H I、*Xmn* I、*Taq* I、*Mnl* I、*Hha* I)，但在国人的诊断效率几乎为 0。凝血因子Ⅸ基因外的 6 个多态位点(DXS8094、DXS1211、DXS1192、DXS102、DXS8013、DXS1227)，采用 M-PCR 检测，一次扩增可以使累积识别能力达到 99.99％[61]。

12.2.6　治疗

血友病患者应该在血友病诊疗中心接受综合关怀团队的诊疗与随访。如果发生急性出血，为避免延误治疗，可以在综合关怀团队的指导下在附近的医疗机构接受治疗或者在家庭进行自我注射。家庭治疗可让患者立即注射凝血因子，实现最理想的早期治疗，其结果是减少疼痛、功能障碍以及远期残疾，并显著减少因并发症导致的住院。家庭治疗必须由综合关怀团队密切监管，且只有在患者及其家属得到充分的教育和培训后才能开始进行。

血友病患者应避免肌肉注射和外伤。禁服阿司匹林或其他非甾体类解热镇痛药以及所有可能影响血小板聚集的药物。若有出血应及时给予足量的替代治疗。患者应尽量避免各种手术，如必须手术时应进行充分的替代治疗。

12.2.6.1　替代治疗的药物选择

血友病 A 的替代治疗首选基因重组 FⅧ制剂或者病毒灭活的血源性 FⅧ制剂，仅在无上述条件时可选用冷沉淀或新鲜冰冻血浆等。每输注 1 IU/kg 的 FⅧ可使体内 FⅧ：C 提高 2 IU/dl，FⅧ在体内的半衰期为 8～12 h，要使体内 FⅧ保持在一定水平需每 8～12 h 输注 1 次。血友病 B 的替代治疗首选基因重组 FⅨ制剂或者病毒灭活的血源性凝血酶原复合物，在无上述条件时可选用新鲜冰冻血浆等。每输注 1 IU/kg 体重的 FⅨ可使体内 FⅨ：C 提高 1 IU/dl，FⅨ在体内的半衰期约 24 h，要使体内 FⅨ保持在一定水平需每天输注 1 次。

12.2.6.2　替代治疗的实施方法

根据替代治疗的频次可以分为按需治疗和预防治疗（规律性替代治疗）。预防治疗是血友病规范治疗的重要组成部分，是以维持正常关节和肌肉功能为目标的治疗。预防治疗可以分为 3 种，即① 初级预防治疗：规律性持续替代治疗，开始于第 2 次关节出血前及年龄小于 3 岁且无明确的关节病变证据（查体/影像学检查）；② 次级预防治疗：规律性持续替代治疗，开始于发生 2 次或多次关节出血后，但查体/影像学检查没有发现关节病变；③ 三级预防治疗：查体和影像学检查证实存在关节病变后才开始规律性持续替代治疗。

至于何时开始预防治疗，建议在发生第一次关节出血或者严重的肌肉出血后立即开始。如果发生颅内出血，也应该立即开始预防治疗。

目前国际上应用的两种预防治疗方案有长期统计数据支持：① Malmö 方案（大剂量方案）[65]，每剂 25～40 IU/kg，血友病 A 患者每周给药 3 次，血友病 B 每周 2 次。② Utrecht 方案（中剂量方案）[66]，每剂 15～30 IU/kg，血友病 A 患者每周给药 3 次，血友病 B 每周 2 次。Fischer 等对这两种方案的治疗费用、药品消耗与效果等进行了比较，结果显示，中剂量预防治疗组每年消耗的凝血因子产品更少（2 100 IU/kg 对 4 000 IU/kg，$P<0.01$）；临床结局方面，中剂量组治疗效果稍差于大剂量组，包括 5 年出血次数和关节评分；社会参与度和生活质量方面，两组结果相似；大剂量组每年的治疗费用比中等剂量组高 66%（$P<0.01$）。考虑我国的实际情况，前几年试行了以下低

剂量方案：血友病 A FⅧ制剂 10 IU/kg,每周 2 次;血友病 B FⅨ制剂 20 IU/kg,每周 1 次。临床实践表明,与按需治疗相比,低剂量方案虽然可以明显减少血友病患儿出血,但并不能减少关节病变的发生。

针对较年幼儿童的一种治疗策略是先开始进行每周 1 次的预防治疗,再根据出血和静脉通路情况逐步增加频次/剂量。成年患者是否坚持预防治疗尚无共识,无论是国外还是国内的经验都已经证明即使是短期的三级预防治疗仍然可以减少出血次数并改善患者的生活质量。对于反复出血(尤其是靶关节出血)的患者,建议进行 4～8 周的短期预防治疗来阻断出血关节损伤这种恶性循环。此治疗可以结合强化物理治疗或放射性滑膜切除术。

12.2.6.3 并发症的处理

1) 抑制物的处理

抑制物的累计发生率在重型血友病 A 患者为 20%～30%,轻型和中间型血友病 A 患者为 5%～10%,血友病 B 患者低于 5%。抑制物发生的危险因素包括遗传和非遗传两大类。遗传因素主要有基因突变、种族和家族史等;非遗传因素包括外伤史、暴露日、输注剂量、药物品种及治疗策略等。遗传性因素是抑制物产生的前提和基础,非遗传因素是抑制物产生的触发因素,两者共同参与了抑制物的发生、发展,也决定了抑制物的严重程度和持续时间。

(1) 急性出血的治疗。对于血友病 A 患者,低滴度者可以加大剂量使用 FⅧ制剂以中和抗体,高滴度者使用基因重组的活化 FⅧ制剂或凝血酶原复合物;对于血友病 B 患者,低滴度者可以加大剂量使用 FⅨ制剂,高滴度者使用基因重组的活化 FⅦ制剂控制出血。

(2) 免疫耐受诱导治疗(immune tolerance induction,ITI)。ITI 是指让抑制物阳性患者长期规律性频繁接受凝血因子产品,从而达到外周免疫耐受。总体而言,血友病 A 抑制物阳性患者 ITI 成功率约为 70%;血友病 B 抑制物阳性患者 ITI 成功率仅为 30%,且有过敏反应及不可逆性肾损伤风险,因此血友病 B 抑制物患者在实施 ITI 时应慎重。国际 ITI 登记组的随机对照临床研究表明,大剂量($200 \text{ IU} \cdot \text{kg}^{-1} \cdot \text{d}^{-1}$)组 ITI 成功率与低剂量组(50 IU/kg,每周 3 次)相似,但是获得成功的时间明显缩短(大剂量组达到抑制物滴度阴性的时间为 4.6 个月,低剂量组为 9.2 个月)。目前经典的 ITI 治疗方案主要有 3 种:① Bonn 方案,即大剂量 ITI 方案,通常给予 FⅧ剂量为 100 IU/kg,每天 2 次,对于高危出血者同时给予活化凝血酶原复合物(aPCC)50 IU/kg,每天 2 次;该方案一直使用到抗体滴度低于 1 BU/ml。② Van Creveld(荷兰)方案,该方案基于低剂量 FⅧ输注 25 IU/kg,隔日 1 次输注,随之剂量每次减少 30%,最终减至 10～15 IU/kg,每周 3 次。③ Malmö 方案,该方案基于 FⅧ输注联合免疫抑制治疗,在初始抗体高滴度的患者,采用该方案时建议使用免疫吸附方法使抗体滴度低于 10 BU/ml 后开始 ITI 治疗。治疗时给予口服泼尼松 50~150 mg/d＋环磷酰胺 12~15 mg/(kg·d)用药 2 天，以后 2~3 mg/(kg·d)，共治疗 8~10 d，也可加用静脉丙种球蛋白(0.4 g.kg^{-1}.d^{-1})×5 d，给予大剂量输注 FⅧ，维持体内 FⅧ：C(40~100)IU/dl 2~3 周，然后每周预防性输注 FⅧ 2~3 次[62]。对于因各种条件限制不能进行 ITI 的患者，目前一般不主张单用免疫抑制剂。

有以下几种情况者 ITI 疗效较好：① 抑制物既往峰值＜200 BU/ml；② ITI 前的抑制物滴度＜10 BU/ml；③ 年龄＜8 岁；④ 开始 ITI 前抑制物滴度降至＜10 BU/ml 的时间＜2 年，反之疗效不佳。对于抑制物滴度在 5~10 BU/ml 的患者应立即开始 ITI；对于抑制物滴度＞10 BU/ml 的患者，在一般情况下应该等 FⅧ抑制物滴度降至 10 BU/ml 以下后开始 ITI。如果等待 1~2 年后 FⅧ抑制物滴度仍然没有降至 10 BU/ml 以下（等待期间不应再给患者使用 FⅧ制剂），或者患者有危及生命的出血时，也要开始 ITI。

(3) ITI 疗效评估。① 完全耐受：抑制物持续阴性(＜0.6 BU/m1)且 FⅧ回收率＞66％、FⅧ半衰期＞6 h。② 部分耐受：抑制物滴度＜5 BU/ml，FⅧ回收率＜66％/半衰期＜6 h，但是使用 FⅧ治疗可以阻止出血。③ 无效：不能达到完全或者部分耐受。一般来说，在 3~6 个月内抑制物滴度下降不足 20％、经过 3~5 年 ITI 治疗后抑制物滴度仍＞5 BU/ml 是提示 ITI 治疗无效的指标。

2）血友病性关节病的处理

血友病性关节病是指由于反复关节出血导致关节功能受损或关节畸形。考虑现实情况，除非患者及其家庭经济能够承受，不宜积极推广关节置换等矫形手术。如果要进行手术，必须要由有经验的血液科专科医生、骨科专科医生、出凝血实验室技术人员以及康复科医师等组成综合关怀团队，以保障患者围手术期的各项指标评估、手术方案的确定与顺利实施以及术后的康复等。慢性关节滑膜炎伴反复关节出血的患者可以采用放射性核素滑膜切除

3）血友病性假肿瘤的处理

血友病性假肿瘤是发生在血友病患者中的一种少见但致命的并发症，其本质是发生在肌肉或骨骼的一种囊性包裹的血肿，通常是血友病患者发生出血后凝血因子替代治疗不充分而长期慢性出血的结果。目前认为血友病假肿瘤包含两种不同的病理类型：第一种发生在周围长骨，尤其是生长发育中的儿童长骨，主要是在骨内形成并扩展，可以突破骨皮质扩展；第二种是发生于骨盆周围区域，通常是由软组织血肿逐渐发展而来，可以变得巨大，侵蚀破坏临近的骨骼及脏器。通过必要的影像学检查，容易了解假肿瘤的范围及与周围组织的解剖位置，从而制订治疗方案。假肿瘤治疗的目标应该是彻底清除假肿瘤，尽可能重建正常解剖结构。清除假肿瘤最理想的方法是完整地切除，通常从囊壁的周围开始，但是某些重要的器官（如输尿管等）往往会包含在假肿瘤之内，因此很容易造成损伤。为了减少重要脏器的损伤，可以将临近重要器官的囊壁保留。

在进行任何侵入性检查或者手术时,应该由血液科医师进行评估,需要检测凝血因子抗体及回收率。围手术期及术后需要综合关怀团队合作,以防止并发症的发生和假肿瘤复发。

4)血液传播性感染

目前常见的血液传播性病毒为人类免疫缺陷病毒、丙型肝炎病毒、乙型肝炎病毒等。这些病毒感染后,除了可能导致免疫缺陷和肝硬化外,还可导致肿瘤的发生率增加。一旦罹患有关感染,建议患者在血友病综合关怀团队的指导下进行相应抗病毒治疗。

12.2.6.4 其他药物治疗

(1)1-脱氨基-8-D-精氨酸加压素(desmopressin/1-desamino-8-D-arginine vasopressin,DDAVP):每次剂量一般为 0.3 μg/kg,用 50 ml 生理盐水稀释后静脉滴注,20~30 min 滴完,每 12 h 1 次,连续 1~3 d 为 1 个疗程[63]。DDAVP 多次使用后疗效差,效果不佳时应及时补充 FⅧ制剂。此药主要用于轻型血友病 A,少数中间型血友病 A 患者可能也有效。用药期间应监测 FⅧ:C。不良反应包括暂时性面色潮红、水潴留等。由于水潴留等不良反应,此药幼儿慎用,2 岁以下儿童禁用。

(2)抗纤溶药物:常用药物有氨甲环酸、氨基己酸、氨甲苯酸等,泌尿系统出血时禁用,避免与凝血酶原复合物同时使用。

12.2.6.5 物理治疗和康复训练

物理治疗和康复训练可以促进肌肉、关节积血吸收,消炎消肿,维持正常肌纤维长度,维持和增强肌肉力量,维持和改善关节活动范围。在非出血期积极、适当的运动,对维持身体肌肉强壮并保持身体平衡以预防出血至关重要。物理治疗和康复训练应该在有经验的理疗师指导下进行。

12.3 小结和展望

本章主要介绍遗传性血液病,除了重点介绍地中海贫血和血友病的致病机制筛查和治疗方法之外,也将国内报道过的引起地中海贫血的异常血红蛋白类型(α珠蛋白基因异常和β珠蛋白基因异常)进行了整理。此外,还对中国南方地区的地中海贫血基因类型和构成比进行了讨论。近年来,随着检测技术特别是基因测序技术的不断发展,大家对遗传性血液病有了更深刻的认识,也有越来越多的基因缺陷类型被检测出来,且治疗方法也在不断更新并应用。但对于遗传性血液病,应尽量做到及早筛查并预防,减轻病痛对患者及家属的伤害。

参考文献

［1］ Grosveld F, Dillon N, Higgs D. The regulation of human globin gene expression［J］. Baillieres Clin Haematol, 1993, 339(1288): 183-191.

［2］ Stamatoyannopoulos G. Control of globin gene expression during development and erythroid differentiation［J］. Exp Hematol, 2005, 33(3): 259-271.

［3］ Pauling L, Itano H A. Sickle cell anemia a molecular disease［J］. Science, 1949, 110(2865): 543-548.

［4］ Ingram V M. A specific chemical difference between the globins of normal human and sickle-cell anaemia haemoglobin［J］. Nature, 1956, 178(4537): 792-794.

［5］ Cooley T B, Witwer E R, Lee P. Anemia in children with splenomegaly and peculiar changes in the bones［J］. Am J Dis Child, 1927, 34(3): 347-363.

［6］ Cao A, Galanello R, Rosatelli M C. Prenatal diagnosis and screening of the haemoglobinopathies［J］. Baillieres Clin Haematol, 1998, 11(1): 215-238.

［7］ Xiong F, Sun M, Zhang X, et al. Molecular epidemiological survey of haemoglobinopathies in the Guangxi Zhuang Autonomous Region of Southern China［J］. Clin Genet, 2010, 78(2): 139-148.

［8］ Xu X M, Zhou Y Q, Luo G X, et al. The prevalence and spectrum of α and β thalassaemia in Guangdong Province: implications for the future health burden and population screening［J］. J Clin Pathol, 2004, 57(5): 517-522.

［9］ Yu X, Yang L Y, Yang H T, et al. Molecular epidemiological investigation of thalassemia in the Chengdu Region, Sichuan Province, Southwest China［J］. Hemoglobin, 2015, 39(6): 393-397.

［10］ Huang S, Xu Y, Liu X, et al. Molecular newborn screening of four genetic diseases in Guizhou Province of South China［J］. Gene, 2016, 591(1): 119-122.

［11］ Huang S W, Xu Y, Liu X M, et al. The Prevalence and Spectrum of α-Thalassemia in Guizhou Province of South China［J］. Hemoglobin, 2015, 39(4): 260-263.

［12］ Ding Z Y, Shen G S, Zhang S, et al. Epidemiology of Hemoglobinopathies in the Huzhou Region, Zhejiang Province, Southeast China［J］. Hemoglobin, 2016, 40(5): 304-309.

［13］ 徐两蒲,黄海龙,王燕,等. 福建省籍各地市人群地中海贫血的分子流行病学研究［J］. 中华医学遗传学杂志,2013,30(4): 403-406.

［14］ Yao H, Chen X, Lin L, et al. The spectrum of α- and β-thalassemia mutations of the Li people in Hainan Province of China［J］. Blood Cells Mol Dis, 2014, 53(1-2): 16-20.

［15］ Lau Y L, Chan L C, Chan Y Y, et al. Prevalence and Genotypes of α- and β-Thalassemia Carriers in Hong Kong — Implications for Population Screening［J］. N Engl J Med, 1997, 336(18): 1298-1301.

［16］ Yao X Y, Yu J, Chen S P, et al. Prevalence and genetic analysis of α-thalassemia and β-thalassemia in Chongqing area of China［J］. Gene, 2013, 532(1): 127-131.

［17］ Lin M, Zhong T Y, Chen Y G, et al. Molecular epidemiological characterization and health burden of thalassemia in Jiangxi Province, P. R. China［J］. PLoS One, 2014, 9(7): e101505.

［18］ Lin M, Han Z J, Wang Q, et al. Molecular epidemiological survey of hemoglobinopathies in the Wuxi Region of Jiangsu Province, Eastern China［J］. Hemoglobin, 2013, 37(5): 454-466.

［19］ He J, Song W, Yang J, et al. Next-generation sequencing improves thalassemia carrier screening among premarital adults in a high prevalence population: the Dai nationality, China［J］. Genet

Med，2017，19(9)：1022-1031.

[20] Rigas D A，Koler R D，Osgood E E. Hemoglobin H：Clinical，laboratory，and genetic studies of a family with a previously undescribed hemoglobin[J]. J Lab Clin Med，1956，47(1)：51-64.

[21] Embury S H，Miller J A，Dozy A M，et al. Two different molecular organizations account for the single alpha-globin gene of the alpha-thalassemia-2 genotype[J]. J Clin Invest，1980，66(6)：1319-1325.

[22] Beris P，Huber P，Miescher P A，et al. Hb Q-Thailand-Hb H disease in a chinese living in Geneva，Switzerland：Characterization of the variant and identification of the two α-thalassemic chromosomes[J]. Am J Hematol，1987，24(4)：395-400.

[23] Lee H H，Cheung W F，Chang J G，et al. Molecular analysis of hemoglobin H disease in Taiwan [J]. Proc Natl Sci Counc Repub China B，1988，12(1)：52-55.

[24] Ko T M，Hsieh F J，Hsu P M，et al. Molecular characterization of severe α-thalassemias causing hydrops fetalis in Taiwan[J]. Am J Med Genet Part A，1991，39(3)：317-320.

[25] Ko T M，Chen T A，Hsieh M I，et al. Alpha-thalassemia in the four major aboriginal groups in Taiwan[J]. Hum Genet，1993，92(1)：79-80.

[26] Waye J S，Eng B，Chui D H. Identification of an extensive ζ-α globin gene deletion in a Chinese individual[J]. Br J Haematol，1992，80(3)：378-380.

[27] Jia S Q，Li J，Mo Q H，et al. Alpha0 thalassaemia as a result of a novel 11.1 kb deletion eliminating both of the duplicated alpha globin genes[J]. J Clin Pathol，2004，57(2)：164-167.

[28] Eng B，Walsh R，Walker L，et al. Characterization of a Rare Single Î±-Globin Gene Deletion in a Chinese Woman with Hb H Disease[J]. Hemoglobin，2005，29(4)：297-299.

[29] Zhao J B，Zhao L，Fei Y J，et al. A novel alpha-thalassemia-2 (−2.7-kb) observed in a Chinese patient with Hb H disease[J]. Am J Hematol，1991，38(3)：248-249.

[30] Liao C，Zhou J Y，Xie X M，et al. Identification of a new α chain variant at codons 22-25 (−9 nts) using the Sebia capillarys 2electrophoresis system[J]. Hemoglobin，2011，35(2)：166.

[31] Yang Y，Li D Z. CODON 30 (-GAG) (α2)：hematological parameters in heterozygotes and also patients with Hb H disease[J]. Hemoglobin，2013，37(6)：599-603.

[32] Mo Z，Yu C，Hu Z，et al. A novel deletion of −2.8 kb removing the entire alpha 2-globin gene observed in a Chinese patient with Hb H[J]. Clin Lab，2012，58(11-12)：1309-1312.

[33] Wang X Y，Lin M X，Lin M. A novel 6.3 kb deletion and the rare 27.6 kb deletion causing α(+)-thalassemia in two Chinese patients[J]. Hemoglobin，2016，40(5)：365-368.

[34] Ju L，Pang W，Lei S，et al. Diagnosis of a family with the novel-α(21.9) thalassemia deletion[J]. Hemoglobin，2015，39(6)：419-422.

[35] Long J，Yan S，Lao K，et al. The diagnosis and molecular analysis of a novel 21.9kb deletion (Qinzhou type deletion) causing α+ thalassemia[J]. Blood Cells Mol Dis，2014，52(4)：225-229.

[36] Yu J，Xie J，Luo L，et al. An Alu element-mediated 28.5 kb α-thalassemia deletion found in a Chinese family[J]. Hemoglobin，2014，38(6)：427-430.

[37] Pirastu M，Galanello R，Melis M A，et al. Delta +-thalassemia in Sardinia[J]. Blood，1983，62(2)：341-345.

[38] Forget B G. Molecular basis of hereditary persistence of fetal hemoglobin[J]. Ann N Y Acad Sci，1998，850(1)：38-44.

[39] 罗娟莉，陈小犊. 中国福建省闽北地区 470 例地中海贫血基因类型分析[J].中国实验血液学杂志，2016，24(2)：540-545.

[40] Zheng X，Lin M，Yang H，et al. Molecular epidemiological characterization and health burden of thalassemias in the Chaoshan Region，People's Republic of China[J]. Hemoglobin，2016，40(2)：138-142.

[41] Sheng H，Qian Q，Shang Y，et al. Prevalence and genetic analysis of α-and β-thalassemia in Baise region，a multi-ethnic region in southern China[J]. Gene，2016，619：71-75.

[42] 王文娟,解珺丹,王谦,等.中国江苏地区人群血红蛋白病基因型分析[J].中国实验血液学杂志，2015，23(6)：1742-1748.

[43] Zhang J，Zhu B S，He J，et al. The spectrum of α-and β-thalassemia mutations in Yunnan Province of Southwestern China[J]. Hemoglobin，2012，36(5)：464-473.

[44] Huang S W，Liu X M，Li G F，et al. Spectrum of β-thalassemia mutations in Guizhou Province，PR China，including first observation of codon 121 (GAA>TAA) in Chinese population[J]. Clin Biochem，2013，46(18)：1865-1868.

[45] Neuyilik G，Amthor B，Gehring N H，et al. Mechanism of escape from nonsense-mediated mRNA decay of human β-globin transcripts with nonsense mutations in the first exon[J]. RNA，2011，17(5)：843-854.

[46] Yi P，Yu F，Huang S，et al. Identification of a novel frameshift mutation at codon 53 (-T) in the beta-globin gene causing dominantly inherited beta-thalassemia in a Chinese Miao family[J]. Blood Cells Mol Dis，2008，41(1)：56-59.

[47] Zhang J，He J，Zeng X H，et al. Genetic heterogeneity of the β-globin gene in various geographic populations of Yunnan in Southwestern China[J]. PLoS One，2015，10(4)：e0122956.

[48] Satta S，Paglietti M E，Sollaino M C，et al. Changes in HbA2 and HbF in alpha thalassemia carriers with KLF1 mutation[J]. Blood Cells Mol Dis，2017，64：30-32.

[49] Ranjbaran R，Okhovat M A，Mobarhanfard A，et al. Relationship between AHSP gene expression，β/α globin mRNA ratio，and clinical severity of the β-thalassemia patients[J]. Ann Clin Lab Sci，2014，44(2)：189-193.

[50] Lai Y，Yun C，Chen B，et al. Genetic variants at BCL11A and HBS1L-MYB loci Influence Hb F levels in Chinese Zhuang β-thalassemia intermedia patients[J]. Hemoglobin，2016，40(6)：405-410.

[51] Lam K W，Jiang P，Liao G J，et al. Noninvasive prenatal diagnosis of monogenic diseases by targeted massively parallel sequencing of maternal plasma：application to β-thalassemia[J]. Clin Chem，2012，58(10)：1467-1475.

[52] Mannucci P M，Tuddenham E G. The hemophilias — from royal genes to gene therapy[J]. N Engl J Med，2016，344(23)：1773-1779.

[53] den Uijl I E，Roosendaal G，Fischer K. Insufficient evidence to suggest less stringent therapy in hemophilia B[J]. Blood，2009，114(23)：4907-4908.

[54] Ewenstein B M，Takemoto C，Warrier I，et al. Nephrotic syndrome as a complication of immune tolerance in hemophilia B[J]. Blood，1997，89(3)：1115-1116.

[55] Margaglione M，Castaman G，Morfini M，et al. The Italian AICE-genetics hemophilia a database：results and correlation with clinical phenotype[J]. Haematologica，2008，93(5)：722.

[56] 中华医学会血液学分会血栓与止血学组,中国血友病协作组. 血友病诊断与治疗中国专家共识(2017年版)[J].中华血液学杂志,2017,38(5)：364-370.

[57] Shapiro A D，Ragni M V，Valentino L A，et al. Recombinant factor IX-Fc fusion protein (rFlXFc) demonstrates safety and prolonged activity in a phase 1/2a study in hemophilia B patients

［J］. Blood，2012，119(3)：666-672.

［58］Stonebraker J S，Bolton-Maggs P H，Michael Soucie J，et al. A study of variations in the reported haemophilia B prevalence around the world［J］. Haemophilia，2012，18(3)：e91-e94.

［59］Solimeno L P，Mancuso M E，Pasta G，et al. Factors influencing the long-term outcome of primary total knee replacement in haemophiliacs：a review of 116 procedures at a single institution ［J］. Br J Haematol，2009，145(2)：227-234.

［60］Poon M C，Lillicrap D，Hensman C，et al. Recombinant factor IX recovery and inhibitor safety：a Canadian post-licensure surveillance study［J］. Thromb Haemost，2002，87(3)：431-435.

［61］Bolton-Maggs P H，Pasi K J. Haemophilias A and B［J］. Lancet，2003，361(9371)：1801-1809.

［62］White GC 2nd，Beebe A，Nielsen B. Recombinant factor IX［J］. Thromb Haemost，1997，78(1)：261-265.

［63］Dimichele D. Inhibitor development in haemophilia B：an orphan disease in need of attention［J］. Br J Haematol，2007，138(3)：305-315.

13

常见遗传性肾脏病

本章主要介绍多囊肾病（polycystic kidney disease，PKD），即先天性肾囊肿病，PKD有两种类型，常染色体隐性遗传多囊肾病（婴儿型）和常染色体显性遗传多囊肾病（成年型）。婴儿型多囊肾病多于出生后不久死亡，成人型多囊肾病发病较晚，但存活时间较长。此外，由于PKD是一种终身性遗传性疾病，且常伴有多系统并发症，所以对PKD的治疗主要是针对并发症的治疗。本章将对婴儿型多囊肾病和成年型多囊肾病展开全面讨论。

13.1 婴儿型多囊肾病

13.1.1 疾病概述

婴儿型多囊肾病，又称为常染色体隐性遗传多囊肾病（autosomal recessive polycystic kidney disease，ARPKD）。该病发病率低，约为1∶20 000[1]，临床上相对罕见。如果父母不患病，但均携带致病基因，致病基因遗传率为50％，子代发病率为25％。该病临床表型为双侧肾脏均匀对称性增大，并常伴有肝脾肿大、肝硬化及胆管扩张等症状，是一种以肝肾为主要受累器官的遗传性复杂疾病，多数患者于围生期或婴幼儿期间发病死亡。

依据发病年龄不同，ARPKD分为四种类型：① 围生期型：90％集合管囊状扩张，肝脏改变不明显，此型肾脏病变严重，出生后6～8周死亡。② 新生儿型：60％集合管受累，肝脏病变严重，数月内即死亡；患儿表现眼距宽、缩额、扁鼻、低位大耳的Potter面容。③ 婴儿型：20％集合管受累，儿童期因肾功能衰竭死亡。④ 少年型：集合管受累小于10％，13岁后出现症状，肾内病变较轻，肾功能衰竭较少见，但死亡多为门静脉周围严重纤维增生、门脉高压所致[2]。

ARPKD患儿除肾弥漫性损害的同时，均伴有不同程度肝、脾肿大、门静脉周围纤维增生；肾脏受损程度与肝脏受损程度成反比，发病年龄越小肾脏损害越重，围生期型

ARPKD 患儿肾脏损害最重,少年型 ARPKD 患儿肝脏损害最重[3]。

ARPKD 治疗主要针对其并发症。在新生儿期的急性并发症主要包括呼吸窘迫、水电解质紊乱、少尿、急性肾损伤和高血压,目前尚无有效治疗方法。治疗原则主要致力于控制远期并发症,延缓肝、肾病变的进展。远期并发症主要包括高血压、慢性肾病、门脉高压、静脉曲张、反流性胆管炎和肝衰竭,此外还有慢性肺病和生长迟缓等。ARPKD 患者高血压发生较早也比较严重,有报道称肾素-血管紧张素的激活是致病因素之一。临床上可选择血管紧张素转换酶抑制剂(angiotensin converting enzyme inhibitor, ACEI)来控制血压,但多数患者需要联合应用几种降压药来控制。ARPKD 患儿喂养困难非常普遍,尤其是小婴儿,这是由于肾脏的显著增大压迫胃部导致饱腹感和胃食管反流。有时需要通过鼻饲或胃造口术喂养来保证摄入足够的热量。有些病例甚至需切除单侧或双侧肾脏来解决肾脏显著增大导致的严重喂养困难和呼吸困难。ARPKD 患者还可发生血尿和尿路感染,但是一般不会发生肉眼可见的血尿和囊肿壁破裂出血;尿路感染采用常规抗生素治疗即可[4]。

ARPKD 与成人型多囊肾病预后不同,只有在产前明确诊断,才能做好遗传咨询工作,为患者提供准确的风险预测。由于此病引起严重的肾功能衰竭,预后差,因此一旦宫内确诊,应建议终止妊娠[5]。

13.1.2 致病机制

PKHD1(polycystic kidney and hepatic disease 1)是目前已知的 ARPKD 的唯一致病基因。*PKHD1* 基因(NM_138694.3)位于人类染色体 6p21.1,基因全长约为 472 kb,其编码产物最大阅读框包含 67 个外显子;编码蛋白是一个由 4 074 个氨基酸组成的单次跨膜受体样蛋白,被称为纤囊素(fibrocystin/polycystin,FPC)[5]。FPC 分子由一个信号肽、一个大的氨基端胞外区、一个单一跨膜结构域和一个羧基端的短的胞内胞质结构域(intracellular cytoplasmic domain,ICD)组成。ICD 由 192 个氨基酸组成,含有多个酪氨酸激酶磷酸化位点,提示可能介导细胞内外信号传递;FPC 胞外区由约 3 900个氨基酸组成,从氨基末端顺序排列着信号肽、7～8 个串联的 IPT(Ig-like,plexins, transcription factors)结构域以及由 9～10 个 PbH1(parallel β-helix repeats)重复序列组成的 TEME 同源异形域[6]。IPT 结构域和 PbH1 重复序列的具体功能尚未明确,前者在免疫球蛋白样蛋白家族中常见,作为细胞外受体参与蛋白间的相互作用,后者在含有平行 β-螺旋重复结构的蛋白家族中常见,分布于细胞表面催化多糖形成。FPC 在人胎肾和成年肾中高表达,在肝和胰腺也有适度表达[7]。利用 FPC 特异性单克隆抗体的免疫荧光标记表明,FPC 主要分布于细胞的纤毛和基体内[8]。

人 FPC 在胎肾开始表达于输尿管芽,并持续表达于输尿管芽分支演变为集合管的全过程;在成体肾中,FPC 主要表达于肾集合管上皮细胞,其亚细胞定位于上皮细胞管腔面的顶端,主要分布在细胞纤毛和基体附近。FPC 的主要生物功能目前仍未完全明了,但有研究表明 FPC 可能作为一个膜受体样蛋白,将细胞外的信号通过结合与调节 TRPP2(PKHD12)钙离子介导的通道传递到细胞内,调控体内各管道上皮细胞分化、增殖、极化和移行,从而促成各种生理管道的形成[9,10]。

多囊性肾病的发病基础是纤毛结构或功能异常。初级纤毛是一种细胞器,存在于几乎所有上皮细胞和很多内皮细胞的表面。最初,初级纤毛被认为是没有任何功能的原始运动纤毛的退化器官,纤毛功能紊乱导致"纤毛病"。目前很多基于动物模型和 ARPKD 患者的研究都证实,大多数导致 PKD 的相关蛋白都定位于或极为接近纤毛;研究认为初级纤毛作为机械传感器把机械信号转换为化学信号在上皮细胞间和内皮细胞间传递信息。纤毛功能紊乱涉及很多影响囊肿生成和扩张的生理过程,包括细胞内的钙离子调节和钠转运[11,12]。纤毛功能障碍还影响到肾脏的形态发生和正常上皮细胞层和内皮细胞层结构的维持,最近一系列研究特强调纤毛在维持平面细胞极性(planar cell polarity,PCP)方面的重要作用。PCP 在细胞形成单分子层的过程中发挥关键作用,并可使细胞在分裂和增殖过程中正确迁移和定位。ARPKD 中纤毛功能紊乱导致肾小球囊内上皮细胞异常增殖和转运异常,进一步促进囊肿生成[13]。

cAMP 是很多信号途径的第二信使,并可促进体液分泌和细胞增殖。在几种 ARPKD 动物模型中,cAMP 表达增高,可能与细胞异常增殖和囊肿形成有关;cAMP 可以被很多种受体/配体复合物激活[14,15]。在集合管中,后叶加压素 V2 受体(V2R)是 cAMP 的主要激活剂。细胞内高水平的 cAMP 通过后叶加压素与 V2R 结合后,可促进细胞顶端膜上水通道蛋白的嵌入,使很多下游 cAMP 依赖的信号途径也被激活。几种 PKD 模型均表现出 V2R 活性增高,并且特异的 V2R 抑制剂(托伐普坦)可改善甚至逆转动物模型的疾病进程[16]。

其他与多囊性肾病发病机制有关的因素包括:表皮生长因子家族的成员及其相关受体 ErbB1、ErbB2、ErbB4。生长因子/受体在囊性肾中的表达高于在同龄正常肾中的表达,提示在囊性肾中可能存在更不成熟的细胞亚型,从而显示出很强的增殖能力,导致囊肿生成[17]。在 ARPKD 的动物模型中,使用基因和药物干预表皮生长因子配体/受体轴可改善肾脏病变,但这些药物的潜在毒性限制了它们在人体的应用[18]。另外,哺乳动物类雷帕霉素靶蛋白(mammalian target of rapamycin,mTOR)途径可介导细胞增殖。mTOR 是一种促进细胞生长、增殖和去分化的胞质蛋白。在 ARPKD 患者和动物模型中 mTOR 表达增加,并且在动物模型中用 mTOR 的抑制剂雷帕霉素治疗可减少囊肿的形成[19]。

ARPKD 的临床表现在家族内外差异显著,约 50% 的患者在胎儿期已经发病,约 30% 的患儿出生时伴随呼吸和肾功能障碍而死亡[20]。目前已经报道了 748 种 PKHD1 突变,PKHD1 突变的多样性可能是 ARPKD 临床表征多样性的原因。PKHD1 致病突变几乎分布于整个*PKHD1*基因,没有明显突变热点或成簇分布现象,但T36M在不同群体中被反复报道[17]。由于该基因本身较大,并且其RNA有多种剪接方式,外加突变的多样性,所以研究者们还难以明确阐明突变与疾病表型之间的关系。*PKHD1*突变位点与临床症状之间的初步分析表明,蛋白截短突变比错义突变引起更严重的临床表型,含有两个*PKHD1*截短突变的患儿多在围生期和新生期即死亡,而度过新生期能存活下来的患儿多至少存在一个错义突变的等位基因[21]。

13.1.3　筛查

ARPKD的主要筛查方法为肾脏超声检查结合分泌性尿路造影;通过对肾脏超声图像表现及鉴别诊断结果综合分析。

ARPKD病理学表现为双肾明显增大,可较正常肾体积大12~16倍,外形正常,表面光滑,囊状扩张的肾小管布满肾实质,解剖切面呈海绵状或蜂窝状,手感似海绵,镜下见肾脏被膜增厚,被膜下见少数被挤压的肾小球和肾小管,皮髓质结构消失,肾盂处无移行上皮被覆,可见肾实质被大量囊性结构代替,囊内壁衬立方或扁平上皮细胞,缺乏明显增生的结缔组织,同时伴有肝脏组织纤维化。ARPKD在超声图像上亦具有特异性改变,其特点是双肾体积增大,甚至占据整个腹腔,肾实质内显示囊状扩张的集合管呈放射状排列,囊腔内径1~5 mm,因大量集合管囊状扩张,声学界面增多,使肾实质回声普遍增强,皮髓质分界不清,彩色多普勒血流成像(color Doppler blood flow imaging, CDFI)示双肾实质血流信号稀少,肾动脉血流显像呈"星点状"或"残根状"[22,23]。

13.1.4　诊断

ARPKD主要在胎儿期和婴幼儿期发病,首先可通过影像学检查判断,声像图表现如下。① 围生期型:胎儿双肾体积对称性、弥漫性增大,皮髓质界限不清,实质回声弥漫性增强,呈团状;多合并羊水过少;② 婴儿型及少年型:双肾体积弥漫性增大,形态饱满,肾内结构欠佳,肾实质回声弥漫性增强,其内可见广泛成簇的点状或团状强回声,弥漫性分布,部分点状强回声后伴彗星尾,并伴有不同程度的肝、脾肿大。肝、脾肿大及门静脉纤维化程度与肾功能受损程度成反比。但是很多时候影像学检查不能在产前做出准确的诊断[24,25]。

近年来,PKD分子诊断逐步用于诊断,而且越来越重要。*PKHD1*的基因诊断主要为基因突变的直接检测。由于*PKHD1*基因大,存在不同的转录本,突变散布于整个基因,错义突变众多,发病率较低,对突变的致病性难于鉴定,限制了*PKHD1*基因诊断在临床上的应用。

2014年9月,《常染色体隐性遗传多囊肾病的诊断和管理国际专家共识》发布。该共识指出:① 产前超声检查检测ARPKD往往不能及早终止妊娠;利用单基因检测的分子遗传学分析是早期可靠产前诊断的唯一可行方法;但对 PKHD1 基因突变分析,不能作为婴儿及儿童型 ARPKD 的一线诊断方法;② 参照超声诊断标准,如发现明显肾脏皮髓质交界回声欠佳同时存在肝脏疾病,就足以诊断 ARPKD;高分辨率超声可能会提高诊断的敏感性,特别是在较轻的 ARPKD;与 ADPKD 不同,ARPKD 中肾脏的大小、体积与肾功能不相关;③ ARPKD 患儿高血压的患病率为 33%～75%,发病机制仍然不清楚;④ 先天性肝纤维化(congenital hepatic fibrosis,CHF)虽然少见(临床表现如静脉曲张出血或胆管炎),但可危及生命。5 岁 ARPKD 儿童应进行腹部超声检查,注意肝内外胆管及脾的最大线性尺寸,如果初次检查未发现阳性结果,则需要每 2～3 年复查;⑤ 常规抗生素并不能预防胆管炎,同时不推荐熊去氧胆酸治疗胆管炎;ARPKD 患儿如出现不明原因的发热应考虑胆管炎[26]。

13.1.5　精准预防

13.1.5.1　Sanger 测序

PKHD1 基因比较大,在 PCR 体系建立中,可通过优化 PCR 引物设计从而保证所有 PCR 扩增在同一条件下进行;然后对 PCR 产物直接测序,鉴定致病突变[27]。

13.1.5.2　PCR 结合变性高效液相色谱

利用 PCR 结合变性高效液相色谱技术的突变检出率为 50%～60%,曾经是 ARPKD 突变检测的主要手段。该方法是对扩增区域进行 PCR 扩增,PCR 产物加热变性成单链状态,通过高效液相色谱检测其中的碱基含量,若发生改变则会出现峰值的移动,从而检测突变是否发生[28]。

13.1.5.3　第二代测序

PKHD1 基因大,外显子多,且缺乏热点突变,PCR-Sanger 测序具有工作量大和突变分析困难的缺点。第二代测序(NGS)技术采用边测序边收集反应信号的实时阅读方式,具有快速准确、通量高及运行成本低的优点,能通过一次反应对多个致病候选基因同时进行检测,近年来该方法已成功应用于 PKD 等的致病基因鉴定。NGS 与 PCR-Sanger 测序方法联合使用成为 PKD 患者基因诊断的有效方法[29]。

13.2　成人型多囊肾病

13.2.1　疾病概述

常染色体显性遗传多囊肾病(autosomal dominant polycystic kidney disease,ADPKD)是最为常见的遗传性肾病,发病年龄多在 30～50 岁,因此又称为"成人型多囊肾病"。最新研究资料表明,本病在包括胎儿在内的任何时期均可发病[30],世界范围发病率估计为 1/1 000[31],在不同地区又因研究人群、检查方法、筛查及医保政策的不同有很大差异,为 1/2 000~1/4 000[32]。

ADPKD 患者主要表现为双侧肾皮质和肾髓质多发、大小不一的进行性增大的囊肿,以及肾脏形态增大、结构异常。部分患者还伴有肝、脾、胰脏、卵巢、蛛网膜及松果体等多脏器囊性病变,以及心脏瓣膜异常、结肠憩室、颅内动脉瘤等非囊性病变。ADPKD 患者最常见的并发症包括尿路感染、肾结石、囊肿钙化等,表现为小便异常、腹部疼痛、出血等,严重者伴有血尿、蛋白尿及高血压;随着患者年龄的增长,囊肿的数量及大小进行性增加,压迫周围正常肾组织,使功能性肾实质日益减少,进而破坏肾脏结构和功能,最终导致终末期肾功能衰竭[33]。大约 50% 的 ADPKD 患者在 60 岁左右发展为终末期肾病(end-stage renal disease,ESRD),由 ADPKD 发展的 ESRD 占所有 ESRD 患者的 5%~8%[32]。

13.2.2 致病机制

ADPKD 主要由 polycystin-1(*PKD1*,OMIM 601313)或 polycystin-2(*PKD2*,OMIM173910)基因突变所致。超过 90% 的 ADPKD 患者携带者 *PKD1* 或 *PKD2* 基因的突变,另有 8%~10% 的 PKD 患者没有检出突变。近年来发现了第 3 个常染色体显性遗传多囊肾病致病基因,命名为 *GANAB*(OMIM 104160),该基因突变导致多囊肾病 3 型(polycystic kidney disease-3,PKD3)(OMIM 600666),但也仅占未检出突变患者中的一小部分,提示可能还存在其他 PKD 致病基因[34](见表 13-1)。

表 13-1　成人型多囊肾病(ADPKD)相关基因

基因定位	疾 病 分 型	疾病 OMIM 登记号	遗传方式	致病基因	基因 OMIM 登记号
16p13.3	多囊肾病 1	173900	AD	*PKD1*	601313
4q22.1	多囊肾病 2	613095	AD	*PKD2*	173910
11q12.3	多囊肾病 3	600666	AD	*GANAB*	104160

PKD1 基因定位于 16p13.3,包含 46 个外显子,基因全长 52 kb,最长的转录本约 14 kb;*PKD1* 编码蛋白为 4 302 个基酸残基构成的一种糖蛋白,称为多囊蛋白-1 (polycystin-1),位于细胞膜,在正常肾小球囊和肾小管上皮细胞均有表达,在胎肾小管和多囊肾衬里上皮表达显著增强,其作用机制可能与调节细胞内钙离子通道有关。*PKD2* 基因位于 4q22.1,包括 15 个外显子,基因全长 68 kb,转录本长约 5 kb,该基因编码蛋白被命名为多囊蛋白-2(polycystin-2),由 968 个氨基酸残基构成。polycystin-1 和 polycystin-2 结合形成异源二聚体,调控多个信号通路,维持正常肾小管的结构和功

能[35-37]。*PKD1* 基因突变是造成 ADPKD 的最主要病因,在明确致病突变的 ADPKD 患者中,约 85％为 *PKD1* 突变所致、15％由 *PKD2* 突变所致。在 PKD 致病突变数据库(http://pkdb.mayo.edu/index.html)中,收录 2 323 种 *PKD1* 基因突变和 278 种 *PKD2* 基因突变。*PKD1* 和 *PKD2* 基因突变的患者从临床表现上不能区分,但统计学资料显示,*PKD2* 突变患者较 *PKD1* 突变患者症状更轻,且发生 ESRD 的中位年龄比后者晚 20～25 年,其原因尚不清楚[38]。

GANAB 基因位于人染色体 11q12.3,编码有催化活性的葡萄糖苷酶 II-α 亚单位。在人的肾脏和肝中有两种 *GANAB* 转录本(NM_198334.2;NM_198335.3)表达,二者的表达量大致相等。转录本 NM_198334.2 包含 24 个外显子(缺乏外显子 6),编码序列 2 832 bp,编码 944 个氨基酸残基(相对分量约 107 000);转录本 NM_198335.33 包含 25 个外显子,编码序列全长 2 898 bp,编码 966 个氨基酸残基(相对分子量约 110 000)[39]。葡萄糖苷酶 II 存在于内质网,催化肽结合寡糖的葡萄糖残基水解,并触发糖蛋白折叠的质控评估过程[40]。

GANAB 基因突变导致的 ADPKD 被命名为多囊肾病 3(PKD3)。PKD3 患者的特点是肾囊肿伴肝囊肿,导致肝肾功能障碍,患者多在成人中晚期发生进行性肾囊肿和/或肝囊肿;该型 PKD 患者肾脏疾病相对较轻,只有部分患者出现高血压,一般不发生肾功能不全;肝脏疾病的严重程度差异较大,有些患者没有囊肿,而另一些则有严重的肝脏受累[34]。

13.2.3　诊断及筛查

ADPKD 的诊断方法包括影像学检查方法和基因诊断方法,两者各有所长,互为补充。

13.2.3.1　影像学检查

影像学检查方法主要包括超声、CT 和 MRI 等。腹部超声检查是 PKD 形态学检查的常规手段,适合所有年龄段的患者。尽管如此,对于 ADPKD 儿童,可能因为多囊肾单侧出现或显著不对称而导致诊断困难;对于肥胖个体,超声分辨率可能较差,需要其他检测手段,如 CT 和 MRI 等检查提供更为详细的肾脏结构和功能信息。

(1)超声影像特点:肾内多个大小不等的囊肿、肾实质回声增强和肾体积增大。囊肿累及整个肾脏时声像图上找不到正常的肾实质回声;肾囊肿合并感染时或者囊肿出血时声像显影不清,囊肿与实质性肿块也很难清晰鉴别区分。因此,B 超检查仅作为初步诊断手段,该病的确诊主要依靠 CT 扫描。

(2)CT 扫描影像学特点:患者多有双侧肾脏增大,肾实质充满大小不等的囊肿,多囊肾边缘清楚,囊肿间隔薄厚不一,互不相通,肾盂受压变形。

(3)诊断标准:有家族遗传史者,15～29 岁单侧两个以上肾囊肿或双侧肾囊肿,

30～59岁平均每个肾2个囊肿,60岁以上4个囊肿以上,均可诊断ADPKD;如果伴有肝囊肿等其他肾外表现,诊断标准可适当放宽。无家族遗传史时,每侧肾脏有10个以上囊肿,并排除其他肾囊肿性疾病方可确诊。针对青年期发病的PKD,由于囊肿太小,超声检测可能需要结合CT和MRI检查才能准确诊断。

与一般肾病自然病程类似,本病的诊断存在不确定性,尤其在疾病早期,肾功能存在较长稳定期,掩盖了肾脏生理的微妙病理变化;但肾脏大小持续扩大,病程后期肾功能呈直线下降趋势[41-44]。通过腹部超声、CT和MRI等影像学检查方法可对部分ADPKD患者实现症状前早期诊断。

13.2.3.2　基因诊断

基因诊断可分为以遗传标记连锁分析为基础的间接诊断和以基因测序为基础的直接突变检测。

(1) 间接诊断:连锁分析需要有大家系样本资料,通过提供与ADPKD致病候选基因紧密连锁的STR标记的遗传信息,推测家系中PKD致病位点与疾病的共分离情况进行疾病诊断。这种方法费时、费力,而且精准性较差,一般在未能检测到患者致病突变的情况下采用。现在NGS价格已经很低,可直接对先证者进行PKD候选致病基因的panel测序或全外显子组测序筛查致病突变,并在此基础上联合应用PCR-Sanger测序技术对家系所有个体进行致病位点的鉴定。目前连锁分析的方法已很少用于ADPKD基因诊断。

(2) 直接突变检测:候选致病基因的突变鉴定是ADPKD的主要诊断策略。主要针对下述情况:① 有ADPKD家族史,但影像学诊断结果不明确的个体;② 散发成年PKD病例;③ 肾脏移植时受体及供体是否为多囊肾;④ 患者生育相关的遗传咨询和产前诊断进行致病突变鉴定。通过 *PKD1* 和 *PKD2* 基因的突变检测可以鉴定90%以上的ADPKD患者,所以 *PKD1* 和 *PKD2* 的序列分析为ADPKD临床确诊的常规手段。

PKD1 是一个序列复杂的大基因,编码序列约13 kb,有46个外显子,5′端约3/4的区域(外显子1～33)为高度同源重复区域(重复拷贝数>4次),且多个区域高GC含量,造成PCR-Sanger测序面临极大的困难[35,36],以至于很长一段时间内5′端重复区域报道的突变非常罕见。近年来,随着NGS技术的发展和成本下降,ADPKD基因突变检测中传统的Sanger测序方法正在被NGS技术迅速取代。采用目标区域捕获NGS和生物信息学分析可从多个高度同源序列中特异性读取 *PKD1* 基因组DNA序列中的致病突变,实现了检测覆盖 *PKD1* 基因全长变异的诊断目标[45,46]。

13.2.3.3　筛查

ADPKD的筛查主要针对有本病家族史的高危人群。筛查方法包括身体检查、肾脏B超、尿液分析和基因分析等。如果B超检查结果阴性或不能确定,最好进行加强CT和MRI检查。

（1）筛查的益处：① 排除 ADPKD，解除心理负担；② 早期诊断利于早期处理并发症；③ 有利于安排家庭计划；④ 为患者提供遗传咨询和产前诊断。

（2）筛查的弊端：① 筛查出的潜在患者可能面临求职、医疗保险、人寿保险的歧视；② 本病缺乏针对性治疗方法，筛查出的患者得不到治疗，反而造成心理负担。

13.2.4 防控及治疗

现阶段尚无控制囊性疾病进展或消除囊肿的有效手段，主要的治疗原则是纠正危险因素、避免摄入潜在肾毒性物质、控制 ADPKD 并发症、延缓疾病进展。对症支持治疗包括止痛、控制囊肿感染、预防结石形成和控制高血压等。晚期肾衰竭可以采用透析和肾移植进行治疗。

13.2.4.1 饮食控制

建议低盐（<5 g/d）、低胆固醇（<200 mg/d）、高纤维饮食，限制或避免摄入含咖啡因饮料（咖啡因可促进环磷酸腺苷刺激的囊液分泌和内衬细胞增生，促进囊肿生长），戒烟（吸烟可促进肾脏功能恶化）。

13.2.4.2 血压控制

尚无特殊针对 ADPKD 患者高血压的治疗方案。高血压常规治疗采用的 ACEI 及血管紧张素受体阻滞剂（angiotensin receptor blockers，ARB）对本病患者也具有较好的反应性和耐受性，可作为首选药物。对部分 ACEI 和 ARB 治疗效果不佳的患者，也可考虑使用 α/β 受体阻滞剂、钙通道阻滞剂或低剂量噻嗪类利尿剂控制血压。

13.2.4.3 对症治疗

（1）季肋部疼痛：在采用镇痛剂或抗炎药对症治疗过程中，要避免长期使用有潜在肾毒性的药物。当保守治疗效果不佳时，可考虑囊肿减压术。对致痛性确定的囊肿，可采用囊肿抽吸及抽吸后酒精硬化治疗；对某些终末期肾功能衰竭患者可行肾动脉栓塞术。

（2）囊肿出血：多数轻症患者通过镇痛、卧床休息、补充液体避免尿路血栓形成等保守治疗有效；严重者可能出现血流动力学障碍，应进行 CT 或血管影像学检查；反复出血者可考虑动脉栓塞或手术治疗。

（3）尿路和肾实质（囊肿）感染：ADPKD 患者并发尿路感染的概率高于一般人群。对有症状的尿路感染，应迅速给予抗生素治疗以防止上行性肾实质（囊肿）感染。在肾实质（囊肿）感染急性发作期，常需胃肠外给药。对于反复发作或持续性的囊肿感染，应考虑定位感染囊肿后行经皮穿刺或手术引流。

（4）肾结石：ADPKD 患者肾结石的发生率（约 20%）显著高于普通人群（3%～5%），治疗方案与特发性结石相同。

（5）肾功能衰竭：腹膜透析和肾移植是 ADPKD 所致终末期肾功能衰竭的优先

选择。

13.2.4.4　多囊肾病的探索性治疗

随着 ADPKD 致病基因的发现和病理生理过程研究的快速进展,已有多种靶向药物进入临床试验或临床应用,通过抑制细胞增殖、阻断 cAMP 蓄积、控制囊液分泌及细胞外基质重塑等作用,以治疗和延缓疾病进程。

(1) 托伐普坦(tolvaptan):研究证实,多囊肾细胞内积聚的环磷酸腺苷(cAMP)通过刺激囊液分泌和内衬细胞增生促进囊肿生长。托伐普坦可抑制 cAMP 生成和聚积,对肾功能尚存的 ADPKD 患者具有减缓肾脏疾病进展和保存肾功能的功效。不同国家使用托伐普坦的标准有所不同(http://f1000research.com/articles/5-2029/v1),欧洲肾脏协会-欧洲透析和移植协会(ERA EDTA)及肾脏协会发布了更详细的指南[47]。

(2) 奥曲肽(octreotide)/兰瑞肽(lanreotide):两种长效生长抑素类似物,具有多种生理活性,如抑制生长激素、促甲状腺素;对胃酸、胰酶、胰高血糖素和胰岛素的分泌有抑制作用;可长效抑制胰泌素(secretin)诱导的 cAMP 生成及其介导的胆道和肝脏囊肿内衬细胞分泌。动物模型研究已证实,奥曲肽可抑制肝肾囊肿生长。荷兰内梅亨(Nijmegen)大学医学中心正在进行相关的前瞻性临床研究。

(3) 西罗莫司(sirolimus):又称雷帕霉素(rapamycin),是 mTOR 信号通路抑制剂,可通过抑制哺乳动物雷帕霉素靶蛋白(mTOR)发挥抗增生作用。在研究阶段对 PKD 表现出一定的治疗效果,但在临床前和临床试验结果之间存在分歧[48-49]。

(4) ACEI/ARB:ADPKD 患者存在肾素-血管紧张素-醛固酮系统(renin-angiotensin-aldosterone system,RAAS)异常活化。通过 ACEI(赖诺普利)及 ARB(替米沙坦)阻断 RAAS,可产生抗纤维化和抗增生的作用[50]。

目前正在进行临床实验的其他一些药物,包括生长激素抑制剂和酪氨酸激酶抑制剂,有望与托伐普坦联合使用发挥更好的临床疗效[50]。

13.3　小结与展望

本章主要从致病机制、筛查和诊断、防控和治疗等方面介绍了遗传性 PKD,由于婴儿型肾脏病目前尚无有效的治疗方法,我们要将重点放在产前防控上,基于此重点讨论针对性的产前诊断方法和精准预防措施;针对 ADPKD 暂无有效预防措施,临床上多采取保守治疗。本章除介绍已经成熟应用的治疗措施外,也讨论了靶向药物对此病的探索性治疗方法。未来随着各种基因治疗方法和靶向药物的发展,可望有效治疗疾病,减轻患者的痛苦。

参考文献

［1］Zhang J，Wu M，Wang S，et al. Polycystic kidney disease protein fibrocystin localizes to the mitotic spindle and regulatesspindle bipolarity. Hum Mol Genet. 2010,19(17)：3306-3319.

［2］Bergmann C，Senderek J，Schneider F，et al. PKHD1 mutations in families requesting prenatal diagnosis for autosomal recessive polycystic kidney disease（ARPKD）［J］. Hum Mutat,2004，23(5)：487-495.

［3］李桦,祝英乔,孙凯. 超声诊断婴儿型多囊肾1例［J］.中国当代医药,2012,19(16)：150-150.

［4］Zhang D，Lu L，Yang H B，et al. Exome sequencing identifies compound heterozygous PKHD1 mutations as a cause of autosomal recessive polycystic kidney disease［J］. Chin Med J（Engl），2012，125(14)：2482-2486.

［5］Ward C J，Hogan M C，Rossetti S，et al. The gene mutated in autosomal recessive polycystic kidney disease encodes a large，receptor-like protein［J］. Nat Genet，2002，30(3)：259-269.

［6］Siroky B J，Ferguson W B，Fuson A L，et al. Loss of primary cilia results in deregulated and unabated apical calcium entry in ARPKD collecting duct cells［J］. Am J Physiol Renal Physiol，2006，290(6)：1320-1328.

［7］Woollard J R，Punyashtiti R，Richardson S，et al. A mouse model of autosomal recessive polycystic kidney disease with biliary duct and proximal tubule dilatation［J］. Kidney Int,2007，72(3)：328-336.

［8］Kim I，Li C，Liang D，et al. Polycystin-2 expression is regulated by a PC2-binding domain in the intracellular portion of fibrocystin［J］. J Biol Chem，2008，283(46)：31559-31566.

［9］付玉龙,吴冠青. PKHD1基因的分子特征和生物功能研究进展［J］.生物化学与生物物理进展，2009,36(6)：684-688.

［10］夏黎明,王承缘,邵剑波. 婴儿型多囊肾的影像学诊断［J］.中国医学影像技术,2000,16(8)：674-675.

［11］Liebau M C，Bergmann C. Polycystic kidney disease：ADPKD and ARPKD［M］. Berlin Heidelberg：Springer，2016.

［12］Bergmann C. ARPKD and early manifestations of ADPKD：the original polycystic kidney disease and phenocopies［J］. Pediatr Nephrol,2015，30(1)：15-30.

［13］Ebner K，Liebau M C. Keine generelle empfehlung zur nephrektomie bei pränatalem verdacht auf ARPKD［J］. Der Urologe，2017，56(11)：1465-1466.

［14］Adeva M，Elyoussef M，Rossetti S，et al. Clinical and molecular characterization defines a broadened spectrum of autosomal recessive polycystic kidney disease（ARPKD）［J］. Medicine，2006，85(1)：1-21.

［15］Vossler M R，Yao H，York R D，et al. cAMP activates MAP kinase and Elk-1 through a B-Raf-and Rap1-dependent pathway［J］. Cell，1997，89(1)：73.

［16］付玉龙. 人类遗传性多囊肾相关致病基因功能的研究［D］.北京：中国协和医科大学,2009.

［17］Gunay-Aygun M，Font-Montgomery E，Lukose L，et al. Correlation of kidney function，volume and imaging findings，and PKHD1 mutations in 73 patients with autosomal recessive polycystic kidney disease［J］. Clin J Am Soc Nephrol，2010，5(6)：972-984.

［18］Xu Y，Xiao B，Jiang W T，et al. A novel mutation identified in PKHD1 by targeted exome sequencing：Guiding prenatal diagnosis for an ARPKD family［J］. Gene，2014，551(1)：33-38.

［19］ Laplante M，Sabatini D M. mTOR signaling in growth control and disease［J］. Cell，2012，149
（2）：274-293.

［20］ Gunayaygun M，Tuchman M，Fontmontgomery E，et al. PKHD1 sequence variations in 78
children and adults with autosomal recessive polycystic kidney disease and congenital hepatic
fibrosis［J］. Mol Genet Metab，2010，99(2)：160-173.

［21］ 孙建国. 常染色体隐性遗传性多囊肾病的临床研究现状［J］.医学信息，2015,28(26)：392-393.

［22］ Nagano J，Kitamura K，Hujer K M，et al. Fibrocystin interacts with CAML，a protein involved in
Ca²⁺ signaling［J］. Biochem Biophys Res Commun，2005，338(2)：880-889.

［23］ Wang S，Luo Y，Wilson P D，et al. The autosomal recessive polycystic kidney disease protein is
localized to primary cilia，with concentration in the basal body area［J］. J Am Soc Nephrol,2004，
15(3)：592.

［24］ Sharp A M，Messiaen L M，Page G，et al. Comprehensive genomic analysis of PKHD1 mutations
in ARPKD cohorts［J］. J Med Genet，2005，42(4)：336-349.

［25］ Mai W. Inhibition of Pkhd1 Impairs Tubulomorphogenesis of Cultured IMCD Cells［J］. Mol Biol
Cell,2005，16(9)：4398-4409.

［26］ Furu L，Onuchic L F，Gharavi A，et al. Milder presentation of recessive polycystic kidney disease
requires presence of amino acid substitution mutations［J］. J Am Soc Nephrol，2003，14(8)：
2004-2014.

［27］ Mine K，Suzuki S，Watanabe S，et al. Prenatal diagnosis of autosomal recessive polycystic kidney
disease. A case report［J］. Nihon Ika Daigaku Zasshi，1999，7(9)：188-190.

［28］ Dell M R. The spectrum of polycystic kidney disease in children［J］. Adv Chronic Kidney Dis，
2011，18(5)：339-347.

［29］ 项延包,李焕铮,徐晨阳,等. 一个婴儿型多囊肾家系的 PKHD1 基因致病突变分析［J］.中华医学
遗传学杂志,2016,33(5)：662-665.

［30］ Wu G，Somlo S. Molecular genetics and mechanism of autosomal dominant polycystic kidney
disease［J］. Mol Genet Metab，2000，69(1)：1-15.

［31］ Dalgaard O Z. Bilateral polycystic disease of the kidneys. a follow-up of two hundred and eighty-
four patients and their families［J］. Acta Med Scand，1957,328：1-255.

［32］ Ong A C，Devuyst O，Knebelmann B，et al. Autosomal dominant polycystic kidney disease：the
changing face of clinical management［J］. Lancet，2015，385(9981)：1993-2002.

［33］ Fick-Brosnahan G M，Tran Z V，Johnson A M，et al. Progression of autosomal-dominant
polycystic kidney disease in children 1［J］. Kidney Int,2001，59(5)：1654-1662.

［34］ Porath B，Gainullin V G，Cornecle G E，et al. Mutations in GANAB，encoding the glucosidase IIα
subunit，cause autosomal-dominant polycystic kidney and liver disease［J］. Am J Hum Genet，
2016，98(6)：1193-1207.

［35］ Ward C J，Peral B，Hughes J，et al. The polycystic kidney disease 1 gene encodes a 14 kb
transcript and lies within a duplicated region on chromosome 16［J］. Pediatr Nephrol,1994，8(5)：
554-554.

［36］ Hughes J，Ward C J，Peral B，et al. The polycystic kidney disease 1 (PKD1) gene encodes a novel
protein with multiple cell recognition domains［J］. Nat Genet，1995，10(2)：151-160.

［37］ Mochizuki T. PKD2，a gene for polycystic kidney disease that encodes an integral membrane
protein［J］. Science，1996，272(5266)：1339-1342.

［38］ Ong A C，Harris P C. A polycystin-centric view of cyst formation and disease：the polycystins revisited[J]. Kidney Int,2015, 88(4): 699-710.

[39] Treml K, Meimaroglou D, Hentges A, et al. The alpha- and beta-subunits are required for expression of catalytic activity in the hetero-dimeric glucosidase II complex from human liver[J]. Glycobiology, 2000, 10(5): 493-502.

[40] Pelletier M F , Marcil A , Sevigny G , et al. The heterodimeric structure of glucosidase II is required for its activity, solubility, and localization *in vivo*[J]. Glycobiology, 2000, 10(8): 815.

[41] Helal I, Reed B, Mcfann K, et al. Glomerular hyperfiltration and renal progression in children with autosomal dominant polycystic kidney disease[J]. Clin J Am Soc Nephrol, 2011, 6(10): 2439-2443.

[42] Fick G M, Duley I T, Johnson A M, et al. The spectrum of autosomal dominant polycystic kidney disease in children[J]. J Am Soc Nephrol, 1994, 4(9): 1654-1660.

[43] Seeman T, Dusek J, Vondrā K K, et al. Renal concentrating capacity is linked to blood pressure in children with autosomal dominant polycystic kidney disease [J]. Physiol Res, 2004, 53 (6): 629-634.

[44] Sato M, Kitazawa N, Kaneko C. Factors relating to urinary protein excretion in children with autosomal dominant polycystic kidney disease[J]. J Am Soc Nephrol, 1998, 9(10): 1908-1914.

[45] Yang T, Meng Y, Wei X, et al. Identification of novel mutations of PKD1 gene in Chinese patients with autosomal dominant polycystic kidney disease by targeted next-generation sequencing[J]. Clin Chim Acta, 2014, 433(7): 12-19.

[46] Eisenberger T, Decker C, Hiersche M, et al. An efficient and comprehensive strategy for genetic diagnostics of polycystic kidney disease[J]. PLoS One, 2015, 10(2): e0116680.

[47] Gansevoort R T, Arici M, Benzing T, et al. Recommendations for the use of tolvaptan in autosomal dominant polycystic kidney disease: a position statement on behalf of the ERA-EDTA working groups on inherited kidney disorders and european renal best practice[J]. Nephrol Dial Transplant, 2016, 31(3): 337-348.

[48] Walz G, Budde K, Mannaa M, et al. Everolimus in patients with autosomal dominant polycystic kidney disease[J]. N Engl J Med, 2010, 363(9): 830-840.

[49] Serra A L, Poster D, Kistler A D, et al. Sirolimus and kidney growth in autosomal dominant polycystic kidney disease[J]. N Engl J Med, 2010, 363(9): 820-829.

[50] Chang M Y, Ong A C. New treatments for autosomal dominant polycystic kidney disease[J]. Br J Clin Pharmacol, 2013, 76(4): 524-535.

14

常见遗传性皮肤病

遗传性皮肤病是指由致病突变基因引起的皮肤病,在皮肤病中占有很大比重,根据遗传方式可以分为常染色体显性遗传性皮肤病、常染色体隐性遗传性皮肤病、性联遗传性皮肤病和多基因遗传。遗传性皮肤病种类繁多,发病机制复杂且难以根治,所以,对于遗传性皮肤病一般情况只能做一些改善,临床中应以预防为主。本章将介绍白化病、大疱型表皮松解症和鱼鳞病等几种常见的遗传性皮肤病的临床特点、遗传机制及其分类。

14.1 白化病

白化病(albinism)是一种较常见的皮肤及其附属器官黑色素缺乏所引起的疾病,由于控制酪氨酸酶的基因发生突,使得黑素小体中酪氨酸酶(tyrosinase)缺乏,或酪氨酸酶功能减退,黑色素合成发生障碍所导致的遗传性白斑病,黑色素的生物合成如图 14-1 所示[1]。

世界范围内白化病的患病率约为 1:17 000,袁萍等于 2006 年对中国人群的流行病学调查总结显示,发病率约为 1/20 000,人群携带白化病基因频率约为 1/70[2]。白化病的分子生物学基础是调节黑色素合成及分布过程中基因的突变,迄今为止已经报道了至少 16 个白化病致病基因,可能产生不同的白化病类型[3]。

根据白化病累及组织、器官、系统的程度,可将其分为综合征性白化病和非综合征白化病(仅累及眼和皮肤)两大类。非综合征型白化病根据是否仅存在眼部症状将其分为眼皮肤白化病(oculocutaneous albinism,OCA 型)(累及眼部和皮肤组织)和眼白化病型(ocular albinism,OA 型)(仅累及眼部组织)两类,临床上以非综合征型白化病常见,占 90% 以上。眼白化病型(OA)为 X 染色体隐性遗传病,相关基因位于 Xp22.3-22.2,这种类型在所有白化病类型中所占比例相对较少。眼皮肤白化病型(OCA)为常染色体隐性遗传病,在各类白化病中,超过 90% 的白化病患者为 OCA;综合征型包括 Hermansky-Pudlak 综合征 1-8 型、Chediak-Higashi 综合征等(见图 14-2)。

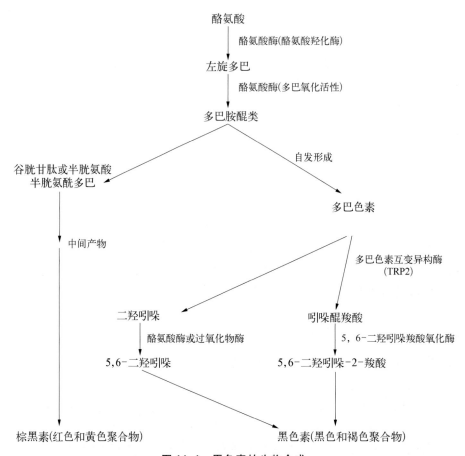

图 14-1 黑色素的生物合成

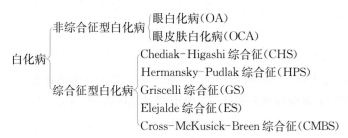

图 14-2 白化病的临床分型

14.1.1 眼白化病

眼白化病(OA)隶属于非综合征白化病,白化症状通常仅发生在眼部,根据其遗传途径又可分为 X 隐性连锁遗传的 OA1 型和常染色体隐性遗传的常染色体隐性遗传眼白化病(autosomal recessive ocular albinism,AROA)型。其中,OA1 是 OA 最常见的类型，也称为 Nettleship-Falls 型眼白化病，是危害较严重的遗传病之一，已被列入我国出生缺陷干预的疾病中。

OA1 作为一种 X 连锁隐性遗传病，患者主要为男性，大多只有眼部表现为色素沉积缺陷，对视力损害明显，多数患者视力严重低下，大部分患者接近或达到法定"盲"（视力<0.05），占全部眼白化病患者的 1/10～1/20。女性患者由于 X 染色体的失活，可能伴随有皮肤和毛发着色较浅的体征。此外，眼白化病常与 Xg 血友病、X 连锁遗传的先天性鱼鳞病、先天性眼球震颤等遗传性疾病连锁遗传。

OA 的症状基于眼的组织学结构。虹膜是冠状位圆盘形的薄膜，位于眼球壁第 2 层的葡萄膜上，视力与虹膜着色程度有关。视网膜为大脑的延伸部分，分为神经上皮和色素上皮两部分。视网膜色素上皮是神经视网膜发育的调节因子，正常视网膜色素上皮中含有大量色素，以遮挡来自巩膜的光线，保证视细胞对影像的分辨力。OA 患者虹膜、视网膜上皮细胞黑色素沉积过少，进而引起视觉纤维通路异常，因此出现视力低下。OA 连锁遗传引起的眼球震颤也是导致视力低下的重要原因。

14.1.1.1　OA 的临床症状

眼部症状是 OA 的最主要症状。AROA 型与 OCA 患者眼部表现一致：视网膜色素缺失、视力低下、眼球震颤、畏光、斜视、视神经中央小凹发育不全。OA1 除了以上眼部表现外，还伴有虹膜颜色浅淡或缺如，眼底呈晚霞状。由于眼部缺乏色素，进入虹膜的光线增加，并且全部都透过眼球壁反射，瞳孔区呈现红色反光。黄斑中央凹的发育不良和视神经通路的改变也是眼白化病最重要的异常改变，即在视交叉处视网膜神经节细胞轴突发生了异常的交叉，此改变将引起斜视、眼球震颤和视力低下等。

OA 患者皮肤与毛发并未受到累及，患者可能伴随皮肤毛发颜色浅淡的症状。由于缺乏黑色素的保护，患者皮肤对于光线高度敏感，日晒后不变黑却常发生光照性唇炎、微血管扩张，并可发生辰光性角化、基底细胞癌或鳞状细胞癌。

14.1.1.2　致病基因

经过多年的深入研究已探明了 OA 的致病基因。对 OA 患病者的全部编码基因进行检测，发现 *GPR143* 突变频率高达 1/3。OA1 患者 *GPR143* 的突变检出率也高达 90%。随后又经很多学者的研究和探索，最终推测确定 *GPR143* 为眼白化病的致病基因。

GPR143（OA1）位于 X 染色体远端 Xp22.3，长约 40 kb，有 9 个外显子。目前文献报道与眼白化病相关的 OA1 突变包括 25 种错义突变、1 种无义突变、10 种移码突变和 5 种剪切位点突变。大部分致病突变都发生在第 1、2、3、6、7 外显子，多种突变都涵盖 2 号外显子区域，是导致眼白化病的高频率突变区。在染色单体随机交换过程中，外显子 2 部分缺失继而引发其他一些甚至全部外显子的部分缺失，导致 GPR143 产物减少或缺失引发黑素体和膜质膜融合受损。

GPR143 编码 OA1 蛋白，含有 404 个氨基酸残基，是 G 蛋白受体家族中的一员。

OA1 定位于存在成熟的黑素体的膜以及溶酶体/前黑素小体的隔室中,具有 7 个跨膜结构,其 N 末端朝向黑素体内部的管腔,C 末端朝向细胞质侧,在两侧各形成 3 个环结构,N 糖基化位点在小体膜腔一侧的第一个环上,能专门化地与质膜、黑素体、溶酶体及其他细胞内细胞器相互作用,介导色素-细胞-色素的特殊转导。OA1 受体可能是黑素小体内某种未知配体的感受器,通过激活位于小体膜细胞质侧的异源三聚体 G 蛋白,进行信息转导,从而调节黑素小体的生长与成熟。

　　GPR143 基因的改变并不导致眼白化病的产生,而是直接或间接作用于黑色素受体等基因,从而影响黑色素沉淀过程。在 OA1 患者中黑色素由巨黑素体合成,不能发挥正常黑色素的功能,视觉通路呈现异常。根据形态的变化,黑素体发育可以分为 4 个阶段:① 具有内质网膜,但缺乏色素的前黑素小体;② 无色素、基质纤维排列整齐的杆状黑素体;③ 黑色素基质纤维沉淀;④ 黑色素在基质纤维上呈均匀分布。OA1 通过对物质的转运和细胞信息的转导调节黑素小体的发育,在早期发育阶段,OA1 调控视网膜色素上皮细胞上黑素体的数目;后期发育阶段,OA1 被用以维持黑素体的正常形态。其功能的缺失导致黑素体数目的减少和巨黑素体的产生。OA1 可能借助于微管的运动参与黑素小体生成过程中囊泡的分选和转运,在此过程中,OA1 的泛素化与否关系着它是否能与黑素体细胞、非黑素体细胞进行物质交换。

14.1.2　眼皮肤白化病

14.1.2.1　眼皮肤白化病的类型

　　除普遍色素沉着不足外,眼皮肤白化病 OCA 的眼部改变还包括黄斑中心凹发育不良、屈光不正、视力低下、畏光、虹膜半透明、眼球震颤、眼底着色不足和视觉纤维通路异常等。根据累及基因的不同,OCA 可分为 4 个不同的类型,即 OCA1～4 型(如表 14-1 所示)。OCA1 型和 OCA2 型呈世界性分布,OCA3 型主要见于非洲黑人。OCA4 型在德国、日本、印度都有报道,我国目前缺乏白化病的分布流行病学资料,其中 OCA1 A/B 患者一出生时较难区分,但随着年龄的增长有所区别(见图 14-3)。

表 14-1　眼皮肤白化病 1～4 型

类　型	基　因	染色体定位	大　小
OCA1 A/B	Tyrosinase (*TYR*)	11q14.3	65 kb (529aa)
OCA2	*p* gene	15q11.2-q12	345 kb (838aa)
OCA3	Tyrosinase-related protein 1 (*TYRP1*)	9p23	17 kb (536aa)
OCA4	Membrane-associated transporter protein (*MATP*)	5p13.3	40 kb (530aa)

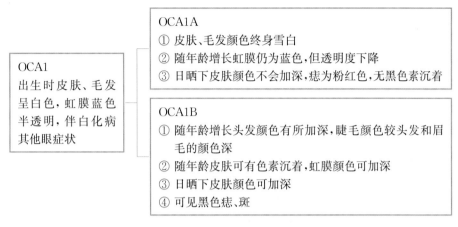

图 14-3 OCA1 及其亚型的临床诊断标准

（1）OCA1 A 和 OCA1B：是由于位于 11q14-21 编码酪氨酸酶的 *TYR* 基因突变导致酪氨酸酶功能低下或缺乏引起的 OCA 类型，约占 40%，为常染色体隐性遗传病，突变检出率为 70%～80%。根据临床表现和遗传学机制的不同，OCA1 可分为两种不同的亚型：1A 型（OCA1 A），特征表现为由于合成无活性酶所致的酪氨酸酶活性缺失；1B 型（OCA1B），特征为酪氨酸酶活性下降。OCA1 是白人中最常见的 OCA 型，但在美国黑人与非洲人中较少见。OCA1 A 和 OCA1B 共占 OCA 的 40%。大部分患酪氨酸酶缺陷的 OCA 婴儿出生时毛发全白，但在 OCA1B 型部分患者在后期可产生部分色素[4]。

（2）OCA2：引起常染色体隐性遗传的酪氨酸酶阳性 OCA，由位于 15q11-2 的 *P* 基因突变所致。世界范围内占 OCA 的 50%。在 OCA2 中部分色素在出生时存在，但在后期发生丢失。色素痣可能为提示酪氨酸酶阳性 OCA 的另一线索。OCA2 在撒哈拉沙漠以南的非洲常见，由于皮肤癌所致的病死率较高，视力受损为重要后遗症。OCA2 患儿于出生时毛发可有少量色素沉着，并随年龄的增长而逐渐增加。患者表现型各异，色素沉着可表现为几乎正常至几乎完全缺如。OCA2 在白人中不常见。患该型白化病的黑人其头发为黄色，并在皮肤上出现许多色素点。棕色眼-皮肤白化病（BOCA）与 OCA2 同时在一个家族内发生，提示这两种病处于等位。*P* 基因的等位基因的一段 2.7 kb 序列缺失是南部非洲黑人 OCA2 发病最常见的原因。

（3）OCA3：毛发及皮肤颜色为红色，因此通常被称为红褐色或红色白化病。是一种在全世界较少见的白化病类型，主要见于黑色人种。检眼镜可见部分视网膜色素，日光敏感不明显。在肤色较深的种族诊断中特征不明显，因此某些体征如眼球震颤，及在虹膜透视法中红光反射为重要线索。本病为常染色体隐性遗传疾病，由位于 9p23 的 TYRP1（酪氨酸酶相关蛋白 1）突变所致。

（4）OCA4：是由编码膜相关转运蛋白基因突变而导致的白化病类型，罕见。致病基因为定位于 5p 上的 MATP 基因,为常染色体隐性遗传性疾病。首例 OCA4 于 2001 年在土耳其被发现,现已在德国、日本及韩国人群中发现 OCA4 患者。OCA4 患者临床表现与 OCA2 相似,但较 OCA4 为轻。多数患者色素沉着并不会随着年龄的增长或日晒而增加。

除上述种类外,可能还会有其他 OCA 位点被确定。

14.1.2.2 中国白化病患者常见突变位点

中国科学院遗传与发育生物学研究所李巍教授发现,白化病患病类型存在人种特异性,中国白化病患者主要为 OCA1 型,约占 70.1%;而 OCA2、OCA4 分别约占 10.2% 和 12.6%。目前已知有超过 200 个的突变位点异常可引起白化病,对突变位点的研究表明,中国患者 OCA 致病突变 81.1% 聚集在 TYR 基因的 1、2 号外显子上,其中主要突变点包括 p. R299H、c. 929insC、p. R278X、c. 232insGGG、W400L、R116X、C24Y、C55Y、R77Q 和 c.1037-7T4At-10delTT 等(见图 14-4)[5]。这些结果为建立中国 OCA 患者的基因诊断和遗传咨询的优化策略提供了有用的信息。当然,关于中国白化病分子流行病学的研究还有点进一步完善。

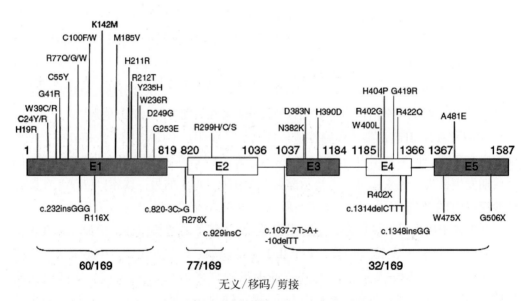

图 14-4 中国人白化病 TYR 突变分布

14.2 大疱性表皮松解症

14.2.1 概述

大疱性表皮松解症(epidermolysis bullosa,EB),又称遗传性大疱性表皮松解,是一组以轻微摩擦或外伤后皮肤、黏膜水疱或大疱形成为特征的单基因遗传性皮肤病,可伴有指/趾挛缩畸形、中重度贫血、生长发育迟滞、吞咽困难、眼结膜受累、舌挛缩等多系统受累表现[6]。大疱性表皮松解症由多种亚型构成,各型大疱表皮松解症的共同特点:皮肤脆性增加;受到自发性或轻微创伤后发生水疱及血疱,肢端及四肢关节伸侧常见,严重者可发生在皮肤黏膜的任何部位;皮损愈合后可形成瘢痕和粟丘疹,肢端皮损反复发作可引起指趾甲脱落;具有遗传性。EB 的病理缺陷位于皮肤基底膜带,根据大疱与真表皮结合部的位置关系主要分为三大类:① 单纯性大疱性表皮松解症(epidermolysis bullosa simplex,EBS),水疱发生在表皮的基底细胞内;② 交界型大疱性表皮松解症(junctional epidermolysis bullosa,JEB),水疱在真表皮基底膜带的透明板内;③ 营养不良型大疱性表皮松解症(epidermolysis bullosa dystrophica,EBD),水疱在致密板下方、真皮乳头上部的锚原纤维处形成[7]。大疱性表皮松解症非常罕见,在活产儿中的患病率为 8.2/1 000 000,发病率为 19.6/1 000 000。

14.2.2 病因及临床表现

EB 是一组具有基因座异质性及临床异质性的单基因遗传性皮肤病,目前至少有 18 个明确的致病基因[8,9],这些基因编码细胞骨架、细胞黏附连接、桥粒、半桥粒中的角蛋白丝组分,包括皮肤及黏膜中的锚定原纤维。基因突变导致真皮及真皮表皮黏附连接的结构和功能完整性破坏,引起细胞和组织之间的分离,主要临床表现为中度到重度的皮肤脆性增加,导致水疱形成以及继发损伤,如糜烂、溃疡、结痂和萎缩性瘢痕,其中萎缩性瘢痕可进一步导致各组织器官的紧缩、狭窄、粘连,如虹膜粘连、假性并指等。此外,粟丘疹、色素紊乱、微生物感染、甲营养不良,瘢痕性或萎缩性脱发是也是各型 EB 的表现。严重者可见其他全身症状,包括营养不良、高消耗状态、生长迟缓或停滞、慢性感染、脓毒症、贫血,以及特定器官受累的相关表现(如便秘、肾积水、心肌病)。基因突变的类型(纯合/杂合)、数目(单基因/双基因遗传)、突变位置,以及对编码蛋白表达的数量(不表达/表达较少)与质量(功能丧失)的影响均对 EB 的表型产生影响,具有复杂的基因型-表型相互关系。此外,表观遗传因素及环境因素在个体的发病中也起重要作用,使个体间出现不同的临床表现,因此导致 EB 的表现度变异很大。部分患者在童年后期或青春期仅在局部暴露部位(如手、脚)出现中度大疱,造成轻微损伤;而有些患者可能在出生后即表现为严重的全身性大疱,造成多器官受累,危及生命。

14.2.3 疾病分类及遗传基础

EB 可根据大疱出现位置、对疾病病生理认识、致病基因、遗传模式等分为不同的亚型,如表 14-2 所示。

表 14-2　大疱性表皮松解症主要类型及亚型

EB 类型/亚型	遗传模式	致病基因	突变蛋白
单纯性大疱性表皮松解症,EBS(表皮内大疱)			
基底上层 EBS(基底上层角质细胞破坏)			
肢端皮肤剥脱综合征	常染色体隐性	TGM5	谷氨酰胺转移酶-5
浅表 EBS	常染色体显性	?	?
棘层松解 EBS(包括致死性棘层松解 EBS 和致死性先天性 EBS)	常染色体隐性	DSP,JUP	桥粒斑蛋白,斑珠蛋白
皮肤脆性综合征(极罕见)			
Desmoplakin 缺乏症(皮肤脆性/毛发卷曲综合征)	常染色体隐性	DSP	桥粒斑蛋白
Plakoglobin 蛋白缺陷	常染色体隐性	JUP	斑珠蛋白
Plakophilin 蛋白缺陷(皮肤脆性/外胚层发育不良综合征)	常染色体隐性	PKP1	斑菲素 1
基底层 EBS(基底层角质细胞破坏)			
局限性 EBS(Weber-Cockayne 型)	常染色体显性	KRT5,KRT14	角蛋白 5,角蛋白 14
全身性重型 EBS(Dowling-Meara 型,疱疹样 EBS)	常染色体显性	KRT5,KRT14	角蛋白 5,角蛋白 14
全身性轻型 EBS(非 Dowling-Meara 型;Koebner 型;全身性其他型)	常染色体显性	KRT5,KRT14,COL17A1	角蛋白 5,角蛋白 14,ⅩⅦ胶原蛋白
EBS 伴斑驳状色素沉着	常染色体显性	KRT5	角蛋白 5
EBS 伴迁移性环形红斑	常染色体显性	KRT5	角蛋白 5
常染色体隐性 EBS K14	常染色体隐性	KRT14	角蛋白 14
创伤介导皮肤大疱	常染色体隐性	EXPH5	Exophilin-5
EBS 伴肌营养不良	常染色体隐性	PLEC1	网格蛋白
EBS 伴幽门闭锁	常染色体隐性	PLEC1,ITGA6,ITGB4	网格蛋白,整联蛋白 a6,整联蛋白 b4
Ogna 型 EBS	常染色体显性	PLEC1	网格蛋白
常染色体隐性 EBS,BP230 缺乏	常染色体隐性	DST	大疱性类天疱疮抗原-1
常染色体隐性 EBS,exophilin-5 缺乏	常染色体隐性	EXPH5	Exophilin 5
交界型大疱性表皮松解症(JEB)(真表皮基底膜带存在交界型大疱)			

（续表）

EB 类型/亚型	遗传模式	致病基因	突变蛋白
全身性 JEB			
全身性重型 JEB（Herlitz 型）	常染色体隐性	*LAMA3*，*LAMB3*，*LAMC2*	层粘连蛋白 332 a3、b3、g2 链
全身性轻型 JEB（非 Herlitz 型；全身性其他型 JEB；GABEB）	常染色体隐性	*LAMA3*，*LAMB3*，*LAMC2*	层粘连蛋白 332 a3、b3、g2 链
JEB 伴幽门闭锁	常染色体隐性	*ITGA6*，*ITGB4*	整合蛋白 a6，整合蛋白 b4
迟发型 JEB（进展型 JEB）	常染色体隐性	*COL17A1*	XVII 型胶原蛋白
局限性 JEB，	常染色体隐性	*COL17A1*	XVII 型胶原蛋白
JEB 伴呼吸道肾脏受累（EB 伴先天性肾脏综合征-间质性肺病）	常染色体隐性	*ITGA3*	整合蛋白 a3
局限性 JEB			
局限性 JEB（non-Herlitz 型）	常染色体显性	*COL17A1*	XVII 型胶原蛋白
反常性 JEB	常染色体隐性	*LAMA3*，*LAMB3*，*LAMC2*	层粘连蛋白 332 a3、b3、g2 链
JEB，喉-甲-皮综合征	常染色体隐性	*LAMA3A*	层粘蛋蛋白 332 a3a 链

营养不良型大疱表皮松解症（EBD）（大疱位于致密板下方）

显性 EBD			
全身性显性 EBD（Pasini 型，Cockayne-Touraine）	常染色体显性	*COL7A1*	VII 型胶原蛋白
肢端显性 EBD	常染色体显性/隐性	*COL7A1*	VII 型胶原蛋白
胫骨前显性 EBD	常染色体显性/隐性	*COL7A1*	VII 型胶原蛋白
痒疹样显性 EBD	常染色体显性/隐性	*COL7A1*	VII 型胶原蛋白
甲受累型显性 EBD	常染色体显性	*COL7A1*	VII 型胶原蛋白
新生儿型显性 EBD	常染色体显性/隐性	*COL7A1*	VII 型胶原蛋白
隐性 EBD			
全身性重型 EBD（Hallopeau-Siemens 型）	常染色体隐性	*COL7A1*	VII 型胶原蛋白

EB 类型/亚型	遗传模式	致病基因	突变蛋白
全身性轻型 EBD（非 Hallopeau-Siemens 型；全身性其他型）	常染色体隐性	COL7A1	Ⅶ型胶原蛋白
反常性隐性 EBD	常染色体隐性	COL7A1	Ⅶ型胶原蛋白
局限性隐性 EBD（肢端隐性 EBD）	常染色体隐性	COL7A1	Ⅶ型胶原蛋白
胫骨前隐性 EBD	常染色体显性/隐性	COL7A1	Ⅶ型胶原蛋白
痒疹样隐性 EBD	常染色体隐性	COL7A1	Ⅶ型胶原蛋白
向心型隐性 EBD	常染色体隐性	COL7A1	Ⅶ型胶原蛋白
新生儿型隐性 EBD	常染色体隐性	COL7A1	Ⅶ型胶原蛋白
Kindler 综合征（表皮内、交界处或致密板下大疱）	常染色体隐性	FERMT1（KIND1）	铁蛋白家族人类同源蛋白 1

14.2.3.1　单纯性大疱性表皮松解症

单纯性大疱性表皮松解症（EBS）占所有 EB 的 $75\%\sim85\%$，通常呈常染色体显性遗传。

（1）基底层 EBS。基底层 EBS（basal EBS）大多是由角蛋白基因 KRT5 和 KRT14 基因的错义突变造成，这些突变通过显性负效应致病。不同的突变位置和类型会导致基底层角质形成细胞的角蛋白在纤维形成或交联过程中发生部分或完全的抑制，在机械压力的作用下进而导致细胞骨架和细胞的破坏。突变造成的编码蛋白功能破坏越严重，皮肤受累程度越高、受累范围越广、发病也就时间越早。常见亚型如下[10,11]：① 局限性 EBS：累及手、足，口腔黏膜轻度受累；在青春期或成人期发病。② 全身性轻型 EBS：累及手、足、四肢，皮损愈合后伴萎缩及色素沉着；在出生后或儿童期早期起病。③ 全身性重型 EBS：在四肢、脖颈、躯干部出现弥漫性疱疹性皮损，皮肤萎缩、口腔黏膜受累，掌跖角化，指/指甲发育不良或脱落，脱发，炎症后色素沉着或色素减退，粟丘疹；出生后即发病，但随年龄增长症状逐渐减轻（可能存在其他因素的补偿效应）；皮肤外表现导致病死率增加，如咽喉狭窄。④ PLEC1 基因突变导致的 EBS：包括 EBS 伴肌营养不良、EBS 伴幽门狭窄等。PLEC1 基因编码半桥粒中的网蛋白，包括在消化道上皮、肌纤维膜、骨骼肌的多种组织中表达，PLEC1 基因突变可导致常染色体隐性遗传的 EBS 伴肌营养不良（青春期及成年期的进行性肌无力）或 EBS 伴幽门狭窄（继发纤维化及梗阻、蛋白丢失性肠病、羊水过多等）。PLEC1 基因突变还可导致常染色体显性的

Ogna 型 EBS(明显的肢端水疱和钩甲)。此外,一些早期致死性 EBS、常染色体隐性遗传 EBS 不伴皮外表现的病例中也发现 *PLEC1* 突变。

(2)基底上层 EBS:为一类罕见的呈常染色体隐性遗传的 EBS,通常由桥粒组分、黏附链接或调控终末表皮分化蛋白的缺陷造成。因大疱表层较薄且脆弱,因此不易观察到完整的大疱,皮肤糜烂或甲化异常伴脱屑增加在临床上与鱼鳞病和掌跖角化症相似。

14.2.3.2　交界型大疱性表皮松解症

大部分交界型大疱性表皮松解(JEB)呈常染色体隐性遗传。根据疾病部位分为局限性和全身性亚型[8]。

(1)局限性 JEB:表现为手、足、肘、膝受累。

(2)全身性重型 JEB(也称 Herlitz 型 EB):出生时即表现为广泛的皮肤黏膜水疱。皮损愈合后出现萎缩性结痂;肉芽组织过度形成(口周、鼻周、面部、腋窝、甲周);甲营养不良,无甲;牙釉质缺陷(突变蛋白影响牙的组织形态结构);结膜、口腔、胃肠道、呼吸道和泌尿生殖道黏膜受累(见表 14-3)。因败血症、肺炎、喉气管阻塞等继发症状导致出生后 1 年内病死率接近 100%。

表 14-3　大疱性表皮松解症的皮外表现及并发症

	皮外表现	EB 类型	治疗方法
眼	角膜/结膜糜烂、角膜瘢痕;畏光;睑球粘连、血管翳、睑外翻;睑缘炎;鼻泪管阻塞;失明	全身性 EBS、JEB、全身性重型 EBD	眼药水润眼,手术治疗(血管翳去除,粘连松解,外翻重建、角膜移植、人工晶体植入)
口腔及牙齿	口腔和口周水疱、狭窄,舌系带过短,小口畸形;感染(念珠菌);牙釉质发育不全、牙齿发育不良,过度的龋齿,牙齿过早脱落,牙齿错位	JEB、EBD、Kindler 综合征	保持口腔卫生,牙科综合治疗(包括牙齿拔除和置换)
消化道	狭窄,假性憩室,胃食管反流,巴雷特食管、梗阻、穿孔、吞咽困难,食管裂孔疝,肠蠕动受损、乏力、消化不良、慢性便秘、巨结肠,排便疼痛	JEB、EBD	食管扩张,饮食咨询、排便管理,胃造瘘术
呼吸道	黏膜水肿、肉芽;水疱、糜烂、瘢痕形成;声音嘶哑、发音困难;吸气性喘鸣、喉狭窄、呼吸困难、肺炎、急性气道梗阻	JEB	气管切开、使用皮质类固醇或抗生素
泌尿道	排尿困难、血尿、尿道下裂、尿道上裂、狭窄、梗阻;功能性膀胱输尿管反流、膀胱肥大、肾积水、肾高血压等,肾功能不全(皮肤链球菌感染后肾小球肾炎、IgA 肾炎,继发性淀粉样变),尿源性脓毒血症	JEB、EBD	定期随访,导尿、膀胱镜、尿道扩张,尿道外口切开术、输尿管乙状结肠吻合术

（续表）

	皮外表现	EB 类型	治疗方法
代谢及一般表现	受累区营养及蛋白质丢失,分解代谢状态及能量需求增高;口腔及消化道受累所致消化及摄入异常;由营养缺乏引起的症状;生长发育障碍;伤口愈合障碍;继发性腺功能减退、免疫缺陷、反复感染、慢性贫血(皮内血、蛋白、铁损耗;吸收降低;与炎症相关的红细胞生成抑制);心脏肥大(微量元素缺乏、病毒性心肌炎);骨量减少,骨质疏松症(肾功能不全、缺钙、运动障碍)	所有重型 EB	定期、每日多次少量半固体或液体营养物质摄入,支持替代治疗,鼻饲,胃造瘘术

（3）全身性轻型 JEB:表现为浆液性出血性水疱,出现于摩擦、创伤或受热的部位,可溃疡、萎缩性瘢痕;皮肤色素异常;脱发、甲发育不良;牙釉质缺损,过度龋齿;相对轻微的皮肤外表现;也可出现严重的喉气管狭窄,食管狭窄及泌尿系统并发症;鳞状细胞癌发生风险增高。

EB 各类亚型会出现特征性的皮肤表现,即 EB 痣。EB 痣通常发生在先前受大疱影响的皮损区域,为大的、不对称、界限分明、不规则色素沉着、不规则形状的黑色素细胞病变,包括周围的卫星皮损。EB 痣可能是在表皮反复破坏、黑色素细胞持续增殖再生的基础上发生的,虽然其表现较严重,但通常呈良性发展,有时自愈。但近期也有 EB 痣恶性转化的报道,因此有必要进行系统的临床、皮肤镜随诊,必要时进行活检。

全身性重型 JEB 是由编码层粘连蛋白 322 基因纯合无义突变或移码突变造成的,突变导致半桥粒结构的完全破坏,表型较重。层粘连蛋白 322 基因以及 a6b4 整合素基因的复合杂合突变或整码缺失突变仍有部分残余蛋白表达,临床表现较轻。此外,ⅩⅧ型胶原蛋白仅在半桥粒中表达,因此该蛋白缺陷导致的临床表现也局限于皮肤、头发和黏膜组织中,表现为相对较轻的症状。

回复突变体嵌合体(revertant mosaicism)在全身性轻型 JEB 中约占 30%。是合子后期体细胞发生自发突变,局部回复体细胞突变造成的影响。在临床上,这类患者通常表型较轻,在不同皮肤区域内可表现出没有或显著减少的大疱。

在全身性重型 JEB 中,也常出现单亲二体(即两条等位基因均来自双亲中的同一人),因此,患者中发现的纯合突变也可能是由一个携带杂合突变的亲代遗传而来,此外,体细胞重组也可导致此现象,在遗传咨询中应充分考虑。

14.2.3.3 营养不良型大疱性表皮松解症

大多数常染色显性及隐性遗传的营养不良型大疱性表皮松解症(EBD)的典型症状为皮肤脆性增加、大疱、结痂、粟丘疹和指/趾甲改变。

EBD 致病基因为编码Ⅶ型胶原的 *COL7A1* 基因，突变可导致锚定纤维的结构和功能异常，目前已报道的致病突变超过 600 个。双等位基因的无义突变造成编码蛋白的完全丧失，会引起全身性重型 EBD，表现为四肢皮肤脆性增加、广泛结痂、关节挛缩、假性并指，包括皮外的严重黏膜受累，以及营养不良、生长发育迟缓等并发症[12]。杂合突变影响部分基因功能或蛋白表达可导致轻型的临床表现。

EBD 主要包括 3 种亚型：① 全身性显性 EBD：明显的皮肤受累，典型表现为色素减退性丘疹，也称白色丘疹样病变。② 全身性重型隐性 EBD（gsREBD）：膝盖、肘部、手、脚、颈、肩和脊柱的慢性肉芽伤；口腔、食道、肛门、眼部黏膜受累；牙发育不良、小口畸形以及由瘢痕结痂引起的舌活动受限，进而造成龋齿及营养不良。由于慢性复发性炎症组织的创伤和持续激活的细胞再生/增生，鳞状细胞癌的发生显著增高，发病较早，20 岁即可发病，侵袭性高，易早期转移扩散，对治疗不敏感，为这类患者最常见的死亡原因。肿瘤发生风险与皮损的严重程度、受累范围以及时间长度相关。③ 全身性轻型隐性 EBD：与较重型 EBD 相比较症状较轻，严重畸形较少见；口腔、牙齿、指甲、毛发改变较轻，鳞癌风险增高。

14.2.3.4　Kindler 综合征

Kindler 综合征呈常染色体隐性遗传，最初以儿童期出现肢端水疱为主要表现，随后主要变现为皮肤对光敏感及进行性皮肤异色病伴皮肤萎缩，以紫外线暴露区域为甚。

常见症状有牙龈炎和牙周炎；可见食管、泌尿生殖道狭窄以及胃肠道；非黑色素皮肤肿瘤的发生风险增高。

FERMT1 基因丧失功能突变是 Kindler 综合征的致病原因。FERMT1 编码 kindlin1 蛋白，是黏附连接的重要组分，表达于基底角化细胞、牙周组织和结肠中[13]。突变影响肌动蛋白细胞骨架与细胞外基质的锚固以及上皮细胞信号转导从而致病。

14.2.4　诊断及治疗

14.2.4.1　精准诊断

EB 的诊断要排除其他遗传、自身免疫、感染、创伤、血液、代谢及药物引起的皮肤起疱，在诊断过程中关注以致病基因为基础的分子遗传诊断[14]。需做如下综合检查：① 家族史和临床表现：应注意的是在疾病早期，主要临床症状通常不稳定或仅瞬时出现；② 微生物污染测试（如拭子、血清学、PCR）；③ 病灶周围组织病理，对于鉴别诊断尤为重要；④ 病灶周围组织免疫荧光：对诱导产生的（如用橡皮擦反复摩擦发生红斑）或新鲜的（12 h 内，以避免特异性抗原蛋白水解或表皮再生的干扰）未暴露于阳光照射部位（如上臂内侧）的水疱进行免疫荧光，可发现分离面并半定量蛋白表达水平；⑤ 透射电子显微镜：发现分离面及形态改变；⑥ 突变分析：基因组/外显子组/多基因 panel/单个基因外显子测序。

根据各项检查结果，临床诊断 EB 也应详细考虑如下分类标准：

① EB 主要类型：根据免疫荧光和电镜发现的大疱分离面位置确定；② 临床表型：根据皮肤和黏膜受累的轻重程度（轻、中、重）和分布情况（局限、全身），以及特征性临床症状，如粒状肉芽增生、不规则色素沉着、假性并指等；③ 遗传模式；④ 特征性形态改变：根据免疫荧光或电镜结果，如锚定原纤维缺失或数量明显减少、板桥粒结构异常等；⑤ 突变蛋白：根据免疫荧光结果；⑥ 突变基因：考虑突变类型及具体基因、突变。

14.2.4.2　治疗原则

目前主要为对症治疗，注重创伤预防（保护性衣物及绷带、物理治疗）并给予支持治疗（伤口敷料、消毒、抗菌、镇痛、供应充足营养、外科手术等）和多系统多学科综合协调管理。鉴于 EB 亚型众多且发病率高，需要针对各亚型进行精准治疗。目前这些治疗方法仍处于实验阶段，如基于基因、蛋白的分子疗法以及细胞疗法，角质形成细胞培养和移植疗法、多能诱导干细胞疗法等。

（1）基因治疗：包括将带有遗传物质的病毒、脂质体或裸露 DNA 直接导入人体，或将基因修饰后的细胞回输入人体。目前，通过剪接体介导的 RNA 反式剪接（SMaRT）方法在隐性 EBD、EBS 伴肌营养不良、常染色体显性 EBS 中可以功能性的纠正基因表达。

（2）细胞治疗：将同种异体成纤维细胞输入隐性 EBD 患者的真皮，以使皮肤产生正常的胶原并促进伤口愈合。在隐性 EBD 患者中骨髓移植来源的多能干细胞可分化形成角质形成细胞并迁移至患者皮肤中[15]。动物实验也显示移植皮肤基底膜区的细胞以及Ⅶ型胶原蛋白可以改善隐性 EBD 患者的伤口愈合情况，减少大疱形成[16]。但目前骨髓抑制化疗等问题，限制了细胞移植疗法的临床应用。

（3）蛋白疗法：隐性 EBD 动物实验显示局部或系统注射重组Ⅶ型胶原可以短期内提高基底膜区的蛋白表达量，稳定锚定纤维和增强真皮表皮黏附，从而改善临床症状。

另外还可选择性地拮抗由遗传缺陷引起的生化过程。全身性重型 EBS 患者的角质形成细胞可释放大量 IL-1β，继而增加突变 KRT14 的表达。双醋瑞因是 IL-1β 的抑制剂，在体外可抑制 KRT14 的表达，在前期临床实验中局部应用双醋瑞因可改善皮肤症状。总之，日后 EB 患者的治疗将有赖于个性化精准化的临床治疗、诊断流程及方法改进。

14.3　鱼鳞病

14.3.1　概述

鱼鳞病（ichthyosis）又称遗传性鱼鳞病（inherited ichthyosis），是一组以皮肤干燥、过度角化收缩以及常伴发红皮病的遗传性角化障碍性皮肤病。主要表现为四肢伸侧或躯干部位皮肤干燥、粗糙,伴有菱形或多角形鳞屑,外观如鱼鳞状或蛇皮状。这些表现是由参与皮肤屏障形成的基因发生突变引起的。临床上可分为非综合征型鱼鳞病和综合征型鱼鳞病。非综合征型鱼鳞病的症状仅累及皮肤,包括寻常型鱼鳞病、X 连锁隐性鱼鳞病、常染色体隐性遗传先天性鱼鳞病、角蛋白性鱼鳞病以及其他类型(见表 14-4)。

表 14-4　鱼鳞病分型及致病基因

表　型	基　因
常见鱼鳞病	
寻常型鱼鳞病	*FLG*
X 连锁隐性鱼鳞病	*STS*
常染色体隐性遗传先天性鱼鳞病	
主要类型	
丑角样鱼鳞病	*ABCA12*
片层状鱼鳞病	*ABCA12*，*ALOXE3*，*ALOX12B*，*CERS3*，*CYP4F22*，*NIPAL4/ICHTHYIN*，*PNPLA1*，*TGM1*
先天性鱼鳞癣样红皮病	*ABCA12*，*ALOXE3*，*ALOX12B*，*CERS3*，*CYP4F22*，*LIPN*，*NIPAL4/ICHTHYIN*，*PNPLA1*，*TGM1*
少见类型	
自愈性火棉胶样婴儿	*ALOXE3*，*ALOX12B*，*TGM1*
肢端自愈性火棉胶样婴儿	*TGM1*
泳衣鱼鳞病	*TGM1*
角蛋白性鱼鳞病	
主要类型	
表皮松解性鱼鳞病	*KRT1*，*KRT10*
浅表性表皮松解性鱼鳞病	*KRT2*
少见类型	
环状表皮松解性鱼鳞病	*KRT1*，*KRT10*
Curth-Macklin 鱼鳞病	*KRT1*
常染色体隐性遗传表皮松解性鱼鳞病	*KRT10*
表皮松解痣	*KRT1*，*KRT10*

（续表）

表　型	基　因
先天性网状鱼鳞癣样红皮病	*KRT1*, *KRT10*
其他类型	
兜甲蛋白皮肤角化病	*LOR*
变异性红斑角化病	*GJB3*, *GJB4*
皮肤剥脱综合征	*CDSN*
线性角化伴先天性鱼鳞病及硬化角皮综合征	*POMP*

14.3.2　疾病分类及病因

14.3.2.1　常见鱼鳞病

寻常型鱼鳞病（ichthyosis vulgaris）和 X 连锁隐性鱼鳞病（recessive X-linked ichthyosis, RXLI）的患病率较高，统称为常见鱼鳞病。寻常性鱼鳞病和 RXLI 与其他非综合征型鱼鳞病相比发病时间较晚。

（1）寻常型鱼鳞病：是最常见的鱼鳞病类型，发病率为 1/250～1/1 000。寻常性鱼鳞病是非综合征鱼鳞病中临床表现最轻，临床表现为皮肤干燥、脱屑、瘙痒和湿疹等特应性疾病。典型症状可从出生后 2 个月出现，通常夏天加重。主要受累部位为下肢伸侧和背部，胸腹部较少受累。毛周角化及掌跖角化是常见的并发症。前聚丝蛋白原是聚丝蛋白的前体，编码前聚丝蛋白原的 *FLG* 基因无效突变可导致寻常性鱼鳞病发生[17]。聚丝蛋白是参与表皮终末分化及皮肤屏障形成的重要蛋白。在表皮颗粒层中含有大量角质蛋白颗粒，这些颗粒是由大量聚丝蛋白与角蛋白中间丝共同包裹组装形成。在表皮终末分化过程中，聚丝蛋白与角质细胞交联形成角化膜，在角质层中形成疏水屏障，保护皮肤受外界刺激且防止水分流失。在发现 *FLG* 基因突变可导致寻常性鱼鳞病后不久，*FLG* 基因的两个常见丧失功能突变被证明是特应性皮炎（atopic dermatitis，AD）的主要危险因素。在欧洲、亚洲及非洲裔人群中均发现可导致寻常性鱼鳞病或 AD 人群中的特异性 *FLG* 基因突变。

（2）X 连锁隐性鱼鳞病：临床表现为全身广泛出现黑褐色、大而显著的多角形鳞屑且遍布全身，伴全身皮肤干燥。RXLI 是第二常见的鱼鳞病，患病率为 1/2 000～1/6 000[18]。RXLI 的皮肤表现通常在出生后即出现并随年龄的增长而加重。从表型上来看，RXLI 比寻常性鱼鳞病更为严重，组织病理表现为角化过度和轻度棘层肥厚，颗粒层正常，而寻常性鱼鳞病通常表现为透明角质颗粒减少。

RXLI 为 X 连锁隐性遗传，类固醇硫酸酯酶基因（*STS*）突变可导致该病[19]。类固醇硫酸酯酶可水解硫酸酯,包括胆固醇硫酸盐和硫酸类固醇激素,*STS* 基因缺失导致细胞中类固醇硫酸酯酶活性减小或缺失,从而使患者角质层细胞中胆固醇硫酸盐含量升高,游离胆固醇减少,影响皮肤正常脱屑。90%的 RXLI 患者携带累及 *STS* 基因的大片段缺失,少数情况下缺失会累及相邻基因伴发其他综合征;另有 10%的 RXLI 患者携带 *STS* 基因的点突变[20]。携带 *STS* 基因部分缺失的患者皮肤表现在 RXLI 中相对较轻,仅表现为皮肤干燥或脱皮及湿疹,也有报道携带 *STS* 基因微缺失的 RXLI 患者呈自愈表现。

14.3.2.2　常染色体隐性遗传先天性鱼鳞病

常染色体隐性遗传先天性鱼鳞病(autosomal recessive congenital ichthyosis,ARCI)是对出生后全身出现红皮、脱屑表现的疾病统称,从临床上分为 3 种主要表型和3 种亚型,此外在线人类孟德尔遗传数据库(OMIM)中根据遗传特征收录了 11 种亚型。

(1) 丑角样鱼鳞病(harlequin ichthyosis,HI):是表型最严重的遗传性鱼鳞病,在部分情况下可致死。临床表现包括厚的板状皮屑伴严重睑外翻、唇外翻及扁平耳。在宫内期就发生皮肤改变,孕中期出现毛囊过度角化,超微结构改变包括胎儿表皮异常的角质包膜颗粒。ABCA12 基因丧失功能突变是导致 HI 的原因。ABCA12 是角质包膜中参与脂质转运的角质细胞脂质转运子,它的功能缺失导致角质层脂质转运出现障碍从而引起 HI 发病。

根据特征性的表型可对 HI 进行临床诊断,*ABCA12* 基因致病突变的鉴定是确诊HI 的重要标准,另外准确的产前诊断也很必要。在鉴定出 *ABCA12* 基因为 HI 的致病基因之前,HI 的产前诊断主要依靠对胎儿皮肤活检样本的电镜检查,而目前可通过羊水细胞对 *ABCA12* 基因进行突变检测实现精准产前诊断,此外也可通过胚胎植入前遗传诊断(preimplantation genetic diagnosis,PGD)为 HI 患者提供优生优育指导。

早期系统维甲酸治疗可提高 HI 患者的存活率。动物实验显示宫内抑制炎症趋化因子可促进 Abca12 缺陷小鼠角质形成细胞分化异常的改善,提示对 HI 患者进行抗炎症治疗有可能改善角质形成细胞的分化异常,而携带 ABCA12 突变的 HI 胎儿血清趋化因子的水平也是宫内治疗的潜在靶点。

(2) 片层状鱼鳞病(lamellar ichthyosis,LI):较 HI 表型较轻,患者的皮肤表现(角化和脱屑)严重程度不一。皮损特点为遍布全身粗大的、灰棕色板样鳞屑,通常不伴红皮病,但在重症病例中也有弥漫性红皮的报道。皮肤表现在出生或出生后不久即出现,表现为火棉胶样婴儿;此外,掌跖常见中度角化过度。LI 患者皮肤镜下可见显著的过度角化伴少量角化不全细胞,颗粒层正常或轻度增厚,角质层增厚,一般较先天性鱼鳞癣样红皮病(congenital ichthyosiform erythroderma,CIE)增厚明显。目前已报道有 8 个LI 致病基因:*ABCA12*[21]、*ALOXE3*、*ALOX12B*、*CERS3*、*CYP4F22*、*NIPAL4/ICHTHYIN*、*PNPLA1* 和 *TGM1* 基因(见表 14-4)。其中 *TGM1* 和 *ABCA12* 基因突变在世界范围内报道最多。*ALOXE3*、*ALOX12B*、*CERS3*、*CYP4F22*、*NIPAL4/*

ICHTHYIN 和 *PNPLA1* 突变主要在地中海及中东家系中有报道，*CYP4F22* 和 *ALOXE3* 基因的突变在亚洲人群中也有报道。尽管 *TGM1* 突变是 LI 最常见的致病基因[22-25]，但基因检测应涵盖所有的致病基因以实现对 LI 的精准诊断。

（3）先天性鱼鳞癣样红皮病（CIE）：患儿出生后也表现为火棉胶样婴儿，当胶样膜退去后，红皮及脱屑开始出现。CIE 的脱屑通常为细小的白色或浅灰色皮屑，重症病例中有全身持续性红皮，轻型病例在婴儿也出现红皮。皮肤活检，镜下可见中度到重度的角化增生，正常或轻微增厚的颗粒层，轻度棘层肥厚及不同程度的角化不全。值得注意的是，CIE 中真皮上部的角化不全和炎性细胞浸润较 LI 多。

CIE 的致病基因包括 *ABCA12*、*ALOX12B*、*ALOXE3*[26]、*CERS3*[27]、*CYP4F22*[28]、*LIPN*、*NIPAL4/ICHTHYIN*、*PNPLA1* 和 *TGM1*。其中 *CERS3* 是最新发现的致病基因，神经酰胺合成酶 3 介导的极长链神经酰胺合成是皮肤屏障形成的关键早期步骤，提示先天性鱼鳞病是由鞘脂代谢及皮肤脂类结构异常导致的疾病。

（4）自愈性火棉胶样婴儿（self-healing collodion baby，SHCB）：是 ARCI 的一种少见类型，是指火棉胶样婴儿在出生后 3 个月内脱屑可以完全消失。SHCB 在 ARCI 所有病例中约占 10%，其出生时的火棉胶样表现可能是由于特定的 *TGM1* 突变造成，有研究显示 ALOX12B 和 *ALOXE3* 基因突变可能与 SHCB 相关。

（5）肢端自愈性火棉胶样婴儿：2009 年报道一例 *TGM1* 基因复合杂合突变（p. Val359Met，p. Arg396His）的肢端自愈性火棉胶样婴儿。两个 *TGM1* 基因突变均导致谷氨酰胺转氨酶活性下降，其中 p. Val359Met 突变经预测仅轻微影响蛋白结构。在此病例中 p. Val359Met 突变可能与自愈表型相关，因为患者的姐姐携带另一个突变 p. Arg396His 以及 *TMG1* 基因的一个移码突变，而姐姐的表型为典型的全身性 LI。此病例提示罕见的自愈情况可能是由于 TGM1 酶活性缺陷在宫内期不足以形成正常皮肤，但在出生后酶活性达到维持皮肤正常功能的水平。

（6）泳衣鱼鳞病（bathing suit ichthyosis，BSI）：也是 ARCI 中的少见类型，其特征为皮损分布于躯干、上肢近段、头皮和颈部，不累及肢端和面部。这种特殊类型的板层鱼鳞病最早是在南非发现的，目前各种族均有报道。BSI 是由 *TGM1* 缺陷所致，至少有 20 种 *TGM1* 基因错义突变报道。在 20 个错义突变中，9 个突变仅在表现为 BSI 的患者中报道，其余 11 个突变在 BSI 和其他类型的 ARCI 中均有报道。目前尚无明确的基因型与表型相互关系，相同的 *TGM1* 基因突变既可以导致全身性 ARCI 也可以导致 BSI，这可能与不同的环境因素影响基因表达有关。BSI 表型有季节性改变的表现，通常在夏季加重，有研究显示过度角化所致汗液减少引起热量累积是夏季角化加重的原因。

14.3.2.3 角蛋白性鱼鳞病

角蛋白性鱼鳞病包括表皮松解性鱼鳞病（epidermolyticichthyosis，EI）、浅表性表皮松解性鱼鳞病（superficialepidermolyticichthyosis，SEI）、环状表皮松解性鱼鳞病（annular epidermolytic ichthyosis，AEI）、Curth-Macklin 鱼鳞病（ichthyosis Curth-Macklin，ICM）、常染色体隐性遗传表皮松解性鱼鳞病（autosomal recessiveepidermolyticichthyosis，AREI）、表皮松解痣（epidermolytic nevi，EN）和先天性网状鱼鳞癣样红皮病（congenitalreticularichthyosiform erythroderma，CRIE）。这类鱼鳞病是由角蛋白家族基因（*KRT1*、*KRT2* 和 *KRT10*）突变所致。

（1）表皮松解性鱼鳞病（EI）：是最常见的一种角蛋白性鱼鳞病，EI 主要表现为全身性大疱形成，多发皮肤糜烂及红皮。患者出生时即表现出大疱和红皮，随年龄减少，成年期为全身表皮松解性角化过度。EI 皮肤活检可见显著的表皮棘层增厚及过度角化，组织学可见颗粒变性。EI 表型变异度较大，临床需与其他皮肤病进行鉴别。*KRT1* 和 *KRT10* 为 EI 的致病基因。掌跖角化在 *KRT1* 突变的 EI 中较多见。角蛋白 10 蛋白内保守度高的第 156 位氨基酸是突变热点。

（2）浅表性表皮松解性鱼鳞病（SEI）：也称 Siemens 大疱性鱼鳞病，与 EI 相比，SEI 大疱松解更为浅表，其致病基因为 *KRT2*。SEI 临床表现为在肢体弯曲区域的轻度表皮角化过度，大疱及浅表剥脱区的过度角化。组织学上，表皮过度角化局限在颗粒层即棘层上部伴大疱形成。颗粒变性的区域与角蛋白 2 的表达位置一致。目前已有 15 个 *KRT2* 基因错义突变的报道，集中在角蛋白 2 的 1A 和 2B 结构域上。

（3）环状表皮松解性鱼鳞病（AEI）：是 EI 的一种特殊表型，其特征为在躯干和四肢近端间歇性出现的环形、多环形红斑和鱼鳞样脱屑。其组织学特征与 EI 相似，包括角化过度，棘层增厚和颗粒层变性。*KRT10* 基因的特定突变（p. A12P）可导致 AEI。

（4）Curth-Macklin 鱼鳞病：是一种罕见的常染色体显性遗传病，以躯干和大关节的广泛、尖锐或疣状角化过度为特征，伴或不伴掌跖角化。在组织病理上可见棘层增厚以及乳头状瘤伴严重角化，颗粒层和基底上层可见空泡或双核细胞，无颗粒变性。电镜下可见以张力纤维壳、核周空泡及双核角质细胞为特征的角化不良。*KRT1* 基因 V2 结构域的突变是 ICM 的致病原因。

（5）常染色体隐性遗传表皮松解性鱼鳞病（ARE-I）：由 *KRT10* 基因突变造成[29-30]，呈常染色体隐性遗传。目前已报道的导致 AREI 的 *KRT10* 基因突变均为无义突变，通过产生提前出现的终止密码子使蛋白不表达。与显性 EI 相比，AREI 表型变异较大，从致死型到轻型均存在。AREI 患者中未见累及掌跖区域。*KRT10* 杂合突变携带者不受累，提示 KRT10 一条等位基因的正常表达足以维持皮肤的正常表型。

（6）表皮松解痣（EN）：临床特征包括单个或多个大小不一的局限性疣状皮损，可发生在任何部位，通常与 Blaschko 线一致，组织学上可见乳头状增生和颗粒变性。*KRT10* 和 *KRT1* 突变均在 EN 中有报道。

（7）先天性网状鱼鳞癣样红皮病（CRIE）：是极罕见的皮肤病。患者出生可见全身红皮，皮肤屏障功能缺陷，显著脱屑以及掌跖角化。体表遍布白色的纸屑样斑点，数量及大小随年龄增长而增加。组化检查可见鱼鳞状皮肤表皮增厚以及角质细胞分化障碍伴角化不全;超微结构可见角质细胞核周空泡。*KRT10* 和 *KRT1* 基因的杂合移码突变均可导致 CRIE。

14.3.2.4 其他类型

(1) 兜甲蛋白皮肤角化病(loricrin keratoderma,LK):是一种表现为轻度鱼鳞病和蜂窝状掌跖角化的常染色体显性皮肤遗传病。LK 经常伴发假指/趾断症,患儿出生时有时呈火棉胶样婴儿。LK 是由 *LOR* 基因杂合突变导致,该基因编码的兜甲蛋白是终末分化的皮肤角质细胞角化膜的重要组成成分。有研究显示丝聚蛋白原 N 末端结构域可与兜甲蛋白以及角蛋白 10 相互作用,这种相互作用与角化细胞膜的组装以及后续的皮肤屏障形成相关。目前在不同种族的家系中已有至少 8 个 *LOR* 基因突变的报道。

(2) 变异性红斑角化病(Erythrokeratoderma variabilis,EKV):呈常染色体显性遗传,通常在出生后一年内发病,其典型皮肤表现为局限性角化皮损和迁移性红斑。编码缝隙连接蛋白 31 和 30.3 的 *GJB3* 和 *GJB4* 基因突变可导致 EKV。*GJB3* 杂合突变可通过获得功能效应增加角质细胞对凋亡的敏感性或干扰缝隙连接的传导,除此之外其他机制也参与致病。目前也有 3 个 *GJB3* 基因纯合突变的隐性 EKV 病例报道,均来自中东。目前尚无 EKV 的特异治疗方法,外用或口服维甲酸可缓解症状。

(3) 皮肤剥脱综合征(skin peeling syndrome,PSS):分为非炎症型(A 型)和炎症型(B 型)。炎症型皮肤脱离综合征由 *CDSN* 基因纯合突变导致,该基因编码的角化粒蛋白是一种位于桥粒和角化桥粒的细胞外黏附糖蛋白。其临床上表现为先天性鱼鳞癣样红皮病伴持续炎症性皮肤脱离,导致广泛的脱落斑块和瘙痒,并引起皮肤感染和特应性皮炎(常伴 IgE 升高和嗜酸粒细胞增多)。组织化学检查可见银屑病型皮炎伴颗粒层上方开裂,镜下可见角质细胞间脱离。

(4) 线性角化伴先天性鱼鳞病及硬化角皮综合征(keratosis linearis with ichthyosis congenita and sclerosing keratoderma syndrome,KLICK syndrome):是常染色体隐性遗传皮肤病。临床特征表现为掌跖角化、线性角化斑块,鱼鳞样脱屑,手指周围环形皮损,手臂及手腕皱褶处线性斑块。患者皮肤组化检查可见棘层、颗粒层及角化层的增生和肥大。编码蛋白酶体成熟蛋白的 *POMP* 基因非编码区突变可能与 KLICK 综合征相关。有研究显示蛋白酶体成熟蛋白水平降低是 KLICK 综合征的原因,其引起角质细胞中蛋白酶体缺乏从而影响终末表皮分化障碍。

14.4 小结与展望

本章主要介绍了几种常见的遗传性皮肤病,重点阐述了白化病、大疱性表皮松解症以及鱼鳞病的遗传机制和诊断标准。详细介绍了每种遗传性皮肤病的疾病分类,并提及了针对每种类型的治疗措施,同时也分析了致病基因突变分布的特点。遗传性皮肤病目前尚不能通过药物或者其他手段根治,所以对于此类疾病,应以预防为主,尽量通过遗传咨询和产前诊断减少此类疾病的发生。此外,研究人员也应该加强和改进精准化的临床治疗方法。

参考文献

[1] Carden S M, Boissy R E, Schoettker P J, et al. Albinism: modern molecular diagnosis[J]. Br J Ophthalmol, 1998, 82(2): 189-195.

[2] 袁萍,李卓,夏涛,等. 中国白化病群体调查研究 25 年—回顾与展望[J]. 中国优生与遗传杂志, 2006,14(12): 4-6.

[3] Oetting W S, King R A. Molecular basis of albinism: mutations and polymorphisms of pigmentation genes associated with albinism[J]. Hum Mutat, 2015, 13(2): 99-115.

[4] King R A, Pietsch J, Fryer J P, et al. Tyrosinase gene mutations in oculocutaneous albinism 1 (OCA1): definition of the phenotype[J]. Hum Mutat, 2003, 113(6): 502-513.

[5] Wei A, Wang Y, Long Y, et al. A comprehensive analysis reveals mutational spectra and common alleles in chinese patients with oculocutaneous albinism[J]. J Invest Dermatol, 2010, 130(3): 716-724.

[6] Fine J D, Eady R A, Bauer E A, et al. Revised classification system for inherited epidermolysis bullosa: Report of the Second International Consensus Meeting on diagnosis and classification of epidermolysis bullosa[J]. J Am Acad Dermatol, 2000, 42(6): 1051-1066.

[7] Solovan C, Ciolan M, Olariu L. The biomolecular and ultrastructural basis of epidermolysis bullosa[J]. Acta Dermatovenerol Alp Pannonica Adriat, 2005, 14(4): 127-135.

[8] Fine J D, Eady R A, Bauer E A, et al. The classification of inherited epidermolysis bullosa (EB): Report of the Third International Consensus Meeting on Diagnosis and Classification of EB[J]. J Am Acad Dermatol, 2008, 58(6): 931-950.

[9] Pulkkinen L, Uitto J. Mutation analysis and molecular genetics of epidermolysis bullosa[J]. Matrix Biol, 1999, 18(1): 29-42.

[10] Fine J D, Johnson L B, Weiner M, et al. Tracheolaryngeal complications of inherited epidermolysis bullosa: cumulative experience of the national epidermolysis bullosa registry[J]. Laryngoscope, 2010, 117(9): 1652-1660.

[11] 王刚. 遗传性大疱性表皮松解症的最新分类[J]. 实用皮肤病学杂志,2008,1(3): 129-130.

[12] Järvikallio A, Pulkkinen L, Uitto J. Molecular basis of dystrophic epidermolysis bullosa: Mutations in the type VII collagen gene (COL7A1)[J]. Hum Mutat, 2015, 10(5): 338-347.

[13] Has C, Castiglia D, Rio M D, et al. Kindler syndrome: extension of FERMT1 mutational spectrum and natural history[J]. Hum Mutat, 2011, 32(11): 1204-1212.

[14] Fine J D, Mellerio J E. Extracutaneous manifestations and complications of inherited epidermolysis bullosa: part I. Epithelial associated tissues[J]. J Am Acad Dermatol, 2009, 61(3): 367-384.

[15] Wong T, Gammon L, Liu L, et al. Potential of fibroblast cell therapy for recessive dystrophic epidermolysis bullosa[J]. J Invest Dermatol, 2008, 128(9): 2179-2189.

[16] Woodley D T, Remington J, Huang Y, et al. Intravenously injected human fibroblasts Home to

skin wounds, deliver type vII collagen, and promote wound healing[J]. Mol Ther, 2007, 15(3): 628-635.

[17] Sybert V P, Dale B A, Holbrook K A. Ichthyosis vulgaris: identification of a defect in synthesis of filaggrin correlated with an absence of keratohyaline granules[J]. J Invest Dermatol, 1985, 84(3): 191-194.

[18] Lykkesfeldt G, Nielsen M D, Lykkesfeldt A E. Placental steroid sulfatase deficiency: biochemical diagnosis and clinical review[J]. Obstet Gynecol, 1984, 64(1): 49-54.

[19] Aviramgoldring A, Goldman B, Netanelovshapira I, et al. Deletion patterns of the STS gene and flanking sequences in Israeli X-linked ichthyosis patients and carriers: analysis by polymerase chain reaction and fluorescence in situ hybridization techniques[J]. Int J Dermatol, 2010, 39(3): 182-187.

[20] Jimenez Vaca A L, Valdesflores M R, Riveravega M R, et al. Deletion pattern of the STS gene in X-linked ichthyosis in a Mexican population[J]. Mol Med, 2001, 7(12): 845-849.

[21] Kelsell D P, Norgett E E, Unsworth H, et al. Mutations in ABCA12 underlie the severe congenital skin disease harlequin ichthyosis[J]. Am J Hum Genet, 2005, 76(5): 794-803.

[22] Huber M, Rettler I, Bernasconi K, et al. Mutations of keratinocyte transglutaminase in lamellar ichthyosis[J]. Science, 1995, 267(5197): 525-528.

[23] 曹先伟,林志淼,张黎黎,等. 板层状鱼鳞病两家系 TGM1 基因的突变[J]. 临床皮肤科杂志,2008, 37(7): 431-433.

[24] Louhichi N, Hadjsalem I, Marrakchi S, et al. Congenital lamellar ichthyosis in Tunisia is caused by a founder nonsense mutation in the TGM1 gene[J]. Mol Biol Rep, 2013, 40(3): 2527-2532.

[25] Rodríguezpazos L, Ginarte M, Vegagliemmo A, et al. Lamellar ichthyosis with a novel homozygous C-terminal mutation in the transglutaminase-1 gene[J]. Int J Dermatol, 2010, 48 (11): 1195-1197.

[26] Sugiura K, Akiyama M. Lamellar ichthyosis caused by a previously unreported homozygous ALOXE3 mutation in east asia[J]. Acta Derm Venereol, 2014, 95(7): 858-859.

[27] Radner F P, Marrakchi S, Kirchmeier P, et al. Correction: Mutations in CERS3 cause autosomal recessive congenital ichthyosis in humans[J]. PLoS Genet, 2013, 9(6): e1003536.

[28] Sugiura K, Takeichi T, Tanahashi K, et al. Lamellar ichthyosis in a collodion baby caused by CYP4F22 mutations in a non-consanguineous family outside the Mediterranean[J]. J Dermatol Sci, 2013, 72(2): 193-195.

[29] Bonifas J M, Bare J W, Chen M A, et al. Linkage of the epidermolytic hyperkeratosis phenotype and the region of the type II keratin gene cluster on chromosome 12[J]. J Invest Dermatol, 1992, 99(5): 524-527.

[30] Compton J G, Digiovanna J J, Santucci S K, et al. Linkage of epidermolytic hyperkeratosis to the type II keratin gene cluster on chromosome 12q[J]. Nat Genet, 1992, 1(4): 301-305.

15

先天性听力障碍

　　耳聋,也称为听力损失或听力障碍,是一个众所周知的疾病,自人类产生以来,耳聋一直是困扰人类的顽疾。随着分子遗传学的不断发展和科学工作者对耳聋孜孜不倦的研究,尽管过程很艰辛,但是耳聋的致病原因和分子遗传机制不断地得到解析,尤其是对感音神经性耳聋在分子水平的认知以及人工耳蜗在临床的推广应用,使得耳聋到了可预防和可治疗的新阶段,为家族遗传性耳聋患者找到了致聋的根本原因,也使诸多重度耳聋患者得到及时治疗,回到有声世界,避免不发言语,极大地提高了生活质量[1]。

15.1　耳聋

15.1.1　概述

　　听觉系统中传音、感音及其听觉传导通路中的听神经和各级中枢发生病变,都可引起听功能障碍,产生不同程度的听力减退,统称为耳聋。一般认为语言频率平均听阈在26 dB以上时称为听力减退或听力障碍。根据听力减退的程度不同,又称之为重听、听力障碍、听力减退、听力下降等。

　　2006年中国第二次残疾人抽样调查显示:全国残疾总数高达8 000多万,现有听力语言残疾者达2 780万人,其中单纯听力残疾2 004万,占残疾人总数的24.16%,多重残疾中有听力残疾的776万,言语残疾127万。听力言语残疾者中,7岁以下的聋儿达80万人,并以每年新增3万聋儿的速度增长。在美国出生的每1 000名儿童中就有2~3名儿童是耳聋患者或者患有听力损失,这对儿童言语和语言发育造成巨大影响[1]。

15.1.2　病因

　　耳聋的病因复杂,有先天性因素和后天性因素,其中化脓性中耳炎是传导性耳聋中最主要的致聋疾病。近年来,分泌性中耳炎成为儿童听力减退的主要原因。按病变部位及性质耳聋可分为4类:即传导性聋、感音神经性聋、混合性聋和中枢性聋[2-9]。

15.1.2.1 传导性聋的病因

（1）先天性耳聋：常见的有先天性畸形，包括外耳、中耳的畸形，如先天性外耳道闭锁或鼓膜、听骨、蜗窗、前庭窗发育不全等。

（2）后天性耳聋：外耳道发生阻塞，如耵聍栓塞、骨疣、异物、肿瘤、炎症等。中耳化脓或非化脓性炎症使中耳传音机构障碍，或耳部外伤使听骨链受损，中耳良性、恶性肿瘤或耳硬化症等。

15.1.2.2 感音神经性聋的病因

（1）先天性耳聋：常由于内耳听神经发育不全所致，或妊娠期受病毒感染，或服用耳毒性药物，或分娩时受伤等导致的。先天性内耳畸形导致的耳聋为感音神经性耳聋。根据内耳 X 线体层摄影和胚胎发生学将内耳畸形分为 5 类，即迷路缺失、共同腔畸形、耳蜗未发育、耳蜗发育不全和不完全分隔型。此外，大前庭导水管综合征也是常见的导致感音神经性耳聋的先天性内耳畸形。

感音神经性耳聋中的先天性耳聋还可以包括非遗传性和遗传性。妊娠期受病毒感染、服用耳毒性药物或分娩时受伤导致的耳聋为非遗传性耳聋。非遗传性因素包括孕期应用耳毒性药物、孕期病毒感染、梅毒、细菌感染；新生儿缺氧、产伤、新生儿高胆红素血症；此外，还包括噪声接触、分娩时头部外伤、放射线照射等。遗传性耳聋为遗传基因发生改变而引起，非遗传性和遗传性耳聋两者的发病率各占 50%，70% 的遗传性耳聋患者除耳聋外不伴有其他症状，这类耳聋为非综合征性耳聋。遗传性耳聋包括常染色体隐性、常染色体显性、X-连锁、Y-连锁、线粒体（母系）遗传等。

目前，已知有很多基因都与非综合征性耳聋有关，其中的一个或几个基因存在突变，或一个基因中的不同位点存在突变，都会引起耳聋。但在不同种族，甚至同一种族不同地区的人群中，耳聋基因及其突变位点不尽相同。我国的相关研究显示，*GJB2*、*SLC26A4*、线粒体基因（A1555G 和 C1494T 突变）是导致中国大部分遗传性耳聋发生的 3 个最为常见的基因，对这少数几个基因进行遗传学检测可以明确耳聋人群中 40% 的遗传学病因，结合家族史分析和查体可以诊断 95% 以上的遗传性耳聋。耳聋基因的筛查和检测为先天性感音神经性耳聋的预防，为减少其发病率提供了可能性。

（2）后天性耳聋。① 传染病源性聋：各种急性传染病、细菌性或病毒性感染，如流行性乙型脑炎、流行性腮腺炎、化脓性脑膜炎、麻疹、猩红热、流行性感冒、耳带状疱疹、伤寒等均可损伤内耳而引起轻重不同的感音神经性聋。② 药物中毒性聋：多见于氨基糖苷类抗生素，如庆大霉素、卡那霉素、多黏菌素、双氢链霉素、新霉素等，其他药物如奎宁、水杨酸、顺铂等都可导致感音神经性聋，耳药物中毒与机体的易感性有密切关系。药物中毒性聋为双侧性，多伴有耳鸣，前庭功能也可损害。中耳长期滴用此类药物也可通过蜗窗膜渗入内耳，应予注意。

（3）老年性聋：多因血管硬化、骨质增生，使供血不足，发生退行病变，导致听力减退。

（4）外伤性聋颅：脑外伤及颞骨骨折损伤内耳结构，导致内耳出血，或因强烈震荡引起内耳损伤，均可导致感音神经性聋，有时伴耳鸣、眩晕。轻者可以恢复。耳部手术误伤内耳结构也可导致耳聋。

（5）突发性聋：是一种突然发生而原因不明的感音神经性聋。目前多认为急性内耳微循环障碍和病毒感染是引起本病的常见原因。

（6）爆震性聋：是由于突然发生的强大压力波和强脉冲噪声引起的听器急性损伤所致。鼓膜和耳蜗是听器最易受损伤的部位，当人暴露于90 dB以上噪声，即可发生耳蜗损伤，若强度超过120 dB以上，则可引起永久性聋。

（7）噪声性聋：是由于长期遭受85 dB以上噪声刺激所引起的一种缓慢进行性的感音神经性聋，主要表现为耳鸣、耳聋，纯音测听表现为4 000 Hz谷形切迹或高频衰减型。

（8）听神经病：是一种临床表现较为特殊的疾病，主要的听力学特征包括听性脑干反应缺失或严重异常，耳声发射正常，镫骨肌反射消失或阈值升高，纯音听力图多以低频听阈损失为主。患者的主诉是言语分辨率差而无法与人正常交流。听神经病与一般的感音神经性聋的显著差异正引起越来越多的关注，但是对于此病的病因、发病机制及疾病的转归仍不明确。

（9）自身免疫性感音神经性聋：是由于自身免疫障碍致使内耳组织受损而引起的感音神经性的听力损失，这种听力损失可以是进行性和波动性的，可累及单耳或双耳，如为双耳其听力损失大多不对称。临床上自身免疫性感音神经性聋患者听力图可有多种，如低频型、高频型、平坦型及钟型等，但是以低频型为最多。可能与内耳的这种免疫反应性损伤最先于蜗尖、耳蜗中部开始有关系，表现为典型蜗性聋特征，这也是临床听力学一特点。

（10）梅尼埃病：是一种原因不明的以膜迷路积水为主要病理特征的内耳病，病程多变，发作性眩晕、波动性耳聋和耳鸣为其主要症状。梅尼埃病的病因不明，可能与先天性内耳异常、自主神经功能紊乱、病毒感染、变应性、内分泌紊乱、盐和水代谢失调等有关。目前普遍认为内淋巴回流受阻或吸收障碍是其主要的致病原因。如内淋巴管狭窄或堵塞；自主神经功能紊乱可致内耳小血管痉挛，导致迷路微循环障碍，组织缺氧，内淋巴生化特性改变，渗透压增加而引起膜迷路积水。本病的病理变化为膜迷路积水，主要累及蜗管及球囊。压迫刺激耳蜗产生耳鸣、耳聋等耳蜗症状，压迫刺激前庭终末器而产生眩晕等前庭症状。典型症状是发作性眩晕、波动性耳聋、耳鸣及耳闷胀感。

15.1.2.3　混合性聋的病因
传音和感音结构同时有病变存在，如长期慢性化脓性中耳炎、耳硬化症晚期等。

15.1.2.4　中枢性聋的病因
中枢性耳聋的病变位于脑干与大脑。当病变累及蜗神经核及其中枢传导通路、听觉皮质中枢时导致中枢性耳聋。中枢性耳聋主要可以分为以下两种。

（1）脑干性中枢性耳聋：如累及耳蜗神经核产生一侧性耳聋，程度轻；如累及一侧耳蜗神经核与对侧的交叉纤维则产生双侧性耳聋，以部分性感音性耳聋多见，常见于脑桥、延髓病变。

（2）皮质性耳聋：对于声音的辨距、性质难以辨别，虽然一般听觉不受损害，但对于语言的审美能力降低。由于一侧耳蜗神经核纤维投射到双侧的听觉皮质，一侧听觉皮质受损或传导通路的一侧受损，产生一侧或双侧听力减退。

15.1.3　听力学诊断

听力损失通常用临床表现来描述。一般而言，根据其他器官系统中存在或不存在相关缺陷，听力损失被归类为综合征型或非综合征型。听力损失也通常由如下描述：

（1）发病年龄：先天性、舌前（学语前）、舌后（学语后）、成人发病或老年性耳聋（与年龄相关，晚年听觉丧失）。

（2）听力损失的类型：感音神经型、传导型、混合型或听觉神经病变型。

（3）听力损失的倾向和对称性：单侧或双侧、对称或不对称。

（4）听力损失的稳定性：渐进性、非渐进性或波动性。

（5）听力损失程度：轻微（16～25 dB）、轻度（26～40 dB）、中度（41～55 dB）、中度严重（56～70 dB）、严重（71～90 dB）或深度（91 dB 或更大）。

（6）听力损失的形态比如听力测量分析图：倾斜、平坦、上升或中频（cookie-bite）损失。

15.2　耳聋的精准预防

15.2.1　遗传性耳聋

遗传性耳聋指的是由于基因和染色体异常所致的耳聋。这种疾病是由父母的遗传物质（包括染色体及位于其中的基因）发生了改变传给后代而引起的耳聋，并且在子孙后代中以一定数量出现。在每 1 000 个新生儿中就有一个患有先天性耳聋，其中 60% 以上是由遗传因素引起的，遗传性耳聋的群体发病率已超过 27/1 000。在所有耳聋患者中，遗传性聋约占 50%。遗传性聋分为综合征性遗传性聋及非综合征性遗传性聋两大类[9-13]。

耳聋已列为病因学成分最复杂的疾病之一，有超过 400 多种包括听力损伤为特征的遗传性综合征，还有 100 多种与非综合征型遗传性耳聋相关的基因，以及部分由非遗传性原因引起。遗传性耳聋的遗传方式大致分为如下几类[9-13]。

（1）常染色体隐性遗传性聋：遗传基因位于常染色体上，由隐性基因控制的遗传。

此类耳聋只有在两个分别来自父母的等位基因均为致聋基因时才出现耳聋。隐性遗传性聋到目前为止占单基因突变的 80%，尽管大多不发病，但基因携带者把相同基因型传递给他们 25%的子女。含有耳聋隐性基因的婴儿如果是家庭中的第一位发病者，由于无相关的全身其他异常及无耳聋家族史，耳聋可在不被察知的情况下出现。

(2) 常染色体显性遗传性聋指遗传基因位于常染色体上，并由显性基因控制遗传。此类耳聋占遗传性耳聋的 10%～20%，婴儿接受来自父母之一方的致病基因即可发病。耳聋患儿既可以是患病父母基因突变表达的结果，也可以是患儿的自发新的基因突变发生所致。这样的基因携带者几乎都是患者，但患者之间临床表现程度有较大差异。

(3) 性连锁遗传致聋基因位于 X 染色体上，随 X 染色体传递。此类耳聋占基因性聋的 1%～2%，包括隐性遗传和显性遗传。女性在其中的一条 X 染色体含有耳聋隐性基因者听力正常，杂合子男性将它传给所有儿女。若为隐性伴性遗传，一半男性受累，而女性必须纯合子才受累，未受累女性成为这种遗传性状的携带者。显性遗传者，若母亲耳聋，子女中约有 50%人发病；如父亲患病，则全部女儿均患病。

(4) 线粒体基因突变发病率较低，呈母系遗传。

15.2.2 遗传性耳聋的类型

据估计 30%的遗传性耳聋为综合征型，其遗传方式有常染色体隐性遗传，常染色体显性遗传，X 连锁遗传，母系遗传。此类患者幼儿时期的听力变化几乎微不可察，其表型的表达和发病年龄也不尽相同。因而，若没有表现出视网膜色素变性和胃肠道紊乱此类的特征表型，就很容物被漏诊。此外，某些遗传性耳聋最初可能表现为单侧听力丧失。

约 70%的遗传性耳聋为非综合征型，其遗传方式有常染色体隐性遗传、常染色体显形遗传和 X 连锁遗传。特别要注意的是 DFNB1 位点，其中包含编码缝隙连接蛋白接合素 26 的 GJB2 基因和编码缝隙连接蛋白接合素 30 的 GJB6 基因。引起非综合征型 DFNB1 耳聋基因可能是 GJB2 和 GJB6 基因突变。与 GJB2 基因相关的是感音神经性耳聋，通常出生时就伴有典型的双侧进行性耳聋。应注意，由 GJB2 显性基因突变引起的耳聋，尽管少见，但通常表现为伴有皮肤症状的综合征型耳聋。

老年性耳聋是一种常见的神经缺损性疾病，是由遗传因素和环境因素共同作用影响的。75 岁及以上的老人中有 40%～50%患有老年性耳聋，且男性比女性的比例更高，一般以高频听力下降为主，并伴有一定程度的言语分辨率降低。许多相关文献的研究都是以环境因素为主，如噪音。最近，老年性耳聋相关的几个易感基因位点已被证实。涉及的基因(如 KCNQ4 和 ACTG1)和参与氧化应激的基因(如 GRM7、Grhl2、线粒体氧化基因和 N-乙酰基转移酶)。

根据美国学龄儿童的家庭病史数据分析估计，高达60％的先天性和早期听力损失是由遗传因素引起的。遗传性听力损失的大多数属于常染色体隐性遗传，通常在缺少阳性对照的听力损失家族史中出现。在很多人群中，早期儿童听力损失中 *GJB2* 基因致病的占比最大。

15.2.3　遗传性耳聋的基因诊断

有100多个基因与遗传性耳聋相关，与综合征型和非综合征型遗传性耳聋相关的基因编码涉及听觉系统的发展和功能的多种蛋白质，包括转录因子、结构蛋白、间隙连接蛋白和离子通道[14-18]。估计有30％的遗传性耳聋是综合征型的，如Pendred综合征（前庭导水管扩大，甲状腺功能低下）、Usher综合征（色素性视网膜炎）、Waardenburg（听力-色素异常）综合征和腮-耳-肾（腮弓和肾异常）综合征在一些人群听力损失中占有相当大的比例。综合征型耳聋包括常染色体隐性、常染色体显性和X连锁和母系遗传。

对于一些综合征型耳聋如Usher综合征或Pendred综合征来说，听力的损失可能不明显，特别是在儿童早期。对于一些人来说听力损失并不是正在发生或最需要迫切关注的。对于许多综合征型耳聋，在表型呈现和综合征特征发生年龄上存在明显的变异性，在不同的家庭之间也可能存在这种差异。例如，仅有20％～50％的Wardenburg综合征患者患有耳聋。因此，如果没有出现视网膜色素变性或胃肠道紊乱的症状，则可能做出错误的诊断。此外，一些遗传性耳聋，如2型神经纤维瘤病、前庭导水管扩大综合征和Pendred综合征等，最初出现的可能只是单侧听力损失。

估计有70％的遗传性耳聋是非综合征型的。非综合征型耳聋分为常染色体隐性（80％），常染色体显性（15％）和X连锁（1％）。此外，西方国家非综合征型耳聋的母系（线粒体）遗传的发病率为1％，但在西班牙和东亚国家，包括中国、蒙古、韩国和日本的发病率略高。

特别值得注意的是，编码间隙连接蛋白26的 *GJB2* 基因和编码间隙连接蛋白30的 *GJB6* 基因的DFNB1基因座约占所有常染色体隐性非综合征型耳聋的50％，其中不同种族的耳聋人群患者中占15％～40％。*GJB2* 基因有150多个耳聋相关基因突变，其中某些常见等位基因突变在几个人群中占有很大比例。与 *GJB2* 相关的耳聋通常是感音神经型的，出生时通常是双侧非渐进性，轻度到重度。然而，通过新生儿听力筛查的婴儿中也存在渐行性或后期发作的，特别是与耳聋相关的非缺失型突变。DFNB1基因座突变所引起的非综合征性听力损失也可能由① *GJB2* 一个等位基因上的突变与 *GJB6* 一个等位基因的缺失相互作用；② *GJB6* 等位基因双重缺失引起。值得注意的是，由 *GJB2* 某些显性突变所引起的耳聋虽不常见，但可能以综合征型耳聋的形式出现，如伴有与皮肤相关的一些症状。

非综合征型线粒体耳聋的特点是中度至重度的听力缺失，与之相关的突变体是编码线粒体 12S 核糖体 *RNAMT-RNR1* 基因或编码线粒体转移 RNA Ser(UCN)的 *MT-TS1* 基因。特别值得注意的是,*MT-RNR1* 基因的突变与氨基糖苷类耳毒性倾向相关。携带 *MT-RNR1* 易感性突变个体暴露于氨基糖苷类抗生素下,所造成的听力损失是双侧的,重度到深度,并且通常在任何剂量给药,包括只是单剂量的氨基糖苷类抗生素后的数天至数周内也会发展致病。

与年龄相关的听力损失或老年性耳聋是一种常见的神经功能缺陷。在美国,75 岁及以上的老年人有 40%~50% 患有老年性耳聋。老年性耳聋通常会对频率高的声音丧失听力,导致患有老年性耳聋的人难以理解言语。男性患老年性耳聋的概率高于女性。老年性耳聋是一种受遗传和环境因素影响的复杂疾病。与年龄相关的耳聋文献大多集中在环境因素如噪声暴露,而且最近已经确定了几个与年龄相关的听力损失的易感位点。使用连锁和全基因组关联研究涉及此过程的基因包括先前涉及的其他形式的听力损失基因(如 *KCNQ4* 和 *ACTG1*)以及参与氧化应激的基因(如 *GRM7*、*GRHL2*、线粒体氧化基因和 N 乙酰转移酶)。

历史上,用于耳聋的分子诊断检测已经开始使用基因分型或 DNA 测序来鉴定特定的耳聋突变体或者筛选与耳聋相关的单个基因或小的基因集合。在有单个基因或一定数量的基因负责耳聋亚型的情况下这种方法是可行的。例如,怀疑患有 Pendred 综合征的个体中的 *SLC26A4* 基因测序,具有 Waardenburg 综合征 Ⅰ 型个体的 *PAX3* 基因测序,具有 Waardenburg 综合征 Ⅱ 型特征的个体 *MITF* 和 *SOX10* 基因测序,或 *MYO7A* 或 *USH2A* 的测序,最常见的基因分别涉及 Usher 综合征 Ⅰ 型和 Ⅱ 型。当单个基因负责相当大比例的病例群体时,在该区域婚育人群筛查该基因具有很好的预防效果。例如,*GJB2* 基因测序可以识别临床表现与常染色体隐性非综合征听力损失一致的个体的潜在病因。

目前,NGS 技术正在迅速取代很多单一基因的测序。这是利用疾病靶向外显子捕获再进行 NGS 检测的策略。这种检测的主要优点是它能够解决遗传异质性的问题,即因许多不同的基因所导致临床上不易区分的表型。现在有几项 NGS 检测可用于临床,可以在 GeneTests 和 Genetic Testing Registry 网站上查询到。

利用疾病靶向外显子捕获的 NGS 检测限制了对特定基因的测序,例如只是针对已知的与耳聋相关的基因。这些检测可以为选择用于研究的基因提供优异的覆盖,但是限制了我们目前对未知耳聋相关基因的认识。此外,一些检测仅是对已知的与耳聋相关的基因的一部分进行测序。全外显子组测序(WES)是基于全外显子组捕获,但不依赖于特定疾病过程中涉及的基因。值得注意的是,WES 是对基因组中的所有外显子的变异进行评估,这种方法可以识别已知的与耳聋相关基因的突变体以及未知耳聋相关基因的突变体。WGS 是针对整个基因组的检测,而不仅局限于对全外显子组上变异的筛选,因此还有可能鉴定出与耳聋相关的非全外显子组上变异的改变。

WES 和 WGS 方法能够检测到所有与耳聋相关疑似致病基因变异的集合,这种检测的精准性需要依赖于致病基因变异及突变越来越多和越详细的注释,同时规范化耳聋新致病基因位点的筛选规范和流程。在 2013 年,ACMG 发布了基因组测序致病位点筛选和评级的建议,可以进行参考。

此外,除了拷贝数和结构变化的变异体,并非所有的基因组区域都能够通过当前的外显子捕获或 WGS 方法被有效地捕获和分析,大片段的缺失和重复可能无法被有效检测。在某些情况下由于 NGS 技术的这些限制可能需要可替代或互补的基因测序方法来弥补。

NGS 技术会随着时间的推移而不断地改善,但其检测的性能需要密切关注,包括覆盖度、分析灵敏度、未被分析的基因以及未被检测到的突变类型。

15.2.4 非遗传因素与耳聋

某些环境(非遗传性)因素在听力损失的病因学中发挥着重要作用。在美国,先天性巨细胞病毒(CMV)感染是导致儿童听力损失最常见的不良因素。每年出生被 CMV 先天性感染的 20 000～40 000 名婴儿中,90％的婴儿在出生时没有检测到临床异常情况,但这些无症状婴儿中有 10％～15％发展为儿童早期的感音神经性听力损失,可能是单侧或双侧的,并且往往是渐进性的。因此,即使接受新生儿听力筛查并在新生儿期进行体检的儿童中,可能也有未发现先天性 CMV 感染。某些环境因素(非遗传因素)也是致聋的主要因素。

先天性风疹也是 20 世纪 60 年代造成耳聋的常见原因,但在今天已不常见。由于发达国家对流感嗜血杆菌疫苗的应用,儿童后脑膜炎性耳聋的发生也已大大减少。其他环境因素也有影响,包括早产儿听力损失和噪声,或耳毒性药物如氨基糖苷类和环磷酰胺(在某些情况下可能有遗传倾向)。遗传性耳聋的病因学检查流程如图 15-1 所示。

15.2.5 新生儿听力筛查

新生儿听力筛查(universal newborn hearing screening,UNHS)是耳聋精准预防的一个重要工作[19-27],它通过耳声发射、自动听性脑干反应和声阻抗等电生理学检测,新生儿出生后在自然睡眠或安静的状态下进行的客观、快速和无创的检查。国内外报道表明,正常新生儿和高危因素新生儿听力损失发病率的差异较大,正常新生儿为 1‰～3‰,高危因素新生儿为 2％～4％。

15.2.5.1 新生儿听力筛查时间和对象

新生儿听力筛查有两个时间点,分别为初筛和复筛,初筛时间是新生儿出生后 3～5 d 在住院期间的听力筛查;复筛(第 2 次筛查)的时间是 42 d 内的婴儿初筛没"通过";或初筛"可疑";甚至初筛已经"通过",但属于听力损失高危儿如重症监护病房患儿,需

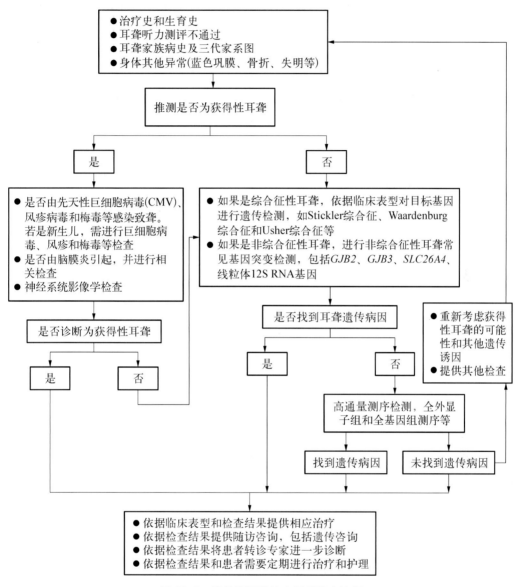

图 15-1 遗传性耳聋的病因学检查流程

要进行听力复筛。

新生儿听力筛查对象主要有 2 种,一是所有出生的正常新生儿;二是对具有听力障碍高危因素新生儿。听力障碍高危因素新生儿是指① 在新生儿重症监护治疗病房 48 h 及以上者;② 早产(小于 26 周),或出生体重低于 1 500 g;③ 高胆红素血症;④ 有感音神经性和(或)传导性听力损失相关综合征的症状或体征者;⑤ 有儿童期永久性感音神经性听力损失的家族史者;⑥ 颅面部畸形,包括小耳症、外耳道畸形、腭裂等;⑦ 孕母宫内感染,如 CMV、疱疹、毒浆体原虫病等;⑧ 母亲孕期曾使用过耳毒性药物;⑨ 出生时有缺氧窒息史,Apgar 0～4 分/min 或 0～6 分/5 min;⑩ 机械通气 5 d 以上;⑪ 细菌性脑膜炎。

15.2.5.2　新生儿听力筛查技术

现阶段,国内使用的听力筛查仪器主要有两种类型,一种为耳声发射(otoacoustic emission,OAE),另一种为自动听性脑干反应(automated auditory brainstem response,AABR)。就检测的灵敏度来看,OAE 和 AABR 的敏感度及特异度都比较好,一般结果的准确度均可以达到 95% 以上,OAE 的灵敏度略低于 AABR。OAE 和 AABR 两种筛查方法通常以"通过"或"未通过"表示。

(1) OEA:通常是指声波传入内耳的逆过程,即产生于耳蜗的声能经中耳结构再穿过鼓膜,进入耳蜗的外毛细胞,然后由外毛细胞反射出能量,在外耳道记录得到。OAE 据其有无外界声刺激分为自发性耳声发射(spontaneous otoacoustic emission,SOAE)和诱发性耳声发射(evoked otoacoustic emission,EOAE),后者按刺激的类型分为瞬态诱发耳声发射(transiently evoked otoacoustic emission,TEOAE)、畸变产物耳声发射(distortion product otoacoustic emission,DPOAE)和刺激频率耳声发射(stimulus frequency otoacoustic emission,SFOAE)。OAE 与内耳功能密切相关,任何损害耳蜗外毛细胞功能的因素使听力损害超过 40 dBHL 时,都能导致耳声发射明显减弱或消失。而且,耳声发射是一项无创伤性技术,操作简便,测试两耳仅需要 10 min。由于几乎所有正常耳都能引出 TEOAE 和 DPOAE,而 SOAE 只有 50%～60% 的正常耳能记录到,因此,新生儿听力筛查常用 TEOAE 和 DPOAE。

(2) AABR:是通过专用测试探头实现快速的、无创的 ABR 检测方法。AABR 技术的出现和使用,目的在于与 OAE 技术联合应用于筛查工作,全面检查新生儿耳蜗、听神经传导通路和脑干的功能状态。具有听力损失高危因素的新生儿出现蜗后病变的比例较大。如果单纯使用 OAE 可能会漏筛蜗后病变。因此,具有听力损失高危因素的新生儿最好采用 OAE 和(或)AABR 联合进行听力筛查,以免漏筛本病。

15.2.5.3　听力初筛和复筛方案

正常分娩和 NICU 新生儿应采用不同的筛查方案。

(1) 正常分娩的新生儿:用筛查型 OAE 或 AABR 作为一线初筛工具。所有新生儿在出院前均应接受听力初筛;未通过初筛的应在出生 42 天内进行复筛。复筛时一律双耳复筛,即使初筛时只有单耳未通过,复筛时也均应复筛双耳。

(2) 入住 NICU 的新生儿及婴儿:病情稳定,出院前应施行 AABR 筛查,以免漏掉蜗后听力损失(如听神经病)。未通过 AABR 测试的婴儿,应直接转诊到听力中心复筛,并根据情况进行包含诊断性 ABR 在内的全面听力学评估。

(3) 在 1 月龄内再次住院治疗的婴幼儿(无论住新生儿重症监护治疗病房或普通病

房),当伴有迟发性听力损失的可能时(如有换血指征的高胆红素血症,或血培养阳性的败血症等),出院前应复筛听力。

(4) 在听力筛查时除力求发现已经存在的听力损失外,还要通过分析病史和家族史,了解受试者是否有迟发性听力损失的高危因素,可疑者应对其听力进行定期跟踪和随访。

15.2.5.4 不同因素对筛查结果的影响

研究表明,听力筛查用 OAE 或 AABR 时,检测结果的准确性受多个因素影响,主要包括如下几方面。

(1) 新生儿期外耳道羊水、胎脂、胎性残积物滞留会使 OAE 的传入刺激声和传出反应信号衰减或消失,从而导致 OAE 引出信号的减弱或消失。因此,筛查前适当用小棉棒清理外耳道,使外耳道洁净尤为重要。此外,筛查时间的确立也是影响假阳性的重要因素之一,过早进行听力筛查会导致假阳性增高。国内外研究显示,初筛的适宜时间为新生儿出生后的 48 h 以后。

(2) 新生儿中耳积液是影响 OAE 测试结果的主要干扰因素。中耳积液的患儿,无论耳蜗功能正常与否,其测试结果均可显示为异常。新生儿听力筛查未通过很可能是中耳积液的问题,随着中耳积液的吸收,3 个月后听力诊断性检查时有的患儿听力可转变为正常。

(3) 筛查时小儿体动较多或烦躁会出现假阳性,应该尽量避免。另外,如发现小儿感冒、鼻塞、流涕、咳嗽或喉鸣及呼吸音重等情形,建议先行治疗,等待症状好转后再进行复查,以免出现假阳性。如果小儿喉鸣及呼吸音较重,反复治疗效果不佳,又确实需要了解听力情况时,建议直接进行诊断性听力检查。

(4) 技术及操作等不规范,如耳塞未完全插入外耳道、耳塞的插头与导线之间断线以及测试环境不符合标准等。

15.2.5.5 诊断性听力学评估

未通过复筛的婴幼儿,都应在 3 月龄接受听力学和医学评估,确保在 6 月龄内确定是否存在先天性或永久性听力损失,以便实施干预。即复筛未通过的患儿应由听力检测机构进行耳鼻咽喉科检查及声导抗、耳声发射、听性脑干诱发电位检测、行为测听及其他相关检查,必要时并进行医学和影像学评估,做出诊断。对具有听力损失高危因素的儿童,应根据可能发生的迟发性听力损失状况,制订个体化听力再评估的时间和次数。对于通过新生儿听力筛查但具有听力损失高危因素的婴幼儿,至少 3 岁内每 6 个月进行 1 次听力随访;若可疑有听力损失,应及时进行听力学评估。

(1) 测试时间:出生后 3~6 个月。

(2) 测试环境要求:环境噪声低于 30 dB(A)的隔声屏蔽室。

(3) 客观听力检测项目:包括诊断性 OAE、1 kHz 声导抗测试、短声及短纯音

ABR、AERP、ASSR 和骨导 ABR 等。

（4）主观听力检测项目：包括小儿行为观察测听（behavioral observation audiometry，BOA）、视觉强化测听法（visual reinforcement audiometry，VRA）、游戏测听（play audiometry，PA）、纯音测听（pure tone audiometry，PTA）），言语检测及听觉-言语发育评估表。

15.2.5.6　听损伤确诊后的干预

新生儿听力筛查、诊断和干预，这是一个完整的听力康复系统工程。干预措施为最后环节，是显示先天性耳聋康复成果的关键。采用何种方法以及何时进行干预，对患儿的听力、言语及语言康复很重要。干预包括医学干预、听力补偿或重建，以及听功能训练和语言康复训练。

1）医学干预

医学干预是指医师提出医学诊断，即听力损失的原因、程度及部位，并采用治疗手段来恢复听力的方法。

（1）外耳道耵聍：在新生儿和婴幼儿时期，耵聍过多且难以自然排出，可阻塞外耳道。在这种情况下，采用 OAE 检查往往可造成耳声发射能量消失，而且也可影响声导抗检查，因此必须要清除外耳道耵聍。

（2）急性分泌性中耳炎：往往由上呼吸道感染以及免疫变态反应引起，可以造成鼓室积液及听力下降。根据临床症状、耳科显微镜检查以及听力学检查，包括 OAE、声导抗检查等可以明确。可采用病因治疗，应用类固醇激素及抗过敏药物，在鼻腔内可滴麻黄素，药物治疗无效可采用经鼓膜穿刺抽液，切开引流以及经鼓膜安装通气管，以改善及恢复患儿的听力。

（3）先天性外耳及中耳发育畸形：根据畸形分类不同，采用不同的外科手术治疗，一方面外耳整形和耳廓再造，另一方面改善听力。双侧耳廓及外耳道畸形，应尽早选配助听器，促进言语—语言发育。

2）听力补偿或重建

听力补偿或重建主要包括助听器选配和人工耳蜗植入。

（1）助听器选配：永久性感音神经性听力损失患儿选配助听器，听力障碍的程度一般在中度至重度，甚至有专家主张轻度听力障碍也需选配助听器，进行听力矫正。单侧听力损失者也可以选配助听器，双侧听力损失应选配双侧助听器。双耳选配优点是有利于分辨声源、提高声源定向能力、整合效应好、听声音的响度增加等。

（2）人工耳蜗植入：该装置是一种模拟人耳蜗功能的转换器，将声音信号通过言语处理器转变成电信号，传入内耳的电极，直接兴奋听神经，从而产生听觉。人工耳蜗装置主要分两大部分：植入部分（包括接收装置和多道电极）和外接部分（包括耳机、发射器、言语处理器等）。对双侧重度或极重度感音神经性听力障碍患儿，使用助听器 3～6

个月无明显效果,在 10 个月左右进行人工耳蜗术前评估,建议尽早实施人工耳蜗植入手术。

3)听功能训练和言语康复训练

患儿经助听器选配和人工电子耳蜗植入听力矫正之后,需进行听功能训练和言语—语言康复训练。需要有医生、听力学家、言语—语言治疗师、特殊教育者和心理学家参加。与患儿建立长期关系来支持儿童的听力和语言的发育相当重要,使耳聋患者能听到声音,并能理解讲话。

(1)听功能训练:包括听觉察觉、听觉注意、听觉定位、听觉识别、听觉记忆、听觉选择和听觉反馈。

(2)言语—语言康复训练:言语训练程序为音素、音节、单词以及短句训练。对于语言康复应遵循以下几点:① 有条件最好在康复中心进行系统训练;② 激发聋儿的语言兴趣;③ 循序渐进,从音素到短句,重复攻关;④ 抓住言语行为环节,安排对话内容。言语—语言康复训练评估为言语识别率和语言表达率。

15.2.5.7　随访与监测

(1)所有 3 岁内的婴幼儿在保健专家或家长感到异常时,都应使用有效的评估手段进行整体发育评估,包括各发育阶段指标的常规监测、听力技能及双亲所关心的问题等。

(2)对于听觉及言语发育观察表检查或简易听力计测听未通过,或双亲及监护人对其听力或言语感到有问题的婴幼儿,都应推荐到当地指定的耳鼻喉科或听力学中心进行听力学评估和言语—语言评估。

15.3　小结和展望

本章第一小节介绍了耳聋的分类,并对耳聋具体类型的病因进行了介绍,第二小节介绍了耳聋的精准预防措施,重点阐述了遗传性耳聋的类型以及遗传性耳聋的基因诊断,还讲述了耳聋的非遗传因素,并着重介绍了新生儿耳聋的筛查方式和后续干预措施。近年来,由于分子生物学的进步和测序技术的发展,现在的临床诊断技术已经越来越规范和精确,研究人员和临床工作者应该不断跟进最新的研究进展,并最大程度地将理论与实际相结合,为患者谋求更大的福祉。

参考文献

[1] Pandya A，Arnos K S，Xia X J，et al. Frequency and distribution of GJB2 (connexin 26) and GJB6 (connexin 30) mutations in a large North American repository of deaf probands[J]. Genet Med,

2003，5(4)：295-303.

[2] Carlsson P I，Van L L，Borg E，et al. The influence of genetic variation in oxidative stress genes on human noise susceptibility[J]. Hearing Res，2005，202(1-2)：87-96.

[3] Friedman R A ，Laer L V ，Huentelman M J ，et al. GRM7 variants confer susceptibility to age-related hearing impairment. [J].Hum Mol Genet，2009，18(4)：785-796.

[4] Op de Beeck K，Schacht J，Van Camp G. Apoptosis in acquired and genetic hearing impairment：The programmed death of the hair cell[J]. Hearing Res，2011，281(1-2)：18-27.

[5] Unal M，Tamer L，Doğruer Z N，et al. N - Acetyltransferase 2 gene polymorphism and presbycusis[J]. Laryngoscope，2010，115(12)：2238-2241.

[6] Van Eyken E，Van Camp G，Van Laer L. The complexity of age-related hearing impairment：contributing environmental and genetic factors[J]. Audiol Neurootol，2007，12(6)：345-358.

[7] Van L L，Van E E，Fransen E，et al. The grainyhead like 2 gene (GRHL2)，alias TFCP2L3，is associated with age-related hearing impairment[J]. Hum Mol Genet，2008，17(2)：159-169.

[8] Kochhar A，Hildebrand M S，Smith R J. Clinical aspects of hereditary hearing loss[J]. Genet Med，2007，9(7)：393-408.

[9] Pandya A，Arnos K. Genetic evaluation and counseling in the context of early hearing detection and intervention[J]. Seminar in Hearing，2006，27(3)：205-212.

[10] Goldberg L，Williams J. American Speech-Language-Hearing Association [M]. Lect Publishing，2012.

[11] Adam M P，Ardinger H H，Pagon R A，et al. Heritable pulmonary arterial hypertension[EB/OL]. https：//www. ncbi. nlm. nih. gov/pubmed/.

[12] Toriello H V. Hereditary hearing loss and Its syndromes 2/e[M]. New York：Oxford University Press，2013.

[13] Tekin D，Tutar E，Akay H O，et al. Comprehensive genetic testing can save lives in hereditary hearing loss[J]. Clin Genet，2015，87(2)：190-191.

[14] Robin N H，Prucka S K，Woolley A L，et al. The use of genetic testing in the evaluation of hearing impairment in a child[J]. Curr Opin Pediatr，2005，17(6)：709-712.

[15] Kimberling W J，Hildebrand M S，Shearer A E，et al. Frequency of user syndrome in two pediatric populations：implications for genetic screening of deaf and hard of hearing children[J]. Genet Med，2010，12(8)：512-516.

[16] Park H，Shaukat S，Liu X，et al. Origins and frequencies of SLC26A4 (PDS) mutations in east and south Asians：global implications for the epidemiology of deafness[J]. J Med Genet，2003，40(4)：242-248.

[17] Marazita M L，Ploughman L M，Rawlings B，et al. Genetic epidemiological studies of early-onset deafness in the U. S. school-age population[J]. Am J Med Genet，1993，46(5)：486-491.

[18] Mitchell R E，Karchmer M A. Chasing the mythical ten percent：parental hearing status of deaf and hard of hearing students in the United States[J]. Sign Language Studies，2004，4(2)：138-163.

[19] 中华医学会耳鼻咽喉头颈外科学分会听力学组. 新生儿及婴幼儿早期听力检测及干预指南(草案)[J]. 中华耳鼻咽喉头颈外科杂志,2009,44(11)：883-887.

[20] 黄丽辉,韩德民. 婴幼儿听力障碍的早期干预[J]. 中华耳鼻咽喉头颈外科杂志,2011,46(3)：186-189.

[21] 金星明,许政敏. 新生儿听力筛查的若干技术问题[J]. 中华医学杂志,2004,84(6)：446-447.

［22］罗仁忠，温瑞金，麦坚凝，等.听性脑干反应严重异常和耳声发射正常的小儿听力障碍的临床特征分析[J].中华耳鼻咽喉头颈外科杂志，2004，39(11)：648-653.

［23］许政敏.新生儿听力筛查诊断干预[J].中华耳鼻咽喉头颈外科杂志，2004，39(11)：19-22.

［24］赵鹏军，许政敏，吴胜虎，等.高危新生儿的听力筛查[J].中华医学杂志，2003，83(4)：285-288.

［25］Finitzo T，Albright K，O'neal J. The newborn with hearing loss：detection in the nursery[J]. Pediatrics，1998，102(6)：1452-1460.

［26］Yoshinagaitano C，Coulter D，Thomson V. Developmental outcomes of children with hearing loss born in Colorado hospitals with and without universal newborn hearing screening programs[J]. Semin Neonatol，2001，6(6)：521-529.

［27］Harlor A D Jr，Bower C，Committee on Practice and Ambulatory Medicine，et al. Hearing assessment in infants and children：recommendations beyond neonatal screening[J]. Pediatrics，2009，124(4)：1252-1263.

16

新生儿眼病

新生儿对世界和对周围环境信息的了解大多数是通过眼睛观察所获得,婴儿早期的智力发育和双眼正常的生理结构和功能密不可分。同时,外界的刺激也对婴儿视力的正常发育具有重要作用,在眼睛和视力发育期间,若有处理不当或不及时,都有可能会对婴儿的视力造成永久性损伤。例如,在先天性白内障患儿中由于浑浊的晶状体对外界的光刺激有遮挡作用,可致婴儿的视细胞不能正常发育,同时也影响中枢神经系统的发育。

16.1 可筛查的常见新生儿眼病及其治疗

16.1.1 新生儿结膜炎

有研究认为[1]新生儿结膜炎是指出生后28天内发生的结膜炎,临床表现包括眼睑肿胀、球结膜水肿并充血,同时伴有大量脓性分泌物,若治疗不及时可发生角膜炎、形成溃疡甚至穿孔而引起失明。聂文英等[2]报告新生儿结膜炎检出率为2.54%。消灭新生儿眼炎所引起的儿童失明必须采用多学科的途径和方法,包括妇科、儿科、眼科乃至初级卫生保健人员的通力合作,对预防性传播疾病进行产前筛查;出生时采用眼部用药进行预防;对新生儿眼炎及早诊断并行恰当治疗,尤其是淋球菌感染,防止角膜溃疡和失明。李爱娇[3]建议新生儿沐浴后予以用0.9%生理盐水冲洗结膜囊,用0.3%妥布霉素滴眼液滴眼1~2滴可减少新生儿结膜炎的发生。

16.1.2 新生儿泪囊炎

新生儿泪囊炎是由鼻泪管下端先天性阻塞所致。胚胎发育时鼻泪管部形成最迟,胎儿7个月时上下泪点开放,至出生时泪道完全通畅。如果出生时鼻泪管下口发育不完全,没有完全管道化,或留有膜状物阻塞则形成溢泪,泪囊若有继发感染可出现脓性、黏液脓性等各种分泌物。李晓风[4]报道在新生儿眼病筛查中,泪囊炎筛查检出率最高。

关于新生儿泪囊炎的治疗,治疗方式和时机依然看法不一。辛会萍等[5]对 3 个月内的患儿采取保守治疗的方法,即挤压、按摩、点眼药;3 个月以上患儿采取先冲洗泪道(有部分可通过冲洗,使泪道通畅),冲洗 2～3 次不通者再行泪道探通术的治疗,让家长有一个心理准备,逐步接受探通术,对新生儿泪囊炎的治疗起积极的作用。刘明华等[6]认为新生儿泪囊炎应及时诊治,以防病程拖延而增加治疗难度。2 个月以下的患儿无须行探通术,2 个月以上的患儿经按摩、冲洗以及加压冲洗无效,在熟练掌握探通术的基础上,应及时行泪道探通术。

16.1.3 眼睑血管瘤

眼睑血管瘤为眼睑紫红色肿块,轻微隆起、质软以及表面有小凹陷,为常见的儿童良性肿瘤。多在 1 岁后血管瘤停止生长,以后逐渐消退,对未消退者可予以激素治疗。熊师等[7]采用普萘洛尔治疗眼部血管瘤取得较好疗效,也是值得借鉴采用的。对于激素治疗效果不明显的眼睑血管瘤可予择期手术切除。

16.1.4 结膜下出血

新生儿结膜下出血一般为产道挤压所致,聂文英等[2]所做新生儿眼病筛查报道中,其发生率为 6.5%,大多可自行吸收,但应注意观察结膜下出血是否为产钳夹伤,注意眼球完整性,定期复查,必要时需查凝血功能以排除血液系统方面疾病。

16.1.5 先天性眼睑缺损

先天性眼睑缺损部分为遗产性疾病,包括眼睑的部分缺失及全层缺失,对缺损较小的可择期手术,若缺损范围较大、眼球暴露明显的,应滴用眼液、眼膏,减少暴露性角膜溃疡的发生,并择期手术修补。黄明泉[8]指出,松解外眦韧带行眼睑再造术,对先天性眼睑缺损进行修复能达到功能与外观的完满结合,值得推广。

16.1.6 先天性白内障

出生后第 1 年发生的晶状体部分或全部混浊称为先天性白内障。我国先天性白内障群体患病率为 0.05%,占小儿白内障的 32.92%,占儿童致盲病因的 22%～30%。先天性白内障的遗传病例中,显性遗传占 73%,隐性遗传占 23%。尚有 1/3 先天性白内障属于非遗传性,主要是受母体环境影响所致,如妊娠前期病毒性感染、妊娠期营养不良、骨盆放射线照射、服用某些药物以及妊娠期系统疾病等;还有妊娠后期胎儿发育不良,如早产儿出生体重过轻、宫内缺氧、高浓度吸氧均可导致先天性白内障[9]。先天性白内障一经发现应尽早手术,以预防形觉剥夺性弱视,减少儿童视力残疾。

16.1.7　原始永存玻璃体增生症

永存原始玻璃体增生症是原始玻璃体未退化，并在晶状体后方增殖的结果。常为单眼、足月产儿，在出生时即被发现。小眼球伴有因晶状体后纤维血管团块而表现为白瞳症。虽可有不同程度的晶状体后部混浊，但晶状体一般透明。如果不予以治疗，多数会自行发展眼内出血、角膜混浊、青光眼、视网膜脱离或眼球萎缩。

16.2　通过遗传咨询可预防的严重新生儿眼病

16.2.1　视网膜母细胞瘤

16.2.1.1　概述

视网膜母细胞瘤（retinoblastoma，RB）是婴幼儿最常见的[10]原发恶性肿瘤，严重危害患儿的视力及生命。目前国内 RB 患儿的生存率仍较低，眼球摘除率仍较高，主要原因是国内 RB 患儿就诊时大多数已处于中晚期，不得不通过眼球摘除甚至眶内容物剜除来保存生命[11-14]。

16.2.1.2　视网膜母细胞瘤的发生机制

RB 起源于视网膜胚胎性核层细胞。中国 RB 患儿的生存率约为 63%[15]明显低于发达国家的 95%[16]。RB 是一种发生在儿童眼部的恶性肿瘤，确切病因不明，6% 为常染色体显性遗传，94% 为散发病例，其中 25% 为遗传突变，其余为体细胞突变，也有人认为与病毒感染因素有关，其发生与 Rb 等位基因的缺失和失活具有直接联系[17]。

凋亡是细胞死亡的一个过程，是机体对于自身稳定性进行调节的一种机制，其与肿瘤的发展具有密切联系。FasL 是诱导细胞实现凋亡的重要途径之一，在许多细胞中具有高表达性的特点。FasL 可以通过诱导淋巴细胞的凋亡，使肿瘤细胞逃避免疫系统的监控。Fas-Ligand 在 RB 和正常视网膜细胞中均为高表达，可以使视网膜母细胞逃避免疫系统的攻击，使其在进行失控性增长时提供帮助，对于肿瘤的发展具有重要作用[18]。p53 是一种癌基因产物，在细胞周期中起重要作用，一般性化学方法不能检测到，具有抑制细胞凋亡的作用，能够促进细胞的增生。在许多恶性肿瘤中具有高表达的特点，在 RB 中的表达明显高于正常视网膜组织，与肿瘤的发生具有关联性。深入研究肿瘤发生的生物学机制、提高早期诊断的能力和完善针对性的防治措施是急需解决的问题。在 RB 中，microRNAs 的表达水平发生异常改变，而癌基因（如 *myc*）、抑癌基因（如 *p53*）、肿瘤转移基因（如 *Twist1*）和表观遗传学异常等都与 miRNAs 表达异常有关。microRNAs 是一些可以结合到 mRNA 的短的单链核苷酸。mRNA 是携带遗传密码的信使，将细胞核 DNA 中的遗传信息转移到细胞质的核糖体中，再以 mRNA 为模板合成蛋白质。microRNAs 的结合活性使其可以靶向性地沉默某些选定基因的表达，与肿瘤的发生有关[19]。

16.2.1.3 视网膜母细胞瘤的遗传方式

RB常见于5岁以内的婴幼儿,临床及流行病学调查资料表明大约10％的RB患者有家族发病史,90％属散发病例。从遗传学的角度又可将RB分为遗传与非遗传两种类型。遗传型占40％,由遗传性的基因缺陷所致,其中1/4有RB家族史,突变的基因是由曾患过病的亲代遗传而来;3/4由新产生的生殖细胞突变所致。遗传型RB发病年龄较小,平均1岁,其中2/3的病例表现为双眼RB或单眼多个肿瘤病灶,可发生第二恶性肿瘤,可遗传。其遗传方式和特征可归纳为:① 单基因遗传病;② 常染色体显性;③ 外显率为90％。非遗传型占60％,由体细胞水平发生的基因突变所致。发病年龄偏大,平均为3.5岁,仅单眼发病,发生第二恶性肿瘤的频率很低,不遗传。

区别遗传型与非遗传型RB对于判断患者的预后,以及患者家庭成员患病风险的估计十分重要。临床工作中可遵循有无家族发病史及肿瘤数目或受累眼别做出初步判断。凡有RB家族发病史,或双眼受累,或尽管单眼发病但有多个肿瘤病灶者均属遗传型RB。困难的是对家族史阴性的单眼单个肿瘤病灶患者做出正确的判断,这部分患者中的12％属遗传型,其余的为非遗传型。

RB患者家庭成员患病风险的估计则根据患者是否属于遗传型而不同,若按RB的外显率为90％计算,其家庭成员患RB的可能性如表16-1所示。

表16-1 RB患者家庭成员发生RB的频率

对　象	双侧发生RB的频率		单侧发生RB的频率	
	家族性	散发性	家族性	散发性
患者的子女	40％～50％	40％～50％	40％～50％	8.0％
患者的同胞	40％～50％	5％～7％	40％～50％	0.6％
患者未发病同胞的子女	6％～7％	很低	6％～7％	1.0％～1.7％

RB患者发病年龄较小,较少受到环境因素的影响,部分病例可能有明显的遗传倾向。因此,一直被公认为是研究恶性肿瘤遗传学与发病机制的理想模型。以RB作为典型研究恶性肿瘤的基因诊断方法,并应用于遗传咨询,对于RB的预防和早期诊断具有十分重要的意义。随着遗传因素在其他恶性肿瘤发生发展中的作用日渐被认识,越来越多的肿瘤相关基因被成功分离,基因诊断和遗传咨询对所有恶性肿瘤的预防、早期诊断以及治疗和预后评估都会有帮助。

RB的发生与*Rb*基因的异常有关。1963年Lele等首先报道有RB患者存在D组染色体长臂缺失,后经高分辨技术证实缺失常累及13q14。1986年Friend等通过定位克隆技术成功分离到了 *Rb* 基因的 cDNA。1991 年，Toguchida 完成了整个 *Rb* 基因的分离和序列测定。RB 基因诊断的目的在于：① 确定 RB 形成的病因；② 判断 RB 患者属遗传型还是非遗传型；③ 辨别未发病的突变基因携带者；④ 估计 RB 患者及携带者的后代或其他家庭成员的患病风险。

RB 基因诊断的理论基础主要依赖于 Knudson 的"二次突变假说"。其要点包括：① 正常细胞须经历至少二次突变事件才能转变成肿瘤细胞；② 遗传型 RB 第一次突变或由患过病的亲代经过生殖细胞遗传而来，或新发生在生殖细胞内。患者全身的细胞均带有此突变，视网膜细胞只需再发生一次突变即可发生 RB。因此，患者发病年龄小，常双眼发病，全身的细胞均可查出突变，并可进一步通过生殖细胞将突变传递给后代。非遗传型 RB 二次突变发生在同一视网膜细胞内，由于二次突变发生在同一细胞内的概率较小，故患者发病年龄较晚，仅单眼发病，身体内其他细胞查不出突变，不遗传。

RB 患者 RB 肿瘤组织 *Rb* 基因结构及功能检测揭示，大多数的 RB 肿瘤存在 *Rb* 基因缺失或点突变以及 Rb 蛋白缺如或分子量异常，表明 *Rb* 基因在 RB 肿瘤发生发展过程中起重要作用。进一步检测有 RB 家族史的遗传型 RB 患者的肿瘤及白细胞 *Rb* 基因的结构，RB 的表型是与突变的 *Rb* 基因一同分离的。存在生殖细胞起源的 *Rb* 基因突变的个体 90％ 发生了 RB，而没有突变的个体则不发病。此外，这类患者的 RB 肿瘤中突变了的 *Rb* 基因常由体细胞的杂合状态变成纯合状态。提示生殖细胞起源的 *Rb* 基因突变决定了患者发生 RB 的遗传易感性，而发生在视网膜细胞内的第二次突变事件导致 *Rb* 基因的另一个正常的等位基因丢失或突变诱导了肿瘤形成。

事实上 *Rb* 基因不仅与 RB 的发生有关，在多种其他类型的恶性肿瘤中如骨与软组织肉瘤、乳腺癌、膀胱癌、前列腺癌、小细胞肺癌、肝癌等也存在 *Rb* 基因缺失或失活。因此，*Rb* 基因很可能是人类恶性肿瘤共同的靶基因。由于 *Rb* 基因是通过缺失或失活诱导肿瘤发生的，与癌基因作用的方式截然相反，又称抗癌基因或肿瘤抑制基因。

Rb 基因在恶性肿瘤发生发展中起重要作用与 *Rb* 基因的正常生物学功能密不可分。首先 Rb 蛋白要经历周期性的磷酸化与脱磷酸化，Rb 蛋白的磷酸化总是伴随细胞进入增殖期。非磷酸化状态的 Rb 蛋白才能与转录生长因子 E2 F 直接结合，阻止 E2F 刺激细胞增殖的作用。因此，检测 *Rb* 基因的结构和功能状态做基因诊断，对于阐明其他恶性肿瘤的发病规律和遗传规律也具有十分重要的意义。

16.2.1.4 视网膜母细胞瘤基因诊断的方法及优缺点

（1）间接分析法。例如：利用 *Rb* 基因位点附近或内部的遗传标记做连锁分析，侧重于 RB 患者家庭成员患病风险的估计。若 RB 患者的后代或其他家庭成员遗传了与患者相同的染色单体被认为有发生 RB 的危险性，常用的遗传标记有：限制性片段长度多态性（RFLP）和可变数目串联重复（variable number of tandem repeats, VNTR）等。

上述间接分析法有以下明显的缺点：① 只适用于有 RB 家族史的家庭，特别是有多个 RB 患者的家庭，并要求某些关键的家族成员如曾患过病的亲代或亲属的存在；② 选用的一个或多个遗传标记必须是杂合性的；③ 用于连锁分析的多态性标记的位置不等于导致 *Rb* 突变的位置，有时这两种 DNA 序列可不同时遗传。因此，至少有 3/4 的无家族史的遗传型 RB 无法通过间接分析法做出明确的判断。

（2）直接分析法：通过直接检测 RB 患者及其家庭成员的肿瘤与白细胞 DNA 样本，检出可导致 RB 的 *Rb* 基因致癌性突变，做出基因诊断和遗传咨询。

16.2.1.5　视网膜母细胞瘤的精准预防

近年来，在检测分析 *Rb* 基因突变的基础上，建立了 RB 的基因诊断方法，介绍如下。

（1）检测 RB 肿瘤组织 *Rb* 基因突变及存在状态。首先利用 *Rb* 基因 cDNA 作探针，通过核酸印迹杂交法检测 *Rb* 基因是否存在大的缺失或重排；再通过 SSCP 分析及 DNA 序列测定检测 *Rb* 基因内部的微小缺失、插入或单个碱基的置换。检测范围应至少包括 *Rb* 基因的启动子、全部编码外显子及其附近 50 bp 内含子顺序。

（2）确定 *Rb* 基因突变的起源。针对 RB 癌细胞 DNA 中已发现的 *Rb* 基因突变，进一步检查先证者的白细胞 DNA，若相同的突变存在于白细胞 DNA 中，表明突变起源于生殖细胞，属遗传型 RB。在此基础上检查先证者的双亲及同胞的白细胞 DNA，若突变也存在于亲代一方的白细胞 DNA 中，则提示突变是由亲代遗传的；若亲代的白细胞 DNA 正常，则表明突变是新发生的。偶尔可见亲代的白细胞 DNA 正常，但同胞的白细胞 DNA 存在相同的突变，提示亲代可能是突变嵌合体，须做进一步的检查予以证实。若突变仅存在于先证者的 RB 癌细胞 DNA 内，而白细胞 DNA 正常，表明突变发生在体细胞水平，属非遗传型 RB。

（3）遗传型 RB 患者家庭成员中 *Rb* 基因突变携带者的检测。对于遗传型 RB 患者的后代及同胞应收集外周血白细胞，针对先证者白细胞 DNA 中的 *Rb* 基因突变做检测分析，及时发现无症状的 *Rb* 基因突变携带者，在肿瘤形成前甚至产前正确估计患病风险。

目前，在美国、加拿大、日本及中国都有成功做 *Rb* 基因诊断的报道。除了上述单链构象多态性（SSCP）分析法筛选 *Rb* 基因突变外，尚有用变性梯度凝胶电泳（denaturing gradient gel electrophoresis，DGGE）、异源双链 DNA 分析和 RT-PCR 的。

上述直接分析法较间接分析法有以下几方面的优点：① 可不依赖于是否有 RB 家族发病史，是否双眼发病，准确区别突变是体细胞起源的还是生殖细胞起源的，这对于无家族史的单眼患者尤为重要；② 可准确判断突变是新发生的还是由亲代遗传的，这对于外显不全或突变嵌合体家系十分有价值；③ 可在肿瘤发生前甚至产前检出 *Rb* 基因突变携带者，对 RB 患者的后代或同胞的患病风险做出正确估计，帮助早期诊断，指导优生优育;④ 可根据突变的位置和性质推测突变对 *Rb* 基因功能的影响,阐明 RB 的发病机制。

不过,直接诊断法存在着以下一些问题:① *Rb* 基因很大,约 200 kb;结构复杂,有 27 个外显子,其 mRNA 转录产物为 4.7 kb 大小,蛋白产物由 928 个氨基酸所组成。② *Rb* 基因突变以点突变为主,约 80% 的 *Rb* 基因异常为点突变,不能被简便的核酸印迹杂交技术所检出,须通过 SSCP 或 DGGE、异源双链、RT-PCR 及 DNA 序列分析等较为复杂、敏感的技术才能确定。③ *Rb* 基因突变无明显的突变热点或高发部位,必须对整个 *Rb* 基因至少是编码区做全面的检测后才能做诊断、下结论。对大宗病例的检测结果,10%~20% 的 RB 及遗传型 RB 患者的白细胞 DNA 样本未能检测出 *Rb* 基因突变,可能就是由于现今各种方法检测的范围都主要在编码区及其附近少量的内含子顺序的缘故。

Rb 基因突变与 RB 肿瘤形成存在密切的关系,生殖细胞起源的 *Rb* 基因突变决定了其携带者发生 RB 的遗传易感性。结合多种分子生物学技术可确定 RB 患者是否存在生殖细胞起源的 *Rb* 基因突变,并及时发现 RB 患者的后代或同胞是否为突变基因的携带者,在肿瘤发生前正确估计患病风险。

16.2.2 家族性渗出性玻璃体视网膜病变

16.2.2.1 概述

家族性渗出性玻璃体视网膜病变(familial exudative vitreoretinopathy,FEVR)是一种表现为周边视网膜血管形成和(或)视网膜血管分化不完全或畸形,是一种罕见的遗传性视网膜血管发育异常的疾病,具有异质性、遗传模式、表型和病变程度多样的遗传性疾病,由 Criswick 等[20] 于 1969 年首次报道。1976 年,Canny[21] 等初次用眼底荧光血管造影技术描述了其外周血管异常及无灌注现象。FEVR 的临床表现多样,轻者常无表现,仅表现为周围血管异常,如周围无血管区、血管分支过多、动静脉吻合,也可出现玻璃体视网膜粘连及视网膜脉络膜退化形成"V"形区域[22-23]。晚期病例眼部表现复杂且视功能损伤较重,包括新生血管形成、继发性青光眼、晶状体源性葡萄膜炎、视网膜内或视网膜下出血、渗出、血管性视网膜前膜,进而导致视网膜镰状皱褶、黄斑异位、牵拉性视网膜脱离。患者双眼表现往往具有不对称性,一侧眼可处于疾病初期或不发病,而对侧眼已伴严重并发症。除部分 *LRP5* 基因突变患者伴有骨质疏松症外,多数患者不伴其他全身性疾病,且无早产、低体质量及短期吸氧史。儿童期及青春期病情逐渐恶化,通常于 20 岁左右停止发展[24]。

16.2.2.2 病因及发病机制

FEVR 系家族遗传性疾病,病因和发病机制尚未完全清楚,一般认为是胚胎期视网膜血管和玻璃体发育异常,属先天性视网膜皱襞的变异型[25,26]。

由于原始玻璃体系统发育异常,影响了第二期玻璃体形成,原始玻璃体与视网膜内层接触粘连而形成,原始玻璃体与视网膜粘连而形成视网膜皱襞,其上可见玻璃体动脉及其分支[27]。

在胚胎初期,视网膜的血液供给来自玻璃体动脉系统。但随着胚胎发育,玻璃体动脉逐渐萎缩,萎缩的顺序:该动脉的视盘侧、动脉主干、动脉的晶体侧和晶体血管膜。伴随玻璃体血管萎缩的同时,视网膜血管系统开始发育,视盘表面出现血管,沿视网膜四周延伸,约在胚胎 8 个月时达到鼻侧锯齿缘,9 个月时抵达颞侧锯齿缘。当玻璃体、视网膜血管系统发育和萎缩失去平衡时,视网膜血管则发育不良,形成周边无血管区[28]。但也有人认为,无血管区是某种原因使血管闭塞所致[29]。足月产新生儿视网膜血管发育也有个体差异,视网膜血管发育不良的新生儿,因由宫内到外界时氧饱和度急剧升高,故可能产生与早产儿视网膜病变相似的表现[30]。由于末梢血管壁发育不全,因此容易产生水肿、出血和新生血管。

16.2.2.3 临床表现

(1) 病史:具有家族遗传性,母体产前、产后均无外伤和感染史,患儿出生时体重正常,无吸氧史,产后发育大体上也正常,双眼患病,病情进展缓慢。

(2) 视网膜血管异常:视网膜血管迂曲扩张,从赤道部到周边血管呈直线状走行,有的呈扫帚状,末梢血管之间可有吻合枝和新生血管。眼底周边部存在无血管区,此区宽度不一,为 1~3 PD(1 PD=1.5 mm)。

(3) 玻璃体病变:玻璃体液化,后部玻璃体脱离,眼底周边部玻璃体与视网膜粘连,或有新生血管。因玻璃体收缩牵拉,可出现裂孔和视网膜脱离。

(4) 视网膜病变:自赤道部至周边部视网膜内及其下方出现渗出,渗出增多,范围扩大,甚至形成局限性视网膜脱离。后极部视网膜前纤维增殖,可成膜状,伸入玻璃体内,由于膜的牵扯可发生黄斑偏位。周边部视网膜因发育不良粗糙、污秽、色素斑块,或有格子状变性。

(5) 眼底荧光造影:可见视网膜血管通透性增强,动脉期,伸向视网膜大片状渗出区的动脉充盈较早,且有渗漏,染料滞于此处,其周围毛细血管网减少,返回的静脉支粗大;毛细血管期,赤道部毛细血管网突然中断,大量荧光素在动脉末端处渗漏,后极部的色素上皮呈点状荧光窗样缺损。

16.2.2.4 临床分型与分期

1) 临床分型

根据本病玻璃体和视网膜病变不同,可分为镰状脱离型、牵引乳头型和周边变性型。

(1) 镰状脱离型:是 FEVR 最重要的一型。颞侧视网膜有宽约 3 PD 大小的无血管区,玻璃体视网膜广泛粘连,形成索条状物,因受索条牵引,常有视网膜马蹄状裂孔和视网膜脱离。

（2）牵引乳头型：视网膜皱襞呈水平状或略偏颞下方，伴随视网膜血管走行，呈直线状，赤道部有扫帚状分支，黄斑受牵引而偏位，视网膜周边可见无血管区，常合并玻璃体后脱离，部分病例出现裂孔和视网膜脱离。

（3）周边变性型：视网膜血管走行异常，血管间有吻合支，周边存在无血管区，赤道部有格子状变性，玻璃体与视网膜粘连，玻璃体后脱离，视网膜脉络膜局限性萎缩。

2）临床分期

Gow 和 Oliver(1972)将本病分为 Ⅰ、Ⅱ、Ⅲ 期：

（1）Ⅰ期：用间接眼底镜结合巩膜压迫检查，可见颞侧周边视网膜受压处及其周围苍白，此与囊样变性、玻璃体条带和玻璃体牵拉视网膜有关。一般无血管异常，视网膜无渗出改变。

（2）Ⅱ期：颞侧赤道部至锯齿缘出现新生血管，视网膜内及其下方渗出，局限性视网膜脱离，颞侧纤维血管膜牵引视网膜血管，造成视盘拖拽和黄斑偏位。

（3）Ⅲ期：病情进展，出现牵拉性视网膜全脱离，视网膜内及其下方有大量渗出，并出现眼前段病变，如白内障、虹膜萎缩、新生血管性青光眼和带状角膜变性等。

16.2.2.5　诊断

下列临床特点可供诊断参考：① 患儿为足月正常产，无吸氧史，双眼发病；② 常有家族性、遗传性，但也有散发病例；③ 视网膜血管异常、扩张，周边呈直线状走行；④ 视网膜周边部存在无血管区，此区大小不一，为 1～3 PD；⑤ 玻璃体和颞侧视网膜常有粘连，可产生牵拉性裂孔和视网膜脱离；⑥ 玻璃体液化和后脱离；⑦ 视网膜及下方渗出，眼底荧光造影见有荧光渗漏。

16.2.2.6　精准预防

FEVR 具有遗传异质性，且遗传模式多样。迄今为止，共有 6 种致病基因被证实与 FEVR 发生有关，包括常染色体显性或隐性遗传基因 FZD4、LRP5 和 TSPAN12，X 染色体隐性遗传基因 NDP，常染色体显性遗传基因 ZNF408 及近期发现的 KIF11 基因。据报道，约 50% 的 FEVR 病例由上述基因突变引起。主要发生于青少年人群中，晚期眼底情况复杂且易致盲。通过 FEVR 家系的研究，已经证实了 FZD4、LRP5、NDP、TSPAN12、ZNF408 和 KIF11 基因的致病性，且已掌握部分致病基因的定位、功能及作用通路。然而，仍有 50% 的 FEVR 病例中未检测到上述致病基因，提示可能存在未知的遗传影响因素。对于已知基因调控 FEVR 发生因素的深入研究和对未知因素的探索，有助于深入理解网膜血管正常发育和异常情况出现的分子机制。因而，对 FEVR 家系的研究有着重要的临床意义和科学价值。

对于 FEVR 的精准预防必须早期进行新生儿眼病筛查，一旦确诊提倡终身随访，因为 FEVR 属于是一种终身疾病，静止期可达二十年之久。本病对儿童视力威胁大，且预后与病变程度和进展情况密切相关,晚期患儿预后较差,早期明确诊断、及时合理的治疗可挽救患者视力,降低婴幼儿致盲率。

16.2.3 早产儿视网膜病变

16.2.3.1 概述

早产儿视网膜病变(retinopathy of prematurity,ROP)是一类发生于早产儿、低体质量儿的视网膜血管异常增生性眼病,是导致儿童盲的重要原因之一,占儿童盲的6%~18%[31]。WHO"视觉2020行动"已将其列为高收入国家儿童防盲治盲的主要目标。近年来随着医疗技术的发展进步和新生儿重症监护病房(NICU)的普遍建立,早产儿、低出生体质量儿抢救存活率明显提高,ROP的发生率也因此相应增加。

16.2.3.2 发病机制

ROP的发生原因是多方面的,与早产、多胎、低出生体质量有密切关系;用氧是抢救早产儿的重要措施,但又是导致ROP的常见诱发因素。ROP的发病机制至今仍不清楚[32],已明确与不规范吸氧、母体及患儿全身疾病等因素相关。ROP是早产儿的一种常见病,但规范筛查与早期治疗可以防止大部分高危早产儿免于失明。

16.2.3.3 国际分类法

1942年Terry[33]首先报道了ROP,并根据该病的晚期特征性白瞳症表现命名为"晶状体后纤维增生症";1951年Heath[34]首次应用"ROP"一词命名该病;1952年,Patz等[35]确定了ROP与吸氧的关系。1984年正式提出ROP国际分类法。1987年完善了1984年ROP分类法,并在全世界推广应用。2005年对1984、1987年ROP分类法做了补充[36-38]。

ROP的发生部位分为三个区:1区是以视盘为中心,视盘中心到黄斑中心凹距离的2倍为半径画圆;2区是以视盘为中心,视盘中心到鼻侧锯齿缘为半径画圆,除去1区的部分即为2区;2区以外剩余的部位为3区。早期病变越靠后,进展的危险性越大。

ROP根据病变严重程度分为五期:1期约发生在矫正胎龄34周,在眼底视网膜颞侧周边有血管区与无血管区之间出现分界线;2期平均发生在矫正胎龄35周(孕32~40周),眼底分界线隆起呈脊样改变;3期发生在平均矫正胎龄36周(孕32~43周),眼底分界线的脊上发生视网膜血管扩张增生,伴随纤维组织增生;4期由于纤维血管增生发生牵引性视网膜脱离,先起于周边,逐渐向后极部发展(此期根据黄斑有无脱离又分为A和B两型,A型无黄斑脱离,B型伴有黄斑脱离);5期视网膜发生全脱离(大约在出生后10周)。阈值前病变发生在平均矫正胎龄36周,阈值病变平均发生在矫正胎龄37周。

"Plus病"是指后极部视网膜血管扩张、迂曲。存在Plus病时病变分期的期数旁写"+",如3期+。"阈值前ROP"表示病变将迅速进展,需缩短复查间隔,密切观察病情,包括：1区的任何病变、2区的2期＋、3期及3期＋。阈值病变包括：1区和2区的3期病变，同时相邻病变连续达5个钟点，或累积达8个钟点，是必须治疗的病变。病变晚期前房变浅或消失，可继发青光眼、角膜变性等。

16.2.3.4　精准预防

筛查ROP筛查是早期发现和诊断ROP、早期干预及防止ROP引起失明的关键。ROP的发病率、重症率和筛查覆盖率从某种程度上反映了一个国家NICU的救治水平和相关医疗法规的健全情况。

16.2.3.5　筛查标准

ROP筛查是世界各国面对的共同问题，但筛查标准并不统一。发达地区或开展ROP防治工作较早的国家或地区筛查标准高于发展中国家或地区，或ROP防治工作开展较晚的国家或地区。美国2013年修订的《ROP防治指南》[39]中建议：所有出生体质量≤1 500 g，胎龄≤30周的新生儿必须进行ROP筛查，而体质量超过1 500 g小于2 000 g，胎龄超过30周接受过心肺支持等临床过程不稳定的新生儿也应进行ROP筛查。我国2004年卫生部出台的《早产儿治疗用氧和视网膜病变防治指南》[40]建议所有出生体质量≤2 000 g的新生儿必须进行ROP筛查，如果出生体质量超出这一标准但临床过程不稳定的新生儿也应该进行ROP筛查，我国的这一指南没有胎龄标准。

关于ROP的初次筛查、复诊和终止筛查的时间，世界各地基本一致。即初次筛查时间一般定在出生后4～6周或矫正胎龄32周，只是有些地区以靠前的周数为准，有些以靠后的周数为准。现在随着超低出生体质量早产儿存活率的提高，急进型后极部早产儿视网膜病变（aggressive posterior retinopathy of prematurity，APROP）发病率的增加，建议初次筛查时间以出生后4～6周或矫正胎龄32周早到的时间为准。复查的频率根据病变的有无和视网膜血管发育程度定为1～3周，这也与筛查者的经验有密切关系，一般新筛查者或经验不足的医师会把复查间隔时间缩短。终止筛查的标准定为周边视网膜血管发育至锯齿缘、轻微病变发生退行性改变。

ROP是全球范围内儿童致盲的主要原因，目前防止该病的根本方法是通过对高危早产儿进行常规筛查，并对发现的早期病变及时进行治疗。在发达国家，经过70年的认识和实践ROP筛查工作已经规范化，治疗手段更完善。而我国对ROP筛查工作的重视还是在2004年国家卫生部颁布《早产儿治疗用氧和视网膜病变防治指南》之后，经过10多年的推广普及，筛查、治疗工作，取得了长足的进步。目前大城市、发达地区已经在规范开展ROP筛查，但是仍有一些地区开展ROP筛查工作欠规范，在筛查方法和治疗上仍存在一定的差距。有一些NICU没有开展ROP筛查，导致仍有部分早产儿因为ROP没有得到及时治疗而永久失明。我国作为最大的发展中国家，新生儿每年约1 600万，早产儿占7％～10％，ROP发病率为15％～20％。ROP是防盲治盲的重要任务之一，任重而道远。

16.3 小结及展望

本章集中讨论了多种可筛查和可预防的新生儿眼病,并对可预防的新生儿眼病介绍了其发病机制、临床诊断方法和精准预防措施。在临床工作当中我们不难发现,早期对婴儿的常见眼病进行大范围的普查和筛查,对于眼病的预防和早期发现、早期治疗具有重要作用。但本项工作流程烦琐,样本量较大,实行难度大,目前在这方面的研究及探索仍较少。基于此,今后可在各层医院联合建立眼部疾病筛查系统,科学有效地完成普查、筛选和后续治疗,以及科研等工作。

参考文献

[1] 李慧,聂文英,张敏,等. 新生儿视听同步筛查程序和技术操作[J]. 听力学及言语疾病杂志,2007,15(1):19-20.

[2] 聂文英,张敏,侯茜,等. 新生儿眼疾筛查的初步研究[J]. 中国妇幼健康研究,2010,21(1):32-32.

[3] 李爱娇. 预防新生儿结膜炎的结膜囊早期护理方法及体会[J]. 解放军护理杂志,2010,27(4):302-302.

[4] 李晓风. 长春市 2016 例新生儿眼病筛查结果分析[J]. 中国妇幼保健,2004,19(8):30-30.

[5] 辛会萍. 新生儿泪囊炎患儿家长健康教育效果观察[J]. 中国误诊学杂志,2007,7(20):4762-4763.

[6] 刘明华. 新生儿泪囊炎的临床治疗及探通时机的选择[J]. 中国妇幼保健,2007,22(17):2447-2447.

[7] 熊师,罗俊,周立军,等. 普萘洛尔在婴幼儿眼部血管瘤中的应用[J]. 国际眼科杂志,2012,12(1):157-158.

[8] 黄明泉,叶婴蕭,李世莲. 松解外眦韧带修复先天性眼睑缺损观察[J]. 中国实用眼科杂志,2012,30(4):475-477.

[9] 施玉英. 现代白内障治疗[M]. 北京:人民卫生出版社,2006.

[10] Abramson D H. Retinoblastoma in the 20th century:Past success and future challenges The Weisenfeld Lecture[J]. Invest Ophthalmol Vis Sci,2005,46(8):2683-2691.

[11] 郑嵩山,吴中耀,杨华胜,等. 视网膜母细胞瘤 317 例临床分析[J]. 中华医学杂志,2008,26(8):627-629.

[12] Mouratova T. Eye cancer in adults in Uzbekistan,1978-1998[J]. Bull Soc Belge Ophtalmol,2004,1(294):25-34.

[13] Chantada G L,Dunkel I J,Antoneli C B,et al. Risk factors for extraocular relapse following enucleation after failure of chemoreduction in retinoblastoma[J]. Pediatr Blood Cancer,2007,49(3):256-260.

[14] Canturk S,Qaddoumi I,Khetan V,et al. Survival of retinoblastoma in less-developed countries impact of socioeconomic and health-related indicators[J]. Br J Ophthalmol,2010,94(11):1432.

[15] Broaddus E,Topham A,Singh A D. Survival with Retinoblastoma in the United States:1975-

2004[J]. Br J Ophthalmol，2009，93(1)：24-27.

［16］Maccarthy A，Birch J M，Draper G J，et al. Retinoblastoma：treatment and survival in Great Britain 1963 to 2002[J]. Br J Ophthalmol，2009，93(1)：38-39.

［17］陆烨，童剑萍. 视网膜母细胞瘤的发生机制及诊断和治疗进展[J]. 国际眼科杂志 2013，13(5)：901-904.

［18］柴立静. Fas-Ligand 和 p53 在视网膜母细胞瘤中的表达与临床意义[J]. 中国医药指南，2013，(13)：117-117.

［19］Nicoloso M S，Spizzo R，Shimizu M，et al. MicroRNAs — the micro steering wheel of tumour metastases[J]. Nat Rev Cancer，2009，9(4)：293-302.

［20］Gole G，Goodall K，James M. Familial exudative vitreoretinopathy[J]. Am J Ophthalmol，1969，68(4)：578-594.

［21］Canny C L，Oliver G L. Fluorescein angiographic findings in familial exudative vitreoretinopathy [J]. Arch Ophthalmol，1976，94(7)：1114-1120.

［22］Ranchod T M，Ho L Y，Drenser K A，et al. Clinical presentation of familial exudative vitreoretinopathy[J]. Ophthalmology，2011，118(10)：2070-2075.

［23］Miyakubo H，Hashimoto K，Miyakubo S. Retinal vascular pattern in familial exudative vitreoretinopathy[J]. Ophthalmology，1984，91(12)：1524-1530.

［24］Kashani A H，Learned D，Nudleman E，et al. High prevalence of peripheral retinal vascular anomalies in family members of patients with familial exudative vitreoretinopathy［J］. Ophthalmology，2014，121(1)：262-268.

［25］Li Y，Müller B，Fuhrmann C，et al. The autosomal dominant familial exudative vitreoretinopathy locus maps on 11q and is closely linked to D11S533[J]. Am J Hum Genet，1992，51(4)：749.

［26］Robitaille J，Macdonald M L，Kaykas A，et al. Mutant frizzled-4 disrupts retinal angiogenesis in familial exudative vitreoretinopathy[J]. Nat Genet，2002，32(2)：326-330.

［27］Yang H，Li S，Xiao X，et al. Identification of FZD4 and LRP5 mutations in 11 of 49 families with familial exudative vitreoretinopathy[J]. Mol Vis，2012，18(18)：2438-2446.

［28］Zhang K，Harada Y，Wei X，et al. An essential role of the cysteine-rich domain of FZD4 in Norrin/Wnt signaling and familial exudative vitreoretinopathy[J]. J Biol Chem，2011，286(12)：10210-10215.

［29］Ye X，Wang Y，Nathans J. The Norrin/Frizzled4 signaling pathway in retinal vascular development and disease[J]. Trends Mol Med，2010，16(9)：417-425.

［30］Gilbert C. Retinopathy of prematurity：a global perspective of the epidemics，population of babies at risk and implications for control[J]. Early Hum Dev，2008，84(2)：77-82.

［31］Rao R C，Dlouhy B J. Mechanisms and management of retinopathy of prematurity[J]. N Engl J Med，2012，367(26)：2515-2526.

［32］Duan L J，Takeda K，Fong G H. Prolyl hydroxylase domain protein 2 (PHD2) mediates oxygen-induced retinopathy in neonatal mice[J]. Am J Ophthalmol，2011，178(4)：1881-1890.

［33］Terry T L. Fibroblastic overgrowth of persistent tunica vasculosa lentis in infants born prematurely：II. Report of Cases‐Clinical Aspects［J］. Am J Ophthalmol，1942，25(12)：262-284.

［34］Heath P. Pathology of the retinopathy of prematurity：retrolental fibroplasia［J］. Am J Ophthalmol，1951，34(9)：1249-1259.

［35］Patz A，Hoeck L E，de la Cruz E. Studies on the effect of high oxygen administration in retrolental fibroplasia. I. Nursery observations[J]. Am J Ophthalmol，1952，35(9)：1248-1253.

[36] Listed N. An international classification of retinopathy of prematurity. The committee for the classification of retinopathy of prematurity[J] Arch Ophthalmol，1984,102(8)：1130-1134.

[37] Listed N. An international classification of retinopathy of prematurity. II. The classification of retinal detachment. The International Committee for the Classification of the Late Stages of Retinopathy of Prematurity[J]. Pediatrics，1987，105(7)：3-10.

[38] Quinn G. The international classification of retinopathy of prematurity revisited [J]. Arch Ophthalmol，2005，123(7)：991-999.

[39] Fierson W M. Screening examination of premature infants for retinopathy of prematurity[J]. Pediatrics，2018,142(6). pii：e20183061.

[40] 叶鸿瑁,黎晓新. 早产儿治疗用氧和视网膜病变防治指南[J]. 中华医学杂志，2005，85(10)：661-662.

17

线粒体疾病

线粒体(mitochondria)是真核细胞的能量代谢中心。细胞呼吸作用中的氧化还原反应在线粒体中进行,并在此过程中产生大量三磷酸腺苷(adenosine triphosphate, ATP)作为能量供给整个机体利用。因此,线粒体被称为细胞的氧化中心和动力工厂。1987年Wallace等通过研究mtDNA突变与Leber遗传性视神经病之间的关系后,明确地提出mtDNA突变可导致人类发病。近年来这一领域的研究发展迅速,目前已证实人类有100多种疾病与mtDNA突变有关[1,2],截至2018年5月1日,在2878个全长序列和173个CR序列的基础上又增加了184个新变体[3]。

17.1 线粒体疾病的遗传

17.1.1 人类线粒体基因组

17.1.1.1 线粒体基因组的结构

线粒体基因组全长16 569 bp,不与组蛋白结合,呈裸露闭环双链状,外环为重链(H链),富含鸟嘌呤;内环为轻链(L链),富含胞嘧啶(见图17-1)。线粒体DNA(mitochondria DNA,mtDNA)分为编码区和非编码区,编码区为保守序列,不同种系间75%的核苷酸具同源性。此区包括37个基因:其中2个基因编码线粒体核糖体的rRNA(16S、12S),22个基因编码线粒体中的tRNA,可满足线粒体蛋白质翻译中所有密码子的需要;还有13个基因编码线粒体氧化磷酸化(oxidative phosphorylation, OXPHOS)酶复合体的亚基,其中3个为构成细胞色素氧化酶(cytochrome oxidase, COX)复合体(复合体Ⅳ)催化活性中心的亚单位(COXⅠ、COXⅡ、COXⅢ),这3个亚基与细菌细胞色素氧化酶相似,其序列在进化过程中是高度保守的;2个为ATP合酶复合体(复合体Ⅴ)F_0部分的2个亚基(A6和A8),7个为NADH-C_0Q还原酶复合体(复合体Ⅰ)的亚基(ND1、ND2、ND3、ND4L、ND4、ND5和ND6);还有1个编码C_0QH_2-细胞色素c还原酶复合体(复合体Ⅲ)中细胞色素b的亚基[4]。

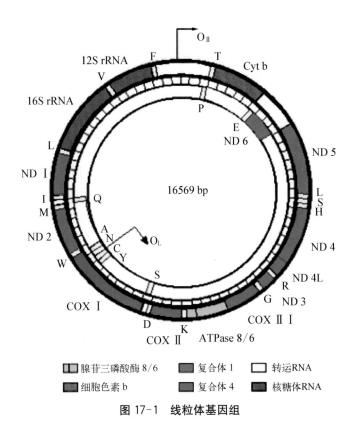

图 17-1　线粒体基因组

　　线粒体基因组各基因之间排列极为紧凑,基因间隔区只有 87 bp,占 mtDNA 总长度的 0.5%。部分区域还出现重叠,即前一个基因的最后一段碱基与下一个基因的第一段碱基相衔接,利用率极高。无启动子和内含子,缺少终止密码子,仅以 U 或 UA 结尾。因而,mtDNA 任何区域的突变都可能导致线粒体氧化磷酸化功能的病理性改变[5]。

　　mtDNA 有两段非编码区,一是控制区(control-region,CR),又称 D 环区(displacement loop region,D-loop),另一个是 L 链复制起始区。D 环区位于双链 3′端,由 1 122 bp 组成,与 mtDNA 的复制及转录有关,包括 H 链复制的起始点(O_H)、H 链和 L 链转录的启动子(P_{H1}、P_{H2}、P_L)以及 4 个保守序列(分别在 213~235、299~315、346~363 bp 和终止区 16 147~16 172 bp)。

　　mtDNA 突变率极高,多态现象比较普遍,两个无关个体的 mtDNA 中碱基变化率可达到 3%,尤其 D 环区是线粒体基因组中进化速度最快的 DNA 序列,极少有同源性,而且参与的碱基数目不等,其 16 024~16 365 nt(nt:核苷酸)及 73~340 nt 两个区域为多态性高发区,分别称为高变区Ⅰ(hypervariable region Ⅰ,HVⅠ)及高变区Ⅱ(hypervariable region Ⅱ,HVⅡ),这两个区域的高度多态性导致了个体间的高度差异,适用于法医学和群体遗传学研究,如生物进化、种族迁移等。

17.1.1.2 线粒体 DNA 的复制

mtDNA 可进行半保留复制,其 H 链复制的起始点(O_H)与 L 链复制起始点(O_L)相隔约 2/3 个 mtDNA。复制起始于控制区 L 链的转录启动子,首先以 L 链为模板合成一段 RNA 作为 H 链复制的引物,在 DNA 聚合酶的作用下,合成一条互补的 H 链,取代亲代 H 链与 L 链互补。被置换的亲代 H 链保持单链状态,这段发生置换的区域成为置换环或 D 环,故此种 DNA 复制方式称 D-环复制。随着新 H 链的合成,D 环延伸,轻链复制起点 O_L 暴露,L 链开始以被置换的亲代 H 链为模板沿逆时针方向复制。当 H 链合成结束时,L 链只合成了 1/3,此时 mtDNA 有两个环:一个是已完成复制的环状双链 DNA,另一个是正在复制、有部分单链的 DNA 环。两条链的复制全部完成后,起始点的 RNA 引物被切除,缺口封闭,两条子代 DNA 分子分离(见图 17-2)。新合成的线粒体 DNA 是松弛型的,约需 40 min 成为超螺旋状态。

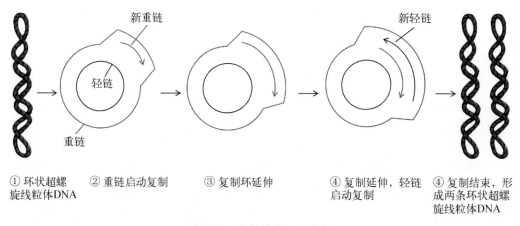

① 环状超螺　　② 重链启动复制　　③ 复制环延伸　　④ 复制延伸,轻链　　④ 复制结束,形
旋线粒体DNA　　　　　　　　　　　　　　　　　　　启动复制　　　　成两条环状超螺
　　　　　　　　　　　　　　　　　　　　　　　　　　　　　　旋线粒体DNA

图 17-2　线粒体的 D 环复制

多细胞生物中,mtDNA 复制并不均一,有些 mtDNA 分子合成活跃,有些 mtDNA 分子不合成。复制所需的各种酶由 nDNA 编码。mtDNA 的复制形式除 D 环复制外,还有 θ 复制、滚环复制等,相同的细胞在不同环境中可以其中任何一种方式复制,也可以几种复制方式并存,其调节机制不明。

与核基因转录比较,mtDNA 的转录有以下特点。① 两条链均有编码功能:H 链编码 2 个 rRNA、12 个 mRNA 和 14 个 tRNA;L 链编码 1 个 mRNA 和 8 个 tRNA;② 两条链从 D-环区的启动子处开始以相同的速率转录,L 链沿顺时针方向转录,H 链沿逆时针方向转录;③ mtDNA 的基因之间无终止密码子,因此,两条链各自产生一个巨大的多顺反子初级转录产物。H 链还产生一个较短的、合成活跃的 RNA 转录产物,其中包含 2 个 tRNA 和 2 个 mRNA;④ *tRNA* 基因通常位于 *mRNA* 基因和 *rRNA* 基因之间,每个 *tRNA* 基因的 5′端与 *mRNA* 基因的 3′端紧密连接,核酸酶准确识别初级转录产物中的 tRNA 序列,并在 tRNA 两端剪切转录本,形成单基因的 mRNA、tRNA 和 rRNA,剪切下来的 mRNA 无 5′帽结构,在 polyA 聚合酶的作用下,在 3′端合成一段 polyA,成为成熟的 mRNA。初级转录产物中无信息的片段被很快降解;⑤ mtRNA 的遗传密码与 nDNA 不完全相同:UGA 编码色氨酸而非终止密码,AGA、AGG 是终止信号而非精氨酸,AUA 编码甲硫氨酸兼启动信号,而不是异亮氨酸;⑥ 线粒体中的 tRNA 兼用性较强,其反密码子严格识别密码子的前两位碱基,但第三位碱基的识别有一定的自由度(称碱基摆动),可以识别 4 种碱基中的任何一种,因此,1 个 tRNA 往往可识别几个简并密码子,22 个 tRNA 便可识别线粒体 mRNA 的全部密码子。与 nDNA 相比,线粒体密码子的第 3 位更常见的是 A 或 C,这是线粒体密码子简并性的主要来源。

17.1.2 线粒体基因的突变

自从 1988 年发现第一个 mtDNA 突变以来,已发现 100 多个与疾病相关的点突变、200 多种缺失和重排,大约 60% 的点突变影响 tRNA,35% 影响多肽链的亚单位,5% 影响 rRNA。mtDNA 基因突变可影响 OXPHOS 功能,使 ATP 合成减少,一旦线粒体不能提供足够的能量则可引起细胞退变甚至坏死,导致一些组织和器官功能的减退,出现相应的临床症状。

17.1.2.1 突变率

mtDNA 突变率比 nDNA 高 10~20 倍,原因如下。① mtDNA 中基因排列非常紧凑,任何 mtDNA 突变都可能影响其基因组内的某一重要功能区域。② mtDNA 是裸露的分子,不与组蛋白结合,缺乏组蛋白的保护。③ mtDNA 位于线粒体内膜附近,直接暴露于呼吸链代谢产生的超氧粒子和电子传递产生的羟自由基中,极易受氧化损伤。例如,mtDNA 链上的脱氧鸟苷-水合物(deoxyguanosine monohydrate,dG)可转化成 8-羟基脱氧鸟苷(8-hydroxy-2-deoxyguanosine,8-OH-dG),导致 mtDNA 点突变或缺失。④ mtDNA 复制频率较高,且不对称。亲代 H 链被替换下来后,长时间处于单链状态,直至子代 L 链合成,而单链 DNA 可自发脱氨基,导致点突变。⑤ 缺乏有效的 DNA 损伤修复能力。

确定一个 mtDNA 是否为致病性突变,有以下几个标准:① 突变发生于高度保守的序列或具有重要功能的区域;② 该突变能引起呼吸链缺损;③ 正常人群中未发现该 mtDNA 突变类型,在来自不同家系但有类似表型的患者中发现相同的突变;④ 有杂质存在,而且杂质程度与疾病严重程度呈正相关。

17.1.2.2 突变类型

mtDNA 突变类型主要包括点突变、大片段重组和 mtDNA 数量减少。

（1）点突变：发生的位置不同，所产生的效应也不同。已知的由 mtDNA 突变所引起的疾病中，2/3 的点突变发生在与线粒体内蛋白质翻译有关的 *tRNA* 或 *rRNA* 基因上，使 tRNA 和 rRNA 的结构异常，影响了 mtDNA 编码的全部多肽链的翻译过程，导致呼吸链中多种酶合成障碍；点突变发生于 mRNA 相关的基因上，可导致多肽链合成过程中的错意突变，进而影响氧化磷酸化相关酶的结构及活性，使细胞氧化磷酸化功能下降。

（2）大片段重组：mtDNA 的大片段重组包括缺失和重复，以缺失较为常见。大片段的缺失往往涉及多个基因，可导致线粒体 OXPHOS 功能下降，产生的 ATP 减少，从而影响组织器官的功能。最常见的缺失是 8 483～13 459 位碱基之间 5.0 kb 的片段，该缺失约占全部缺失患者的 1/3，故称"常见缺失"（common deletion）。由于 A8、A6、COXⅢ、ND3、ND4L、ND4、ND5 及部分 *tRNA* 基因的丢失，造成 OXPHOS 中某些多肽不能生成，ATP 生成减少。该缺失多见于卡恩斯-塞尔综合征（KSS）、缺血性心脏病等；另一种较为常见的缺失是 8 637～16 073 位碱基之间 7.4 kb 的片段，两侧有 12 bp 的同向重复序列。该缺失丢失了 A6、COXⅡ、ND3、ND4L、ND4、ND5、ND6、cytb、部分 tRNA 和 D-环区的序列，多见于与衰老有关的退行性疾病；第三种常见的缺失是第 4 389～14 812 位 10.4 kb 的片段，由于大部分基因缺失，能量代谢受到严重破坏。引起 mtDNA 缺失的原因可能是 mtDNA 分子中同向重复序列的滑动复制或同源重组，典型疾病为 KSS、慢性进行性眼外肌瘫痪等。

（3）mtDNA 数量减少：可为常染色体显性或隐性遗传，即提示该病由核基因缺陷所致线粒体功能障碍。

17.1.2.3　突变的修复

mtDNA 的修复机制主要有两种。一种为切除修复，即核酸内切酶先切除损伤 DNA 片段，然后 DNA 聚合酶以未损伤链为模板，复制正确的核苷酸序列以填补形成的空缺。线粒体内存在上述过程所需的几种酶；另一种是转移修复，通过转移酶识别突变核苷酸（如甲基化核苷酸），并将该突变核苷酸清除。线粒体中虽然存在该修复类型所需的某些酶，但种类较少，清除突变碱基的能力远低于 nDNA，而且在分裂旺盛的组织中有酶活性，在分裂终末组织（如脑组织）中则无酶活性[6]。

17.1.3　线粒体疾病的遗传特点

与核 DNA 相比，mtDNA 具有其独特的遗传规律。了解线粒体的遗传规律可以更好地认识线粒体疾病的病因学与发病机制。

17.1.3.1　mtDNA 具有半自主性

线粒体具有自己的遗传物质，所以有人将 mtDNA 称为第 25 号染色体或 M 染色体。mtDNA 能够独立地复制、转录和翻译，但是大量的维持线粒体结构和功能的大分子复合物，以及大多数氧化磷酸化酶的蛋白质亚单位均由核 DNA 编码，故 mtDNA 的功能又受核 DNA 的影响,因而是一种半自主复制体。

17.1.3.2 线粒体基因组所用的遗传密码和通用密码不同

线粒体的遗传密码和通用密码并不完全一样,核基因组中 UGA 为终止密码子,而在 mtDNA 中 UGA 编码色氨酸。另外,线粒体的 tRNA 简并性较强,仅用 22 个 tRNA 就可识别多达 48 个密码子。

17.1.3.3 mtRNA 为母系遗传

人类受精卵中的线粒体来自卵细胞,即来自母系,这种传递方式称为母系遗传(maternal inheritance)。这是因为卵细胞含有十多万个 mtDNA 分子,而精子只有大约几百个,相对卵子而言,精子对线粒体基因型的影响很小。另一原因是用于推动精子运动的大量线粒体存在于精子基底部,在受精时精子尾部会丢失,从而导致精子中的 mtDNA 不能进入卵细胞。由于在受精和细胞分裂过程中线粒体与细胞核的行为不同,导致线粒体遗传病的传递模式不同于经典的孟德尔遗传。因此,如果在某个家族中发现一些成员具有相同的临床症状,并且是从受累的女性传递下来,就应考虑线粒体 DNA 突变的可能性。

17.1.3.4 mtDNA 在细胞分裂过程中的复制分离与遗传瓶颈现象

mtDNA 在减数分裂和有丝分裂期间都要经过复制分离(replicative segregation)。人类卵母细胞中虽含有约十多万个线粒体,但在卵母细胞成熟中绝大多数线粒体会丧失,数目减至 10～100 个。这种卵细胞成熟过程中线粒体数目从十多万个锐减到小于 100 的过程就是遗传瓶颈(genetic bottleneck),使得只有少数线粒体能真正传给后代,这也是造成亲代和子代之间差异的原因。此后,经过早期胚胎分裂,线粒体通过自我复制使数目达到每个细胞含有十多万个或更多。如果通过遗传瓶颈保留下来的一个线粒体碰巧携带一种突变基因,那么这个突变基因就可能在发育完成之后的个体中占有一定的比例。由于在胚胎发生和组织形成的细胞分裂过程中线粒体经过复制分离,随机进入子细胞。因此,一些子细胞很可能接受大量的携带突变基因的线粒体,由它们形成的成体组织细胞会具有较高比例携带突变基因的线粒体。

17.1.3.5 mtDNA 的异质性与阈值效应

如前所述,人类每个细胞中都有数千个乃至十万多个 mtDNA 分子。纯质(homoplasmy)是指一个细胞或组织中所有的线粒体具有相同的基因组,即都是野生型序列,或者都是突变型序列。异质(heteroplasmy)则表示一个细胞或组织既含有野生型,又含有突变型线粒体基因组。在异质性细胞中,突变型与野生型 mtDNA 的比例决定了细胞是否出现能量短缺。如果携带突变型线粒体比例较小,则产能不会受到明显影响。相反,当含有大量突变型线粒体基因组的组织细胞所产生的能量不足以维持细胞的正常功能时,就会造成组织能量供应水平降低,进而影响组织功能并出现异常性状。也就是说,当突变的 mtDNA 达到一定的比例时,才有受损的表型出现,这就是阈值效应(threshold effect)。这种线粒体基因突变产生有害影响的阈值效应明显依赖于受累细胞或组织对能量的需求。因此,高需能的组织,如脑、骨骼肌、心脏和肝脏等,更容易受到 mtDNA 突变的影响。

17.1.3.6　mtDNA 的突变率极高

mtDNA 的突变率比核 DNA 高 10～20 倍。这种高突变率造成个体及群体中 mtDNA 序列差异较大。比较任何两个人的 mtDNA,平均每 1 000 个碱基对中就有 4 个不同。人群中含有多种中性到中度有害的 mtDNA 突变,且高度有害的 mtDNA 突变也会不断增多。但有害的突变会由于选择而被消除,故突变的 mtDNA 基因虽然很普遍,但线粒体遗传病却不常见。

17.2　常见线粒体遗传病

线粒体疾病是由于线粒体的功能不正常而导致的一些疾病。线粒体是细胞内产生能量的细胞器。除了红血细胞外,它存在于人体内的每一个细胞中。线粒体的主要功能是提供细胞所需要的能量——三磷酸核苷酸(ATP)。线粒体疾病往往是由于线粒体DNA 的突变造成的,从而影响线粒体的功能。广义的线粒体疾病还包括由细胞核编码的线粒体蛋白的突变而造成的功能不正常,这些疾病往往是遗传的,是由于线粒体在细胞内起关键作用,这些疾病又往往是致命的。在神经肌肉疾病的症状,通常被称为线粒体肌症。

线粒体疾病或功能障碍是一个能源生产的问题。几乎所有在体内的细胞都有线粒体。线粒体是微小的"发电厂",为身体生产重要的能源。线粒体病是指细胞内的发电厂运转产生异常。当这种情况发生时,身体的某些功能就不能正常工作。这是因为如果身体有电源故障,会产生渐变效果,就好像发生"掉电"或"黑电"现象。科学地说,它实际上是一类或一组疾病,因此线粒体疾病会有许多不同的形式。线粒体疾病可以像其他更好了解的疾病,如孤独症、帕金森症、阿尔茨海默病、卢伽雷氏病、肌营养不良症、慢性疲劳等。还是以电厂比喻,电厂向社会提供能源,社会的每一部分需要电的程度是不同的。同样,线粒体提供给身体各个器官不同的能量。因此,当有线粒体功能障碍时,对有的病来说,后果是严重或致命的,就像大面积停电似的,如 Leigh 综合征;而对有的病来说,只是"掉电"可能,病情是严重的,但不是致命的。

17.2.1　Leber 遗传性视神经病

Leber 遗传性视神经病(Leber's hereditary optic neuropathy,LHON)是德国医生Theodor Leber 发现,并以他名字命名的疾病,是人类最早确诊的人类线粒体疾病。此病线粒体基因突变主要累及视神经和视网膜神经元变性,同时有可能出现心脏传导阻滞剂肌张力降低。LHON 的患者主要以年轻人为主,临床表现为急性或亚急性发病,无疼痛,中心性视觉丧失导致中心盲点,即患者看不到视野的中央部分,眼底检查通常发现有外周乳头状的毛细血管扩张、微血管病。视盘假性水肿和血管神经遗传病的发病进程在不同人群中有所不同,部分患者表现为突然、完全视觉丧失,也有部分患者表现为渐进性视力减退。大部分患者表现为两只眼睛同时受累,若非双眼同时性出现症状,则在一只眼睛完全失明后,另一只眼睛也会失明[7]。

LHON 致病原因是线粒体基因发生突变,呈母系遗传方式,目前未发现男性患者将此病遗传给下一代的病例。Wallance 在 1988 年发现该病患者线粒体 mtDNA 的 11778 位点的 G 转换成 A,导致 NADH 脱氢酶亚单位 4(ND4)的第 340 位精氨酸转变成组氨酸,这个基因突变与 LHON 的发病密切相关。值得注意的是,除了上述 G11778A 突变外,mtDNA 上其他基因位点也能够导致 LHON,这些区域包括 ND1、ND2、COI、ATP6、ND4、ND5、ND6、CytB 等,现已在这些区域发现 30 多个基因突变与 LHON 直接相关。

在 LHON 的基因临床诊断中,主要检测受检测者的 mtDNA 序列中是否存在 MTND4 * LHON 11778A、MTND6 * LHON 14484C 和 MTND1 * LHON 3460A 基因突变。以 MTND4 * LHON 11778A 为例,MT 表示线粒体,ND4 表示 NADH 脱氢酶亚单位 4,* 号之后使用了描述疾病临床特征的字母缩略词,LHON 表示 Leber 遗传视神经病,11778A 表示 mtDNA 第 11778 位置的碱基替换为 A。

LHON 属于家族性遗传病,但是随着对该疾病的深入研究,发现也存在 LHON 散发型病例,不过大部分 LHON 患者主要为家族性患者。在有家族史的病例中,若致病基因突变为纯质型,家族中患者的外显率有差别,11778A 家系中受累亲属的占比为 33%～66%,在 14484C 家系中受累亲属的占比为 27%～80%,在 3460A 家系中受累亲属的占比 14%～40%。部分研究结论,LHON 外显率与性别有关,男性 LHON 患者与女性 LHON 相比更容易发病,但具体机制仍不清楚。

17.2.2 线粒体脑肌病伴乳酸酸中毒和卒中样发作综合征

线粒体脑肌病(mitochondrial encephalopathy,ME)是一组少见的线粒体结构和(或)功能异常所导致的以脑和肌肉受累为主的多系统疾病。其肌肉损害主要表现为骨骼肌极度不能耐受疲劳,神经系统主要表现有眼外肌麻痹、卒中、癫痫反复发作、肌阵挛、偏头痛、共济失调、智能障碍以及视神经病变等,其他系统表现可有心脏传导阻滞、心肌病、糖尿病、肾功能不全、假性肠梗阻和身材矮小等[8]。

线粒体脑肌病伴高乳酸酸血症和卒中样发作(mitochondrial encephalomyopathy with lactic acidosis and stroke-like episodes,MELAS)等一组临床症状,多为母系遗传。10 岁前发育正常。10～40 岁发病,首发症状为运动不耐受、卒中样发作、偏轻瘫、失语、皮层盲或聋。并有肢体无力、抽搐或阵发性头痛、智能低下、痴呆及乳酸血症,肌活检见 RRF、异常线粒体和晶格样包涵体。CT 扫描检查可见 30%～70%苍白球钙化,MRI 检查可见皮层有层状异常信号的特征。基因检测可见 3243 或 3271 核苷酸点突变。MELAS 患者卒中样发作急性期主要累及颞顶或颞枕叶,病灶可累及皮质和深部的白质。与缺血性脑梗死不同,MELAS 梗死灶与脑动脉灌注供血区分布不一致,主要集中在代谢旺盛的微血管区域,周围水肿不明显,伴有星型胶质细胞增生。MELAS 患者累及神经系统的其他常见症状包括神经性耳聋、偏头痛、认知功能受损、周围神经病、抑郁及一些精神症状等。隐性起病的神经性耳聋常是 MELAS 的早期表现,常有家系遗传,在未发病的患者亲属中也可发生。随访研究首先发现超过半数的 MELAS 患者有不同程度的听力下降和母系遗传性糖尿病伴耳聋(maternally inherited diabetes mellitus and deafness,MIDD)。其次,发病前不规则的偏头痛也是 MELAS 患者早期出现的常见症状,头痛常发生在疾病的间歇期,推测可能是线粒体能量代谢受损,一方面增加了神经元的兴奋性,另一方面降低了诱发头痛的阈值所致。再次,MELAS 患者发病时可有不同程度的认知障碍,包括语言、记忆、定向力障碍等。最常见的是前额叶执行功能受损,MRI 检查表现为脑干后部、扣带回的缺血样改变,可能与脑皮质神经元变性有关。另外,少部分患者可出现周围神经病,表现轻微感觉异常、袜套样麻木感等,以隐匿性、渐进性起病为主,常累及远端肢体[9]。

17.2.3 肌阵挛性癫痫伴有破碎红纤维综合征

肌阵挛性癫痫伴有破碎红纤维综合征(myoclonic epilepsy with ragged red fibers,MERRF)临床表现为多系统紊乱,发病一般在童年,病情可以持续若干年,临床症状包括肌阵挛性癫痫、共济失调、肌病、耳聋、智力障碍等。MERRF 患者的肌肉中会出现大量的异常线粒体,被描述为破碎红纤维,这种异常的线粒体能够借助染料进行染色,颜色为红色[10]。

大部分 MERRF 患者(80%～90%)由于 mtDNA 中的第 8344 位发生了 A 到 G 的基因突变,这个基因突变的命名为 MTTK * MERRF 8344G。MTTK 的含义如下:MT 表示线粒体,T 表示 tRNA 基因,K 表示赖氨酸。这个基因突变会导致线粒体中翻译出现严重缺陷,从而使呼吸链酶复合体出现多种问题,进而导致疾病的产生。除了上述主要基因突变,MERRF 患者中也存在其他基因突变,如 *MTTL1*(MIM590050)(tRNA^{Leu}:3230～3304)、*MTTH*(MIM590040)(tRNA^{His}:12138～12206)等。北京协和医院对 MERRF 的诊断标准:① 母系遗传,呼吸链复合体Ⅰ、Ⅲ、Ⅳ部分活性缺陷,婴儿期正常,儿童期发病,神经系统受累为主;② 肌阵挛性癫痫发作、小脑性共济失调、意向性震颤和骨骼肌受累,可见四肢近端无力,可伴发多发性对称性脂肪瘤;③ 神经性耳聋、痴呆和视神经萎缩;④ 安静状态下血和脑脊液乳酸、丙酮酸浓度升高,最小运动量试验和口服葡萄糖乳酸刺激试验(＋＋＋);⑤ 肌活检:光镜下用改良 Gomri 和 SDH 染色后显示 RRF,COX 染色肌膜浆下可见大量正常和异形线较体;⑥ MERRF 无偏盲/皮质盲,可与 MELAS 区别。

17.2.4 氨基糖苷类抗生素诱发的耳聋

耳聋是人类最常见的疾病之一,严重影响人们的正常生活。据中国残联最新统计,我国有语言障碍的残疾人约 3 000 多万。耳聋是由遗传和环境因素引起的,其中 50％的耳聋患者是由遗传因素造成的,而超过 30％的患者是由于使用氨基糖苷类抗生素,如链霉素、庆大霉素而致聋的。据统计 5％的患者因为携带线粒体基因突变导致耳聋。携带耳聋易感基因的人在使用这类药物后会导致耳聋,这无疑给残疾人家庭和社会造成沉重的负担。因此,对氨基糖苷类抗生素引起的药物性耳聋进行研究,不仅是人类认识自然和改造自然的一个重要方面,而且还具有重大的社会和经济意义[11]。

线粒体 DNA(mtDNA)12S rRNA 是与氨基糖苷类抗生素导致的非综合征型听力损失的一个突变热点区域。在这些突变位点中,位于 12SrRNA 高度保守的解码区的同质性的 1555G 和 C1494T 突变与耳聋相关。这两个突变导致很多患者的氨基糖苷类药物性耳聋。A1555G 突变和 C1494T 突变会在 12S rRNA 的高度保守的 A 位形成新的 1494C-G1555 或 1494U-A1555 碱基对。这些改变使得 12S rRNA 在二级结构上与细菌的 16SrRNA 的相应区域的二级结构更加相似,因此,由于 C1494T 和 A1555G 突变在 12S rRNA 形成 U-A 和 G-C 配对使得氨基糖苷类抗生素的结合更加容易,这就是为何携带这些突变的人在接触了氨基糖苷类抗生素时会出现或加重耳聋的原因。携带 C1494T 和 A1555G 突变的细胞的生化特征是线粒体蛋白质合成异常并随之引起细胞的呼吸功能异常。而且,当用含高浓度巴龙菌素或新霉素的 DMEM 培养基来培养携带这两个突变的细胞系时,可以观察到这些细胞与对照细胞系相比会出现生长缺陷和线粒体内蛋白的翻译异常。这些观察为以下结论提供了直接的遗传和生化方面的证据,即 A1555G 和 C1494T 突变是导致氨基糖苷类抗生素诱导的非综合征型耳聋的致病性的 mtDNA 突变。

17.2.5 卡恩斯-塞尔综合征

卡恩斯-塞尔综合征(Kearns-Sayre Syndrome,KSS)患者可表现出一系列症状,眼外肌麻痹、眼睑下垂及四肢肌肉病、视网膜色素变性、运动失调、心脏传导功能障碍、痴呆等。KSS 患者均有 mtDNA 缺失,缺失片段在 2.0～7.0 kb 之间,大多数患者在 20 岁前发病,且病程迅速,大部分患者在确诊后几年内死亡,这种疾病主要是体细胞基因突变引起,少部分由母系遗传导致(约 5％)。KSS 最常见的是 8 469～13 447 之间的 4 979 bp 片段缺失,约占患者总数的三分之一,缺失位点位于 *ATPase8* 和 *ND5* 基因之间,导致 mtDNA 序列中多个功能元件缺失,包括 ATPase8、COⅢ、ND3、ND4、ND4L、ND5 及多个 tRNA 基因缺失,缺失区两端存在 13 个碱基的重复序列：5′ ACCTCCCTCACCA3′[12]。

17.2.6 帕金森病

帕金森病(Parkinson disease,PD)是一种常见的神经系统变性疾病,老年人多见,平均发病年龄为 60 岁左右,40 岁以下起病的青年帕金森病较少见。我国 65 岁以上人群帕金森病患病率大约是 1.7%。大部分帕金森病患者为散发病例,仅有不到 10% 的患者有家族史。临床表现为静止性震颤、肌强直、运动徐缓。其神经病理学特征包括黑质致密区多巴胺能细胞变性和进行性脱失,部分存活的神经元内出现 lewy 体。早现代分子生物学进一步证实帕金森病患者多种组织细胞内的线粒体复合体Ⅰ、Ⅱ、Ⅲ甚至Ⅳ都存在功能缺陷[13]。

帕金森病的致病原因及其机制至今仍不清楚,研究表明帕金森病患者脑组织中存在 mtDNA 缺失。Ozawa 在 1990 年发现患者中可检测到 4 977 bp 的缺失,缺失的区间位于 ATPase8 基因和 ND5 基因内,这样的缺失导致线粒体呼吸链功能异常,进而影响患者的神经元功能,这种突变属于体细胞突变所致。

17.2.7 线粒体基因突变与衰老

衰老又称老化,通常是指在正常状况下生物发育成熟后,随着年龄增加,自身功能减退,内环境稳定能力与应激能力下降,结构、组分逐步退行性改变,趋向死亡,为不可逆转的现象。1956 年,Harman 首先提出来衰老的自由基假说,之后又提出人类衰老过程中线粒体 DNA 是自由基攻击的首要目标。19 世纪 80 年代初,Miquel 等提出细胞衰老学说,认为衰老是由于氧自由基攻击线粒体 DNA 引起的一个生物过程。1989 年,Lin nane 等提出线粒体衰老假说。随着时代的发展与科技的进步,人们越来越关注线粒体与衰老的关系,线粒体与衰老的关系也成为研究前沿[14]。

人类线粒体 DNA(mtDNA)全长 16 569 bp,为一闭合环状双链(轻链和重链,都有编码功能)超螺旋 DNA,存在于线粒体基质中。人体不同类型细胞含线粒体数不同,有的含数百个甚至上千个,有的则不含线粒体如成熟红细胞。每个线粒体中有 2~10 个 mtDNA 分子,mtDNA 基因组含有编码两种 rRNA(12S 和 16S)、22 种 tRNA 及细胞氧化磷酸化有关的 13 条多肽链(细胞色素 B 和 C、氧化酶Ⅰ、Ⅱ、Ⅲ亚单位、ATP3 亚单位 6 和 8 两部分以及呼吸链 NADH 脱氢酶的 7 个亚单位即 ND1-ND6 以及 ND4L)的原因。

MtDNA 的内共生来源、胞体定位以及多拷贝等特点使其具有独特的遗传学特性；半自主自制、母系遗传、数量遗传性状(即异质体和阈值效应)。异质体是指在一个细胞内同时存在正常与突变两种 mtDNA;阈值效应则指只有突变型 mtDNA 数目达到一定限度才足以引起器官或组织的功能异常,这一限度即为阈值。

与核 DNA(nDAN)相比,mtDNA 的特殊性如下:① mtDNA 裸露无组蛋白保护且缺乏有效的修复系统,因此其突变率远高于 nDNA(为其 10～100 倍)并且在细胞内不断积累;② mtDNA 具有极其经济的基因排列,既无内含子又有部分区域基因重复使用,因此任何突变都可能成为造成重要功能缺陷的病理性突变,但由于其异质型、突变型和正常型 mtDNA 拷贝数比值需达到一定阈值时才导致出现异常临床症状、体征。

近年来,mtDNA 突变相关疾病不断地发现,但突变类型大致可分为碱基替换突变和重组突变两种。如果从突变的细胞系来看又可分为生殖细胞系突变和体细胞系突变。

17.2.7.1 生殖细胞系突变

mtDNA 主要为母系遗传,因此,这里的生殖细胞系突变主要指女性生殖细胞系突变,任何可能发生的 mtDNA 突变均可涉及人类女性生殖细胞系,其中以碱基替换突变最为常见。

生殖细胞内 mtDNA 发生突变后出现下述过程:当生殖细胞内 mtDNA 发生突变时,可造成细胞内突变型与野生型 mtDNA 同时存在(即异质体);随后,突变型与野生型 mtDNA 通过减数分裂和有丝分裂随机分布到子代细胞中,结果细胞中突变型与野生型 mtDNA 的比例发生随机增减(称为遗传漂变);最后,再分裂的子代细胞有朝着全部为突变型或全部为野生型 mtDNA(即同质体)的方向发展的趋势,这一过程称为"复制分离"。

随着复制分离和遗传漂变的发生,一些 mtDNA 中"中性突变"(对机体无害也无益、选择作用不明显的突变)可以建立起同质体而以一定频率保留于人群中,形成 mtDNA 某些区段的多态性。与之相反,重度有害突变因复制分离造成的同质体个体发病早,极易随自然选择而消除,很少成活下去,所以多数重度有害突变无法建立起同质体,其发病者多为新出现的异质体表型,介于上述两者之间的为轻度有害突变,对繁殖后代影响不很严重,可在人群中建立起低频度多态性,但这些个体因具有氧化磷酸化能力的缺陷而过早发生退行性疾病。

近年来,研究已经发现某些疾病与 mtDNA 碱基替换突变有关。如 Lerbe 氏遗传性视神经病(LHON)是 mtDNA 第 11 778 位 G 转为 A 面,使 NADH 脱氢酶第四亚单位 ND4 的第 340 位精氨酸残基被组氨酸残基取代;还有多个位点的突变对本病的发生起作用。又如线粒体脑肌病伴高乳酸血症和卒中样发作(MELAS)患者和成年型糖尿病伴耳聋患者,其 mtDNA 发生 tRNALeu 基因第 3242 位 A→G 替换突变。

17.2.7.2 体细胞系突变

体细胞系 mtDNA 突变与氧自由基损伤关系密切。呼吸链反应(呼吸爆发)是产生氧自由基的重要来源，线粒体正是这一过程的重要场所，而且 mtDNA 缺乏修复能力，所以，mtDNA 很易被自由基损伤并不断积累。与年龄相关的体细胞 mtDNA 突变的积累与随增龄而出现的氧化磷酸化能力下降密切相关。

体细胞系 mtDNA 突变即可能是碱基替换突变也可能是重组突变，重组突变又以片段缺失最为多见，缺失片段的长度及占总 mtDNA 的量决定了其产生影响的大小。近年来发现的 mtDNA 缺失类型已有十几种，不同的缺失类型有不同的组织特异性，其中骨骼肌、脑、心肌等是发生缺失较多的组织。有资料表明，mtDNA 缺失突变引起的疾病常常是散发的，无家族史的，发病率随年龄而增加，这从另一方面说明了 mtDNA 缺失突变多为体细胞突变。

体细胞系 mtDNA 突变与生殖细胞系 mtDNA 突变所产生的生理效应相加，如被遗传的有缺陷的 mtDNA 越少，则引起发病所需体细胞 mtDNA 的损伤就越多，由此引起有关的器官衰竭所要求的 mtDNA 损伤积累需要的时间也越长；反之亦然。也就是说，与年龄相关的 mtDNA 突变积累所致的分裂后组织的氧化磷酸化功能的渐进性丧失会增加遗传缺陷所造成的氧化磷酸化缺陷，这可能是造成某些线粒体疾病晚发病及渐进性加重的原因之一[15]。

17.2.8 细胞核 DNA 异常引起的线粒体疾病

线粒体中的蛋白分别有线粒体基因组和核基因组共同编码。目前认为，线粒体中 1％的蛋白是线粒体基因组编码，另外 99％的蛋白质由细胞核内的 DNA 编码。细胞核基因组的突变率虽然没有线粒体基因组突变率高，但是也会出现基因突变，所以如果核基因组 DNA 出现致病突变，也会导致线粒体疾病，就 MITOMAP 数据库（http：//www.mitomap.org/MITOMAP）统计，已有多达 39 种的核基因突变所致的线粒体疾病。

丙酮酸脱氢酶复合体在线粒体功能中有重要的功能作用，如果该酶复合体出现异常，将出现丙酮酸脱氢酶复合体缺乏症，致病基因定位于染色体 Xp22.1，遗传方式为 X 连锁隐性遗传，患者的临床症状为乳酸血症、共济失调、神经运动发育迟缓、脑皮质、脑干以及基底神经节的囊性损害，无有效的治疗方法，但可以试用低碳水化合物或生酮饮食。

肉碱棕榈酰转移酶 II 缺乏症（CPT II 缺乏症）也是一种核基因异常所致的线粒体疾病，致病基因定位于染色体 1p32，*CPT* II 基因是这种疾病最先定位的致病基因，CPT II 蛋白结合于线粒体内膜，能将长链脂肪酸从细胞质运送到线粒体基质，进行脂肪酸的 β 氧化，这种疾病的临床表现为骨骼肌脂肪酸代谢异常，有肌病和肌红蛋白尿。

Leber 遗传性视神经病（LHON）发病与性别有联系，即男性和女性患者的发病率不一致，尽管 LHON 主要的遗传方式为线粒体母系遗传，但是这种男女发病的差异性却不能用母系遗传方式进行解释,提示核基因在 LHON 的发病起作用,现在的普遍观点是,LHON 的发病原因是 mtDNA 和核 DNA 共同作用的结果。

17.3 小结和展望

本章介绍的是母系遗传的线粒体遗传疾病,首先介绍了线粒体的基因组及其复制机制,其次说明了线粒体遗传病的特点,并提到了线粒体与衰老的关系,由于线粒体是与能量代谢密切相关的细胞器,线粒体基因组的异常与人类的许多疾病有关。所以本章着重讨论了 mtDNA 突变导致的相关疾病。目前针对线粒体疾病无特效治疗方法,由此预防就显得尤为重要。随着基因编辑技术的不断发展,已有研究证明基因疗法在突变的小鼠模型中初见成效,这也给线粒体遗传疾病的治疗带来了新希望。

参考文献

[1] Viscomi C, Zeviani M. MtDNA-maintenance defects:syndromes and genes[J]. J Inherit Metab Dis, 2017, 40(4): 1-13.

[2] Kroon A M, Van den Bogert C. Biogenesis of mitochondria and genetics of mitochondrial defects [J]. J Inherit Metab Dis, 1987, 10(1): 54-61.

[3] Mitomap-A human mitochondrial genome database. A compendium of polymorphisms and mutations in human mitochondrial DNA[EB/OL]. https://www.mitomap.org/.

[4] 陈竺. 医学遗传学[M]. 2 版. 北京:人民卫生出版社,2010.

[5] López de Munain A, Martí-Massó J F. The mitochondrial genome and its relation to human pathology[J]. Neurologia, 1991, 6(7): 251-255.

[6] Zhang L, Reyes A, Wang X. The role of DNA repair in maintaining mitochondrial DNA stability [J]. Adv Exp Med Biol, 2017,1038: 85-105.

[7] Bi R, Logan I, Yao Y G. Leber hereditary optic neuropathy:a mitochondrial disease unique in many ways[J]. Handb Exp Pharmacol, 2017,240: 309-336.

[8] Uziel G, Ghezzi D, Zeviani M. Infantile mitochondrial encephalopathy[J]. Semin Fetal Neonat M, 2011, 16(4): 205-215.

[9] El-Hattab A W, Adesina A M, Jones J, et al. MELAS syndrome:Clinical manifestations, pathogenesis, and treatment options[J]. Mol Genet Metab, 2015, 116(1-2): 4-12.

[10] Dimauro S, Hirano M. MERRF[EB/OL]. https://www.ncbi.nlm.nih.gov/pubmed/20301693.

[11] Usami S, Nishio S. Nonsyndromic hearing loss and deafness, mitochondrial[EB/OL]. [2010]. GeneReviews. https://www.ncbi.nlm.nih.gov/pubmed/20301595.

[12] Berenbaum F, Cote D, Pradat P, et al. Kearns-Sayre syndrome[J]. Neurology, 1990,40(1): 193-194.

[13] Giannoccaro MP, La Morgia C, Rizzo G, et al. Mitochondrial DNA and primary mitochondrial dysfunction in Parkinson's disease[J]. Mov Disord, 2017, 32(3): 346-363.

[14] Pinto M，Moraes C T．Mechanisms linking mtDNA damage and aging[J]．Free Radic Biol Med，2015，85：250-258.

[15] Sevini F，Giuliani C，Vianello D，et al．mtDNA mutations in human aging and longevity：controversies and new perspectives opened by high-throughput technologies[J]．Exp Gerontol，2014，56(4)：234-244.

18

先天性心脏病

先天性心脏病(congenital heart disease,CHD 简称"先心病")是先天性畸形中最常见的一类。先心病谱系很广,具有上百种分型,发病原因主要是遗传因素和环境因素所致,或两者共同作用。约90%的先心病是遗传加环境相互作用共同造成的。研究表明,染色体数目改变和染色体结构异常通常伴有心脏的发育异常,除此之外,各种先心病相关基因的突变也可能会造成心脏畸形。本章将重点阐述先心病的遗传因素和机制,并介绍先心病的筛查和干预手段。

18.1 先天性心脏病的遗传因素

18.1.1 概述

在胚胎发育过程中,心脏是最早形成并开始行使功能的器官,在其发育过程中任何一个环节受到遗传变异或者环境因素影响,都有可能导致发育过程出现停顿,从而出现相应的生理结构和功能缺陷,导致一系列的综合或非综合病症。先心病就是指胚胎发育时期心脏或大血管形成及发育异常引起解剖结构异常,或是胎儿期血液循环的特有孔道在出生后未正常闭合而形成先天性心血管畸形的总称。

先心病约占所有出生缺陷总数的30%,是我国发生率位居第一的新生儿出生缺陷和先天畸形[1]。据《中国人口出生缺陷防治报告(2012)》显示:2011 年全国围生期先心病发病率为4.10‰,全国每年新发先心病患儿约25 万,占出生缺陷总数的26.7%。如果不经过治疗,约1/3 的患儿会由于病情严重和复杂畸形,在出生后一年内死亡,严重危害人类的健康。虽然现代医学的高速发展使得先心病的预防、诊断、治疗技术和水平都在不断提高,延续了大多数患者的生命。然而,先心病的治疗通常需要多次心脏外科矫形手术,治疗费用昂贵。每年全国新生婴儿中因先心病而造成的经济负担达(109~156)亿元[2],对于社会和患儿家庭是沉重的心理和经济负担。

中国是出生缺陷高发国家,卫生部发布的《中国出生缺陷防治报告(2012)》指出[1],

出生缺陷约占新生儿人数的5.6%,每年新增出生缺陷约90万例,其中出生时临床明显可见的出生缺陷约有25万例。《中国妇幼卫生事业发展报告(2011)》显示,根据全国出生缺陷医院监测数据(监测期限为妊娠满28周至产后7天),出生缺陷发生率呈上升趋势,由1996年的87.7万上升到2010年的149.9万,新生儿出生缺陷发生率增幅达70.9%,每30秒就有一名有缺陷的新生儿诞生。国务院印发了《国家残疾预防行动计划(2016—2020年)》,国家"'十三五'卫生与健康规划"中强调全面推进出生缺陷综合防治工作,提高出生人口质量。科技部自2016年起在国家重大科研计划中设置"生殖健康及重大出生缺陷防控研究"和"精准医学"重点专项。因此,研究出生缺陷和遗传病的发病机制和防治新技术,减少先天残疾,是保障国家和民族健康发展的重要措施。

先心病的预防目前仍然存在诸多的困难和盲区,当前较成熟的先心病产前筛查和诊断技术仍是通过超声影像检查。然而胎儿心脏发育形态差异和变化大,胎儿心脏结构、血流的复杂性、特殊性,使得一部分先心病难以通过产前检测发现。此外,先心病的产前诊断率受到仪器质量、超声医生的工作经验和技术、疾病复杂程度的极大影响,而孕周、胎儿体位和孕妇肥胖等因素又是胎儿先天性心血管缺陷筛查的干扰因素。因此,先心病的产前筛查和诊断尚且存在一定程度的漏诊和误诊,未能形成非常可靠的先心病产前诊断技术体系。

先心病的病症多样、复杂,其表现形式包括非综合征和综合征的形式,目前对其易感基因和发病机制的了解尚浅。1949年,Campbell M等第一次对先心病受到的遗传学进行了剖析[3],从此之后,对先心病的遗传学研究就列入了众多研究人员的目光。例如,1968年James Nora完成了关于先心病多因素遗传的研究工作[4],《巴尔的摩-华盛顿新生儿研究》则是首例对先心病展开的以人口为基础的病例对照研究[5]。在早期的研究中,先心病的家系模式的研究,包括连锁分析和候选基因分析,获得了一定的成果。发现很多与先心病相关的基因,例如GATA4、NKX2.5、TBX5、NOTCH1和TBX20等都是在早期研究中就得到了证实[6-8]。然而,这样的分析模式也有很大的局限性,连锁分析需要有足够大的家系作为支撑,并且有较多的个体遵循孟德尔遗传分离定律的影响,这在先心病中是极为罕见的。Nora等[9]研究调查表明,先心病发生主要是由遗传因素及环境因素的单独或相互作用所致。有多种类型的先天性心血管缺陷在研究中发现具有一定的遗传因素的影响,例如房间隔缺损(atrial septal defect)、室间隔缺损(ventricular septal defect,VSD)、动脉导管未闭(patent ductus arteriosus,PDA)、心内膜垫缺损(endocardial cushion defect,ECD)、肺动脉瓣狭窄(pulmonary stenosis,PS)、主动脉瓣狭窄(aortic stenosis,AS)、主动脉弓离断(inter ruption of aortic arch,IAA)、法洛四联症(tetralogy of Fallot,TOF)、大动脉转位(transposition of the great arteries,TGA)、三尖瓣闭锁(tricuspid atresia,TA)等。

房间隔缺损为常见的心脏先天性畸形,约占先心病的23%,由于胚胎期构成心房间隔的有关组织发育不全所形成。患者自幼容易患上呼吸道感染,青年期后症状加重,常感心悸,阵发性心动过速,运动量受限,最后可出现肺动脉高压和心力衰竭,易出现发绀。室间隔缺损是指室间隔在胚胎时期发育不全,形成异常交通,在心室水平产生左向右分流。室间隔缺损是最常见的先心病,约占先心病的20%,可单独存在,也可与其他畸形并存。临床上室间隔缺损较大的患者症状出现早且明显,以致影响发育。临床表现为气促、呼吸困难、多汗、喂养困难、乏力和反复肺部感染,严重时可发生心力衰竭。有明显肺动脉高压时可出现发绀,易罹患感染性心内膜炎。动脉导管未闭是一种常见的先天性心血管畸形,占先心病总数的12%~15%。动脉导管原本系胎儿时期肺动脉与主动脉间的正常血流通道,由于此时肺呼吸功能障碍,来自右心室的肺动脉血经导管进入降主动脉,而左心室的血液则进入升主动脉,故动脉导管为胚胎时期特殊循环方式所必需。出生后,肺膨胀并承担气体交换功能,肺循环和体循环各司其职,不久导管因废用即自选闭合,如持续不闭合则形成动脉导管未闭。动脉导管未闭的临床表现:轻者可无明显症状,重者可发生心力衰竭。常见的症状有劳累后心悸、气急、乏力,易患呼吸道感染和生长发育迟缓。晚期肺动脉高压严重,产生逆向分流时可出现下半身发绀。

环境因素也可能引发先心病,例如孕妇的基础病、孕期药物服用、风疹病毒宫内感染等都是可能引发胎儿先心病的重要环境因素。叶酸代谢异常、叶酸营养缺乏也可能成为遗传与环境因素相互作用导致先心病的发病原因[10]。也有过相关研究报道[11],在不同地区,由于人群、民族、环境等群体结构的差异而导致先心病的发病率和发病类型不同。

18.1.2 染色体结构变异

染色体水平区域发生大片段异常,常常会给患者带来一系列复杂的临床综合症状,无论是发生染色体数目的改变,还是出现染色体的结构异常,都经常会有心脏结构的发育异常。染色体异常是引发先心病生理结构缺陷或畸形的临床综合征中非常常见的一类病因,这其中又以染色体数目异常和染色体微缺失最为常见[12]。

从染色体数目异常来说,常见如唐氏综合征(21-三体综合征、)、18-三体综合征、13-三体综合征、特纳(Turner)综合征,往往伴随着严重的先心病的发生。例如,21-三体综合征患者常伴有心内膜垫缺损、瓣膜病变、室间隔缺损、主动脉、肺动脉异常等;18-三体综合征常伴有室间隔缺损、单心房、单心室及瓣狭病变等为主;13-三体综合征则以室间隔缺损、房间隔缺损、二尖瓣反流、大动脉转位或狭窄、单心房、单心室等为主[13]。

染色体结构异常(其中以染色体微缺失更为常见)所引发的先天性心血管畸形和缺陷,目前研究已经发现数十种,例如猫叫综合征(5p缺失)、DiGeorge综合征(22q11.2微缺失综合征)、Shprintzen综合征、Worf-Hirschhorn综合征等,往往关联着主动脉弓离断、室间隔缺损、动脉导管未闭、法洛四联症、大动脉转位、永存动脉干等心血管缺陷。

18.1.3 基因水平异常

在此前的研究报道中，已经发现多个基因参与心血管的功能，甚至导致先心病的发生，例如 *NKX2.5*、*TBX5*、*GATA4*、*Hand2*、*TBX1*、*TBX20*、*DGCR8*、*DGCR6L*、*JAG1*、*PTPN11*、*CHD7*、*TFAP2B* 等基因在心脏发育过程中涉及精确调控信号传递的作用，如果基因发生变异导致功能缺失，将使得发育信号传递失控，从而导致先心病的发生。而某些单基因遗传病，如努南（Noonan）综合征、马方（Marfan）综合征、Leopard 综合征、Holt-Oram 综合征、Goltz 综合征，也会在病症中合并主动脉瘤、房间隔缺损、室间隔缺损、主动脉狭窄和大动脉转位等心血管缺陷。

例如，*NKX2.5* 基因在人类中编码同源异形盒蛋白 NKX2.5，属于 *Hombox* 基因家族，是脊椎动物心脏发育过程中最早表达的转录因子[14]，是心脏前体细胞分化和发育最早期的标志物[15]，表达后在心脏形态结构、房室特化分隔、向右环化的形成发育中，心脏功能的成熟、心肌工作细胞核转导系统的维持等都起着举足轻重的作用[16]。研究发现，*NKX2.5* 基因的变异可引起室间隔缺损、房间隔缺损等一系列心血管缺陷。Ashraf 和 Chowdhury 等人在 *NKX2.5* 基因同源域中找到了能引起心脏异常的错义突变[17]。而且在 *NKX2.5* 基因上仍然有新的功能突变不断被发现，被认为可能与各种综合征和非综合征型的先心病相关[18]。

其他一些功能基因，如 *TBX5*，是 *NKX2.5* 的下游调节基因。*TBX5* 上发生的突变会导致 Holt-Oram 综合征，伴随出现室间隔缺损、房间隔缺损和房室间隔缺损[19]。*GATA4* 基因突变可破坏它与 *TBX5* 基因的相互作用，引起室间隔缺损和房间隔缺损[20]。*Hand2* 基因的突变或缺失可导致心脏发育不良或使心脏发育停留在早期状态，导致第二心脏区域细胞向右室以及流出道发育分化过程受阻[21]。*TBX1*、*DGCR8* 和 *DGCR6L* 基因发生的缺失可致室间隔缺损、心脏流出道畸形和 DiGeorge 综合征[22]。*TBX20* 基因突变可导致房间隔缺损、卵圆孔未闭和心瓣膜缺损[11]。*PTPN11* 基因突变可引起 Noonan 综合征和 Leopard 综合征，伴随肺动脉瓣狭窄和肥厚性心肌病[23]。*TFAP2B* 基因突变可引起 Char 综合征，包含有动脉导管未闭、面部畸形和第五指畸形[24]。*CITED2* 基因上的突变也与先心病相关[32]。*JAG1* 基因突变可导致包括右心缺损在内的一系列发育异常。*CHD7* 基因突变可引起包含圆锥动脉干畸形、房室管畸形、房间隔缺损、室间隔缺损、主动脉狭窄、动脉导管未闭等心血管畸形在内的 CHARGE 综合征[25]。此外，尚且不断有研究报道发现新的基因或变异可能与先心病相关。

由于先心病的病症多样复杂，非综合征与综合征相结合，因此当前已经有研究报道的与先心病相关的遗传因素，无论是染色体水平还是基因水平，仍然难以将其与特定的发病病症、形态畸形和功能缺陷达到准确的契合。破解与先心病相关的遗传因素,是在遗传学水平上做到精准预防的先决条件。目前,对于遗传变异寻找到的相关候选基因的致病性对于先心病发生的影响了解尚少。而可能诱导其他类型心血管疾病的一些基因,例如 *CETP*、*APOC3*、*NODAL* 基因等,是否与先心病的发生有一定的相关性,目前也有待深入研究[26]。高通量测序的高速发展也为下一步充分发掘先心病的遗传因素提供了有利的条件和机会。研究先心病的遗传因素,对先心病的精准预防具有重要的指导意义,有助于向孕产妇提供更好的产前咨询。

18.2 胎儿期先天性心脏病的筛查、诊断和预后

先心病是胎儿期心脏及大血管发育异常所致的先天性畸形、发育障碍或出生后应该退化的组织未能退化所造成的心血管畸形,是控制心脏发育的基因产生突变以及这些基因在时间(发育阶段)和空间(组织特异性)调控表达异常引起的。先心病是先天性畸形中最常见的一类,占全部胎儿先天性畸形的 30%,是小儿最常见的心脏病,发病率在活产新生儿中占 0.8%～1.2%;其发生率 4 倍于神经管缺陷,5 倍于宫内死产,6 倍于染色体异常;也是最致命性畸形,约占婴幼儿死亡的 50%[27],并呈逐年上升趋势。由于先心病患者的病情严重,并发症较多,治疗复杂,病死率较高,因此也是婴幼儿死亡的主要原因之一,在死胎中发生率可高达 3%[28]。我国 1 岁以下婴儿和 1～5 岁幼儿的死因分析结果显示,先心病的死亡率在城市和农村地区均居前两位[29]。

我国是出生缺陷高发国家,出生缺陷总发生率约为 5.6%。监测数据表明,我国实施全面二孩政策后,每年新增出生缺陷儿童 100 万例。我国每年因出生缺陷造成的经济损失超过 200 亿元,出生缺陷已成为我国婴儿死亡和残疾的主要原因,严重影响出生人口素质。

流行病学调查资料显示,先心病的发病率占全部活产婴儿的 0.6%～1%,虽然在全球范围内先心病的发病率相似,但是支持该类患者的重担落在了高生育率国家,因为高生育率国家的先心病发生率也相对较高。研究显示:高生育率国家往往人均收入较低,因此加剧了贫富悬殊。目前估计我国先心病的发病率为 7%～8%,每年患先心病的新生儿多达 15 万左右[30],严重影响了人口质量和新生儿及儿童的身体健康。根据目前的研究进展,先心病是由遗传因素、环境因素单独作用或两者共同作用所致,其中由遗传和环境因素共同作用所致的先心病占总数的 75%～90%[31]。母亲在怀孕 1～3 个月期间是胎儿心脏大血管生长发育最快和最重要的时期,如果胎儿在此期间受到某些致病因素的影响会扰乱正常的心脏大血管发育程序[32]。

由于胎儿先天性心脏畸形的疾病谱与小儿先天性心脏畸形不同,许多先天性心脏

畸形由于胎儿出生后即死亡或在宫内死亡,只有能存活下来的先天性心脏畸形患儿才有可能进行超声检查,由于胎儿期许多先天性复杂性心脏畸形在新生儿或小儿超声检查中是见不到的,因此便成为胎儿期特定的心脏畸形;此外,胎儿时期血流动力学与新生儿及小儿血流动力学不同,因此不能根据血流动力学原理做简单的推理,而应根据先天性心脏畸形的顺序节段诊断法有序的、逐一进行分析,并结合胎儿心脏生长发育特点去准确地发现和诊断先天性心脏结构畸形。先心病在胎儿时期的超声表现不尽相同,近年来,随着产前检查技术的不断进步和新生儿重症监护治疗医学不断发展,先心病患儿的检出率及存活率均明显提高[28]。超声在胎儿心脏异常的产前诊断中发挥了重要作用,目前已成为产前胎儿心脏畸形筛查的重要手段。

18.2.1 筛查

2006年国际妇产科超声协会(International Society of Ultrasound in Obstetrics and Gynecology,ISUOG)公布了《胎儿心脏筛查指南》[33],提倡有条件的医疗机构对所有妊娠18~22周的孕妇进行胎儿心脏筛查,通过将检查方法标准化,期望逐步提高先心病的产前诊断率。超声检查是一种操作简单、能动态观察、无创、无辐射的辅助诊断措施,在胎儿先心病的诊断过程中,产前超声检查以发绀型的检出率较高,有较高的临床应用价值。而非发绀型先心病虽然胎儿期检出率较低,临床应用价值较低,但产后可经手术根治。

胎儿心脏筛查及胎儿期超声心动图诊断时孕期检查是最重要的组成部分,是先心病产前检查最有效的手段,可以对大多数胎儿先天性心血管结构畸形、心律失常和心功能异常等做出可靠的产前诊断与评估,为孕妇及其家属提供合理的产前咨询,根据具体情况选择继续妊娠并密切观察至出生或选择终止妊娠,给予有效帮助。通过产前超声检查检出先心病可以有效改善胎儿预后。胎儿心脏超声筛查可应用于低风险胎儿的评估,还有助于鉴定胎儿遗传综合征的风险,为产前咨询、产科管理及多学科护理提供有价值的信息,对可疑心脏畸形的胎儿应行胎儿超声心动图筛查,进行更加全面的评价。

18.2.1.1 胎儿心脏筛查的最佳时机

根据ISUOG2006年公布的《胎儿心脏筛查指南》结合2004年美国超声心动图学会(American Society of Echocardiography,ASE)公布的《胎儿超声心动图指南》以及我国2011年发布的《胎儿心脏超声检查规范化专家共识》,认为胎儿心脏筛查的最佳时期为中孕期,即孕18~22周,此时可以最大限度地检查出胎儿心脏畸形,虽然在孕18周以前也可以通过超声筛查出大部分的心脏畸形,但是更多的研究支持孕18周以后能够检查出更多的心脏畸形[34],尤其是当早孕期超声检查出胎儿颈项透明层(NT)增厚时,至中孕期,胎儿心脏畸形更容易被诊断。

18.2.1.2 胎儿心脏的胚胎发育及解剖特征

在胚胎发育过程中,循环系统是最先发育成熟的,心脏是循环系统中最重要的器官,它的生长发育在妊娠较早时期(约第8周)即已相当成熟。因此,了解心脏的胚胎发育过程及解剖结构特点对早期发现并诊断胎儿先天性心脏畸形非常重要。胚胎在第18～19天时,心脏原基内的中胚层间充质细胞聚集发育成为心管。此时,外胚层细胞增殖、内陷,形成中空的神经管;胚胎第23～25天时,心管发生2个缩窄环而形成5个部分,即动脉干、圆锥部、心室、心房和静脉窦。动脉干在头端与第一对主动脉弓相连,静脉窦在尾端与脐静脉、卵黄静脉和总主静脉相连;胚胎约在第4周形成原始血管系统,心脏开始搏动,并蠕动样收缩推动血液经由前肠周围的弓动脉、左右背主动脉和发育中的胚胎脉管系统流至胚胎各组织[35](见图18-1);胚胎发育至第8周,心房及心室间隔已经完全长成,其基本结构与成人心脏已无本质差别(见图18-2)。有左右心房、左右心室、房室间隔、主动脉与肺动脉、上下腔静脉和肺静脉,左心房与左心室之间有二尖瓣,右心房与右心室之间有三尖瓣,三尖瓣隔瓣附着点较二尖瓣前瓣附着点更靠近心尖,但间距<0.8 cm。心尖主要由左心室组成,右心室心尖部有明显的调节束。胎儿心脏在胸腔内呈横位,位于胸腔稍偏左侧,膈肌上方,左右肺叶之间。

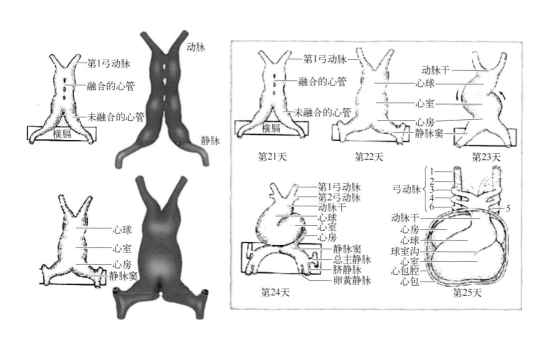

图 18-1　原始心管的形成

胎儿期具有独特的血管通道:① 卵圆孔及卵圆孔瓣,位于房间隔,卵圆孔瓣随心动

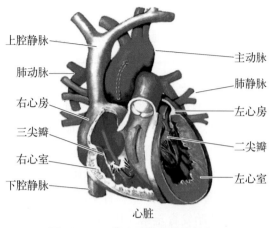

上腔静脉

肺动脉

右心房

三尖瓣

右心室

下腔静脉

主动脉

肺静脉

左心房

二尖瓣

左心室

心脏

图 18-2 正常心脏基本结构解剖图

周期向左心房开放,在左心房内运动,它的功能是允许血液从右心房进入左心房而防止逆流;② 动脉导管,其功能是将肺动脉内的血液导入降主动脉;③ 静脉导管,将脐静脉内的血液导入下腔静脉,由于其内的血流速度较快,血液主要经右心房及卵圆孔到达左心房;④ 脐血管,包含两条脐动脉及一条脐静脉,胎儿的代谢产物经脐动脉到达胎盘,在胎盘内毛细血管内与母体进行气体和物质交换,然后经母体排出,来自母体的营养物质经脐静脉输送给胎儿,供胎儿营养。因此,脐静脉内的血是胎儿血中含氧量最高的血。

18.2.1.3 胎儿心脏的筛查

在全面了解并掌握胎儿心脏的胚胎发育及解剖特征之后,对胎儿进行详细的二维超声心动图检查是最基本也是最重要的检查手段,是诊断胎儿先天性结构异常的首选方法。

结合新的 ISUOG 指南以及最近国内外研究推荐将超声筛查胎儿心脏的四腔观切面以及左右心室流出道切面列入常规筛查。

1) 心脏四腔观切面

(1) 确定心脏位置:心脏四腔观(cardiac four-chamber view,4CV)是最容易显示胎儿心脏的切面,显示心脏四腔观切面需要首先确定心脏的位置,确定胎儿左右方位,确定胃泡和心脏在正常情况下均位于左侧;心脏主要位于左侧胸腔,显示其在胸腔呈横位,大多数情况下心尖指向左并且轻度上翘;右心室位于左心室正前方,如不位于左侧提示心脏位置异常,心脏移位可能因膈疝、肺部或胸腔占位性病变所致,如肺囊腺瘤、隔离肺等,也可继发于胎儿肺发育不良或发育不全。正常心脏面积不超过胸腔面积的 1/3(见图 18-3),心脏轴与胸腔前后轴线呈 25°~65°角,心轴异常(尤其是左右心室流出道异常时)心脏畸形的风险增加,心轴异常还与染色体异常有关,心轴移动提示可能存在胎儿脐膨出或腹裂[36]。心脏四腔观切面可以显示胎儿心脏的大部分结构,探测成功率高,对胎儿先心病的诊断有较高的灵敏度和极高的特异性。心脏四腔观切面需要观察的内容如表 18-1 所示。

(2) 监测胎心率。超声需要检测胎儿心率是否在正常范围内以及节律是否规律,正常的胎儿心率范围为 120~160 次/min,持续性心率过缓,尤其是当胎心率<110 次/min 时,提示心脏传导阻滞可能[37-38],须经胎儿心脏病学专家对该胎儿进行实时评估,

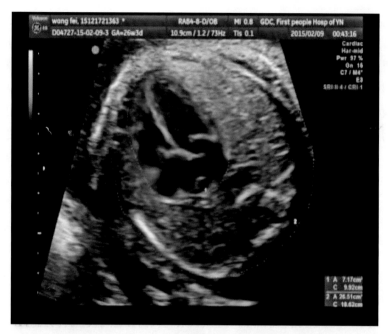

图 18-3　超声显示正常心脏面积不超过胸腔面积 1/3

表 18-1　心脏四腔观切面需要观察的内容

（1）心脏约占胸腔 1/3
（2）心尖指向胸腔左前方
（3）心轴与胸腔前后轴线呈 25°～65°角
（4）房室瓣与房室间隔在心脏中央呈"十"字交叉
（5）左、右心房及左、右心室大小基本相等,孕 28 周后右心室略大于左心室
（6）左、右心室壁及室间隔的厚度基本相等
（7）右心室心尖部有粗大的调节束,心内膜面粗糙,而左心室的心内膜面光滑

（图表修改自参考文献[38]）

孕晚期反复出现的胎儿心率减慢有可能与胎儿宫内缺氧相关。偶发性胎儿心率异常与胎儿心脏结构异常无直接相关性,常可自行恢复,伴有严重的节律失常,须进行超声心动图筛查。轻微的心动过速＞160 次/min,被认为是胎儿运动时胎儿心率的正常变异性反应,但持续性的心动过速,即胎心率＞180 次/min,应该考虑胎儿是否存在宫内缺氧或为严重的快速型心律失常[39]。

　　（3）心脏四腔观结构显示:正常情况下,左、右心房大小基本相等,左、右心室大小也基本相等,无室壁增厚表现,卵圆孔瓣位于房间隔,向左心房内开放,房间隔下段与室间隔上段于心脏"十"字交叉处连接,左侧有二尖瓣前瓣附着,右侧有三尖瓣隔瓣附着,超声可以观察到至少两条肺静脉汇入左心房。调节束为右心室腔内一条明显的稍高回声肌束，是鉴别形态学右心室的标志。心脏心尖部主要由左心室构成，其内膜面光滑（见图18-4）。左心梗阻性病变，如左心发育不良综合征、主动脉缩窄是构成左右心不对称的主要原因[40]。应仔细检查从心尖部到"十"字交叉的室间隔是否完整，切勿将超声声束的回声失落误诊为室间隔缺损，较小的室间隔缺损（1～2 mm）超声检出较为困难。大多数情况下，小的室间隔缺损临床意义不大，在宫内有自然闭合的可能性。二、三尖瓣启闭运动自如，不受限制，三尖瓣隔瓣附着点较二尖瓣前瓣附着点更接近心尖，但间距<0.8 cm。超声须仔细检查房室瓣的排列是否正常，房室瓣排列异常是心脏结构发育异常的重要超声表现，如完全性心内膜垫缺损等。

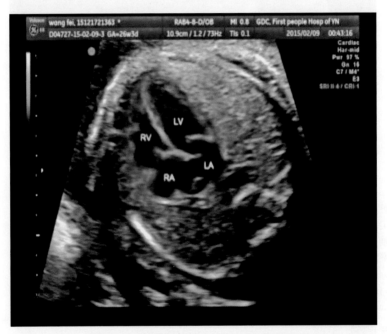

图 18-4　超声显示正常心脏四腔观切面

超声显示心尖朝上指向左侧，左右房室大小基本相等，可见位于左、右心房之间的卵圆孔瓣向左心房开放，心脏"十"字交叉结构存在，二、三尖瓣清晰可见，并可见三尖瓣隔瓣附着位置较二尖瓣前瓣附着位置更接近心尖，右心室可见高回声调节束。LA：左心房；LV：左心室；RA：右心房；RV：右心室

2) 左、右心室流出道切面

虽然心脏四腔观切面是筛查胎儿先心病最有效的基本切面，但不能显示左、右心室流出道的情况，即不能筛查出一些涉及大动脉异常的心脏畸形，尤其是圆锥动脉干畸形（如大动脉转位、右室双出口、永存动脉干等）以及法洛四联征、室间隔缺损、主动脉骑跨、主动脉或肺动脉狭窄或闭锁、体静脉异常等严重心脏畸形，因此，左、右心室流出道切面被认为是胎儿心脏筛查必不可少的一部分。

主动脉与肺动脉是体内最重要的两条血管,因此筛查非常重要,需清楚了解并掌握其与心室的连接关系、在心底的排列关系、内径及位置是否正常以及动脉瓣的启闭情况。

(1) 左心室流出道(left ventricular outflow tract,LVOT)切面。可清楚地显示左心室与主动脉的连接关系:主动脉起源于形态学左心室,需要观察主动脉前壁与室间隔连续、后壁与二尖瓣前瓣连续,可见主动脉瓣启闭运动自如,不受限制(见图 18-5)。可清楚地显示完整的升主动脉,沿升主动脉向头颈部方向扫查可见主动脉弓依次发出头臂干、左颈总动脉、左锁骨下动脉 3 条分支。左心室流出道切面有助于诊断室间隔缺损和圆锥动脉干畸形,这些畸形很难在单纯心脏四腔观切面筛查中被检出。

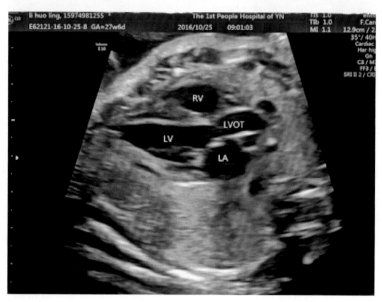

图 18-5　超声显示左室流出道(LVOT)切面

LA: 左心房;LV: 左心室;LVOT: 左室流出道;RV: 右心室

(2) 右心室流出道(right ventricular outflow tract,RVOT)切面。可清楚地显示右心室与肺动脉的连接关系:肺动脉起源于形态学右心室,与主动脉在心底呈交叉排列,几乎呈直角跨越升主动脉,起源略高于主动脉,肺动脉位于前方,主动脉位于后方。肺动脉主干较短,从心底发出后随即分出左、右肺动脉分支,分支后肺动脉主干消失(见图 18-6)。胎儿期肺动脉内径略宽于主动脉内径,比主动脉内径宽 15%～20%。可见肺动脉瓣启闭运动自如,不受限制。肺动脉通过开放的动脉导管与降主动脉连接。

3) 三血管切面以及气管三血管切面

随着产前超声诊断技术的不断更新和提高,对胎儿心脏的筛查要求日益严格和精

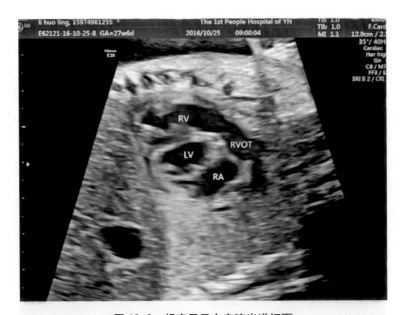

图 18-6　超声显示右室流出道切面
RV: 右心室;RVOT: 右室流出道;LV: 左心室;RA: 右心房

确,要求尽可能产前通过超声排查胎儿心脏机构发育异常,因此除了基础的四腔切面以及 ISUOG 指南推荐的列入筛查范围的 LVOT 及 RVOT 切面以外,三血管以及气管三血管切面也应被列入常规筛查的重要部分,这两个切面可以明确肺动脉、主动脉以及上腔静脉的结构、走形、相互之间的关系以及与气管的关系,其排列顺序由左前至右后依次为肺动脉、主动脉、上腔静脉,内径宽度依次为肺动脉>主动脉>上腔静脉(见图 18-7)。某些特殊心脏结构畸形,如法洛四联征、完全性大动脉转位,以及主、肺动脉狭窄或闭锁等,其心脏四腔观切面可显示为正常,然而三血管切面可显示为异常。在正常情况下气管位于主动脉与上腔静脉之间,主动脉弓与动脉导管弓位于气管左侧,主动脉与肺动脉血流方向相同,肺动脉血流束较主动脉弓粗,并经动脉导管与降主动脉相延续,呈"V"字形表现。某些心脏结构发育畸形如右位主动脉弓、双主动脉弓、血管环、主动脉缩窄等主要于气管三血管切面检出。

4) 多普勒超声心动图

多普勒超声心动图包括脉冲波多普勒(pulsed wave Doppler,PW)、连续波多普勒(continuous-wave Doppler,CWD)以及彩色多普勒血流成像(CDFI)超声心动图。PW主要用于测定胎儿血流动力学参数,CW 主要用于测量高速反流血流,而胎儿心脏的二维平面的血流显示由 CDFI 来完成。虽然 ISUOG 指南认为多普勒超声在胎儿心脏筛查中不是必须筛查的项目,但它可以用于心脏结构成像并且可以充分显示二维平面内心脏的血流信息,可以提高异常血流的检出率,因此在胎儿心脏筛查中推荐用于常规筛

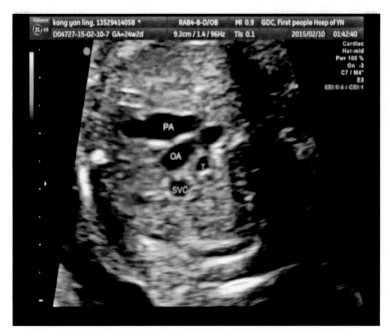

图 18-7 超声显示正常气管三血管切面

左前至右后依次为肺动脉(PA)、主动脉(OA)、上腔静脉(SVC)，主动脉与上腔静脉之间圆形无回
声区为气管断面(T)

查。研究显示，CDFI 有助于肥胖孕妇的胎儿心脏结构的评估[41]，并能提高低危孕妇中胎儿严重先天性心脏畸形的检出率[42]。

5）胎儿超声心动图

胎儿超声心动图不同于产前超声检查中进行的胎儿心脏超声筛查（如前所述），它是指对胎儿心脏进行全面、系统、详尽的超声扫查，要求尽可能获得胎儿心脏的所有超声诊断切面，对大多数胎儿先天性心脏结构畸形、心律失常以及心动能异常等做出可靠的产前诊断。因此，对于临床医生或超声医生怀疑患有先心病的胎儿应该进行超声心动图检查，对其心脏结构和功能进行全面的评估分析。在不具有任何高危因素和伴有其他心外畸形的胎儿中，产前诊断为先心病并不少见，产前胎儿心脏筛查非常重要。如果在早孕期即孕 11～14 周时超声诊断染色体正常胎儿的颈项透明层（NT）厚度大于 3.5 mm，则具有潜在先天性心脏发育异常的风险[43]，因此，对于所有早孕期 NT 增厚的胎儿，即使后来颈后皮肤皱褶（nuchal fold，NF）的测量值在正常范围内，都有必要进行详尽的胎儿超声心动图检查[44]。

除了基本的胎儿心脏筛查切面以外，胎儿超声心动图还应该进一步描述心脏与其他脏器的位置关系、体静脉及肺静脉的连接、卵圆孔及卵圆孔瓣、房室的连接、心室与大动脉的连接、大血管在心底的排列关系以及主动脉弓、动脉导管弓的矢状切面。

存在以下情况时，胎儿发生先心病的风险增高，建议行胎儿超声心动图检查[45]。

（1）母体因素：孕妇年龄大于35岁者；孕妇自身患有先心病或有先心病家族史；孕妇新陈代谢紊乱，如患有糖尿病、苯丙酮尿症等；孕妇患有自身免疫性疾病和自身抗体阳性(抗Ro或La抗体阳性)；孕妇曾服用过致畸药物，如前列腺素抑制剂；母体感染；由辅助生育技术受孕者；孕妇患有家族遗传性疾病，如马方综合征、Ellis-van Creveld综合征、Noonan综合征等；孕妇具有不良生活方式如吸烟或被动吸烟、饮酒等以及负性生活事件或精神刺激等[46]。

（2）胎儿因素：产前超声筛查怀疑胎儿心脏结构畸形或功能异常者；可疑心率及心律异常者；胎儿染色体异常者；超声筛查发现心脏以外结构异常者；羊水过多或过少者；有遗传性疾病或相关异常者；早孕期颈项透明层增厚者；脐带和静脉系统畸形；多胎妊娠、单绒毛膜性双胎、双胎输血综合征、无心双胎等；胎儿非免疫性水肿和积液。

18.2.2　诊断

胎儿期的先心病的超声诊断至关重要。在产前超声检查对胎儿进行心脏筛查时发现胎儿心脏结构或功能异常时，需进一步进行全面、详尽的胎儿超声心动图检查，要求超声诊断医师了解并熟练掌握各种心脏畸形的超声表现及诊断线索，并严格按照如前所述的筛查方法和筛查切面运用心脏顺序节段分析法对胎儿心脏进行详细检查，对胎儿心脏有一个全面的正确理解，从而对胎儿心脏畸形做出尽可能准确的诊断。

18.2.2.1　顺序节段分析法

顺序阶段分析法是诊断胎儿期先心病最佳的系统思路和分析方法，以达到全面评估胎儿心脏的目的。该方法通过系统分析心房位置及其排列关系、静脉与心房的连接关系、心房与心室的连接关系、房室瓣类型以及心室与大动脉的连接关系来分析诊断心脏位置异常、静脉与心房连接关系异常、房室连接关系异常、心室与大动脉连接关系异常、主动脉弓及其分支异常等复杂的先天性心脏畸形。

18.2.2.2　节段分析法的三个步骤

（1）对孕妇实行普通产科的超声筛查，确定胎方位后对其心房进行定位，胎方位一般根据脊柱与胎头的关系来确定，同时运用右手法则对胎儿的左右进行判断。

（2）对胎儿的脊柱、腹主动脉、下腔静脉的位置关系进行观察，借助静脉导管对胎儿下腔静脉进行观察分析，获取标准心脏四腔观切面，根据心脏四腔观切面内调节束位置、肌小梁位置以及房室瓣附着点位置来判断心室的位置。

（3）对胎儿心室与大动脉的位置关系进行确定，根据头侧偏转法与心脏四腔观切面对左右心室流出道、大动脉短轴切面、大动脉长轴切面进行判定，可运用 CDFI 来判断心室与大动脉的关系[47]。

18.2.2.3　运用节段分析法的注意事项

（1）需准确判断心室的位置以及心房与心室的连接关系。最有效、可靠的方法是准确掌握心脏二尖瓣与三尖瓣的位置，左心房与左心室之间为二尖瓣，右心房与右心室之间为三尖瓣，由于胎儿二尖瓣前瓣室间隔附着点与三尖瓣隔瓣室间隔附着点距离相近，对其进行准确判断有一定难度，因此需结合多方面因素来判定。

（2）需准确判断心脏的位置。由于胎儿的体位变化不定，因此较难确定胎儿心脏的位置，确定胎儿左位心时要仔细区分正位左位心和左旋心；确定胎儿右位心时要仔细区分镜面右位心和右旋心。

（3）需准确判断心房的位置以及静脉与心房的连接关系。在大多数正常情况下，左心房与胃泡均位于胎儿左侧，找到下腔静脉，沿着下腔静脉走行，最终汇入的心房即为右心房，观察腹部下降静脉与腹主动脉的关系、腹腔内脏器的位置以及脾脏的数量，可间接判断心房的位置，包括心房正位、心房反位、房异构等。在特殊情况下，由于永存左上腔静脉的存在，即左上腔静脉与右上腔静脉并存的情况下，腔静脉便存在畸形引流的情况，但最终均汇入右心房。同样，在正常情况下，超声至少可以观察到两条肺静脉汇入左心房，但当存在肺静脉异位引流时，可能会导致心房位置判断错误。

（4）需准确判断大动脉的位置以及心室与大动脉的连接关系。区分主动脉与肺动脉最有效、可靠的依据是肺动脉从心底发出后即发出左右肺动脉分支，而主动脉自心底发出行走一段距离后可见于主动脉弓处向头颈侧依次发出头臂干、左颈总动脉、左锁骨下动脉 3 个分支，三血管或气管三血管切面可见肺动脉内径略宽于主动脉内径，两条大动脉于起始处呈交叉排列，夹角约 70°，不能在同一切面同时显示。然而，因胎儿期主动脉弓长轴与肺动脉弓长轴较难被清晰显示，因此需要借助 CDFI 与频谱多普勒进行鉴别诊断，主动脉血流频谱呈"尖刀"状表现，升支与降支形成的频谱形态呈等腰三角形表现，肺动脉血流频谱呈"匕首"状表现，升支陡峭，与降支形成的频谱形态呈直角三角形表现[47]。当两条大动脉关系正常时，心尖五腔心切面可见主动脉自心脏中间位置发出，而发生大动脉转位时，心尖五腔心切面可见肺动脉自心脏中间位置发出，当发生肺动脉闭锁时，可清晰观察到动脉导管内出现血流反流现象。

此外，当超声发现胎儿心脏外其他解剖结构异常时，也是心脏及大血管发育异常的诊断线索之一。据文献报道，9.5%～58.3% 的胎儿先天性心脏畸形伴发有心脏外解剖结构的异常。因此，当超声发现心脏外解剖结构异常时需运用节段分析法对胎儿心脏进行详细检查;同样,当超声发现胎儿心脏畸形时,应对胎儿进行详细的系统的全身组织结构的扫查。

18.2.3 预后

临床上,轻度先心病可无临床表现,通常于体检或查体时发现,重度者可表现为活动后呼吸困难、发绀,甚至晕厥等。新生儿心力衰竭为一种急症,表现为肺循环、体循环充血,心排血量减少,多数是由于患儿罹患严重的心血管疾病所致。

根据卫生部全国妇幼卫生监测办公室每年对我国出生缺陷人群的统计数据来看,近年来,先心病占新生儿及儿童死亡原因之首,尤其在一些高生育率国家,如第三世界国家。大部分患有先心病的儿童不能享受健康保险,虽然有一部分患者通过手术治疗恢复了健康,但治疗先心病的费用相当昂贵[48],不仅给个人及家庭带来了巨大精神痛苦,也对个人、家庭和社会造成了严重的经济医疗负担。大约 50% 的先心病可以通过外科手术或导管介入性治疗获得诊治,然而 50% 的严重先心病却难以得到令人满意的疗效[49]。因此,如果能将先心病的诊断提前到胎儿期,以尽早发现心脏结构发育畸形,对其进行及时干预、有效合理的遗传咨询,这无疑对提高人民身体体质、降低出生缺陷率有着非凡的现实意义。

随着 CDFI 超声检查技术的不断发展和进步,其作为一项无创、高效、可靠的诊断方法,成为筛查胎儿心脏结构及功能异常的最常用手段,在胎儿先天性心脏畸形的产前诊断方面具有重要作用。随着新生儿重症监护治疗医学不断发展,近年来,先心病患儿的检出率及存活率均明显提高。据文献报道,胎儿超声心动图于孕早期即孕 $11\sim13^{+6}$ 周即可进行,此时期超声可以筛查出较为严重的心脏畸形,超声心动图最佳检查孕周为 $18\sim22$ 周,而孕晚期主要是对可疑或异常心脏病例进行追踪及复查。

我国属于高生育率国家,每年出生人口众多,出生缺陷率相对较高,因此先心病的发生率较高。据统计,我国每年有 20 万~30 万的肉眼可见先天性畸形儿出生,加上出生以后显现出来的缺陷,先天性缺陷儿可达到 80 万~120 万,占每年总出生人口数的 4%~6%,即每 30~40 秒就有一个先天性缺陷儿出生,其中先心病的发生率在死胎中可达 3%。因此在掌握了先心病的病因及发病机制后,通过产前超声筛查对其早发现、早诊断、早治疗,对预防先心病有重要意义。同时,对先心病的预后咨询也尤为重要,当超声发现并确诊或可疑先心病时,需要及时进行遗传咨询,咨询时建议在胎儿心脏超声诊断后尽早进行遗传咨询,建议由筛查胎儿心脏超声医生、心脏病专业相关医生、产科医生以及遗传学咨询医生同时参与,并有一名护士负责孕妇后续的围生期管理工作。咨询内容应包括先心病的种类,疾病在宫内的自然病程及风险,出生后的自然结局以及救治措施,出生后救治方案的风险以及费用,救治后的生存质量,先心病与遗传、染色体综合征的关系,需要进一步完善的检查,随诊方案及宫内胎儿心脏超声的局限性。同时为夫妻双方提供下一次妊娠指导。

因此,除外高龄孕妇、有自然流产史的孕妇、曾生育过畸形儿的孕妇、有遗传病史的孕妇等导致胎儿出生缺陷的高危人群,对于具有如前所述具有先心病高风险的孕妇及胎儿也必须进行有效合理的产前诊断。WHO提出预防出生缺陷的三级概念,即婚前检查、遗传咨询、选择最佳生育年龄、孕期合理营养、谨慎用药、戒烟戒酒、避免接触放射线和有毒有害物质等;防止缺陷儿出生,主要是在孕期通过筛查和产前诊断方法,以及尽早识别胎儿的先天缺陷并对其进行可能的治疗。近年来,我国已经开展婚检、产前筛查及诊断、新生儿疾病筛查的"三道防线",尽可能减少或避免新生儿出生缺陷,提高人口体质。

18.3 新生儿先天性心脏病的筛查和干预

先心病是胎儿期心脏及大血管发育异常导致的先天畸形,是小儿最常见的心脏病,占我国重大出生缺陷发病率和死亡率的首位。先心病发生率在活产新生儿中约为1%[50],其中1/4~1/3为重症先心病,是指在新生儿期和婴儿期需要接受手术或介入治疗的先心病[51]。重症先心病如未得到及时诊治,可发生心力衰竭、心源性休克、缺氧性脑损伤等,是婴儿致死和儿童致残的主要原因之一[52]。若出现严重症状才发现重症先心病,此时患儿生命体征往往不稳定,可能失去手术机会,或增加手术风险和治疗费用,影响预后[53]。美国新生儿和儿童遗传性疾病咨询委员会在2010年提出应该对新生儿先心病进行筛查[54]。复旦大学附属儿科医院的一项回顾性研究分析了2012—2015年首次诊治的1 036例危重先心病患儿资料,发现在产科医院出院前的总漏诊率为52.51%(544/1 036);如剔除因有症状或接受产前检查或体格检查发现异常者,则在无症状且无产前诊断的新生儿中漏诊率高达71.02%(544/766),研究显示我国危重先心病新生儿在产科医院出院前漏诊率高于西方国家[55]。因此,在我国开展新生儿先心病筛查非常必要。

18.3.1 常见先天性心脏病

各类先心病中以室间隔缺损最为常见,其次为房间隔缺损、动脉导管未闭和肺动脉瓣狭窄。法洛四联症则在存活的发绀型先心病中最为常见。先心病的主要临床表现有发绀、气促、心脏杂音、心力衰竭、心律失常。常见先心病的鉴别诊断如表18-2所示。

表 18-2　常见先心病的鉴别诊断

		室间隔缺损	房间隔缺损	动脉导管未闭	法洛四联症	肺动脉瓣狭窄
症状	肺炎	多见	多见	多见	少见	少见
	心力衰竭	常有	常有	常有	少见	可有
	体格瘦小	有	有	有	有	较少
	发绀	晚期	晚期	晚期	早期	无
心脏杂音	部位	第2、3肋间	第3、4肋间	第2肋间	第2肋间	第2、3、4肋间
	时相	收缩期	收缩期	连续性	收缩期	收缩期
	性质	粗糙,吹风样	柔和,喷射性	粗糙,机器轰鸣样	粗糙,吹风样或喷射性	粗糙,喷射性
	响度	>Ⅰ级	<Ⅲ级	>Ⅰ级	>Ⅱ级	>Ⅱ级
	传导	广泛	局限	颈部、左锁骨下	广泛	颈部
	第二心音	增强	增强、固定分裂	增强	减弱或单一	减弱
	舒张期杂音	二尖瓣听诊区	三尖瓣听诊区	二尖瓣听诊区	无	无
	听诊区震颤	可有	无	可有	可有	可有
心电图	心房肥大	左心房	右心房	左心房	无	无
	心室肥大	左心室	右心室	左心室	右心室	右心室
胸部X线片	肺血	肺充血	肺充血	肺充血	肺缺血	肺缺血
	心胸比例	增大	增大	增大	一般不大	增大
	肺动脉段	突出	突出	突出	凹陷	明显突出
	主动脉结	缩小	缩小	缩小	增宽	正常
超声心动图	畸形部位	室间隔	房间隔	动脉导管	肺动脉口狭窄,室间隔缺损	肺动脉瓣
	异常血流信号	穿室间隔血流束	穿房间隔血流束	穿动脉导管血流束	肺动脉口收缩期高速湍流,右心室血流收缩期流入骑跨的主动脉、通过室间隔缺损的血流信号	肺动脉瓣口收缩期高速湍流

（续表）

		室间隔缺损	房间隔缺损	动脉导管未闭	法洛四联症	肺动脉瓣狭窄
心导管检查	血氧异常	左心室、肺动脉的血氧增高	右心房、右心室和肺动脉的血氧增高	肺动脉的血氧增高	主动脉和周围动脉的血氧降低	正常
	压力异常	肺动脉压增高	肺动脉压增高	肺动脉压增高	肺动脉压降低、右心室压增高	右心室压增高
	心血管造影	心室水平分流	心房水平分流	动脉导管水平分流	右心室造影时肺动脉和主动脉同时显影	右心室造影肺动脉瓣口"喷射征"

临床上根据心脏左右侧及大血管间有无血液分流分三大类。

18.3.1.1　左向右分流型

左向右分流型（潜在发绀型）：表现为心脏间隔的缺损畸形和主动脉与肺动脉之间的异常交通。心脏收缩时左半心的压力高于右半心，在一般情况下左半心血液通过缺损流入右半心，而右半心血液不会流入左半心，因而不会出现发绀症状。但是，当哭闹、活动或屏气时，右半心的压力增高；当超过左半心压力时，静脉血从右半心流入左半心，而出现暂时性发绀。如果没有及时治疗，右半心压力可能不断增高，当右半心压力超过左半心时，就会发生反向分流，出现持续发绀症状，这种情况称为艾森曼格综合征。此型先心病有室间隔缺损、动脉导管未闭和房间隔缺损等。

18.3.1.2　右向左分流型

右向左分流型（发绀型）：某些原因使右心压力增高且超过左心，使血液经常从右向左分流；或者因大动脉起源异常，使大量静脉血注入体循环，出现持续发绀。常见的先心病有法洛四联症和完全性大动脉转位等。

18.3.1.3　无分流型

无分流型（无发绀型）：主要表现为心脏血管内某一部位的狭窄性病变，如肺动脉瓣狭窄和主动脉瓣狭窄等。此型左半心和右半心之间不存在异常交通，因而不会出现发绀。

动脉导管依赖性先心病是一类复杂先心病，胎儿出生后必须依靠动脉导管的开放，才能维持正常的体、肺循环。体循环供血依赖动脉导管的右向左分流，如严重的主动脉缩窄、主动脉弓离断、左心发育不良综合征；肺循环供血依赖动脉导管的有危重肺动脉瓣狭窄/肺动脉闭锁、室间隔完整型完全性大动脉转位、重型法洛四联症。非动脉导管依赖性先心病，伴发绀的有法洛四联症、右室双出口、完全性肺静脉异位引流、动脉单干

（永存动脉干）、单心室等，不伴发绀的如室间隔缺损、房间隔缺损、动脉导管未闭等。

18.3.2 筛查

18.3.2.1 产前超声检查

产前超声通过心脏四腔观切面评估胎儿心脏是否畸形，但该项检查依赖超声医生的经验和知识。美国资料显示，产前超声对单心室的检出率＞50%，但对双心室危重先心病的检出率＜30%[56]。2013年国际妇产超声协会建议在心脏四腔观切面基础上，增加心脏流出道切面作为产前超声的常规检查[57]，取得了一些效果[58]，但检查时间长。

18.3.2.2 病史

注意有无先心病高危因素或家族史。孕妇因素：① 早期宫内感染，如风疹、流行性感冒、柯萨奇病毒感染等；② 营养、代谢紊乱性疾病（糖尿病或肥胖症、高钙血症等）；③ 有与大剂量的放射线接触或服药史（抗癌药、抗癫痫药物等）；④ 妊娠早期酗酒、吸食毒品等；⑤ 引起宫内缺氧的慢性疾病等。家族中若一级亲属患有先心病，则新生儿先心病的发生率增加，也应了解家族是否有心肌病或突然死亡的情况。

18.3.2.3 体格检查

常规新生儿体格检查包括观察肤色、毛细血管充盈度、呼吸模式和频率、听诊心脏和肺、触诊股动脉搏动等，如果存在发绀、心脏杂音、充血性心力衰竭和心率、心律异常应怀疑是否存在先心病，进一步行心电图、胸片、超声心动图等检查进行诊断。许多先心病在新生儿早期没有明显症状，病理性心脏杂音多提示存在先心病，杂音的响度、性质、部位和异常心音有助于和生理性杂音的鉴别。房间隔缺损、室间隔缺损和动脉导管未闭出生时可无杂音，随肺动脉压下降逐渐出现杂音。依肺动脉瓣区第2心音（P2）的增强和减低可判断肺动脉压力的增高和降低。然而，当严重心室功能减弱或左、右半心之间压差较小时，由于没有高速湍流血流存在，故心脏杂音不明显，因此，没有杂音有时并不能排除先心病。另外，在新生儿期，由于循环系统在出生后几天处于急剧调整适应阶段，许多能闻及杂音的新生儿并没有先心病，杂音与先心病的关系需要多次听诊才更有意义。发绀是先心病患儿的重要特征，但轻度低氧（动脉血氧饱和度＞0.80）往往不表现为肉眼可见的发绀；若伴有贫血，则更不容易观察到。此外，非心脏因素也可引起发绀，需要通过心血管系统查体或高氧试验来鉴别。可能引起发绀的非心脏因素包括肺部疾病、异常血红蛋白、外周灌注不足、原发性肺动脉高压或新生儿持续性肺动脉高压、手足发绀症。心功能减退时，可有心脏扩大、心率增快、奔马律、喂养困难和多汗等表现。左心衰竭（肺循环淤血）表现为呼吸急促和肺部啰音，右心衰竭（体循环淤血）表现有肝大、颈静脉怒张、水肿、食欲不振等。新生儿心力衰竭表现极不典型，诊断标准不宜过严，根据临床表现、活动及吸吮能力、心力衰竭体征、体重等改变来判断心力衰竭的轻重程度。上下肢动脉搏动和血压有助于评价是否有合并左心室流出道梗阻病变、动脉导管未闭、主动脉缩窄等。生长发育情况是非常重要的评价指标，注意是否伴有生长发育迟滞。体格检查对新生儿危重先心病漏诊率较高，可超过 50%[59]，单纯体格检查并不是新生儿先心病筛查的理想方法。心电图、胸片、超声心动图是先心病的 3 项常规检查。

18.3.2.4 血氧饱和度测定

许多危重先心病都有低氧血症表现，一般采用血氧饱和度测定来判别是否存在低氧血症。脉搏血氧饱和度测定（pulse oximetry，POX）由于无创、准确而在临床上广泛应用。Thangaratinam 等[60]进行荟萃分析，得出结论：POX 筛查危重先心病具有高度的特异度和中等敏感度，符合普查标准。2012 年以来，美国等多个国家推行 POX 筛查新生儿危重先心病，给予及时诊断和合理治疗，从而改善患儿预后，显著减少因发绀型先心病延误诊治而带来的社会经济负担[61]。2016 年 4 月，上海市将新生儿先心病筛查纳入常规新生儿筛查项目，以心脏杂音和 POX 两项指标作为筛查方案。

18.3.3 干预

先心病的治疗，应在心脏变形、心脏功能受损前进行，发现时刻即为治疗时刻。自 20 世纪 80 年代以来，先心病的介入治疗得到发展，并成为先心病治疗的重要手段[62]，部分患者接受介入治疗后，甚至可以避免进行外科手术，经导管介入心脏治疗可用于新生儿和婴儿。

18.3.3.1 室间隔缺损封堵术

1988 年首次应用双面伞关闭室间隔缺损，1994 年报道纽扣式补片法封堵室间隔缺损，但上述方法由于操作复杂、并发症多均未获推广应用。1998 年后 Amplatzer 肌部和膜周部室间隔缺损封堵装置相继研制成功并应用于临床，尤其是 2002 年以来国内在 Amplatzer 室间隔缺损封堵器的基础上对封堵器进行了改进和完善，室间隔缺损介入治疗在我国得以迅速发展。

18.3.3.2 继发孔型房间隔缺损封堵术

1974 年，King 和 Mills 首次完成了经导管介入治疗继发孔型房间隔缺损，此后随着封堵装置的不断改进，特别是 1997 年 Amplatzer 装置问世以来，该项技术日臻成熟并得到广泛应用。房间隔缺损介入治疗的成功率高、并发症低，对于解剖条件合适的病例可替代外科手术。

18.3.3.3 动脉导管未闭封堵术

1967 年首次采用泡沫海绵封堵动脉导管未闭获得成功，此后各国学者相继开展了多种介入性方法治疗动脉导管，尤其是 1997 年 Amplatzer 封堵器问世以来，经皮动脉导管封堵术得到广泛应用并成为动脉导管的首选治疗方法。根据动脉导管的大小和形态可选用不同的封堵装置，目前国内外普遍应用的是 Amplatzer 法及弹簧圈法。

18.3.3.4 经皮球囊肺动脉瓣成形术

1982 年报道经皮球囊肺动脉瓣成形术治疗先天性肺动脉瓣狭窄。30 余年来对经皮球囊肺动脉瓣成形术的作用机制、适应证、方法学、术前术后血流动力学及较大样本的长期随访研究表明,经皮球囊肺动脉瓣成形术为治疗肺动脉瓣狭窄的首选方法,对于大部分的病例可替代外科开胸手术。

18.3.3.5 经皮球囊主动脉瓣成形术

1983 年 Lababidi 首次采用经皮球囊主动脉瓣成形术治疗先天性主动脉瓣狭窄。30 余年来,随着介入材料和方法学的进展以及临床经验的积累,经皮球囊主动脉瓣成形术的成功率较早期进一步提高,并发症的发生率也较前减少,在国外大多数心血管中心已成为先天性主动脉瓣狭窄的首选治疗方法。

心脏外科手术方面,体外循环、深低温麻醉下心脏直视手术的发展以及带瓣管道的使用,提高了大多数常见先心病根治手术效果,在心肺旁路(体外循环)中更好地保护心肌,并且能在新生儿期对某些复杂心脏畸形进行手术,先心病的预后已大为改观。

18.4 小结与展望

本章首先介绍了先心病的各种遗传因素,并详细介绍了胎儿心脏的胚胎发育、解剖特征以及二维超声心电图检查方法,由于新生儿先心病是需要接受手术或介入治疗的先心病,所以本章重点讨论了各种心脏外科手术及介入治疗对新生儿先心病临床干预的效果和发展。目前先心病是先天性畸形中最常见的一类疾病,且是新生儿及儿童死亡的第一大原因,疾病给个人和家庭带来了巨大的精神痛苦和经济损失。目前我国已经从婚检、产前诊断以及新生儿疾病筛查三大方面采取措施以尽可能避免新生儿的出生缺陷,提高人口的综合素质。

参考文献

［1］ 中华人民共和国卫生部.《中国出生缺陷防治报告(2012)》问答[J]. 中国实用乡村医生杂志,2012,19(20):3-5.

［2］ 陈英耀,张洁,李军,等. 先天性心脏病的疾病经济负担研究[J]. 中华医院管理杂志,2007,23(11):740-744.

［3］ Campbell M. Genetic and environmental factors in congenital heart disease[J]. Q J Med, 1949, 18(72):379.

［4］ Nora J J. Multifactorial inheritance hypothesis for the etiology of congenital heart diseases. The genetic-environmental interaction[J]. Circulation, 1968, 38(3):604-617.

［5］ Ferencz C, Rubin J D, Mccarter R J, et al. Congenital heart disease: prevalence at livebirth. The Baltimore-Washington Infant Study[J]. Am J Epidemiol, 1985, 121(1):31-36.

[6] Garg V, Kathiriya I S, Barnes R, et al. GATA4 mutations cause human congenital heart defects and reveal an interaction with TBX5[J]. Nature, 2003, 424(6947): 443-447.

[7] Kirk E P, Sunde M, Costa M W, et al. Mutations in cardiac T-Box factor gene TBX20 are associated with diverse cardiac pathologies, including defects of septation and valvulogenesis and cardiomyopathy[J]. Am J Hum Genet, 2007, 81(2): 280-291.

[8] Schott J J, Benson D W, Basson C T, et al. Congenital heart disease caused by mutations in the transcription factor NKX2-5[J]. Science, 1998, 281(5373): 108-111.

[9] Nora J J, Nora A H. The evolution of specific genetic and environmental counseling in congenital heart diseases[J]. Circulation, 1978, 57(2): 205-213.

[10] Jenkins K J, Correa A, Feinstein J A, et al. Noninherited risk factors and congenital cardiovascular defects: current knowledge: a scientific statement from the American Heart Association Council on Cardiovascular Disease in the Young: endorsed by the American Academy of Pediatrics[J]. Circulation, 2007, 115(23): 2995-3014.

[11] Chen J, Sun F, Fu J, et al. Association of TBX20 gene polymorphism with congenital heart disease in Han Chinese neonates[J]. Pediatr Cardiol, 2015, 36(4): 737-742.

[12] Vecoli C, Pulignani S, Foffa I, et al. Congenital Heart Disease: The crossroads of genetics, epigenetics and environment[J]. Curr Genomics, 2014, 15(5): 390-399.

[13] 郭欢欢,林元. 先天性心脏病与染色体异常的关系研究进展[J]. 生殖与避孕,2015,35(11): 781-785.

[14] 尹成果,刘学刚. NKX2.5基因在先天性心脏病中的研究进展[J]. 蚌埠医学院学报,2015,40(11): 1608-1611.

[15] Kasahara H, Bartunkova S, Schinke M, et al. Cardiac and extracardiac expression of Csx/Nkx2.5 homeodomain protein[J]. Circ Res, 1998, 82(9): 936-946.

[16] Zhu Y, Gramolini A O, Walsh M A, et al. Tbx5-dependent pathway regulating diastolic function in congenital heart disease[J]. Proc Natl Acad Sci U S A, 2008, 105(14): 5519-5524.

[17] Chowdhury R, Ashraf H, Melanson M, et al. Mouse model of human congenital heart disease: progressive atrioventricular block induced by a heterozygous Nkx2-5 homeodomain missense mutation[J]. Circ Arrhythm Electrophysiol, 2015, 8(5): 1255-1264.

[18] Stallmeyer B, Fenge H, Nowak-Göttl U, et al. Mutational spectrum in the cardiac transcription factor gene NKX2.5 (CSX) associated with congenital heart disease[J]. Clin Genet, 2010, 78 (6): 533-540.

[19] Basson C T, Bachinsky D R, Lin R C, et al. Mutations in human TBX5 [corrected] cause limb and cardiac malformation in Holt-Oram syndrome[J]. Nat Genet, 1997, 15(1): 30-35.

[20] Misra C, Sachan N, Mcnally C R, et al. Congenital Heart Disease-Causing gata4 mutation displays functional deficits *in vivo*[J]. PLoS Genet, 2012, 8(5): e1002690.

[21] Morikawa Y, Cserjesi P. Cardiac neural crest expression of Hand2 regulates outflow and second heart field development[J]. Circ Res, 2008, 103(12): 1422-1429.

[22] Pan Y, Wang Z G, Liu X Y, et al. A novel TBX1 loss-of-function mutation associated with congenital heart disease[J]. Pediatr Cardiol, 2015, 36(7): 1400-1410.

[23] Tartaglia M, Mehler E L, Goldberg R, et al. Mutations in PTPN11, encoding the protein tyrosine phosphatase SHP-2, cause Noonan syndrome[J]. Nat Genet, 2001, 29(4): 465-468.

[24] Satoda M, Zhao F, Diaz G A, et al. Mutations in TFAP2B cause Char syndrome, a familial form of patent ductus arteriosus[J]. Nat Genet, 2000, 25(1): 42-46.

[25] Li Y, Klena N T, Gabriel G C, et al. Global genetic analysis in mice unveils central role for cilia in congenital heart disease[J]. Nature, 2015, 521(7553): 520-524.

[26] Zaidi S, Choi M, Wakimoto H, et al. De novo mutations in histone-modifying genes in congenital heart disease[J]. Nature, 2013, 498(7453): 220-223.

[27] Wieczorek A, Hernandez-Robles J, Ewing L, et al. Prediction of outcome of fetal congenital heart disease using a cardiovascular profile score[J]. Ultrasound Obstet Gynecol, 2008, 31(3): 284-288.

[28] Ozmen A, Terlemez S, Tunaoglu F S, et al. Evaluation of neurodevelopment and factors affecting it in children with acyanotic congenital cardiac disease[J]. Iran J Pediatr, 2016, 26(1): e3278.

[29] 厉传琳,何达,谷茜,等. 先天性心脏病发生原因的循证研究[J]. 中国妇幼保健,2011,26(23): 3655-3659.

[30] 王卫平. 儿科学[M]. 8版. 北京:人民卫生出版社,2013.

[31] 张婧,黄国英. 先天性心脏病病因和预防的研究进展[J]. 中国循证儿科杂志,2012,7(3): 231-238.

[32] 袁静泊,龚方戚,黄先玫,等. 围生儿先天性心脏病发病及其危险因素的病例对照研究[J]. 预防医学,2015,(3): 217-220.

[33] International Society of Ultrasound in Obstetrics & Gynecology. Cardiac screening examination of the fetus: guidelines for performing the 'basic' and 'extended basic' cardiac scan[J]. Ultrasound Obstet Gynecol, 2006, 27(1): 107-113.

[34] 全国胎儿心脏超声检查协作组,李治安. 胎儿心脏超声检查规范化专家共识[J]. 中华超声影像学杂志,2011,20(10): 904-909.

[35] 高英茂. 奈特人体胚胎学彩色图谱[M]. 北京:人民卫生出版社,2004.

[36] 孙夫丽,吴青青,王莉. ISUOG实用指南(更新版):胎儿心脏超声筛查指南解读[J]. 中华医学超声杂志(电子版),2014,11(4): 10-14.

[37] American College of Obstetricians and Gynecologists. ACOG Practice Bulletin No. 106: Intrapartum fetal heart rate monitoring: nomenclature, interpretation, and general management principles[J]. Obstet Gynecol, 2009, 114(1): 192-202.

[38] 李胜利. 胎儿畸形产前超声诊断学[M]. 北京:人民军医出版社,2012: 99.

[39] Srinivasan S, Strasburger J. Overview of fetal arrhythmias[J]. Curr Opin Pediatr, 2008, 20(5): 522-531.

[40] Hornberger L K, Sanders S P, Rein A J, et al. Left heart obstructive lesions and left ventricular growth in the midtrimester fetus. A longitudinal study[J]. Circulation, 1995, 92(6): 1531-1538.

[41] Paladini D. Sonography in obese and overweight pregnant women: clinical, medicolegal and technical issues[J]. Ultrasound Obstet Gynecol, 2009, 33(6): 720-729.

[42] Nadel A S. Addition of color Doppler to the routine obstetric sonographic survey aids in the detection of pulmonic stenosis[J]. Fetal Diagn Ther, 2010, 28(3): 175-179.

[43] Hyett J A, Perdu M, Sharland G K, et al. Increased nuchal translucency at 10-14 weeks of gestation as a marker for major cardiac defects[J]. Ultrasound Obstet Gynecol, 2010, 10(4): 242-2466.

[44] Ghi T, Huggon I C, Zosmer N, et al. Incidence of major structural cardiac defects associated with increased nuchal translucency but normal karyotype[J]. Ultrasound Obstet Gynecol, 2001, 18 (6): 610-614.

[45] 何怡华,姜玉新.《胎儿心脏病产前超声诊断咨询及围产期管理指南》:新书介绍[J]. 中华围产医

学杂志,2016,19(3):181.

[46] 王林林,何怡华,李治安.胎儿先天性心脏病的病因学研究进展[J].中华医学超声杂志(电子版),2011,8(9):2017-2023.

[47] 洪灿,丁正东.心脏三节段分析法在超声系统诊断胎儿先天性心脏病中的应用[J].黑龙江医药科学,2017,40(1):125-126.

[48] Kumar R K, Tynan M J. Catheter interventions for congenital heart disease in third world countries[J]. Pediatr Cardiol, 2005, 26(3):241-249.

[49] Gembruch U, Geipel A. Indications for fetal echocardiography: screening in low- and high-risk populations[M]. London: Fetal Cardiology, 2000:800.

[50] 黄国英.我国开展新生儿先天性心脏病筛查的重要性[J].中华儿科杂志,2017,55(4):241-243.

[51] Gupta S K, Saxena A. Pulse Oximetry screening for congenital heart defects in newborn infants (PulseOx): a test accuracy study[J]. Lancet, 2011, 378(9793):785-794.

[52] Kumar P. Universal pulse oximetry screening for early detection of critical congenital heart disease[J]. Clin Med Insights Pediatr, 2016, 10(10):35-41.

[53] Peterson C, Ailes E, Riehle-Colarusso T, et al. Late detection of critical congenital heart disease among US infants: estimation of the potential impact of proposed universal screening using pulse oximetry[J]. JAMA Pediatr, 2014, 168(4):361-370.

[54] Kemper A R, Mahle W T, Martin G R, et al. Strategies for implementing screening for critical congenital heart disease[J]. Pediatrics, 2011, 128(5):e1259.

[55] 赵趣鸣,刘芳,吴琳,等.危重先天性心脏病新生儿产科医院出院前漏诊情况分析[J].中华儿科杂志,2017,55(4):260-266.

[56] Friedberg M K, Silverman N H, Moon-Grady A J, et al. Prenatal detection of congenital heart disease[J]. J Pediatr, 2009, 155(1):26-31.

[57] Carvalho J S, Allan L D, Chaoui R, et al. ISUOG Practice Guidelines (updated): sonographic screening examination of the fetal heart[J]. Ultrasound Obstet Gynecol, 2013, 41(3):348-359.

[58] Hill G D, Block J R, Tanem J B, et al. Disparities in the prenatal detection of critical congenital heart disease[J]. Prenat Diagn, 2015, 35(9):859-863.

[59] Chang R K, Gurvitz M, Rodriguez S. Missed diagnosis of critical congenital heart disease[J]. Arch Pediatr Adolesc Med, 2008, 162(10):969-974.

[60] Maheshwari S. Pulse oximetry screening for critical congenital heart defects in asymptomatic newborn babies: a systematic review and meta-analysis[J]. Neonatal Netw, 2012, 379(9835):2459-2464.

[61] Reeder M R, Jaewhan K, Amy N, et al. Evaluating cost and resource use associated with pulse oximetry screening for critical congenital heart disease: Empiric estimates and sources of variation[J]. Birth Defects Res A Clin Mol Teratol, 2016, 103(11):962-971.

[62] 中国医师协会儿科医师分会先天性心脏病专家委员会.儿童常见先天性心脏病介入治疗专家共识[J].中华儿科杂志,2015,53(1):17-24.

重大结构畸形

出生缺陷综合防控体系以政策为导向,分别在围孕期、产前、产后给予有效预防和干预措施,降低出生缺陷发生率。在医学主题词中,没有查阅到"重大结构畸形"这个提法。根据本书的撰写内容与构架,将"重大结构畸形"的范畴界定为相对于"微小结构畸形",是指产前诊断范畴内的胎儿严重结构畸形,与遗传和(或)环境因素相关,预后良好或不良,有或无宫内干预手段,需要由胎儿超声和(或)MRI产前诊断,部分通过宫内治疗改善胎儿预后、采用遗传学检测、遗传咨询等综合手段评估胎儿预后。本章主要从以下几方面来阐述胎儿重大结构畸形的精准预防:卫生部的《产前诊断技术管理办法》规定19~24周应诊断的六大致死性畸形的早期胚胎发育、诊断与鉴别诊断;重大结构畸形的产前遗传学检测;介入性产前诊断;胎儿宫内治疗。

19.1 《产前诊断技术管理办法》规定的致死性畸形

国家卫生健康委发布的《产前诊断技术管理办法》规定孕19~24周应诊断的六大致死性畸形包括无脑儿、严重脑膨出、严重开放性脊柱裂、严重胸腹壁缺损伴内脏外翻、单腔心、致死性软骨发育不良[1]。超声发现以上异常时建议孕妇到有产前诊断资格的医院确诊。

19.1.1 神经管缺陷

神经管缺陷主要包括无脑儿、严重脑膨出、严重开放性脊柱裂,下面作一简要介绍。

19.1.1.1 疾病概述及致病机制

(1)无脑儿:由于在胚胎时期前神经孔闭合不全,颅骨缺损、颅内结构暴露于颅外造成。超声图像显示,胎儿眼眶上方的强回声颅骨光环完全缺失,脑组织暴露于羊水中,由于无颅骨保护,妊娠后期漂浮于羊水中的脑组织因胎儿双手搔抓等原因完全退化消失。

（2）严重脑膨出：由于在胚胎时期前神经孔闭合不全，颅中线部位的颅骨缺损造成。常见部位为枕部、额部和顶部。超声图像可见颅骨缺损，缺损处向外膨出的包块为囊性（单纯脑膜膨出）或囊实性（脑膜及脑组织膨出），颅底部的脑膜脑膨出超声很难诊断。

（3）严重开放性脊柱裂：胚胎在发育过程中后神经孔未能闭合，导致脊柱背侧两个椎弓未能融合，脊膜和（或）脊髓可通过未完全闭合的脊柱疝出或向外暴露[2]。该病常见于颈部和腰骶部，分为开放性脊柱裂和闭合性脊柱裂。开放性脊柱裂超声图像[3]显示，胎儿脊柱部分区域排列紊乱，强回声线连续性中断，可伴有裂口处皮肤及深部软组织回声连续性中断，可有脊柱后凸或侧凸。横切面见脊柱 3 个骨化中心失去"品"字形排列，位于后方的两个椎弓骨化中心开放呈典型的"V"或"U"字形改变。冠状切面见病变部位的脊柱两个椎弓骨化中心距离增大。伴有脊膜膨出或脊髓脊膜膨出时，可见脊柱受累部位膨出一囊性包块，内为无回声和（或）混合回声。脊柱裂常伴有特征性脑部超声表现，因颅内压力降低，胎儿颅骨光环变小，形似柠檬，前额隆起，双侧颞骨塌陷，侧脑室增宽，小脑弯曲呈"香蕉"状，显示不清或缺如，伴有颅后窝池消失。

19.1.1.2　筛查与诊断

甲胎蛋白（AFP）低浓度存在于正常成人体内（<20 μg/L），孕妇血 AFP 浓度较正常成人有所升高，随孕周变化，但有正常参考值范围（0.5～2.49 MOM），在胎儿体内则是非常高（1～10 mg/ml）。怀有开放性神经管缺陷胎儿的孕妇血清 AFP 水平则呈升高趋势，因此怀孕期间检测孕妇血清的 AFP 含量可以筛查开放性神经管缺陷胎儿。在孕 15～19 周开放性神经管缺陷胎儿的母血 AFP 水平可高出正常孕母的 3～4 倍。羊水 AFP、羊水胶质纤维酸性蛋白、羊水胆碱酯酶、母血及胎儿 S100 蛋白水平升高是诊断胎儿开放性神经管缺陷的敏感指标[4]。孕妇血清中 miR423 可作为胎儿神经管缺陷的无创性产前诊断标志物，具有潜在的临床价值，可能预示胎儿神经管缺陷的严重程度[5]。早孕期超声胎儿颅内透明层消失，结合母血 AFP 水平升高，可用于筛查开放性脊柱裂胎儿。

19.1.2　严重胸腹壁缺损伴内脏外翻

19.1.2.1　疾病概述及致病机制

胚胎在发育过程中，体腔关闭的某个环节发生障碍，组成体腔的 4 个皱褶的发育缺陷导致相应的内脏膨出畸形。如头褶发育缺陷导致脐膨出、膈疝胸骨缺损及异位心；两侧褶的发育缺陷导致脐膨出、腹裂；尾褶发育缺陷导致脐膨出、膀胱外翻、小肠膀胱裂、肛门直肠闭锁等。严重的胸腹壁缺损伴内脏外翻十分罕见，胎儿胸壁缺损伴全层腹壁缺损而致内脏如心脏、肝、脾、肠管脱出的畸形。严重胸腹壁缺损伴内脏外翻时，需要鉴别的几个疾病包括体蒂异常、肢体-体壁综合征、泄殖腔外翻、Cantrell 五联症、羊膜带综合征。体蒂异常是指胎儿躯干直接附着于胎盘,并可出现肢体-体壁综合征相似的畸形;肢体-体壁综合征是指出现胸部和(或)腹壁裂、肢体缺陷,有或无脊髓脊膜膨出和(或)尾退化综合征;泄殖腔外翻的特征性表现为巨大脐膨出、扭曲的脊柱、畸形足和脊髓脊膜膨出,无正常膀胱声像,没有肢端完全或部分缺损。Cantrell 五联征典型症状为异位心、腹壁缺损、胸骨裂、心包缺损和膈肌缺损。羊膜带综合征是指胎儿出现多发、非对称和复杂多样的畸形,畸形部位或其他部位有不规则带状回声附着点位于羊膜板或胎体。

19.1.2.2 筛查与诊断

几乎所有的严重胸腹壁缺损伴内脏外翻胎儿均可在早孕期通过超声产前诊断。孕有胎儿腹裂的孕妇中孕期血清 AFP 水平明显升高[腹裂组 4.41(0.88～11.69) MOM,正常对照组 0.98 (0.41～2.26)MOM]。因此,中孕期母血 AFP 水平可用于筛查胎儿严重胸腹壁缺损伴内脏外翻[6]。

19.1.3 单腔心

19.1.3.1 疾病概述及致病机制

检索国内外文献,鲜见胎儿单腔心的超声诊断标准,可见胎儿心脏超声诊断为单心房和(或)单心室。心脏胚胎发育的关键时期在第 2～8 周。胎儿第 4 周后,两腔心逐渐分割为四腔。伴随心脏发育的同时,血管也发育为肺动脉和主动脉。房室间隔完全未发育即形成一房一室的"两腔心"。由于卵圆孔在胎儿时期是开放的,一般不做房间隔缺损的诊断。单心房是指房间隔几乎完全缺失,左右心房形成一个共同心房,胎儿期即使是单心房也很少出现明显的血流动力学异常。单心房很少单独发生,多合并单心室、心内膜垫缺损。单心室是指心房通过双侧或共同房室瓣仅与一个主要心室相连接,也称为单一心室房室连接畸形,其房室瓣连接方式可以是双侧房室瓣、共同房室瓣或一侧房室瓣缺如。不合并其他畸形,单一心室房室连接畸形在胎儿期没有显著的血流动力学改变,胎儿出生后的预后取决于肺动脉有无狭窄以及是否合并其他畸形。功能性单心室的外科治疗是先心病治疗的热点之一,包括姑息性手术(主—肺动脉分流、改良 Blalock-Taussig 分流、肺动脉环缩、双向 Glenn 手术等)、瓣膜手术(瓣膜成形、瓣膜置换等)、Fontan 类的生理性矫治手术以及最终的心脏移植手术,对于功能性单心室的治疗是一项长期的工作[7]。

19.1.3.2 筛查与诊断

(1) 单心房:中晚孕期胎儿四腔心切面见房间隔几乎完全缺如。

(2) 单心室:胎儿超声检查时,容易将心室内粗大的心室内肌束误认为室间隔而误诊。单心室的胎儿超声心动图表现包括两侧对称的心室结构消失,只有一个心室腔,或一个大心室腔和一个小心室腔,左右心房与大心室腔相连[8]。

19.1.4 致死性软骨发育不良

19.1.4.1 疾病概述及致病机制

致死性软骨发育不良的临床表现可包括多种疾病,应仔细鉴别。软骨成长不全是一组致死性的骨发育不良疾病,主要特点是肢体和躯干严重缩短及与之不相称的巨颅。Ⅰ型软骨成长不全是常染色体隐性遗传病,位于5号染色体长臂上的骨畸形发育不良硫酸盐转移因子(diastrophic dysplasia sulfate transporter,*DTDST*)基因发生突变所致,Ⅱ型软骨成长不全为显性遗传病,可能因Ⅱ型胶原蛋白分子缺陷所致。软骨发育不全是最常见的骨发育不良,是由于成纤维细胞生长因子受体-3(*FGFR3*)基因突变所致,主要特点是肢体近端短肢和巨颅,是常染色体显性遗传病,绝大部分病例属于新发生基因突变所致。纯合子软骨发育不全发生于双亲均为患者时,属于致死性畸形,患儿在分娩时或新生儿早期因呼吸衰竭死亡,纯合子软骨发育不全与致死性侏儒临床表现相似。成骨不全症的致死性Ⅱ型多为新发生的显性基因突变所致,主要特点是颅骨几乎未骨化,长骨极度缩短,有明显骨折,胸廓狭窄。致死性侏儒是最常见的致死性短肢型骨发育不良,特征是近段短肢、电话听筒状股骨、窄胸及头相对较大、肋骨短小。大多数病例是由于FGFR3近新发显性突变所致。

19.1.4.2 筛查与诊断

致死性骨发育不良均为致死性,预后不良。早孕期即可观察到异常超声表现,如胎儿颈后透明层增厚、短肢畸形等;随着孕周增加,短肢畸形等超声异常表现会更显著。几种致死性骨发育不良的病因各异,在超声检查中,需要根据各自特有超声表现和骨钙化程度等仔细鉴别诊断。软骨成长不全存在脊柱和颅骨骨化不全,与成骨不全容易混淆,前者颅骨受压不会变形,不会出现肢体长骨骨折;绝大部分的软骨成长不全胎儿脊柱回声减低;纯合子软骨发育不全与致死性侏儒相似,前者双亲均为患者,后者的症状出现更早更严重;成骨不全症的致死性Ⅱ型的骨骼几乎没有钙化伴有明显长骨骨折。

19.2 重大结构畸形的遗传学检测

随着胎儿医学的飞速发展,法定的六种致死性畸形不限于中孕期产前超声筛查,在早孕期即可筛查和(或)诊断。其中,胎儿脊柱裂已经可以通过宫内手术或产时手术治疗;功能性单腔心可通过出生后姑息手术或心脏移植手术治疗,从而显著改善胎儿出生后临床预后,其他胎儿重大结构畸形中,虽然没有包括在法定的6种致死性畸形中,但可能预后不良,无法通过宫内治疗改善临床预后。因此,将来法定致死性畸形的定义、范围等可能会有所更新和调整。

胎儿有其他系统器官的重大结构畸形时,临床预后不良或良好,部分可通过宫内治疗改善预后。所有的胎儿重大结构畸形均应接受产前诊断。产前诊断胎儿染色体异常或结构异常时,应告知孕妇详细信息,对于大多数胎儿基因或结构异常,建议由该领域的专家就诊,因为孕妇做决定时需要准确和详细的咨询。染色体微阵列鉴定出拷贝数变异时,需由遗传咨询师或产前基因诊断专家进行结果解释。当产前检测出遗传性疾病或结构异常时,应进行妊娠终止的讨论。额外的遗传学检测及胎儿检查可能有助于孕妇决定胎儿的预后,包括超声或胎儿超声心动图。建议安排适当的产科,儿科专家或新生儿专家进行新生儿管理的讨论。

19.3 介入性产前诊断

19.3.1 超声介导羊膜腔穿刺

羊水内有来自胎儿的脱落细胞,可通过收集羊水细胞进行羊水细胞培养染色体核型分析、酶学检测、DNA分析等遗传性疾病检测。羊膜腔穿刺的最佳孕周为妊娠18~22周(手术成功率高,术后并发症发生率低,羊水细胞培养成功率高),通常采集羊水量20~35 ml。术前需要明确临床诊断、产前诊断适应证,排除手术禁忌证,确定羊水标本检测内容及局限性,孕妇知情同意。常规消毒铺巾,孕妇排空膀胱,取仰卧位,在超声介导下尽量避开胎盘,远离胎头及胎儿躯干,选择羊水池最深的位置进针,22~20号穿刺针经腹穿刺入羊膜腔,抽取所需的羊水,核对孕妇信息,在无菌环境下及时送检。手术全程超声监测,术后复查胎心率。术后并发症:出冷汗、呕吐、短暂晕厥,多考虑低血糖或术后迷走神经兴奋所致,采取喝糖水、平卧、吸氧等措施后可自行缓解;据统计流产发生率,约为1:1 000;羊水渗漏随着穿刺针直径减小而有所降低;出血、感染发生率较少见[9]。

19.3.2 超声介导绒毛活检

绒毛组织有与胚胎相同的遗传物质,可在早孕期采集绒毛组织进行遗传性疾病的产前诊断。绒毛活检最佳孕周妊娠为11~13周,采集靠近母体面的绒毛组织少许送检。术前需要明确临床诊断、产前诊断适应证,排除手术禁忌证,确定绒毛标本检测内容及局限性,孕妇知情同意。常规消毒铺巾,孕妇排空膀胱,取仰卧位,在超声介导下尽量选择探头方向与胎盘长轴平行位置进针,避开羊膜腔,避开孕妇肠管等腹腔内脏器,绒毛活检针经腹穿刺,吸取所需的绒毛组织,核对孕妇信息,在无菌环境下立即送检。手术全程超声监测,术后复查胎心率。术后并发症:术后流产发生率与羊膜腔穿刺术相似,出血、感染等少见。由于绒毛组织有受到母体细胞污染可能,因此临床应用相对受到限制[9]。

19.3.3 超声介导脐血管穿刺

孕周超过 24 周，羊水细胞培养失败风险增加，需要进行脐带血标本培养的遗传学检测、TORCH 抗体检测、代谢病检测、胎儿药物治疗的监测、血液异常的产前诊断等。脐血管穿刺最佳孕周妊娠为 24～28 周，术前需要明确临床诊断，产前诊断适应证，排除手术禁忌证，确定脐血标本检测内容及局限性，知情同意。常规消毒铺巾，孕妇排空膀胱，取仰卧位，在超声介导下尽量选择胎盘脐带插入口处位置进针，避开胎头及躯干，22 号穿刺针经腹穿刺，抽取脐带血 1.5～2 ml，核对孕妇信息，无菌环境下及时送检，手术全程超声监测。术后复查胎心率。术后并发症：术后流产发生率与羊膜腔穿刺术相似，出血、感染等少见。胎心率变慢或暂停需要停止操作，孕妇左侧卧位、吸氧，甚至肌注阿托品等以改善症状。抽取的脐带血标本需要同时检测血红蛋白电泳，排除母血污染。因脐血标本数量有限，同时需要进行胎儿 DNA 检测时，可采集清亮羊水标本送检[9]。

19.4 胎儿宫内治疗

19.4.1 胎儿镜

胎儿镜（fetoscope）检查是用胎儿镜经母体腹壁、子宫壁穿刺进入羊膜腔内观察胎儿在子宫内的体表形态和活动，并采集胎儿标本或提供宫内治疗。由于胎儿镜设备昂贵，技术要求高，并发症较其他穿刺术高，在临床上没有普及，必须有明确的适应证才能进行。胎儿镜主要适应证包括直接观察胎儿体表是否有异常，排除白化病、脊柱裂、唇/腭裂、面部及肢体畸形等；采集胎儿皮肤、肌肉、肝脏、血液标本用于产前诊断；脐带结扎、双胎输血综合征的宫内治疗。胎儿镜检查最适合在妊娠 19～22 周进行，妊娠晚期因宫腔狭窄，不易操作。随着胎儿镜器械的进步，国内胎儿宫内治疗得到蓬勃发展。

19.4.1.1 胎儿镜下气管封堵术治疗先天性膈疝

胎儿镜下气管封堵术治疗先天性膈疝的原理为胎儿镜下气管封堵术（fetal endoluminal tracheal occlusion，FETO），使胎儿肺内潴留液体，促进肺膨胀致胸腔压力增加，将胸腔内疝内容物推回腹腔。改善胎肺功能，降低胎儿出生后的死亡率。先天性膈疝（congenital diaphragmatic hernia，CDH）的治疗方案需要根据具体分型、测量肺/头比等来决定。

（1）FETO 手术适应证：严重左侧膈疝、右侧膈疝伴有肝脏疝入胸腔、肺/头比＜1.0 者。

（2）手术最佳孕周：妊娠 25～29 周。胎儿麻醉固定体位后在胎儿镜下气管内放置球囊，隔日监测球囊位置、肺/头比和胎儿宫内生长发育情况。根据胎儿生长发育情况，在妊娠晚期取出或刺破气囊或分娩时新生儿做产时外科处理[10]。

19.4.1.2 胎儿镜下单绒毛膜双胎选择性减胎术

由于单绒毛膜双胎间胎盘存在大量的交通血管或者胎儿间占有胎盘份额不等而出现特有并发症,如双胎输血综合征(twin-twin transfusion syndrome,TTTS)、双胎动脉反向灌注综合征(twin reversed arterial perfusion sequence,TRAP)、双胎贫血-红细胞增多序列征(Twin anemia polycythemia sequence,TAPS)和选择性胎儿宫内生长受限(selective intrauterine growth restriction,sIUGR)。当上述并发症出现时,胎死宫内风险明显增加。一个胎儿死亡后,其循环血压下降,存活胎儿可向死胎大量输血,导致存活儿低血压性休克,或其神经系统受损甚至死亡。因此,对存在一个胎儿死亡可能的双胎病例进行减胎治疗可预防和避免存活胎儿潜在的损伤;减胎手术的适应证需要严格评估,最常见的适应证是无心畸胎和双胎发育不一致或一胎畸形。在与孕妇及其家属充分沟通,获得知情同意后减胎。常用的单绒毛膜双胎妊娠减胎的方法包括脐带双极电凝,脐带根部射频消融术和脐带结扎术 3 种。激光凝固脐带血管限于较小的孕周,一般在 16～20 周,20 周以上可采用双极电凝脐带血管;射频消融减胎术是利用高频电流产生热效应阻断胎儿血液循环,射频消融减胎术在＞23 孕周后手术者失败率增高。脐带结扎术适用的孕周范围较广,在脐带增粗时可采用脐带结扎术[11]。

19.4.1.3 胎儿镜下治疗后尿道瓣膜

后尿道瓣膜(posterior urethral valve,PUV)是后尿道内的软组织瓣膜导致尿道梗阻。本病病因不明,可能为多基因遗传,与尿生殖膈分化不全有关。PUV 可引起泌尿系统及其他系统发育不良和功能障碍、膀胱扩大、羊水过少致胎肺发育不全等。为了防止先天性 PUV 带来的严重并发症,早期宫内干预能有效缓解梗阻,改善胎儿预后。目前使用最多的是膀胱-羊膜腔分流术(vesico-amniotic shunting,VAS),旨在胎儿膀胱和羊膜腔之间放置一根分流管,使胎儿尿液从旁路进入羊膜腔,既有效地缓解了肾脏及输尿管的压力,又增加了羊水量,防止继发的胎儿肾功能损害和肺发育不全,这些经过宫内治疗的胎儿出生后大多数对生活质量满意。VAS 虽然简单,但有许多并发症,如引流管堵塞、膀胱收缩功能丧失、尿性腹水、胎膜早破、绒毛膜羊膜炎等。胎儿膀胱镜下后尿道瓣膜消融术对孕妇和胎儿造成的并发症相对较小,它可以明确梗阻的具体位置,从根本上消除梗阻的病因,改善胎儿的肾脏和膀胱功能。但其手术困难,在于膀胱与后尿道之间存在一个角度,怎样使镜子通过膀胱-后尿道夹角进入后尿道成为手术成功的关键[12]。

19.4.1.4 胎儿镜下胎盘血管激光凝固术

单绒毛膜双羊膜囊双胎(monochorionic diamniotic twins,MCDA)可合并 Siugr、TTTS、TRAP。sIUGR 产前无有效的治疗方法,处理原则是确定胎儿无结构畸形和染色体异常,胎儿生长发育不一致可能是由于胎盘份额不均所引起的。MCDA 并发 I 型

sIUGR 的孕妇采用期待治疗,超声随访胎儿生长差异,小胎脐动脉多普勒血流频谱是否出现异常。MCDA 并发 Ⅱ 型 sIUGR 需要观察小胎的静脉导管多普勒血流频谱,如果血流频谱出现 a 波倒置或 a 波消失、孕周不适于分娩,则应进行宫内治疗。生长受限胎儿可能自然死亡,生长正常胎儿可急性反向失血导致继发性死亡或严重的神经功能障碍。在超声引导下行胎儿镜下胎盘交通血管、激光凝固治疗术(fetoscopic laserphotocoagulation of ehorioangiopagous placental vessels,FLOC)分离两个胎儿的循环系统后,即使小胎死亡,大胎也将得到保护。当 MCDA 并发 sIUGR 合并胎盘份额不均时,FLOC 不能给小胎带来生存希望,应行选择性减胎术[13]。TTTS 发生的机制是由于 MCDA 胎盘内存在吻合血管,引起供血胎儿出现渐进性的血容量减少、贫血、生长受限、少尿、羊水过少,甚至发展为"贴附儿";而受血胎儿血容量过多出现心功能衰竭和羊水过多。目前较为有效的治疗 TTTS 的方法有 FLOC,治疗效果取决于 TTTS 分期与术后严密监测与管理,早期诊断、早期治疗可获得较好的妊娠结局[13-14]。

19.4.2　介入性胎儿宫内治疗

19.4.2.1　超声引导下羊膜腔内灌注

羊水是胎儿宫内赖以生存的内环境,羊水过少是产科的常见病。在羊水量减少的情况下,脐带特别脆弱以至受压,影响脐静脉的血回流,使回流胎儿心脏的含氧静脉血减少;血氧过少激活化学受体,迷走神经兴奋而出现胎心率变异减速、胎儿酸中毒、胎儿窘迫等。羊膜腔内灌注术(amnioinfusion,AI)治疗羊水过少技术是一项安全、有效、易操作的新技术。利用介入性超声技术,向羊膜腔内注入羊水替代液,有效缓解羊水减少造成的对胎儿、脐带的压力,对延长孕周、改善胎儿生长环境、减少胎儿宫内窘迫的发生、提高阴道分娩率有着重要的临床意义。根据羊膜腔内压力决定输液的速度及数量,一般输液总入量为 300～500 ml。于穿刺前服宫缩抑制药,常规术前 B 超检查胎儿有无畸形,选择的穿刺部位位于羊水水平段较宽处。穿刺进入羊膜腔连接三通管装置,一端行宫内压力测定,另一端为治疗通道。取羊水 10 ml 进行泡沫试验了解胎儿肺成熟度.输入羊水替代液(生理盐水),羊膜腔内压力维持在 1.5～2.1 kPa,每个胎儿的宫内治疗次数一般为 1～3 次,间隔 5～8 d[15]。

19.4.2.2　超声引导下羊水减量

羊水过多与胎儿结构异常、染色体异常、妊娠期糖耐量异常及 TTTS 等有关。羊水过多本身即可引起胎膜早破、胎膜剥离。羊水过多程度越重,风险越高。羊水减量术可降低羊膜腔内压,有助延长妊娠时间。手术指征:羊水池最大深度≥12 cm 或母体有腹胀、子宫敏感或不规律子宫收缩等症状;无法进行激光治疗的 TTTS;妊娠合并羊水过多引产注药前,以免破膜时宫腔内压力骤减[16]。

19.4.2.3 胎儿宫内输血

胎儿宫内输血的主要目的是纠正各种原因所致的胎儿贫血。免疫性溶血性贫血和一些非免疫性贫血为主要的适应证,细小病毒 B19 感染引起的胎儿溶血性贫血亦是适应证。宫内输血主要有经腹腔途径与经脐静脉途径。血液选用 Rh 阴性的洗涤浓缩红细胞,与母血清交叉配型无凝集现象。最好经射线照射以防止移植物抗宿主反应,红细胞比容为 0.7~0.8,以 0.8 最合适。与用其他供血者的血比较,输母体血母胎间免疫反应较小,在胎儿体内消耗速度慢,可减少输血次数。最佳输血量为 20 mg/kg,若超过这一输血量,胎儿存活率下降。水肿胎儿较非水肿胎儿可耐受较大的输血量[17]。

19.4.2.4 胎儿胸腔积液的宫内引流术

胎儿胸腔积液是胸腔内液体积聚,根据是否合并胎儿发育异常或染色体异常,可分为原发性胸腔积液和继发性胸腔积液。病因比较复杂,包括心脏异常、染色体病或胎儿宫内感染等。原发性胸腔积液可发生于单侧或双侧;继发性胸腔积液由于胎儿伴发疾病不同。大量胸腔积液可导致胎儿娩出后急性窒息以致迅速死亡。胎儿胸腔积液引流术是在超声引导下,穿刺针经腹进入羊膜腔后穿刺入胎儿胸腔,避免碰到胎儿的心脏,缓慢匀速吸出胎儿胸腔内液体,待胎儿心脏和肺脏逐渐恢复正常位置后拔出穿刺针[18]。由于原发性胸腔积液可在宫内或产后自然消退。因此,对于积液量小、不伴有胎儿水肿的病例,可在严密监测下期待积液自然消退。

19.4.3 非介入性胎儿宫内治疗

19.4.3.1 室上性心动过速的宫内治疗

胎儿心律失常是常见的非结构畸形的先天性心脏病,是指胎儿心脏节律或心率的异常。房性或室性早搏是最常见的心律失常,胎儿期无须特殊处理,预后多良好,只有少数严重的心律失常可造成胎儿心力衰竭、水肿甚至死亡。研究认为,在没有心脏结构畸形的情况下,药物宫内治疗对胎儿快速性心律失常有确切的疗效。发现胎儿快速性心律失常时需要进行全面的母胎评估。为需要宫内药物治疗的孕妇提供药物治疗,用药方案为单用地高辛,或地高辛联合索他洛尔、常压高流量氧。用药后根据疗效和血药浓度动态调整用药方案。治疗期间严密母儿监测,由胎儿医学团队共同讨论后谨慎决定分娩方式和时机[19]。

19.4.3.2 子宫内胎儿基因治疗

宫内基因治疗是指将正常基因导入靶细胞代替遗传缺陷的基因,或关闭、抑制异常表达的基因,以达到预防和治疗遗传性疾病的目的。随着人类产前诊断技术和分子遗传学研究的进步,许多遗传性疾病在早期妊娠就可得到诊断。若能在孕妇分娩前治疗遗传性疾病,可将疾病的危害性降到最低程度,减轻家庭和社会负担。目前,宫内移植同种基因的造血干细胞(hemopoietic stem cell,HSC)已在动物模型及人类胎儿取得成功。但由于多种原因,这种新的治疗方法仅限于有严重免疫缺陷的胎儿。故宫内基因治疗还处于研究阶段,有许多问题亟待解决。随着功能基因组学研究的深入,产前诊断技术取得了长足进展,宫内基因治疗严重单基因疾病的可行性重新得到了认可[20]。

19.5 小结与展望

出生缺陷发生的成因较为复杂,有遗传因素,也有环境因素,包括营养、疾病、感染、用药和接触有害物质等因素。自 2005 年开始,我国将每年的 9 月 12 日定为中国预防出生缺陷日。近几年,随着国家二胎政策的开放,高龄孕产妇的人数急剧上升,导致出生缺陷率和出生缺陷的胎儿也日益增多。目前,我国重点推广出生缺陷三级预防措施,包括进行婚前医学检查和孕期保健、孕早期保健、新生儿筛查。这在一定程度上降低了出生缺陷率。而随着产前诊断技术和精准治疗的不断发展,相信未来的胎儿医学事业将会蓬勃发展。

参考文献

[1] 李胜利. 对中国医师协会超声医师分会《产前超声检查指南(2012)》的深入解读[J]. 中华医学超声杂志(电子版),2014,11(4):1-9.

[2] 徐燕,茹彤,顾燕,等. 妊娠 11~13^{+6} 周超声结构筛查在胎儿中枢神经系统畸形诊断中的应用[J]. 现代妇产科进展,2015,(8):569-572.

[3] 袁志英,赵进,尚德品,等. 产前超声诊断胎儿神经系统畸形的应用价值[J]. 中国医药指南,2013,11(9):103-104.

[4] 林瑞兰,刘振江. 神经管缺陷畸形的蛋白质学研究进展[J]. 国际儿科学杂志,2016,43(3):189-193.

[5] 顾卉,黄天楚,梅妍,等. 孕妇血清微小 RNA-423 对胎儿神经管缺陷产前诊断的意义[J]. 国际儿科学杂志,2015,42(3):331-337.

[6] 陈益明,张闻,卢莎,等. 中孕期母血清甲胎蛋白和游离 β-hcG 筛查胎儿腹裂和脐膨出的效率[J]. 浙江大学学报(医学版),2017,46(3):268-273.

[7] 庄建. 功能性单心室的外科治疗——统一命名和改良技术[J]. 中华胸心血管外科杂志,2014,30(4):193-194.

[8] 张桂珍,耿斌. 实用胎儿超声心动图学[M]. 北京:中国医药科技出版社,2004.

[9] 康佳丽,张玉洁. 超声介入:产前诊断与宫内治疗学[M]. 广州:广东科技出版社,2008.

[10] Doné E, Gucciardo L, Van M T, et al. Prenatal diagnosis, prediction of outcome and in utero therapy of isolated congenital diaphragmatic hernia[J]. Prenat Diagn, 2010,28(7):581-591.

[11] 魏瑷,龚丽君,熊光武,等. 胎儿镜下脐带结扎术在复杂性多胎妊娠减胎中的应用[J]. 中华妇产科杂志,2013,48(10):750-754.

[12] 何薇,吴菁,石礼双. 胎儿巨膀胱的产前诊断及预后评估(附一例特殊病例报道)[J]. 中国优生与遗传杂志,2015,23(11):104-105.

［13］刘新秀,刘子建,王秀美,等.激光凝固胎盘吻合血管术治疗单绒毛膜双羊膜囊双胎并发选择性胎儿生长受限的临床效果分析[J].中华妇产科杂志,2014,49(3)：183-187.

［14］Yang X, Leung T Y, Ngan Kee W D, et al. Fetoscopic laser photocoagulation in the management of twin-twin transfusion syndrome：local experience from Hong Kong[J]. Hong Kong Med J,2010,16(4)：275-281.

［15］Qazi M, Saqib N, Ahmad A, et al. Therapeutic amnioinfusion in oligohydramnios during pregnancy (excluding labor)[J]. Reacher Gate, 2017, 6(10)：4577.

［16］彭宏娣,庄薇,周艳,等.施行负压吸引快速羊水减量术孕妇的围术期护理[J].解放军护理杂志,2014,31(7)：41-43.

［17］郭晓玲,邓璐莎,钟进,等.胎儿宫内输血的临床应用[J].中国妇幼保健,2015,30(6)：891-893.

［18］汤雪薇,李发涛,李焱,等.QF-PCR检测性染色体不同的同卵双胎一例分析[J].中国优生与遗传杂志,2015,(5)：27-28.

［19］周开宇,华益民.胎儿心律失常的产前诊断与治疗进展[J].中华妇产科杂志,2015,50(8)：624-628.

［20］张勇,常淑芳,孙江川.子宫内胎儿基因治疗研究进展[J].中华妇产科杂志,2010,45(9)：712-714.

20

遗传咨询

我国每年有 90 万～100 万出生缺陷儿，发生率高达 5.6%，出生缺陷已成为我国一个重大的公共卫生问题。此外，我国不孕不育患者人数超过 5 000 万，发生率达 12.5%～15%；每年新发肿瘤约 312 万，肿瘤发生率约 6.4%。随着高通量测序技术的发展，为遗传病和癌症的预防、诊断和治疗带来了福音，国家也加大了对此技术的支持力度。遗传咨询是基因测序转向临床应用必不可少的一环，但由于历史原因，遗传咨询过去在我国没有得到重视，到目前为止，我国遗传咨询机构缺乏，没有专业的遗传咨询师，公众对遗传咨询认知不足，这些都严重制约了我国基因测序等先进技术的应用和普及。

20.1　出生缺陷预防与遗传咨询

加强出生缺陷诊断和预防是提高出生人口素质的源头性和战略性途径，与未来中国的核心竞争力休戚相关，是全面迈向小康社会、实现"中国梦"的必要条件与保障。经济的迅速发展，使我国社会人口状况和人群疾病谱发生了重大变化，人口再生产模式发生了根本性转变，低出生、低死亡和低增长成为我国人口发展的基本特征。在人口数量得到有效控制的情况下，提高人口素质成为一个十分迫切和重要的问题。出生人口素质是人类持续发展的基础，是提高人口健康的必要条件，国家已将预防出生缺陷、提高人口素质列为国民经济和社会发展的重要内容[1]。

20.1.1　出生缺陷的概念及类型

出生缺陷是指由先天因素导致的新生儿阶段就显现出来的疾患，表现为肉眼可见的身体结构或可察觉的功能异常，例如神经管缺陷、唇腭裂、肢体异常、先天性心脏病，这是狭义上的出生缺陷。如果将一些能通过简单的检查便可以诊断的代谢性疾病或神经肌肉性疾病包括进来，例如苯丙酮尿症（PKU）、先天性甲状腺功能低下、先天性耳聋、婴儿型脊髓性肌萎缩(SMA)、地中海贫血等,则可称为广义的出生缺陷。通常将它们统称为出生缺陷和遗传性疾病[2]。

根据出生缺陷的胚胎发生过程分类,出生缺陷可分为9种类型[3]。

(1)整胚发育畸形:多由严重遗传缺陷引起,大多不能形成完整的胚胎并早期死亡而吸收或流产。

(2)胚胎局部发育畸形:由胚胎局部发育紊乱引起,涉及范围并非一个器官,而是多个器官,如头面发育不全等。

(3)器官或器官局部畸形:由某一器官不发生或发育不全所致,例如双侧或单侧肺不发生、室间隔膜部缺损等。

(4)组织分化不良性畸形:这类畸形的发生时间较晚且肉眼不易识别,例如骨发育不全等。

(5)发育过度性畸形:由器官或器官的一部分增生过度所致。例如在房间隔形成期间第二隔生长过度而引起的卵圆孔闭合或狭窄、多指(趾)畸形等。

(6)吸收不全性畸形:在胚胎发育过程中,有些结构全部吸收或部分吸收,如果吸收不全,就会出现畸形,例如蹼状指(趾)等。

(7)超数或异位发生性畸形:由于器官原基超数发生或发生于异常部位而引起,例如多孔乳腺、异位乳腺等。

(8)发育滞留性畸形:器官发育中途停止,使器官呈中间状态,例如双角子宫、隐睾等。

(9)重复畸形:单卵双生胎儿未能全部分离,致使胎儿全部或部分结构重复,例如连体儿。

在国际疾病分类 ICD210 中,出生缺陷是根据其发生部位进行分类,这也是世界各国对出生缺陷进行调查统计时采用的分类方法。目前,国际上常规监测的出生缺陷有12种,我国在此基础上增加了9种常见畸形,并将尿道上、下裂及上、下肢短肢畸形各合为一类,共计19种(见表20-1)。

表 20-1　我国常规监测的出生缺陷及其 ICD210 编码

出 生 缺 陷	ICD210 编码	出 生 缺 陷	ICD210 编码
无脑儿※	Q00.0	完全性唇裂※	Q36.2
脑积水※	Q03.2	食管闭锁及狭窄※	Q39.0～Q39.3
脊柱裂※	Q05.2	幽门肥大	Q40.0
先天性心血管病※	Q20.2～Q28.2	直肠及肛门闭锁※	Q42.0～Q42.3
腭裂※	Q35.2	尿道上、下裂※	Q64.0,Q54.2

出 生 缺 陷	ICD210 编码	出生缺陷	ICD210 编码
先天性髋关节脱位*	Q65.0，Q65.5	胎痣	Q82.5
畸形足	Q66.2	血管瘤	Q82.8
多指(趾)与并指(趾)	Q69.2，Q70.2	内脏外翻	Q89.3
短肢畸形(上、下肢)*	Q71.2，Q72.2	唐氏综合征*	Q90.2
膈疝	Q79.0		

注：* 为国际常规监测的出生缺陷

出生缺陷监测是指连续、系统地对人群中所发生的出生缺陷有关资料进行收集、整理、分析和利用的过程。1986 年卫生部在全国范围内进行了 1 年的出生缺陷监测。1989 年卫生部在华西医科大学成立了"中国出生缺陷监测中心"，组织进行全国出生缺陷的动态监测。

出生缺陷监测国际上通用的有两大类，一类是以人群为基础，另一类是以医院为基础。我国现行的监测采用以医院为基础的监测。资料收集方法采用一表一卡，即《围产儿季报表》《出生缺陷儿登记卡》由经培训的妇产科医生根据临床和实验室结果填写上报。监测对象为在监测医院内住院分娩的孕满 28 周到产后 7 d 内的围产儿(包括活产、死胎和死产，不包括孕 28 周计划外引产)。

20.1.2　出生缺陷的筛查及诊断

对出生缺陷及早发现并做出诊断，这对于早期治疗和干预、尽量减少缺陷器官的功能障碍、防止严重的智障具有重要的现实意义。出生缺陷能否实现早期诊断与缺陷的类型和特点有很大的关系，但更主要的是取决于出生缺陷的监测方法、检测者的素质以及对出生缺陷知识的掌握程度。在出生缺陷发生之前，预防措施是控制其发生率的关键；筛查和诊断则是出生缺陷发生后降低其出生率的后续补救手段。主要方法包括高危因素筛查、详细的观察、体检和必要的实验室检查几方面，而筛查及诊断分为宫内和产后两个时期[4]。

20.1.2.1　高危因素的筛查

具有高危因素人群的出生缺陷发生率较高。因此，围产保健和儿童保健检查的次数应更多、更仔细，以便早期做出诊断。

(1) 家族史：显性或隐性遗传病常有明显的家族史，应注意家族中有无先天性视力障碍、聋哑、智力障碍、癫痫或其他先天畸形；注意父母是否为近亲婚配。

(2) 妊娠史：早孕后应定期进行孕期保健检查，应注意如下高危因素。① 妊娠年龄在 16 岁以下的低龄孕妇和 35 岁以上的高龄产妇;② 内科合并症如糖尿病、高血压、甲状腺功能亢进或减退、系统性红斑狼疮等;③ 合并感染如风疹、巨细胞病毒、弓形虫、单纯疱疹病毒、水痘、肝炎、流感、腮腺炎、梅毒等;④ 妊娠合并症如复发性自然流产、先兆流产、羊水过多或羊水过少、妊娠高血压综合征等。

(3) 新生儿史:新生儿异常,如早产、过期产、小于胎龄儿、新生儿窒息等。

(4) 辅助生殖史:随着辅助生殖技术的发展和要求辅助生殖技术的人群增多,通过辅助生殖技术出生的群体会与日俱增。然而,辅助生殖技术对出生缺陷的效应也日益受到重视。其中比较常见的是新生儿死亡、早产、低出生体重、先天性结构异常和多胎。多胎本身也会使出生缺陷率升高。此外,基因印迹和儿科肿瘤的风险也不能忽视。

20.1.2.2　临床观察与体检

临床观察与体格检查是发现出生缺陷的主要手段之一,也是确诊体表可见出生缺陷的手段。临床观察与体格检查应在新生儿出生后第一天便开始,并定期检查,因为有些出生缺陷在新生儿期可能缺乏典型表现。

(1) 临床观察:应全面观察饮食、大小便、呼吸、面色、精神、四肢运动等;观察工作由病房护士进行,也可以由父母或家长进行。① 喂奶后呕吐、呛咳、青紫、腹胀、无大便或排便困难,多为消化道畸形。② 呼吸困难、青紫、喂奶困难,多见于呼吸道畸形、先天性心脏病和膈疝等。③ 精神状态异常,包括异常安静(如反应低下、少哭不动、嗜睡)和异常兴奋(如大声哭叫、尖叫);运动异常包括肢体运动障碍和面部异常运动或异常动作,这些表现可见于肌肉神经创伤或中枢神经系统发育异常。

(2) 体格检查:许多出生缺陷是显而易见的,但有些却不是,因此应进行系统体格检查。每次体检都应从头到脚、从前到后逐个详细检查身体各部位,不可遗漏任何一个部位。即使发现了一两种缺陷,也应坚持完成全部体检,以免漏掉第二、三种出生缺陷。

20.1.2.3　实验室检查

实验室检查包括形态影像学检查及血液、生化、免疫等功能检查,前者主要用于发现和诊断先天内脏形态异常;后者主要用于发现和诊断各种出生缺陷的病因。

(1) 超声检查:按照检查目的不同,超声诊断包括如下几种。① 胎儿 B 超:对妊娠子宫及胎儿进行 B 超检查,可以早期发现胎儿的无脑畸形、脊柱裂、腹裂畸形等致死性畸形。② 头颅 B 超:对脑组织进行扫描,可发现脑畸形如脑积水等。③ 腹部 B 超:用于发现腹腔脏器如肝、脾、肾的先天畸形。④ 超声心动图:对心脏及大血管进行实时超声检查,可用于先天性心脏病形态异常的诊断、分流方向及分流量的诊断和心功能的诊断。

(2) X 线片检查:包括头颅片、胸片、腹部立位片、四肢片和 X 线对比造影检查。

(3) CT 和 MRI 检查:这两种方法均可对不同器官进行断层扫描,分辨率高,有助于对各器官的畸形做出诊断。

（4）血液生化检查：用于红细胞或血浆、血清中某一生化成分的测定，如血红蛋白、氨基酸、糖、脂肪的定量测定有助于遗传代谢病的诊断。

（5）血清免疫学检查：用于检测血液中某种抗原或抗体的存在与否，有助于宫内慢性感染如风疹病毒、巨细胞病毒感染的诊断。

（6）染色体核型分析：染色体形态检查及显带技术，有助于染色体病的诊断和鉴别诊断。

（7）遗传代谢病实验室筛查：如新生儿足跟血先天性甲状腺功能减退症、苯丙酮尿症、先天性肾上腺皮质增生症和葡萄糖-6-磷酸脱氢酶缺乏症的筛查。如串联质谱技术筛查氨基酸、有机酸代谢紊乱、脂肪酸氧化缺陷和尿素循环障碍等疾病。

（8）细胞学检查：用于诊断某些血液病引起的出生缺陷。

（9）基因诊断：采用 FISH、Southern plot、Multiplex PCR、MLPA、aCGH、PCR-RFLP、PCR-ASO 及 Sanger 测序技术进行基因遗传病诊断。

20.1.3 规范产前诊断及遗传咨询

人口及其健康是一个国家和民族生存和发展最基本的要素和最宝贵的资源，是实现社会经济全面可持续发展的基本保障。出生人口素质是决定人口素质的基础，研究出生人口的质量及其影响因素，积极开展优生及优育工作，对于提高中国人口素质，实现我国人口环境资源可持续发展的战略目标，具有至关重要的意义[5]。据 WHO 资料，约 5% 的人类妊娠可能带有遗传性疾病；发达国家的儿童医院住院患者中有 36%～53% 存在遗传问题；发展中国家 15%～25% 的围生期死亡与遗传性疾病有关。我国每年出生约 1 500 万婴儿，出生缺陷发生率 1.3%，而我国人口中 20% 左右患有遗传性疾病[6]。

遗传因素是我国常见出生缺陷的三大发生原因之一，主要包括染色体异常、单基因遗传病和多基因缺陷。单基因缺陷已报道近 12 000 种，常见的有血友病、假肥大型进行性肌营养不良（DMD）、苯丙酮尿症（PKU）、葡萄糖-6-磷酸脱氢酶（G6PD）缺陷等。进行遗传性疾病及其他先天畸形的产前诊断，是避免致死性遗传及畸形疾患胎儿出生的重要手段。对非致死性单基因疾患胎儿在出生前做出相应诊断及治疗的建议，可为进一步发展到单基因疾患胎儿宫内治疗做准备。为了实现上述目的，产前诊断是重要手段之一。

20.1.3.1 遗传性疾病诊断的主要方法

目前应用的主要手段及技术包括植入前遗传学诊断（preimplantation genetic diagnosis，PGD）在试管婴儿种植前对卵裂球或极体进行遗传信息诊断；妊娠 9～12 周前进行胚外体腔穿刺（coelocentesis）、绒毛穿刺取样（chorion villus sampling，CVS）；妊娠 16～23 周进行羊膜腔穿刺（amniocentesis），细胞培养；妊娠 16 周至分娩：胎儿脐静脉穿刺（umbilical cord blood sampling，UCBS）获得胎儿血标本；胎儿镜（fetoscope）手术获得胎儿皮肤、毛发、血液；母体血胎儿细胞筛查等。应用的实验室技术包括分子生物学中的荧光原位杂交、聚合酶链反应、单链构象多态性分析、限制性片段多态性分析等技术、细胞遗传学的细胞培养、染色体核型分析、FISH 技术和生化酶学等。

每一种诊断的技术方法都有各自的优缺点：PGD 目前已经扩展到染色体异常、单基因遗传病、具有遗传易感性的严重疾病和人类白细胞抗原（human leukocyte antigen，HLA）配型；胚外体腔穿刺可在妊娠 8 周左右进行，但要求较高的操作及实验室技术设备。绒毛穿刺取样在妊娠 9～12 周进行，但如发生嵌合型还需辅以其他方法确诊，并有发生胎儿肢体丢失的报道；羊膜腔穿刺培养是目前广为开展的产前诊断方法，但细胞培养需要 2～3 周，得出结论时胎儿已经妊娠至中期，如需终止妊娠可导致母体痛苦及伦理学纠纷；脐带血穿刺是核实其他诊断的"金标准"，但胎儿风险也较大；胎儿镜是损伤最大的操作，但对部分胎儿疾病的诊断及宫内治疗目前还是不可替代；母血查找胎儿细胞符合对胎儿无创的要求，但因胎儿细胞少，对实验技术要求高，目前已有很多单基因遗传病的临床应用报道。非侵入性产前诊断技术的发展和完善必将为遗传性疾病预防带来革命性的改变[7-10]。

随着辅助生殖技术临床开展规模的日益扩大，以及细胞及分子遗传学诊断技术的快速发展，胚胎植入前遗传学诊断和植入前遗传学筛查（preimplantation genetic screening，PGS）技术迎来了快速的增长和发展，这为遗传病及出生缺陷预防阶段的前移提供了广阔的应用前景。由上海交通大学、北京大学、南京医科大学、山东大学、安徽医科大学、中南大学、浙江大学、中信湘雅医院等单位的业内著名专家共同拟定的《胚胎植入前遗传学诊断/筛查技术专家共识》，于 2018 年 4 月在《中华医学遗传学杂志》公开发表，标志着我国胚胎植入前遗传学诊断/筛查进入规范化、专业化时代。

20.1.3.2　遗传咨询的基本规范

遗传咨询（genetic counseling）通常是指将某种特定的遗传疾病的相关信息告知孕妇、患者家属或高危者。这些信息包括疾病的性质，发生遗传的危险程度及疾病可能导致的危害，产前诊断及实验技术的选择及相关影响因素，疾病预防和治疗措施及对咨询者的心理、社会的可能支持措施。遗传咨询应特别注意咨询个体及其家庭成员对产前诊断的反应，帮助进行实验结果的讨论，尽量保证他们做出相对正确的选择。遗传咨询还一定要告知"正常"的概念是该胎儿未患已进行检查的特定疾病，而不除外其他异常的可能性[5]。1969 年，随着纽约 Sarah Lawrence 学院首个硕士水平培训计划的问世，美国开始了遗传咨询专业的培训。从那时起，遗传咨询专业在全球范围内逐渐扩大，截至 2018 年初，在超过 28 个国家中总共估计有近 7 000 个遗传咨询师[11]。

在遗传咨询中应注意如下要点。

（1）原则上要求进行遗传咨询的医师需具有足够的遗传学知识背景。但在我国即使是中心城市的三级医院,多数咨询是由产科医师完成,因此,参加咨询的医师应该进行遗传学、胎儿学及实验室知识的培训,并应通过严格的资格认定。对进行初级医疗、产前筛查遗传疾病的医院也需要进行基本产前诊断和遗传咨询知识的培训,建立产前诊断转诊的规范。

(2)遗传咨询门诊应具备完整的文字记录及病历资料保存制度。在介绍产前诊断方法及相关实验时,应考虑潜在的家庭支持的花费并保证患者能够了解遗传诊断及实验的相应风险。应尽量将遗传检查实验的细节以通俗的形式提供给患者及家庭,使他们了解实验的本质、范围、局限性、准确性、重要性以及结论的意义和对其他家庭成员的意义。当实验结果不确定时,应由儿科、胎儿病理学家、临床遗传学家共同会诊,以进一步向胎儿父母提供较为准确的信息。

(3)每一个操作都需孕妇签署知情同意书,孕妇可选择接受或拒绝所提供的检查。要保证同意书的签署是自主的,而非来自第三方的压力,医师只提供指导性建议,而非决定。当患者永久性不能签署知情同意书时(如认知有障碍),可由负责患者临床医疗的主管医生根据医疗原则与主要监管人商议后来决定是否进行检查及检查项目。若认知障碍是暂时的,应等到知情同意书签署了再进行检查,除非该检查是必须在限定时间内完成的。

(4)对少见的遗传疾病的产前诊断应在地区级以上或国家级实验室进行,并设立相关的专家会诊机制。

(5)根据实验结果需要进行终止妊娠时,应慎重检查核实实验结果,进行终止妊娠的人员和实验诊断者间应有密切的联系并进行娩出后的诊断核实。在终止妊娠前后应对胎儿的父母给予足够的心理帮助及支持。

(6)遗传咨询及诊断耗费大量人力物力,应争取政府及相应研究的基金来支持产前诊断。所有进行产前遗传学检查的实验室在人员建制和设备配置方面应全面符合有关规定。由于多数遗传性疾病发生率较低,为避免资源的浪费,应设立中心城市的实验室及完善的转诊制度,以保证诊断的快捷及可靠性。

(7)产前诊断孕妇和胎儿均具有一定的风险,非适应证不得进行实验性产前诊断,新技术及必需的实验研究应经专业技术委员会及伦理委员会确认后进行。孕妇有签署知情同意书或拒绝的权利。在没有取得同意前,其标本不能进行其他实验。此外,应向孕妇及家属解释部分研究性实验不一定适用于产前诊断。

(8)关于迟发性遗传病的诊断及咨询与其他遗传性疾病比较,迟发疾病进行产前遗传学检查的要求相对少见。通常产前检查的需求限制在迟发但严重且不可治愈的疾病,如伴性遗传的假肥大型进行性肌营养不良。通常前来要求诊断的家庭已经受到过该病的特殊负面影响。产前检查可提供家庭对健康子代的一个选择的可能。注意迟发遗传疾病的基因与表型的不确定性更多,只有在充分的遗传咨询下才可进行迟发疾病的产前遗传学检查。如产前检查异常,而妇女却决定继续妊娠时,医师应充分提供有关该疾病的症状、可能的出生后检查及治疗。当出现异常的产前诊断结果时,应进一步对该妇女已出生的孩子、同胞及其他亲属进行相关的遗传咨询。但也要注意患者或家属要求保守秘密,以保证其社会关系稳定的要求。

20.1.3.3 遗传咨询的基本原则及指征

由于遗传性疾病具有家族史并且可能向后代传递的特殊性,在遗传咨询过程中,必然会涉及许多相关伦理问题。因此,作为遗传咨询医师,必须符合法律法规规定的条件、具备相应的知识水平和遗传咨询技能,并取得相关资质才能保障遗传咨询技术服务质量。必须把伦理原则作为遗传咨询首先要注意的问题[12]。

(1)提供信息的完整性。遗传咨询医师必须把与疾病和健康有关的信息准确无偏倚的全部提供给患者或家属,让患者或家属充分知情并完全理解,并在此基础上自主、自愿地做出相关决定。

(2)保护家庭完整。由于遗传性疾病有在后代中有再次发生的风险,对婚姻和家庭是一种考验;而不同的遗传性疾病再发风险不同,因此在提供遗传咨询服务中应充分考虑保护家庭的完整。尽可能准确提供再发风险的信息,同时提供可能进行的产前诊断技术及人类辅助生殖技术的相关信息,保障患者有充分的选择。

(3)尊重患者和家属的决定。对于遗传咨询,提供咨询服务的医生仅仅只能提供医学建议,而不应做出决定,也不能诱导患者及家属做出决定。应尊重患者和家属在充分掌握并理解全部信息后,自主、自愿做出的任何决定,包括是否结婚、生育、采取产前诊断以及辅助生殖技术等。

(4)保护患者和家属的隐私不受雇主、保险商或学校不公正的侵扰。遗传咨询医师必须对患者和家属提供的所有信息保密,不能提供给任何个人、单位或用于商业用途。除非患者和家属同意,否则资料也不能用于科学研究。应该注意,即使患者和家属同意可以用于科学研究,但所有不宜让公众知道的个人的信息,如姓名、住址、身份证号、电话号码等也不能进行披露。

必须告诉患者和家属,让亲属知道可能有遗传风险是个人的伦理责任。遗传性疾病有家族史,可能在这个家族中再次发生。因此遗传性疾病的先证者,也就是遗传性疾病被诊断的第一个人有伦理责任将这一情况告诉所有亲属,使其在结婚或生育之前进行相关的遗传咨询和检查或进行产前诊断,避免遗传性疾病在亲属中发生。如果本人是或可能是遗传性疾病的携带者,告诉他们应该怎样把携带者身份透露给配偶或准备结婚的对象的相关知识。同时还应该告知他们,如果他们想要孩子的话,告知这个透露对婚姻可能会产生有害的影响。如属恰当和需要,提供遗传咨询的医师有再次联系患者和家属的义务。

针对出生缺陷发生的易感性及其发生的特点,凡有如下指征者都主张接受咨询:

① 高龄孕妇,35 岁及以上的孕妇要求进行遗传咨询和产前诊断;② 有死胎、畸胎分娩史者;③ 接触或使用过致畸原者,包括那些被公认为具有或怀疑有致畸胎作用的化学物质、药物或微生物等;④ 有多次自发流产史的夫妇和不孕不育夫妇;⑤ 确诊为染色体畸变的患者的双亲、确诊为染色体平衡易位的携带者;⑥ 近亲结婚者;⑦ 身份鉴定或亲子鉴定者;⑧ 易感人群的症状前检查;⑨ 性发育异常的患者;⑩ 婚前检查。

20.1.4　遗传咨询的必要性及面临的问题

遗传咨询是一个迅速发展的行业,其总体目标是让照顾遗传病患者及其家属显得更有价值。尽管教育过程、认证机制和实践范围在全球有许多相似之处,但由于医疗体系、法律限制和文化问题的不同,遗传咨询专业在不同国家仍以独特的方式发展。精准医学时代正在进一步挑战提供基因检测的方式以及遗传咨询师所扮演的角色。迄今为止,还没有一种"一刀切"的关于"遗传咨询师"的定义。遗传咨询师可以相互学习,分享经验,建立在其他国家运作的基础上,并使其适应本国独特的环境,以改善我们对患者及其家属的护理。

我国遗传咨询面临的问题主要有以下几个方面:遗传咨询政策缺失,专业机构缺乏;没有专业的遗传咨询师,技术人员不足;遗传咨询开展水平不一,地域分布不均;群众认知不足,科普教育薄弱等诸多问题,需要国家采取有效措施来解决。

我国目前尚未制定任何正式的遗传咨询相关政策及指导性文件。长期以来,没有独立的遗传咨询学科或科室,工作主要是在具有产前诊断资质的医院开展,而且是由普通临床医生兼任。通过调查,超过 1/3 的医院没有开展遗传咨询工作。而且,目前我国也没有专门的机构进行遗传咨询师的认证、考核及遗传咨询资料整理工作,导致遗传咨询人才培养机制不健全,在遗传及相关领域,例如癌症风险预测等,均没有专业的遗传咨询师。对于传统医学教学而言,遗传学一直作为专业基础课讲授,没有相应的科室可以实习,造成医学毕业生忽视遗传咨询的重要性,内、外、妇、儿等传统专业仍然是医学生心目中的就业标准。尽管基因科技日新月异,但难以被普通人理解,因此需要专业遗传咨询人员解读。

目前,我国遗传咨询工作开展得也极为不平衡。总体来说,经济发展好的地方优于经济滞后的地方;南方优于北方;东南沿海优于西部地区;大城市优于小城镇;城镇优于农村。咨询者得不到高质量的甚至得不到咨询服务,致使遗传病患者出生率增加。遗传教育在我国的科普教育中仍然非常薄弱,许多人对基因、遗传、传染、近亲等概念非常模糊,甚至混淆。有遗传病家族史或者遗传病亲属的人总是抱有侥幸心理,不能及时去医院就诊;许多老百姓对于遗传咨询一无所知,遗传病相应的知识匮乏。自愿婚检的男女比例不足 30%,给遗传病的发生提供了可乘之机。

基于目前我国遗传咨询医师队伍建设中的问题,不少专家建议:① 应加强对遗传咨询的专业性教育,规范遗传咨询服务,成立专门的遗传咨询中心,加强科普教育,提高公众对遗传咨询的认识;② 应由专业的遗传咨询组织建立专业的遗传咨询师培训机构,设立遗传咨询师资格标准,规范考核流程,提高他们的职业水平,培养专业的遗传咨询师。遗传咨询师不仅要关注遗传知识和检测技术问题,还要对遗传咨询涉及的伦理问题有足够的认识,尤其是对于遗传咨询的心理支持和帮助作用。遗传咨询师在向患者解释发病机制或者实施产前诊断的告知时,要努力用通俗易懂的语言,把与疾病有关的所有信息全部告知咨询者或其家庭,使患者在知情的基础上自主选择和决策,减少遗传病带给患者及其家庭的痛苦;③ 通过立法规范遗传咨询服务流程,建立合理的收费标准,对遗传咨询服务进行正确的定位,设立行业标准。提高遗传咨询行业的专业性、服务的规范性、提高受众的满意度,以促进我国分子诊断技术的快速发展,加速新的遗传病检测技术的转化,降低我国出生缺陷率,促进公共卫生事业的发展;④ 在全国各个医疗机构成立专门的遗传咨询中心,满足各地区人民对遗传咨询的需求。咨询室的设置应尽量与一般诊室分开,在有条件的医院里设立独立的遗传科和咨询室。在进行家系调查时要切记遵循保密原则,咨询时除必要的医护工作人员外,避免无关人员进入或旁听,切实做到尊重患者人格和保护个人隐私;⑤ 对人员进行合理调整并安排分工合作,更有效地提高咨询效率和质量。通过网络、报纸、电视等媒体,全方位普及遗传病的科普知识,使大众对遗传病家族史有清晰的了解,开展遗传咨询教育,开展能让公众参与的有影响力的活动,让老百姓真正了解遗传咨询,自愿接受婚前、孕前、产前以及遗传病相关的咨询服务。

"人类基因组的完成正在动摇和改变整个医疗界,一场新的医疗革命正在到来。"全国政协委员、中国科学院院士、中国遗传学会副理事长和中华医学会遗传学分会前任主任委员、上海交通大学 Bio-X 研究院院长贺林教授说,"要从根本上改变人类健康,需要遗传咨询作为桥梁,把影响治病的遗传因素挖掘出来,解释清楚,指导疾病的精确治疗。因此,遗传咨询势在必行"[13]。

20.2　遗传咨询的过程

20.2.1　信息的获取

(1)详细询问病史及家族病史特别注意家族中有无畸形儿出生史或家族中有相同的疾病史;询问患者的发病年龄、治疗情况及疗效;询问家族病史,并用统一的符号绘制一个准确完整的家系图。

(2)了解症状,进行体格检查。各种遗传病有其特有的临床表现,大多数遗传病有如下表现。① 遗传病的特异性症状:大多数遗传病在婴儿或儿童期即可表现为特异性症候群,如苯内酮尿症患儿有智能发育不全伴有尿液特殊腐臭,半乳糖血症常有智能发育不全、白内障等。② 染色体病：染色体数目异常和结构异常引起的疾病。多数染色体病有可见的形态学改变，如头小、颈蹼、眼距宽、低位耳、小眼、鼻梁宽或塌陷等。有畸形表现者不一定都是染色体病，如多指、并指、短指、唇裂、角膜混浊、白内障可以是单基因病或多基因病的临床表现，这些临床表现可为确定某种疾病是否为遗传病时做参考[14]。

20.2.2 建立和证实诊断

进行染色体检查及其他辅助检查，根据病史、症状和体征、检查资料，运用遗传学的基本原理和方法，判断是否为遗传病。如果是遗传病，再确定其类型，单基因病、多基因病或染色体病。尽管遗传病的诊断通常可以从病史记录中获取，但很多部分仍需要通过咨询门诊后重新建立。建立诊断通常依赖临床遗传医师，有时是专科医师，有时需进行特殊的辅助检查和实验室检查。

20.2.3 风险概率估计

在儿科和妇产科临床及遗传咨询工作中，经常要回答的问题就是患者(患有遗传性疾病、先天畸形、脑性瘫痪、智力低下、先天性聋哑等)的同胞及子代再发的风险。对再发风险的判定，一定要具有科学的态度，实事求是，除能做产前诊断的病种外，其余均为理论推算的概率，咨询医生根据概率的情况向被咨询者提出忠告及优生指导，而是否生育咨询医生无权决定。

再发风险判断的准确程度取决于以下 3 个条件：① 遗传咨询医生的临床经验，对遗传性疾病的诊断水平以及对遗传学基本知识掌握的程度；② 取决于该医院实验室设备条件；③ 该医院产前诊断水平。对于基层医疗保健单位，具备第 1 个条件就可以较好的开展遗传咨询工作，第 2、3 个条件可以借助大医院设备开展指导性工作。

20.2.3.1 染色体病

(1) 染色体结构异常携带者的遗传咨询。携带者是带有染色体结构异常但表型正常的个体，由于他是人群中部分三体和部分单体综合征产生的主要原因，故将其特别列出。染色体结构异常可分为易位和倒位两大类，至今已记载 16 000 余种，我国已记载 1 200 余种，几乎涉及每号染色体的每个区带。其共同的临床特征是在婚后引起流产、死产、新生儿死亡、生育畸形或智力低下儿等妊娠、生育疾患；有的类型出现分娩畸形儿和智力低下儿的可能性高达 100%。根据广泛的群体调查，在欧美的发生率为 0.25%，即 200 对夫妇中就有一对夫妻的一方为携带者。而根据夏家辉等在长沙的调查，携带者在我国的发生率为 0.47%，即 106 对夫妻中就有一方为携带者。因此，为了防止染色体病患儿的出生，检测出携带者及进行宫内诊断，在我国更具有重要意义。

易位携带者主要包括相互易位携带者、整臂易位携带者、罗伯逊易位携带者等；倒位携带者主要包括臂间倒位携带者和臂内倒位携带者两大类。在他们的配子形成中染色体的配对和交换将产生各种异常的配子,通过受精则可形成各种部分单体和部分三体综合征的患儿。相互异位携带者在减数分裂形成配子的过程中,通过同源染色体间的配对,将形成"四射体",不论在哪个位点发生互换,通过邻近-1和邻近-2分离,以及12种可能的3∶1分离,至少可形成18种合子,其中仅一种为正常者,一种为表型正常的易位携带者,其他均为部分三体或部分单体患者[15]。

(2) 染色体数目异常携带者的遗传咨询。常染色体数目异常较常见例子包括21-三体综合征(唐氏综合征)、18-三体综合征和13-三体综合征。性染色体数目异常中,常见有先天性卵巢发育不全症(45,X)。① 夫妇表型正常时出生缺陷的风险率:第一胎为染色体病患儿,如计划生育一个健康的孩子,必须同时做夫妇及其患儿的染色体检查,夫妇核型正常时,预期风险概率约为1%,属低风险,可以生二胎。② 夫妇之一核型异常时出生缺陷的风险率:如夫妇之一核型为14/21平衡易位携带者,所生子女1/6为完全正常的染色体核型,表型正常;1/6的机会为与父母一样的14/21平衡易位携带者,表型正常;1/6机会为14/21易位型唐氏综合征;还有1/6为21单体综合征,1/6为14三体,1/6为14单体,这三种是致死性的,无法发育到分娩。③ 出生21-三体综合征患儿风险率的估计:若男性为21-三体综合征患者,因智力低下,不能承担家庭责任,不能生育;女性患者与正常男性结婚时,所生子女1/2机会正常,1/2机会为21-三体综合征患儿,孕后必须做产前诊断。21-三体综合征是一种偶发性疾病,每个孕妇都有怀唐氏综合征患儿的可能性,但随着孕妇年龄的递增而发病率升高,所以35岁以上的孕妇需要做产前诊断[16]。需要特别注意的是,对高龄孕妇的孕期遗传咨询除了与适龄孕妇相同的要点以外,应特别关注年龄造成的风险、是否生育过遗传病患儿这两大要点来进行,根据孕妇的不同情况,提供恰当的孕前、孕期咨询建议及产前诊断方法建议,供孕妇及家庭进行选择[17]。

20.2.3.2 单基因病

单基因遗传主要受一对等位基因的控制,遵循孟德尔遗传规律。应首先进行家系调查及分析,根据亲代发病情况,推算子代再发风险率。调查及绘制系谱时必须涉及患者及同一家系中其他患者的一级和二级亲属。一般来讲,代代相传多为显性遗传,隔代相传多为隐性遗传,固定性别的传递多为伴性遗传,伴性遗传常常仅涉及男性[16]。

单基因病诊断过程包括病史采集、疾病临床诊断、遗传类型判断和基因诊断。除了地中海贫血等一些在区域内高发的疾病外,单基因病大多是一些罕见病。因此,疾病的临床诊断常要依赖于专科医师。如假肥大型进行性肌营养不良、脊髓性肌萎缩的诊断是由神经内科医师做,视网膜色素变性的诊断是由眼科医师做出。明确疾病临床诊断后,遗传咨询医师要了解病史和家族史,绘出系谱图,分析疾病的遗传规律,判断疾病的遗传类型,选择适当的基因诊断方法,尽可能做出疾病的基因诊断。

　　单基因病遗传咨询的内容包括解释疾病的诊断、临床表现和严重程度、是否有有效的治疗方法和途径、病因、再次妊娠发生疾病的风险或成年起病及症状出现前遗传病的发病风险、针对风险相关的预防措施、介绍相关的医疗机构和社会团体；协助咨询者进行相关的诊断和治疗，如产前诊断、选择性终止妊娠手术、产前监测、围生期手术等。在咨询过程中，要了解咨询者的相关背景及需求，尽可能帮助咨询者做出对其本人和家庭最有利的选择。同时还要关注咨询者的心理反应，尽可能地对其进行心理安慰。

　　遗传咨询的一般原则适合于单基因病的遗传咨询。遗传咨询中的有利于原则（有利于咨询者及其家庭）、尊重自主性原则、平等原则、教育咨询者原则、非直接的遗传咨询原则、尊重咨询者隐私原则、知情选择和知情同意原则、咨询中关注咨询者的情感、社会、宗教、文化、心理因素这些原则适合于单基因病的遗传咨询。需要强调的是，在咨询中，要充分教育咨询者，使其真正理解他（她）的状况，了解所有干预措施的目的、意义、局限性，只有这样，才能做出对其最有利的选择。另外，在咨询中，认识到对于同一疾病而背景不同的人，可以有不同的选择。

　　（1）常染色体显性遗传病。致病基因位于常染色体上，基因的性质是显性的，夫妇一方患病，子女患病风险为 50%。临床上已肯定的此类疾病包括强直性肌营养不良、先天性成骨发育不全、黄蓝色盲、成年人多囊肾、结节性硬化症等。多指（趾）属常染色体显性遗传病，曾生育过多指（趾）患儿的夫妇，说明父方或母方有一个是杂合子（Aa）或者双方都是杂合子。如果是单方杂合子，则再生育子女的再发风险为 25%；如果双方都是杂合子，则再发风险为 75%。对多指家系的研究发现，有为数不少的散发病例，即父母表型正常却生育出多指患儿，从而提示由于内部或外部的因素在其父母体内的致病基因（A）未能得到表达，故表现为正常。而其父母却将杂合子中的致病基因（A）传递给子女，在子女体内致病基因（A）得到了表达，结果表现为患病。故因遗传病的外显率问题也可不出现垂直传递现象，说明多指（趾）畸形的外显率不高。

　　（2）常染色体隐性遗传病。遗传方式是隐性的，夫妇一方患病时，其子女一般不发病，可以生育，但子女均为致病基因携带者。若夫妇双方均为致病基因的携带者，生育子女中有 1/4 机会发病。现已肯定的此类疾病包括全色盲、白化病、苯丙酮尿症、地中海贫血及先天性肾上腺皮质增生症等。

　　（3）X 连锁显性遗传病。男方患病时，带有显性致病基因的 X 染色体只能传给女儿，生男孩不发病，孕后应做胎儿性别鉴定，建议女胎流产；女方患病时，子女各 1/2 机会发病，如该病较严重，影响健康，又不能做产前诊断，则不宜生育。

　　（4）X 连锁隐性遗传病。男方多为患者，女方多为携带者，当男性患者与正常女性婚配后，父亲带有隐性致病基因的 X 染色体只传给女儿。假肥大型进行性肌营养不良症（DMD/BMD）是最常见的 X 连锁隐性致死性遗传病之一，如女方为已知携带者，男方正常，婚后所生男孩 1/2 机会发病，女孩 1/2 机会为该病携带者。

（5）和单基因病遗传咨询有关的伦理问题。遗传咨询的目的是帮助咨询者了解自身或家庭遗传方面的问题及应对问题的对策，让咨询者自己做出对其个人和家庭最有利的选择。在咨询中，有利于咨询者及家庭是终极目标。

① 迟发性遗传病和症状出现前遗传病的检查。一些遗传病是出生后一段时间才表现出来，如 Huntington 舞蹈病，是中年以后才发病。对于高风险者，如果给予尽早检查，可以在发病前就知道是否发病，这对患者心理是个不良影响。如果是儿童，可能还会受到家庭的不公平对待。但是，在他（她）们生育孩子前进行诊断可以避免患儿出生，这又是很有利的事情。对于儿童的遗传病检查，应遵循保护儿童的利益最大化原则。

② 单基因病的产前诊断和终止妊娠问题。多数时候，产前诊断的目的是在产前诊断出患有严重的致死、致残、致愚性疾病的胎儿并实行终止妊娠。而哪些单基因遗传病的胎儿应该终止妊娠，哪些应该保留，没有定论。单基因遗传病从其对个体生存的影响看可分为轻度影响、中度影响和重度影响。多指、掌趾角化病对个体影响应该是轻度的；耳聋、中间型地中海贫血应该是中度的；重型β-地中海贫血、致死性骨发育不全应该是重度的。对于重度影响的单基因病，应该进行产前诊断，对诊断出的患胎，应该建议终止妊娠；对于中度影响的单基因病，应向咨询者进行详细的解释，由其做出知情选择；对于轻度影响的单基因病，从尊重胎儿生命的角度出发，是不必要做产前诊断及不应该终止妊娠的。但是，有一些所谓的轻度影响的单基因病，如外胚层发育不良、斑驳病，虽然只有皮肤和毛发的改变，不影响个体的生存，却有很多患者觉得自己与众不同，并且从小到大受到歧视，很痛苦，不希望生出和自己一样的后代，坚决要求产前诊断。对于这些咨询者，为了尽可能不违背伦理原则，对这些家庭可选择孕早期产前诊断或植入前产前诊断。对于孕中期和晚期就应该从胎儿的利益考虑，不做产前诊断及终止妊娠。

20.2.3.3　多基因病

多基因遗传的性状受 2 对或 2 对以上等位基因的控制，同时也受环境因素的影响，其中遗传因素在决定该病表型中所起作用的大小称为遗传率。此类疾病再发风险率的预测难度较大，在一级亲属中发生风险率为 1%～5%，高于正常人群，但明显低于单基因隐性（25%）和显性（50%）遗传病的预期风险率。其发病风险率的估计可从如下几个方面分析。

（1）患者一级亲属发病率的估计：当多基因遗传病的群体发病率为 0.1%～1.0%，遗传率为 70%～80% 时，则患者一级亲属的发病率近于群体发病率的平方根。例如唇、腭裂属多基因病，我国唇腭裂的发病率为 0.17%，遗传率为 76%，患者一级亲属的发病率则为 4%。

（2）家庭中患者人数与发病风险的关系：家庭中患者数愈多，发病风险愈高。例如，在一个家庭中只有父母之一患神经管缺陷，子女再发风险为 4.5%；父母正常，生育了 1 名神经管缺陷儿，再次生育畸形儿的风险为 5%；父母正常，生育了 2 名畸形儿，子代再患神经管缺陷的危险(即复发危险)为10%;若父母之一再加一个子女患病,再发风险增加到12%。如一对夫妇(均无畸形)生出一名唇裂患儿后,再发风险为4%(2%~8%);如果他们又生出了第二名唇裂患儿,表明夫妇两人都带有较多的易患基因,下一次生育的再发风险将提高2~3倍,即接近10%。

(3) 患者病情严重程度与其亲属再发风险率的关系:患者病情越严重,亲属再发风险率越高。病情严重的患者表明其家庭带有更多的易患基因,所以,再次生育时的再发风险也相应地增高。例如一侧唇裂的患者,其同胞再发风险为2.5%;一侧唇裂+腭裂的患者,其同胞再发风险为4.2%;若患者双侧唇裂和腭裂,其同胞再发风险增加到5.6%。

(4) 亲缘关系的远近与发病率的关系:患者一级亲属(同胞、父母、子代)有相同的发病率,二级亲属[叔、伯、舅、姑姨、侄(女)、外甥(女)]患病的危险性较一级亲属患病的危险性明显下降,例如唇裂患者一级亲属发病率为4%,二级亲属为0.7%,三级亲属为0.3%。

20.2.3.4 遗传性代谢病

遗传性代谢病是由于基因突变引起酶缺陷、细胞膜功能异常或受体缺陷,从而导致机体生化代谢异常,引起一系列临床症状的一组疾病。迄今发现的疾病已有500余种,包括氨基酸病(苯丙酮尿症)、糖代谢病(如半乳糖血症)、核酸代谢异常症(如腺嘌呤脱氨酶缺乏症)、溶酶体病(如黏多糖病)、金属代谢障碍(如Wilson病)等。多为常染色体隐性遗传病,少数为常染色体显性遗传或X、Y连锁伴性遗传及线粒体遗传。遗传性代谢病的临床表现多种多样,且常在发病早期侵犯神经系统,易被误诊为缺血缺氧性脑病。因此,家族中有子代患病,表现为不能解释的神经系统疾病,或不能解释的代谢异常或多系统、多脏器进行性损害,应考虑有遗传性代谢病的可能,需进行相关的检查确诊,在患者亲属中进行携带者检出。若再生育要进行遗传学咨询及产前诊断[18]。

20.2.3.5 智力低下及脑性瘫痪

该类疾病发病率高,约占儿科遗传咨询及病残儿鉴定的1/2左右,其再发风险可根据病因及家系调查结果判定。如为环境因素(如难产致新生儿窒息、颅内出血等)所致,不属遗传咨询范围,可进行产科指导。遗传方式明确的,按相关遗传方式咨询。多数为散发病例,病因及遗传方式很难确定,有的是遗传因素所致,有的可能是环境因素所致,给遗传咨询及再发风险判定造成困难。随着染色体微缺失和微重复检测技术和新一代测序技术的临床应用,临床上有1/3的智力低下及脑性瘫痪的患儿能够明确遗传因素,这给遗传咨询提供了有力工具[19]。

20.2.4 遗传分析和指导性建议

根据患者疾病的病情程度、可治疗情况、遗传风险率以及现有的产前诊断技术是否能对疾病做出可靠的诊断等资料进行综合分析，以此分析的结果为咨询者提供生育指导。染色体病患者可以妊娠，但孕后须做产前诊断。国内外普遍以35岁作为高龄孕妇的界限，母龄越大，胎儿染色体非整倍体发病率也越高，一般对35岁以上孕妇建议做羊水染色体分析。随着新一代测序技术的临床应用，目前能进行产前基因诊断的病种越来越多，较常见的有假肥大型进行性肌营养不良症（BMD/DMD）、苯丙酮尿症、地中海贫血、脆X综合征、血友病、先天性肾上腺皮质增生症及肝豆状核变性（Wilson病）等。胚胎植入前的诊断仅在我国少数医院开展，因此，多数患者仍需妊娠后做产前诊断。很多常见的先天异常如神经管缺陷、脑积水、先天性心脏病、精神分裂症等为多基因遗传病，是多基因与环境因素相互作用的结果。目前认为，精神分裂症患者若有家族性遗传倾向，其子代患病的可能性超过5%时以不生育为好；若超过10%，应劝其不要生育。我国是世界上已知的神经管缺陷高发国家，在人类胚胎发育过程中，受孕后18天神经系统开始发育，受孕后22～28天时神经管开始闭合，这一时期是预防神经管缺陷的有效时期，因而应指导孕妇早期避免不良因素（包括生物、物理、化学因素），并于孕前开始补充小剂量叶酸（0.4～0.8 mg），可以明显降低神经管缺陷的发生[20]。大多数的研究结果表明，围受孕期母亲使用多种维生素和微量元素制剂可降低心脏缺陷、唇腭裂、脑积水发生的危险性。因此，建议在孕前及早孕期鼓励妇女服用含有小剂量叶酸的多种维生素和微量元素制剂，以降低胎儿患其他严重出生缺陷的风险。

20.3　小结与展望

随着我国二孩政策的全面实施，高龄女性再生育的比例逐年增加，这给我国出生缺陷防控工作带来了新的挑战。目前，我国仍然面临着专业遗传咨询医师队伍严重不足和缺乏由国家主导的遗传咨询医师培训、考核和认证体系的困境。中国目前的遗传咨询专业培训还处于起步阶段，任重而道远。令人欣喜的是，近年来包括中华医学会医学遗传学分会、中国医师协会医学遗传医师分会、中国遗传学会遗传咨询分会和海峡两岸医药卫生交流协会遗传与生殖专业委员会等在内的诸多专业机构在我国遗传咨询医师培训方面做了大量的工作。我们有理由相信，中国遗传咨询在不远的将来必将逐步走向正规化、标准化和职业化。

参考文献

[1] 颜虹.重视出生缺陷的一级预防提高出生人口素质[J].中华预防医学杂志,2013,47(8):677-679.
[2] 黄尚志.关于我国产前诊断现状的思考[J].中国生育健康杂志,2007,13(2):66-69.

［3］陆国辉.临床遗传咨询［M］.北京：北京大学医学出版社,2007.

［4］顾学范.临床遗传代谢病［M］.北京：人民卫生出版社,2015.

［5］赵耘.规范产前诊断及遗传咨询［J］.中国妇产科临床杂志,2005,6(2)：83-85.

［6］罗小平,梁雁.遗传性严重功能异常疾患的早期诊断和干预治疗研究的现状和趋势［J］.中华儿科杂志,2007,45(6)：401-403.

［7］Lam K W，Jiang P，Liao G J，et al. Noninvasive prenatal diagnosis of monogenic diseases by targeted massively parallel sequencing of maternal plasma：application to $\hat{I}^2$-thalassemia［J］. Clin Chem，2012，58(10)：1467-1475.

［8］Chitty L S，Sarah M，Barrett A N，et al. Non-invasive prenatal diagnosis of achondroplasia and thanatophoric dysplasia：next-generation sequencing allows for a safer，more accurate，and comprehensive approach［J］. Prenat Diagn，2015，35(7)：656-662.

［9］周祎,蒋馥蔓,王子莲.胎儿单基因遗传病的无创检测技术研究进展［J］.中国产前诊断杂志（电子版）,2017,9(2)：1-5.

［10］Jenkins L A，Deans Z C，Lewis C，et al. Delivering an accredited non-invasive prenatal diagnosis service for monogenic disorders，and recommendations for best practice［J］. Prenat Diagn，2018，38(1)：44-51.

［11］Ormond K E，Laurino M Y，Barlowstewart K，et al. Genetic counseling globally：Where are we now［J］. Am J Med Genet C Semin Med Genet，2018，178(1)：98-107.

［12］张迅,兰礼吉,苏旭,等.论遗传咨询和保健服务的科技保障与伦理优先［J］.医学与哲学,2008,29(13)：38-39.

［13］王霞.降低出生缺陷,遗传咨询势在必行——访全国政协委员、中国科学院院士、上海交通大学Bio-X研究院院长贺林教授［J］.中国当代医药,2015,22(9)：7-8.

［14］廖予妹,耿正惠.妊娠前遗传咨询与出生缺陷［J］.中国实用妇科与产科杂志,2008,24(2)：85-87.

［15］夏家辉,邬玲仟.遗传咨询与产前诊断［J］.中华妇产科杂志,2003,38(8)：474-477.

［16］潘小英,曾晓华,唐斌.单基因病的遗传咨询［J］.中国产前诊断杂志：电子版,2015,7(4)：5-8.

［17］王和,刘珊玲.高龄妇女孕期遗传咨询及检查［J］.实用妇产科杂志,2017,33(1)：3-5.

［18］罗小平,金圣娟.新生儿遗传代谢性疾病筛查的进展与挑战［J］.中国儿童保健杂志,2015,23(5)：449-450.

［19］杨必成,唐新华,苏洁,等.BoBs技术在常见染色体微缺失/微重复综合征检测中的应用［J］.中华医学遗传学杂志,2016,33(4)：452-457.

［20］张杰,刘立芳,苏洁,等.云南省育龄人群红细胞叶酸水平与出生缺陷的关联研究［J］.中国妇幼保健,2014,29(26)：4218-4220.

附　录

附录 1　ACMG 新生儿筛查指南中应用串联质谱分析的筛查项目

疾病类型	项　目	英　文
氨基酸代谢紊乱	同型半胱氨酸尿 酪氨酸血症 I 型 苯丙酮尿症	homocystinuria tyrosinemia type I phenylketonuria
尿素循环障碍	精氨基琥珀酸血症 瓜氨酸血症 I 型	argin inosuccinic aciduria citrullinemia type I
有机酸尿症	枫糖尿病 异戊酸血症 戊二酸血症 I 型 甲基丙二酸尿症 丙酸尿症 3-羟基-3-甲基戊二酸尿症 多发性羧酶缺乏症 β酮硫解酶缺乏症	maplesyrupurine disease isovaleric aciduria glutaric aciduriatype I methylmaloni cacidura propionic aciduria 3hydroxy - 3 - methylglutaryl CoA lyase deficiency multiple carboxylase deficiency β ketothiolase deficiency
β氧化缺陷	中链酰基辅酶 A 脱氢酶缺乏症 极长链酰基辅酶 A 脱氢酶缺乏症 长链 L-3-羟基酰基-辅酶 A 脱氢酶缺乏症 三功能蛋白缺乏症	medium-chain acyl-CoA dehydrogenase deficiency very long chain acyl-CoA dehydrogenase deficiency long chain L-3-hydroxy acyl-CoA dehydrogenase deficiency trifunctional protein deficiency
β氧化缺陷-卡尼汀转运体缺乏	卡尼汀摄取缺陷	carnitine uptake defect
氨基酸代谢紊乱	轻度高苯丙氨酸血症 酪氨酸血症 II 型 生物蝶呤辅因子缺陷 精氨酸血症 酪氨酸血症 III 型 高蛋氨酸血症 瓜氨酸血症 II 型-柠檬素缺陷	mild hyperph enyalaninemia tyrosinemia type II biopterin cofactor defects argininemia tyrosinemia type III hypermethioninemia citrullinemia type II citrin defect

首要筛查项目（涵盖"氨基酸代谢紊乱"至"β氧化缺陷-卡尼汀转运体缺乏"各行）

次要筛查项目（对应最后一行"氨基酸代谢紊乱"）

（续表）

疾病类型	项 目	英 文
	甲基丙二酸尿伴随高胱氨酸尿 Cbl C，D	methylmalonic aciduria with homocystinuria Cbl C，D
	异丁酰-辅酶 A 脱氢酶缺乏症	isobutyryl-CoA dehydrogenase deficiency
有机酸尿症	2-甲基-3-羟基丁酸尿症	2 - methyl 3 - hydroxy butyric aciduria
	3-甲基丁酰辅酶 A 脱氢酶缺乏症	3-methylbutyryl-CoA dehydrogenase deficiency
	3-甲基戊烯二酸尿症	3-methylglutaconic aciduria
	短链酰基-辅酶 A 脱氢酶缺乏症	short chain acyl-CoA dehydrogenase deficiency
β氧化缺陷	戊二酸尿症Ⅱ型或多乙酰 A 脱氢酶缺乏症	glutaric aciduria type Ⅱ or Multiple acyl-CoA dehydrogenase deficiency
	中/短链 L-3-羟基乙酰辅酶 A 脱氢酶缺乏症	medium/short chain L - 3 - hydroxy acyl-CoA dehydrogenase deficiency
	中链酮乙酰辅酶 A 硫解酶缺乏症	medium chain ketoacyl - CoA thiolase deficiency
	棕榈酰卡尼汀转移酶Ⅱ型缺乏症	carnitine palmitoyl transferase Ⅱ deficiency
β氧化缺陷-卡尼汀转运体缺乏	肉毒碱：乙酰卡尼汀转位酶缺乏症	carnitine：acylcarnitinetranslocase deficiency
	棕榈酰卡尼汀转移酶Ⅱ型缺乏症	carnitine palmitoyltran sferase deficiency type Ⅰ
	双烯酰辅酶 A 还原酶缺乏症	dienoyl-CoA reductase deficiency

次要筛查项目

附录 2　非衍生化串联质谱法筛查遗传代谢病疾病谱

有机酸血症类遗传代谢病

1　异戊酸血症（异戊酰辅酶 A 脱氢酶）

2　戊二酸血症Ⅰ型（戊二酰辅酶 A 脱氢酶）

3　3-羟基-3-甲基戊二酸血症（3-羟基-3-甲基戊二酰-辅酶 A 裂解酶）

4　多重辅酶 A 羧化酶缺乏症（全羧化酶合成酶）

5　甲基丙二酸血症（甲基丙二酰辅酶 A 变位酶）

6　甲基丙二酸血症（腺苷钴胺素合成酶）

7　甲基丙二酸血症合并同型半胱氨酸血症（MMA 变位酶及 MTHF 甲基转移酶）

（续表）

8	甲基丙二酸血症合并同型半胱氨酸血症（MMADHC 蛋白）
9	3-甲基巴豆酰辅酶 A 羧化酶缺乏症（3-甲基巴豆酰辅酶 A 羧化酶，α，β）
10	丙酸血症（丙酰辅酶 A 羧化酶）
11	β 酮基硫解酶缺乏症（β 酮基硫解酶）
12	丙二酸血症（丙二酰辅酶 A 脱羧酶）
13	异丁酰甘氨酸尿症（异丁酰基-辅酶 A 脱氢酶）
14	2-甲基-3-羟基丁酸血症（2-甲基-3-羟基丁酰辅酶 A 脱氢酶）
15	2-甲基丁酰甘氨酸尿症（2-甲基丁酰辅酶 A 脱氢酶）
16	3-甲基戊烯二酸血症（3 甲基戊二烯二酰辅酶 A 水解酶）
17	乙基丙二酸血症

脂肪酸氧化缺陷类遗传代谢病

1	中链酰基酶 A 脱氢酶缺乏症（中链酰基辅酶 A 脱氢酶）
2	超长链酰基辅酶 A 脱氢酶缺乏症（超长链酰基辅酶 A 脱氢酶
3	长链左-3-羟酰基辅酶 A 脱氢酶缺乏症（长链左-3-羟脱氢酶）
4	三功能团蛋白质缺乏症［三功能团蛋白（α，β 亚基）］
5	肉碱摄取缺损（纸膜肉碱转运体）
6	短链酰基辅酶 A 脱氢酶缺乏症（短链酰基辅酶 A 脱氢酶
7	戊二酸血症Ⅱ型［电子转移黄素蛋白（ETF；α，β 亚基）］
8	短链左-3-羟酰基辅酶 A 脱氢酶缺乏症（短链左-3-羟酰基辅酶 A 脱氢酶）
9	中链酰基辅酶 A 硫解酶缺乏症（中链酰辅酶 A 硫解酶）
10	肉碱棕榈酰转移酶缺乏症Ⅱ型（肉碱棕榈酰Ⅱ型）
11	肉碱-酰基肉碱的移位酶缺乏症（肉碱-酰基肉碱移位酶）
12	肉碱棕榈酶Ⅰ型转移酶缺乏症Ⅰ型（肉碱棕榈酰Ⅰa 型）
13	2,4-二烯醇-辅酶 A 还原酶缺乏症（2,4 二烯醇-辅酶 A 还原酶）

氨基酸代谢障碍类遗传代谢病

1	苯丙酮尿症（苯丙氨基酸羧化酶）
2	枫糖尿病（之链 α-酮酸脱氢酶）
3	高胱氨酸尿血症［胱硫醚 β 合成酶（CBS）］
4	瓜氨酸血症Ⅰ型（精胺丁二酸合成酶）
5	精胺丁二酸酶缺乏症（精胺丁二酸裂解酶）
6	酪氨酸血症Ⅰ型（延胡索酰乙酰乙酸水解酶）

（续表）

7	高苯丙氨酸血症（变种，良性；苯丙氨酸羟化酶）
8	酪氨酸血症Ⅱ型（酪氨酸转氨酶）
9	生物蝶呤生物合成病（6-丙酮酰四氢蝶呤合酶）
10	高精氨酸血症（精氨酸酶）
11	酪氨酸血症Ⅲ型（4-羟基-苯基-丙酮酸氧化酶）
12	生物蝶呤的再生障碍（二氢蝶啶还原酶）
13	高蛋氨酸血症（甲硫氨酸腺苷三磷酸钴胺素腺苷转移酶）
14	瓜氨酸血症Ⅱ型［天冬氨酸谷氨酸载体（柠檬酸）］
15	高鸟氨酸血症-高血氨症-高同型瓜氨酸尿症综合征
16	高脯氨酸血症
17	非酮性高甘氨酸血症
18	鸟氨酸氨甲酰转移酶缺乏症
19	氨甲酰磷酸合成酶缺乏症

其他遗传代谢病病种（17 种）

1	先天性甲状腺功能减退症
2	先天性肾上腺皮质增生症 congenital adrenal hyperplasia
3	半乳糖血症 galactosemia
4	肝豆状核变性 hepatolenticular degeneration；Wilson disease
5	糖原累积病 glycogen storage disease
6	黏多糖病 mucopolyasccharidosis
7	尼曼匹克病 Niemann-Pick disease
8	戈谢病 Gaucher disease
9	法布里病 Fabry disease
10	黏脂病 mucolipidosis disease
11	家族性高甘油三酯血症 familial hypertriglyceridemia
12	异染性脑白质营养不良 metachromatic leukodystrophy
13	球形脑白质营养不良 Spherical leukodystrophy；Krabbe disease
14	神经节苷脂贮积病 gangliosidosis
15	多种硫酸酯酶缺乏症 multiple sulfatase deficiency
16	低磷性佝偻病 phosphopenic rickets
17	线粒体病 mitochondriopathy

缩　略　语

英文缩写	英文全称	中文全称
AABR	automated auditory brainstem response	自动听性脑干反应
A	adenine	腺嘌呤
AASLD	American Association for the Study of Liver Diseases	美国肝病研究学会
ACEI	angiotensin converting enzyme inhibitors	血管紧张素转换酶抑制剂
aCGH	array-based comparative genomic hybridization	微阵列比较基因组杂交
ACH	achondroplasia	软骨发育不全
ACTH	adrenocorticotropic hormone	促肾上腺皮质激素
AD	atopic dermatitis	特应性皮炎
ADPKD	autosomal dominant polycystic kidney disease	常染色体显性多囊肾病
AEI	annular epidermolytic ichthyosis	环状表皮松解性鱼鳞病
AER	apical ectodermal ridge	顶端外胚层嵴
AFP	α-fetoprotein	甲胎蛋白
AHSP	α-hemoglobin stabilizing protein	α-血红蛋白稳定蛋白
AI	amnioinfusion	羊膜腔内灌注术
AIDS	acquired immunity deficiency syndrome	获得性免疫缺陷综合征
ALS	amyotrophic lateral sclerosis	肌萎缩侧索硬化
ALT	alanine aminotransferase	丙氨酸转氨酶
anti-TGAb	anti-thyroglobulin antibody	抗甲状腺球蛋白抗体
anti-TPOAb	anti-thyroid peroxidase auto antibody	抗甲状腺过氧化物酶自身抗体
AOs	antisense oligonucleotides	反义寡核苷酸
APASL	Asian-Pacific Association for the Study of the Liver	亚太肝脏研究学会
APROP	aggressive posterior retinopathy of prematurity	急进型后极部早产儿视网膜病变
APS	antiphospholipid syndrome	抗磷脂综合征
APTT	activated partial thromboplastin time	部分凝血活酶时间

（续表）

英文缩写	英文全称	中文全称
ARB	angiotensin receptor blockers	血管紧张素受体阻滞剂
ARCI	autosomal recessive congenital ichthyosis	常染色体隐性先天性鱼鳞病
AREI	autosomal recessive epidermolytic ichthyosis	常染色体隐性表皮松解性鱼鳞病
ARMS	amplification refractory mutation system	扩增受阻突变系统
AROA	autosomal recessive ocular albinism	常染色体隐性眼白化病
ARPKD	autosomal recessive polycystic kidney disease	常染色体隐性多囊肾病
ART	assisted reproductive techniques	辅助生殖技术
AS	Angelman syndrome	天使综合征
AS	aortic stenosis	主动脉瓣狭窄
ASD	atrial septal defect	房间隔缺损
ASD	autism spectrum disorder	孤独症谱系障碍
ASE	American Society of Echocardiography	美国超声心动图学会
ASO	allele-specific oligonucleotide	等位基因特异性寡核苷酸
AST	aspartate aminotransferase	天冬氨酸转氨酶
ATA	American Thyroid Association	美国甲状腺学会
ATD	antithyroid drug	抗甲状腺药物
ATP	adenosine triphosphate	三磷酸腺苷
AZT	azidothymidine	叠氮胸苷（齐多夫定）
BCL	B-cell lymphoma	B-细胞淋巴瘤
BD	brachydactyly	短指（趾）
BH4D	tetrahydrobiopterin deficiency	四氢生物蝶呤缺乏
BMP	bone morphogenetic protein	骨形态发生蛋白质
BOA	behavioral observation audiometry	行为观察测听
BSI	bathing suit ichthyosis	泳衣鱼鳞病
BWS	Beckwith-Wiedemann syndrome	贝克威思-威德曼综合征
CAH	congenital adrenal hyperplasia	先天性肾上腺皮质增生症
C	cytosine	胞嘧啶
CDC	Center for Disease Control and Prevention	美国疾病控制与预防中心
CDFI	color Doppler blood flow imaging	彩色多普勒血流成像

（续表）

英文缩写	英文全称	中文全称
CDH	congenital diaphragmatic hernia	先天性膈疝
CEP	chromosome enumerating probe	染色体计数探针
CHB	chronic hepatitis B	慢性乙型肝炎
CH	congenital hypothyroidism	先天性甲状腺功能减退症
CHD	congenital heart disease	先天性心脏病
CIE	congenital ichthyosiform erythroderma	先天性鱼鳞癣样红皮病
CLIA	chemiluminescence immunoassay	化学发光免疫分析
CMA	chromosomal microarray analysis	染色体基因芯片分析
CMV	cytomegalovirus	巨细胞病毒
CNV	copy number variation	拷贝数变异
COL1	collagen type Ⅰ	Ⅰ型胶原蛋白
COX	cyclooxygenase	环氧化酶
COX	cytochrome oxidase	细胞色素氧化酶
CPK	creatine phosphokinase	肌酸磷酸激酶
CR	control region	控制区
CRIE	congenital reticular ichthyosiform erythroderma	先天性网状鱼鳞癣样红皮病
CRS	congenital rubella syndrome	先天性风疹综合征
CT	computed tomography	计算机断层扫描
4CV	cardiac four-chamber view	心脏四腔观
CVS	chorion villus sampling	绒毛穿刺取样
CW	continuous-wave Doppler	连续波多普勒
DAPC	dystrophin associated protein complex	肌营养不良蛋白相关蛋白复合体
DDAVP	desmopressin/1-desamino-8-D-arginine vasopressin	1-脱氨基-8-D-精氨酸加压素
DDT	dichlorodiphenyltrichloroethane	双对氯苯基三氯乙烷（滴滴涕）
dG	deoxyguanosine monohydrate	脱氧鸟苷-水合物
DGGE	denaturing gradient gel electrophoresis	变性梯度凝胶电泳
DHEA	dehydroepiandrosterone	脱氢表雄酮
DHPLC	denaturing high-performance liquid chromatography	变性高效液相色谱

（续表）

英文缩写	英文全称	中文全称
DHPR	dihydropteridine reductase	二氢蝶啶还原酶
D-loop	displacement loop region	D 环区
DMD	Duchenne muscular dystophy	进行性假肥大性肌营养不良
DM	myotonic dystrophy	强直性肌营养不良
DNE	dominant negative effect	显性负效应
DNMT	DNA methyltransferase	DNA 甲基转移酶
DPOAE	distortion product otoacoustic emission	畸变产物耳声发射
DTDST	diastrophic dysplasia sulfate transporter	骨畸形发育不良硫酸盐转移因子
EASL	European Association for the Study of the Liver	欧洲肝脏研究协会
EBD	epidermolysis bullosa dystrophica	营养不良型大疱性表皮松解症
EB	epidermolysis bullosa	大疱性表皮松解症
EBS	epidermolysis bullosa simplex	单纯性大疱性表皮松解症
EBV	Epstein-Barr virus	EB 病毒
ECD	endocardial cushion defect	心内膜垫缺损
ED	ectrodactyly	缺指（趾）
EE	ethinylestradiol	炔雌醇
EFV	efavirenz	依非韦伦
EI	epidermolytic ichthyosis	表皮松解性鱼鳞病
EKV	erythrokeratoderma variabilis	变异性红斑角化病
ELISA	enzyme-linked immunosorbent assay	酶联免疫吸附试验
EM	endometriosis	子宫内膜异位症
EMG	electromyogram	肌电图
EN	epidermolytic nevi	表皮松解痣
EOAE	evoked otoacoustic emission	诱发性耳声发射
ERA-EDTA	European Renal Association-European Dialysis and Transplant Association	欧洲肾脏协会-欧洲透析和移植协会
ETA	European Thyroid Association	欧洲甲状腺协会
FA	folic acid	叶酸
FBC	full blood count	全血细胞计数（简称血常规）
FⅧ	blood coagulation factor Ⅷ	凝血因子Ⅷ

（续表）

英文缩写	英文全称	中文全称
FⅨ	coagulation factor Ⅸ	凝血因子Ⅸ
FDA	Food and Drug Administration	（美国）食品药品监督管理局
FETO	fetoscopic tracheal occlusion	胎儿镜下气管封堵术
FEVR	familial exudative vitreoretinopathy	家族性渗出性玻璃体视网膜病变
FGF	fibroblastgrowth factor family	成纤维细胞生长因子家族
FGF	fibroblast growth factor	成纤维细胞生长因子
FGFR3	fibroblast growth factor receptor 3	成纤维细胞生长因子受体 3
FGR	fetal growth restriction	胎儿生长受限
FISH	fluorescence *in situ* hubridzation	荧光原位杂交
FLOC	fetoscopic laser occlusion of chorioangiopagous placental vessels	胎儿镜下胎盘交通血管激光凝固（治疗术）
FMR1	fragile X mental retardation gene 1	脆性 X 综合征智力低下基因 1
FPC	fibrocystin/polycystin	纤囊素
FPR	false positive rate	假阳性率
FSH	follicle stimulating hormone	卵泡刺激素
FTA-ABS test	fluorescent treponemal antibody absorption test	荧光密螺旋体抗体吸收试验
FTD	frontotemporal dementia	额颞叶痴呆
FT4	free thyroxine	游离甲状腺素
FXS	fragile X syndrome	脆性 X 综合征
gap-PCR	gap-polymerase chain reaction	跨越断裂点 PCR
GC/MS	gas chromatography mass spectrometry	气相色谱-质谱联用
GD	Graves' disease	Graves 病
G	guanine	鸟嘌呤
GnRH	gonadotropin-releasing hormone	促性腺激素释放激素
G6PDd	glucose-6-phosphate dehydrogenase deficiency	葡萄糖-6-磷酸脱氢酶缺乏症
GR	glucocorticoid receptor	糖皮质激素受体
GSH-Px	glutathione peroxidase	谷胱甘肽过氧化物酶
GSK-3	glycogen synthase kinase-3	糖原合成酶激酶-3
GTH	gestational transient hyperthyroidism	妊娠期-过性甲状腺功能亢进综合征

（续表）

英文缩写	英文全称	中文全称
GTPCH	GTP cyclohydrolase	鸟苷三磷酸环水解酶
HA	hemophilia A	血友病 A
Hb A	adult hemoglobin	血红蛋白 A
Hb A2	minor fraction of adult hemoglobin	血红蛋白 A2
HBeAg	hepatitis B e antigen	乙型肝炎 e 抗原
HbF	fetal hemoglobin	胎儿血红蛋白
Hb	hemoglobin	血红蛋白
HB	hemophilia B	血友病 B
HBIg	hepatitis B immunoglobulin	乙型肝炎免疫球蛋白
HBsAg	hepatitis B surface antigen	乙型肝炎表面抗原
HBV	hepatitis B virus	乙型肝炎病毒
HCG	human chorionic gonadotropin	人绒毛膜促性腺激素
HCH	hypochondroplasia	软骨发育不良
HCMV	human cytomegalovirus	人巨细胞病毒
HD	homeodomain	同源异形域
HD	Huntington disease	亨廷顿病
HI	harlequin ichthyosis	丑角样鱼鳞病
HIV	human immunodeficiency virus	人类免疫缺陷病毒
HPA	hyperphenylalaninemia	高苯丙氨酸血症
HPFH	hereditary persistence of fetal hemoglobin	遗传性胎儿血红蛋白持续存在症
HPLC	high performance liquid chromatography	高效液相色谱法
HRM	high-resolution melting	高分辨率熔解（曲线）
HSC	hemopoietic stem cell	造血干细胞
HSV	herpes simplex virus	单纯疱疹病毒
HTS	high-throughput sequecing	高通量测序
HV Ⅱ	hypervariable region Ⅱ	高变区 Ⅱ
HV Ⅰ	hypervariable region Ⅰ	高变区 Ⅰ
IAA	interruption of aortic arch	主动脉弓离断
ICM	ichthyosis Curth-Macklin	Curth-Macklin 鱼鳞病
IMD	inherited metabolic diseases	遗传代谢性疾病

（续表）

英文缩写	英文全称	中文全称
ISCA Consortium	International Standards for Cytogenomic Arrays Consortium	国际细胞基因组芯片标准协作组
ISUOG	International Society of Ultrasound in Obstetrics and Gynecology	国际妇产科超声学会
ITI	immune tolerance induction	免疫耐受诱导（治疗）
IV	ichthyosis vulgaris	寻常型鱼鳞病
JEB	junctional epidermolysis bullosa	交界型大疱性表皮松解症
Klf1	Krüppel-like factor 1	Krüppel 样因子 1
KLICK syndrome	keratosis linearis with ichthyosis congenita and sclerosing keratoderma syndrome	线性角化伴先天性鱼鳞病及硬化角皮综合征
KMT	histone lysine methyltransferases	组蛋白赖氨酸甲基转移酶
KSS	Kearns-Sayre syndrome	卡恩斯-塞尔综合征
LCR	locus control region	基因座控制区
LDA	low-dose aspirin	小剂量阿司匹林
LDR	ligase detection reaction	连接酶检测反应
LH	luteinizing hormone	黄体生成素
LHON	Leber's hereditary optic neuropathy	Leber 遗传性视神经病
LHR/hCGR	luteinizing hormone receptor/human choriogonadotropin receptor	黄体生成素受体/人绒毛膜促性腺激素受体
LI	lamellar ichthyosis	片层状鱼鳞病
LK	loricrin keratoderma	兜甲蛋白皮肤角化病
LNG-ECP	levonorgestrel emergency contraceptive pills	左炔诺孕酮紧急避孕药
LPV/r	lopinavir/ritonavir	洛匹那韦/利托那韦
LSD	lysosomal storage disease	溶酶体贮积症
LSI	locus specific identifier	位点特异性探针
L-T4	levothyroxine	左旋甲状腺素
LVOT	left ventricular outflow tract	左心室流出道
MALDI-TOF MS	matrix-assisted laser desorption/ionization time-of-flight mass spectrometry	基质辅助激光解吸/电离飞行时间质谱技术
MAPK	mitogen-activated protein kinase	丝裂原活化蛋白激酶
MCDA	monochorionic diamniotic twins	单绒毛膜双羊膜囊双胎
MCH	mean corpuscular hemoglobin	平均红细胞血红蛋白量

（续表）

英文缩写	英文全称	中文全称
MCV	mean corpuscular volume	平均红细胞体积
MELAS	mitochondrial encephalomyopathy with lactic acidosis and stroke-like episodes	线粒体脑肌病伴高乳酸血症和卒中样发作
ME	mitochondrial encephalopathy	线粒体脑肌病
MERRF	myoclonic epilepsy with ragged red fibers	肌阵挛性癫痫伴有破碎红纤维综合征
mGluR5	metabotropic glutamate receptor 5	代谢型谷氨酸受体 5
MIDD	maternally inherited diabetes mellitus and deafness	母系遗传性糖尿病伴耳聋
MLPA	multiplex ligation-dependent probe amplification	多重连接探针扩增
MMI	methimazole	甲巯咪唑
MOD	March of Dimes	（美国）出生缺陷基金会
M-PCR	multiplex polymerase chain reaction	多重 PCR
MPEP	2-methyl-6-(phenylethynyl) pyridne	2-甲基-6-苯乙炔基嘧啶
MPS	mucopolysaccharidosis	黏多糖贮积症
MRI	magnetic resonance imaging	磁共振成像
MS/MS	tandem mass spectrometry	串联质谱
MTC	medullary thyroid carcinoma	甲状腺髓样癌
mtDNA	mitochondrial DNA	线粒体 DNA
MTHFR	5,10-methylenetetrahydrofolate reductase	5,10-亚甲基四氢叶酸还原酶
MTRR	5-methyltetrahydrofolate-homocysteine methyltransferase reductase	甲硫氨酸合成酶还原酶
NCV	nerve conduction velocity	神经传导速度
NF	nuchal fold	颈后皮肤皱褶
NGS	next-generation sequencing	下一代测序
NICU	neonatal intensive care unit	新生儿重症监护治疗病房
NIH	National Institutes of Health	美国国立卫生研究院
NIPT	non-invasive prenatal test	无创产前检测
NMA	methylmalonic aciduria	甲基丙二酸尿症
NMD	nonsense-mediated mRNA decay	无义介导的 mRNA 衰变（降解）
NTD	neural tube defects	神经管缺陷

英文缩写	英文全称	中文全称
NT	nuchal translucency	颈后透明带
OAE	otoacoustic emission	耳声发射
OA	ocular albinism	眼白化病
OCA	oculocutaneous albinism	眼皮肤白化病
OC	oral contraceptives	口服避孕药
8-OH-dG	8-hydroxy-2-deoxyguanosine	8-羟基脱氧鸟苷
21-OHD	21-hydroxylase deficiency	21-羟化酶缺乏
OI	osteogenesis imperfecta	成骨不全
ONTD	open neural tube defects	开放性神经管缺陷
OR	olfactory receptor	嗅觉受体
OSN	olfactory sensory neuron	嗅感觉神经元
OTH	other pathogens	其他病原体
OXPHOS	oxidative phosphorylation	氧化磷酸化
PAH	phenylalanine hydroxylase	苯丙氨酸羟化酶
PA	play audiometry	游戏测听
PA	propionic aciduria	丙酸尿症
4P-ASPCR	a set of PCR system containing four allelic specific primers	四引物等位基因特异性 PCR 法
PCD	pterin-4α-carbinolamine dehydratase	蝶呤-4α-甲醇胺脱水酶
PCP	planar cell polarity	平面细胞极性
PCR	polymerase chain reaction	聚合酶链反应
PCR-RDB	PCR-reverse dot blot	PCR-反向斑点杂交法
PDA	patent ductus arteriosus	动脉导管未闭
PD	Parkinson disease	帕金森病
PD	polydactyly	多指（趾）畸形
PGD	preimplantation genetic diagnosis	植入前遗传学诊断
PGI2	prostacyclin	前列环素
PGL	paraganglioma	副神经节瘤
PG	prostaglandin	前列腺素
PGS	preimplantation genetic screening	植入前遗传学筛查
PHA	phytohemagglutinin	植物凝集素

（续表）

英文缩写	英文全称	中文全称
Phe	phenylalanine	苯丙氨酸
PHP	pseudohypoparathyroidism	假性甲状旁腺功能减退症
PIH	pregnancy induced hypertension syndrome	妊娠高血压综合征
PKD	polycystic kidney disease	多囊肾病
PKU	phenylketonuria	苯丙酮尿症
POX	pulse oximetry	脉搏血氧饱和度测定
PPV	positive predictive value	阳性预测值
PRINS	primed *in situ* labeling	引物原位杂交标记
PS	pulmonary stenosis	肺动脉瓣狭窄
PSS	skin peeling syndrome	皮肤剥脱综合征
PTA	pure tone audiometry	纯音测听
PT	prothrombin time	凝血酶原时间
PTPS	6-pyruvoyl tetrahydropterin synthase	6-丙酮酰四氢蝶呤合成酶
PTU	propylthiouracil	丙硫氧嘧啶
PUV	posterior urethral valve	后尿道瓣膜
PV	parvovirus	细小病毒
PWD	pulsed wave Doppler	脉冲波多普勒
PWS	Prader-Willi syndrome	普拉德-威利综合征
qPCR	quantitative real-time PCR	实时荧光定量 PCR
RAAS	renin-angiotensin-aldosterone system	肾素-血管紧张素-醛固酮系统
RB	retinoblastoma	视网膜母细胞瘤
RCT	randomized controlled trial	随机对照试验
RFLP	restriction fragment length polymorphism	限制性片段长度多态性
RNI	recommended nutrient intake	推荐摄入量
ROP	retinopathy of prematurity	早产儿视网膜病变
RPR	rapid plasma reagin	快速血浆反应素（试验）
RSA	recurrent spontaneous abortion	复发性自然流产
RVOT	right ventricular outflow tract	右心室流出道
RV	rubella virus	风疹病毒
RXLI	recessive X-linked ichthyosis	X 连锁隐性鱼鳞病
SAM	S-adenosylmethionine	S-腺苷甲硫氨酸

（续表）

英文缩写	英文全称	中文全称
SCH	subclinical hypothyroidism	亚临床甲状腺功能减退症
SD	syndactyly	并指（趾）
SEI	superficial epidermolytic ichthyosis	浅表性表皮松解性鱼鳞病
SFOAE	stimulus frequency otoacoustic emission	刺激频率耳声发射
SGH	syndrome of gestational hyperthyroidism	妊娠期甲状腺功能亢进综合征
SHCB	self-healing collodion baby	自愈性火棉胶样婴儿
SMA	spinal muscular atrophy	脊髓性肌萎缩
SNP array	single nucleotide polymorphism array	单核苷酸多态性微阵列
SOAE	spontaneous otoacoustic emission	自发性耳声发射
SR	sepiapterin reductase	墨蝶呤还原酶
SRS	Silver-Russell syndrome	拉塞尔-西尔弗综合征
SSCP	single-stranded conformational polymorphism	单链构象多态性（分析）
STAT	signal transducer and activator of transcription	信号转导与转录激活因子
SV	simple virilizing	单纯男性化型
SW	salt wasting	失盐型
SYMl	proximal symphalangism	近端指（趾）骨间关节粘连
TAPS	twin anemia-polycythemia sequence	双胎贫血-红细胞增多序列征
TA	tricuspid atresia	三尖瓣闭锁
3TC	2′, 3′-dideoxy-3′-thiacytidine	拉米夫定
TDF	Tenofovir disoproxil fumarate	替诺福韦
TEOAE	transiently evoked otoacoustic emission	瞬态诱发耳声发射
TGA	transposition of the great arteries	大动脉转位
TNF	tumor necrosis factor	肿瘤坏死因子
TOF	tetralogy of Fallot	法洛四联症
TPHA	treponema pallidum hemagglutination assay	梅毒螺旋体血凝试验
TPPA	*Treponema pallidum* particle agglutination assay	梅毒螺旋体颗粒凝集试验
TRAb	thyrotropin receptor antibody	促甲状腺素受体抗体
TRAP	twin reversed arterial perfusion sequence	双胎动脉反向灌注综合征
TRUST	tolulized red unheated serum test	甲苯胺红不加热血清试验
TSH	thyroid-stimulating hormone	促甲状腺素

（续表）

英文缩写	英文全称	中文全称
T	thymine	胸腺嘧啶
T	Toxoplasma	弓形虫
TT	thrombin time	凝血酶时间
TT4	total thyroxine	血清总甲状腺素
TTTS	twin-twin transfusion syndrome	双胎输血综合征
TXA2	thromboxane A2	血栓素 A2
UCBS	umbilical cord blood sampling	脐静脉穿刺
UL	tolerable upper intake level	可耐受最高摄入量
UNHS	universal newborn hearing screening	新生儿听力筛查
US PHS	United States Public Health Service	美国公共卫生服务署
USPSTF	United States Preventive Services Task Force	美国预防服务工作组
USR	unheated serum reagin	不加热血清反应素（试验）
VAS	vesico-amniotic shunting	膀胱-羊膜腔分流术
VDRL	Venereal Disease Research Laboratory test	性病研究实验室试验
VitA	vitamin A	维生素 A
VNTR	variable number of tandem repeats	可变数目串联重复
VRA	visual reinforcement audiometry	视觉强化测听法
VSD	ventricular septal defect	室间隔缺损
VWD	von Willebrand disease	血管性血友病
WES	whole exome sequencing	全外显子组测序
WHO	World Health Organization	世界卫生组织
WHS	Wolf-Hirschhorn syndrome	Wolf-Hirschhorn 综合征
WT	wildtype	野生型

索　引